Prótese Fixa

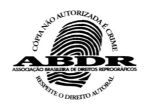

P967　Prótese fixa : bases para o planejamento em reabilitação oral /
　　　Luiz Fernando Pegoraro ... [et al.]. – 2. ed. – São Paulo :
　　　Artes Médicas, 2013.
　　　487 p. : il. color. ; 28 cm.

　　　ISBN 978-85-367-0181-3

　　　1. Odontologia. 2. Prótese fixa. I. Pegoraro, Luiz Fernando.

　　　　　　　　　　　　　　　　　　　　　　　　CDU 616.314-77

Catalogação na publicação: Ana Paula M. Magnus – CRB 10/2052

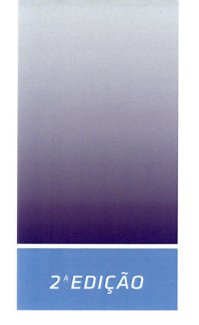

LUIZ FERNANDO PEGORARO

2ª EDIÇÃO

ACCÁCIO LINS DO VALLE
CARLOS DOS REIS PEREIRA DE ARAUJO
GERSON BONFANTE
PAULO CÉSAR RODRIGUES CONTI

Prótese Fixa

BASES PARA O PLANEJAMENTO
EM REABILITAÇÃO ORAL

Reimpressão 2016

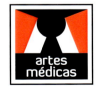

2013

© Editora Artes Médicas Ltda., 2013

Diretor editorial: Milton Hecht
Gerente editorial: Letícia Bispo de Lima

Colaboraram nesta edição:

Editora: Juliana Lopes Bernardino
Assistente editorial: Carina de Lima Carvalho
Capa: Paola Manica
Projeto gráfico e editoração: Know-How Editorial
Preparação de originais: Laura Ávila de Souza
Leitura final: Dida Bessana

Reservados todos os direitos de publicação à
EDITORA ARTES MÉDICAS LTDA., uma empresa do GRUPO A EDUCAÇÃO S.A.

Editora Artes Médicas Ltda.
Rua Dr. Cesário Mota Jr., 63 – Vila Buarque
CEP 01221-020 – São Paulo – SP
Tel.: 11.3221.9033 – Fax: 11.3223.6635

É proibida a duplicação ou reprodução deste volume, no todo ou em parte, sob quaisquer formas ou por quaisquer meios (eletrônico, mecânico, gravação, fotocópia, distribuição na Web e outros), sem permissão expressa da Editora.

Unidade São Paulo
Av. Embaixador Macedo Soares, 10.735 – Pavilhão 5 – Cond. Espace Center
Vila Anastácio – 05095-035 – São Paulo – SP
Fone: (11) 3665-1100 Fax: (11) 3667-1333

SAC 0800 703-3444 – www.grupoa.com.br

IMPRESSO NO BRASIL
PRINTED IN BRAZIL

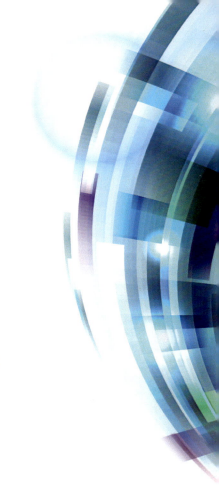

AUTORES

Luiz Fernando Pegoraro
Professor titular do Departamento de Prótese da Faculdade de Odontologia de Bauru da Universidade de São Paulo (FOB/USP).

Accácio Lins do Valle
Professor titular do Departamento de Prótese da FOB/USP.

Carlos dos Reis Pereira de Araujo
Professor associado do Departamento de Prótese da FOB/USP.

Gerson Bonfante
Professor titular do Departamento de Prótese da FOB/USP.

Paulo César Rodrigues Conti
Professor titular do Departamento de Prótese da FOB/USP.

Valercio Bonachela
Cirurgião-dentista. Professor de Prótese Dental da FOB/USP. Especialista em Prótese Dental pela FOB/USP. Mestre e doutor em Reabilitação Oral pela FOB/USP.

COLABORADORES

Ana Lúcia Pompéia Fraga de Almeida

Cirurgiã-dentista. Professora do departamento de Prótese da FOB/USP. Especialista em Periodontia pelo Conselho Regional de Odontologia (CRO). Mestre em Periodontia pela FOB/USP. Doutora em Reabilitação Oral pela FOB/USP. Pesquisadora do Hospital de Reabilitação de Anomalias Craniofaciais (HRAC)/USP.

Estevam A. Bonfante

Professor do Programa de Pós-graduação em Odontologia da Unigranrio. Mestre, doutor e pós-doutor em Reabilitação Oral pela FOB/USP.

Hugo Alberto Vidotti

Cirurgião-dentista. Especialista em Prótese Dentária pela Sociedade de Promoção Social do Fissurado Lábio-Palatal (Profis), Bauru. Mestre em Reabilitação Oral pela FOB/USP.

Luiz Alves de Oliveira Neto

Especialista em Prótese Dentária pela Profis. Mestre e doutorando em Reabilitação Oral pela FOB/USP.

Marcos Daniel Septímio Lanza

Cirurgião-dentista. Especialista em Prótese Fixa pela Universidade Federal de Minas Gerais (UFMG). Especialista em Periodontia pelo Centro de Estudos Odontológicos do Instituto de Previdência dos Servidores do Estado de Minas Gerais (IPSEMG). Mestre em Prótese Fixa pela Pontifícia Universidade Católica (PUC), MG. Doutor em Ciências Odontológicas Aplicadas pela FOB/USP.

Max Dória Costa

Dentista. Mestre e doutorando em Reabilitação Oral pela FOB/USP.

Thiago Amadei Pegoraro

Professor assistente de Prótese Dentária e Implantologia da Universidade do Sagrado Coração (USC), Bauru. Especialista em Prótese Dentária pela FOB/USP. Doutor em Reabilitação Oral pela FOB/USP.

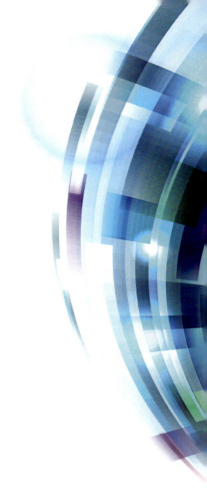

AGRADECIMENTOS

Agradeço a todos que colaboraram para a realização desta 2ª edição: aos coautores Accácio, Carlos, Gerson e Conti, que acreditaram na importância de seguirmos adiante; aos novos colaboradores Ana Lucia Pompéia Fraga de Almeida, Estevam A. Bonfante, Hugo Alberto Vidotti, Luiz Alves de Oliveira Neto, Marcos Daniel Septímio Lanza, Max Dória Costa e Thiago Amadei Pegoraro, que prestaram ajuda inestimável para a realização deste livro, sem esquecer dos nossos ex-alunos Daniel Telles, Henrique Hollweg e Luciano Castellucci, que colaboraram na 1ª edição. Agradeço também aos alunos do programa de pós-graduação em Reabilitação Oral Fabio Lorenzoni, Lívia Santos, Lívia Sales, Luana Mendonça e Mércia Cunha, pela importante ajuda na elaboração de casos clínicos; à Faculdade de Odontologia de Bauru (FOB), que nos oferece condições de trabalho excepcionais; e aos pacientes, que permitiram ser fotografados para que pudéssemos ilustrar o livro.

Agradeço, em especial, à minha família, Leila Liz, Thaís, Thiago e Pedro, pelo apoio e entendimento de minha ausência do seu convívio para tornar possível a realização desta obra. Este livro é dedicado a vocês!

PREFÁCIO

*Que a inspiração chegue não depende de mim.
A única coisa que posso fazer é garantir
que ela me encontre trabalhando.*

Pablo Picasso

No prefácio da 1ª edição, dissemos que este livro era a realização de um sonho antigo, que tinha por objetivo ser complementar aos demais, sem ser apenas mais um; um livro simples de ser lido, com sequência, descrição de técnicas e procedimentos; uma espécie de atlas, fartamente ilustrado; um livro de cabeceira para o recém-formado, capaz também de atingir colegas com a preocupação contínua do aprimoramento; por fim, um livro com conceitos básicos, fundamentado na literatura.

A grande aceitação que nosso livro teve no Brasil e fora dele nos estimulou a preparar uma 2ª edição ainda mais elaborada e atualizada, em razão do aparecimento de novos materiais e técnicas, reunindo novas ilustrações e apresentando casos clínicos ainda mais complexos, com o objetivo de introduzir e incentivar aqueles que pretendem atuar em casos de reabilitação oral.

Escrever um livro é uma tarefa árdua. Exige dedicação, conhecimento, experiência e muito empenho para poder atingir seu objetivo, que é o de disseminar conhecimento. Desejamos que esses aspectos estejam refletidos nesta edição, permitindo que a obra possa continuar sendo referência para todos aqueles que desejam aprender e atualizar seus conhecimentos em prótese fixa.

Luiz Fernando Pegoraro
Organizador

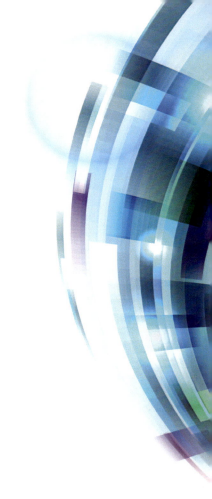

SUMÁRIO

Capítulo 1   **Exame do paciente**   13
Luiz Fernando Pegoraro
Valércio Bonachela

Capítulo 2   **Patologias oclusais e disfunções temporomandibulares: considerações relacionadas a prótese fixa e reabilitação oral**   51
Paulo César Rodrigues Conti

Capítulo 3   **Preparos de dentes com finalidade protética**   75
Luiz Fernando Pegoraro

Capítulo 4   **Prótese fixa adesiva**   113
Luiz Fernando Pegoraro

Capítulo 5   **Núcleos intrarradiculares**   139
Luiz Fernando Pegoraro

Capítulo 6   **Coroas provisórias**   179
Luiz Fernando Pegoraro

Capítulo 7   **Moldagem e modelo de trabalho**   227
Accácio Lins do Valle

Capítulo 8   **Registros oclusais e montagem em articuladores semiajustáveis**   275
Accácio Lins do Valle
Paulo César Rodrigues Conti

Capítulo 9   **Formas e características das infraestruturas para próteses metalocerâmica e totalmente cerâmica**   325
Carlos dos Reis Pereira de Araujo

Capítulo 10   **Prova dos retentores, remoção em posição para soldagem e remontagem**   351
Gerson Bonfante

Capítulo 11   **Seleção de cor e ajuste funcional e estético**   399
Gerson Bonfante

Capítulo 12   **Cimentação provisória e definitiva**   451
Gerson Bonfante

1
EXAME DO PACIENTE

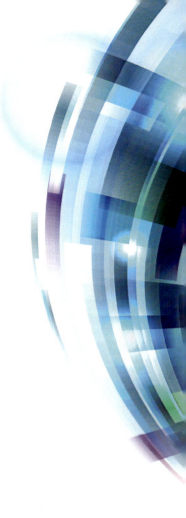

LUIZ FERNANDO PEGORARO

VALÉRCIO BONACHELA

O sucesso dos trabalhos de prótese parcial fixa (PPF) está diretamente associado a um correto e criterioso planejamento, que deve ser executado de modo a atender às necessidades de cada paciente. Dessa forma, cabe ao cirurgião-dentista (CD) coletar todas as informações necessárias durante o exame, para que sejam organizadas, interpretadas e usadas na determinação do plano de tratamento.

Grande parte dessas informações é fornecida pelo próprio paciente. Aspectos psicológicos, necessidades estéticas ou funcionais, presença de hábitos parafuncionais, entre outras características, devem ser pesquisados durante a anamnese. Outros dados devem ser obtidos a partir de um cuidadoso exame físico extra e intraoral.

A obtenção de todas essas informações, porém, não é concluída na primeira visita do paciente. Nesta, obtém-se uma impressão clínica geral, e o diagnóstico vai sendo complementado no decorrer do tratamento, principalmente nos casos mais complexos. Alguns procedimentos diagnósticos são concomitantes aos procedimentos clínicos, e cada sessão terapêutica fornece mais informações a respeito do paciente. Portanto, é possível que haja mudanças em relação à impressão inicial obtida durante os procedimentos diagnósticos.

ANAMNESE

Nesta primeira fase do exame clínico, deve-se determinar o estado de saúde geral do paciente. Essa informação desempenha um importante papel e deve sempre ser considerada antes do início do tratamento, uma vez que pode indicar a necessidade de cuidados especiais. Em determinadas situações, é preciso descartar algumas modalidades de tratamento que a princípio seriam ideais, mas que não podem ser usadas em virtude das condições físicas e emocionais ou da idade do paciente.

Alergias a medicamentos ou a materiais devem ser destacadas na ficha clínica. Pacientes diabéticos ou com anemia devem ser controlados e tratados, pois esses quadros podem causar manifestações no periodonto. Aqueles com problemas cardiovasculares não devem ser expostos a substâncias vasoconstritoras, comumente presentes nos anestésicos e em fios retratores. História prévia de hemorragia deve sempre ser pesquisada, principalmente nos pacientes que necessitam de intervenção cirúrgica para tratamento periodontal ou colocação de implantes. Dessa forma, a avaliação da saúde geral do paciente tem como objetivo evitar possíveis complicações no decorrer do tratamento.

Além dos aspectos relacionados à saúde, é muito importante a pesquisa de hábitos parafuncionais, principalmente nos casos de tratamento com prótese. O apertamento e o bruxismo estão comumente associados ao desgaste dentário e, possivelmente, à perda de dimensão vertical (DV). Outro fator que contribui ao desgaste dentário é a ação química de ácidos de origem intrínseca ou extrínseca, denominada erosão. A prevalência da erosão tem aumentado significativamente e também pode causar perda de DV. Em outras situações, a própria condição de trabalho pode desencadear um hábito parafuncional. É o caso, por exemplo, daqueles que trabalham muitas horas por dia no computador. Essas pessoas normalmente posicionam a cabeça para a frente, alterando o padrão de contração da musculatura cervical; isso, por sua vez, pode produzir dor reflexa em músculos como o masseter, alterando a posição mandibular.

Ainda nesta fase, deve-se pesquisar o histórico de tratamentos odontológicos anteriores. Alguns pacientes podem apresentar traumas decorrentes de intervenções passadas malsucedidas. Outros podem relatar que não visitam um consultório odontológico há muito tempo, demonstrando pouco interesse pela manutenção da saúde bucal. Nestes casos, é importante motivar o paciente, a fim de garantir a adesão ao novo tratamento. Outro aspecto que deve ser considerado é a observação do estado psíquico do paciente, pois, em condições bucais semelhantes, planejamentos diferentes podem ser executados em decorrência do grau de motivação e do potencial de adesão ao tratamento.

Em suma, o objetivo desta fase é coletar o maior número de informações sobre o paciente, considerando-o um todo, e não como um dente, grupo de dentes ou áreas edêntulas a serem restauradas. Essa coleta de dados, porém, deve ser ordenada, e o objetivo deste capítulo é fornecer ao profissional uma orientação sobre como realizar essa tarefa.

EXAME EXTRAORAL

Este exame se inicia durante a anamnese. Enquanto o paciente relata a sua história, observa-se o seu aspecto facial, procurando verificar características tais como DV, suporte de lábio e linha do sorriso. É importante também observar as reações do paciente enquanto ele responde às perguntas que estão sendo formuladas. É comum descobrir que o paciente apresenta algum tipo de hábito parafuncional, como morder o lábio ou a bochecha ou fazer um movimento contínuo dos lábios para umedecê-los, sem que tenha consciência disso. **Parafunção** significa tudo o que se pratica com os componentes do sistema estomatognático (SE) sem o objetivo de falar, mastigar ou deglutir.

A DV pode estar diminuída como resultado de atrição acentuada ou perda de contenção posterior (Fig. 1.1) e pode estar aumentada como consequência de um inadequado tratamento restaurador (Fig. 1.2).

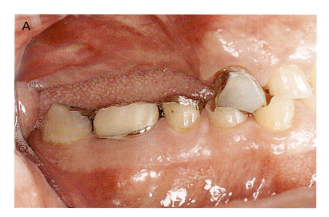
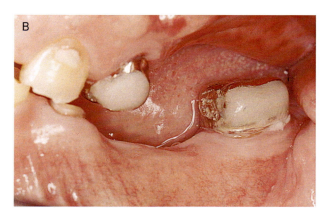

FIGURA 1.1 Paciente com perda de DV decorrente da ausência de contenção pelos dentes posteriores. Observar os desgastes nos dentes anteriores em consequência da sobrecarga oclusal.

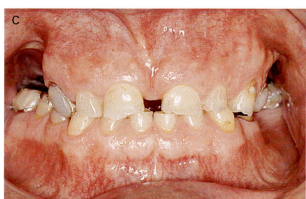

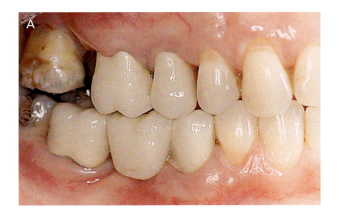
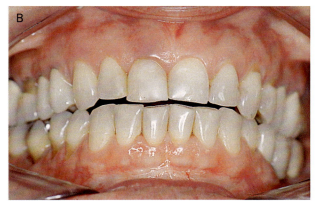

FIGURA 1.2 Paciente com aumento da DV decorrente de tratamento inadequado com PPF posterior. Observar o aumento do espaço interoclusal, inclusive na região dos molares.

Nos casos de **diminuição da DV**, pode-se encontrar um aspecto facial típico, com redução do terço inferior da face, projeção do mento, intrusão dos lábios e aprofundamento dos sulcos nasogenianos, características do que se chama comumente de colapso facial. Acúmulo de saliva nas comissuras labiais, queilite angular, sintomatologia articular nos casos mais graves, sensibilidade dentária decorrente de perda de estrutura devido à atrição e dificuldades fonéticas também podem ser encontrados. Além disso, em alguns pacientes pode ocorrer uma vestibularização dos dentes anterossuperiores como consequência de contatos mais fortes na região anterior, em virtude da perda de contenção posterior (Fig. 1.3).

Nos casos em que há um **aumento da DV**, podem-se encontrar face demasiadamente alongada; sintomatologia muscular decorrente de estiramento das fibras musculares e dos ligamentos; sensibilidade dentária decorrente de forças trau-

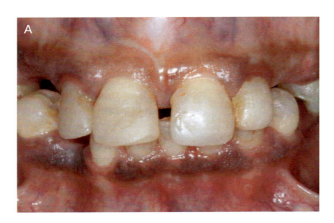
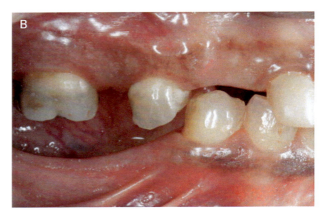
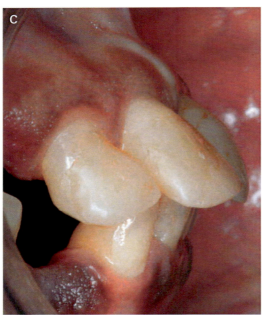
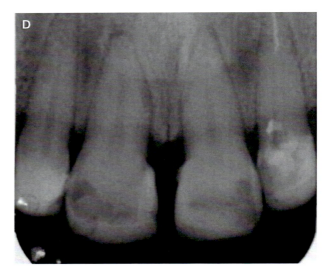

FIGURA 1.3 Situação clínica com perda de dimensão vertical devida à perda de contenção posterior e ao excesso de contato nos dentes anteriores. Observe os dentes anterossuperiores vestibularizados em decorrência de perda óssea avançada.

matogênicas geradas por contração reflexa; dificuldade de deglutição e de mastigação; além de alteração da fala, percebida principalmente nos sons sibilantes e devida a contatos dentários desagradáveis durante a fonação.

O **suporte do lábio** também deve ser observado. Em alguns casos de PPF, podem-se encontrar situações clínicas nas quais houve grande perda de estrutura do rebordo alveolar na região anterior (Fig. 1.4). Nesses casos, o paciente deve ser alertado sobre a provável necessidade de um aumento cirúrgico do rebordo por meio de enxerto ósseo ou de tecido conjuntivo. Caso a cirurgia seja contraindicada ou o paciente não aceite submeter-se a ela, pode-se usar uma gengiva artificial removível (feita de resina acrílica em laboratório) ou fixa (feita de cerâmica na cor rosa).

A **linha do sorriso** é outro aspecto a ser observado e assume extrema importância nos casos estéticos, sendo classificada como alta, média ou baixa. Há pacientes que não mostram a região cervical dos dentes anterossuperiores ao sorrir, os quais são classificados como portadores de linha do sorriso baixa, em que 75% dos dentes são visíveis. Aproximadamente 20% dos indivíduos apresentam esse tipo de sorriso (Fig. 1.5A). A maioria dos indivíduos (aproximadamente 70%) apresenta linha de sorriso média, que mostra de 75 a 100% dos dentes anteriores e todas as papilas gengivais (Fig. 1.5B). Vale ressaltar que a quantidade de dentes anteriores visíveis diminui com a idade, não apenas pelos desgastes funcionais e/ou parafuncionais, mas também pela redução gradativa da tonicidade dos músculos orbiculares

Cerca de 10% dos indivíduos mostram grande parte do tecido gengival na região anterossuperior, sendo classificados como portadores de linha do sorriso alta (Fig. 1.5C). Nessas situações, normalmente é necessário um posicionamento da margem da restauração dentro do sulco, a fim de esconder a cinta metálica das coroas metalocerâmicas ou as margens escurecidas da dentina cervical decorrentes de tratamentos endodônticos. Essa situação clínica exige que sejam tomados todos os cuidados com o tecido gengival, uma vez que uma pequena recessão decorrente de lesão durante o preparo ou a moldagem pode ser responsável pelo insucesso estético do trabalho. Como o tecido gengival fino é mais suscetível a sofrer recessão gengival, para pacientes com linha de sorriso média ou alta, é preferível indicar próteses metalocerâmicas tipo *collarless* (sem cinta metálica na face vestibular) ou confeccionadas somente em cerâmica, também conhecidas como *metal free*, totalmente cerâmicas ou ceramocerâmicas, para evitar problemas estéticos devidos à exposição da cinta metálica.

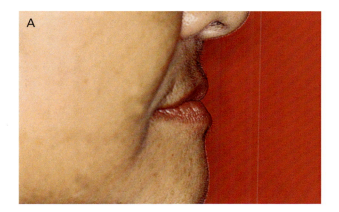
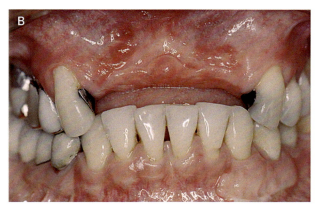

FIGURA 1.4 Aspecto clínico de paciente com perda de suporte de lábio decorrente de grande reabsorção no sentido horizontal na região anterior da maxila.

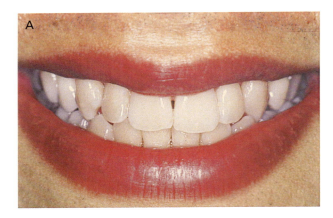
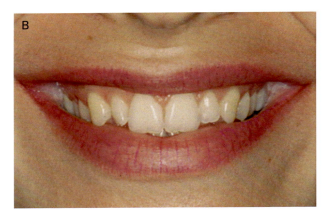
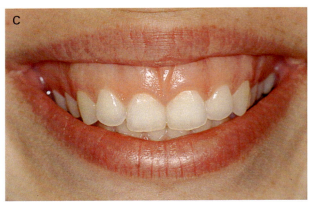

FIGURA 1.5 Linha do sorriso (A) baixa, (B) média e (C) alta.

Após uma conversa inicial com o paciente, realiza-se o **exame físico extraoral**, iniciando-se pela observação da pele da face e pela palpação dos tecidos de suporte. Na presença de lesões, como um carcinoma, um tratamento com prótese pode ser um problema de menor importância ao paciente.

Descartada a presença de alguma lesão, faz-se a **avaliação da musculatura e da articulação temporomandibular** (ATM): masseter, temporal, demais músculos da face, músculos cervicais e ATM devem ser palpados. A sensibilidade à palpação deve sempre ser levada em consideração quando se pretende executar tratamentos restauradores. Essa sensibilidade pode ser reflexo de uma alteração da tonicidade muscular ou de problemas intra-articulares que, por sua vez, podem alterar a posição de repouso mandibular e o seu arco de fechamento, dificultando a execução e a reprodução dos registros intermaxilares. Portanto, para a execução de um trabalho de prótese, é necessário que o paciente não apresente sinais e sintomas de disfunção temporomandibular.

A **fala do paciente** também deve ser aferida. Caso exista alguma alteração ou queixa, é interessante que o profissional discuta as possibilidades de correção, uma vez que alguns problemas podem ser resolvidos por meio de alterações nos contornos das próteses. Isso já pode ser verificado na fase das coroas provisórias e torna-se mais evidente nos casos de próteses anteriores.

EXAME INTRAORAL

Nesta fase inspecionam-se tecidos moles, músculos, dentes, periodonto e relações oclusais. A queixa principal do paciente deve ser avaliada neste momento, embora um exame sistemático de toda a cavidade bucal deva ser feito.

A avaliação deve começar pelos tecidos moles: mucosas, língua e demais tecidos devem ser palpados e inspecionados, já que a prioridade do tratamento pode ser drasticamente alterada na presença de alguns tipos de lesões, como processos neoplásicos ou, mais frequentemente, aftas ou lesões herpéticas. A presença de depressões nas bordas laterais da língua, representativas das faces linguais dos dentes, pode significar uma característica típica do apertamento dentário, hábito do qual o paciente pode estar totalmente inconsciente.

Finalizada a inspeção inicial da cavidade bucal, examinam-se os dentes e o periodonto.

Dentes

Em relação ao exame dos dentes remanescentes, é importante realizar uma análise criteriosa de determinados fatores decisivos no planejamento, os quais serão detalhados a seguir.

Cáries e restaurações existentes

Sempre que um dente for selecionado para ser pilar de uma PPF, a análise criteriosa da presença de cáries e restaurações é fundamental. É necessário identificar pacientes que pertencem ao grupo de risco à cárie antes da realização do tratamento, por meio de recursos clínicos, como verificação da presença de manchas brancas e da localização e da profundidade de lesões cariosas; de recursos radiográficos, como radiografias interproximais; e de recursos laboratoriais, como determinação do fluxo, capacidade-tampão da saliva e realização de exames microbiológicos, que podem detectar a presença e o número de lactobacilos e *S. mutans* (Fig. 1.6).

Vários estudos relatam que a cárie é a principal causa de fracassos em PPF. Muitos fatores podem ser responsáveis pela incidência de cárie, entre eles a qualidade de adaptação da restauração e a qualidade da higienização mantida pelo paciente (Fig. 1.7).

Em relação à higiene oral, além de o profissional manter um controle sobre o paciente, devem-se propiciar meios adequados para que este tenha estímulo e facilidade para realizá-la. Há uma diminuição na incidência de cárie quando o espaço para higienização deixado na prótese é adequado e também quando o paciente mantém uma frequência diária de higienização com fio dental e escovação (Fig. 1.8). Deve haver uma divisão de responsabilidade entre o CD e o paciente. Se este não consegue manter um padrão de higiene satisfatório, tal função deverá ser assumida pelo CD por meio de controles periódicos que poderão ser mais ou menos espaçados, de acordo com a resposta dada pelo paciente. A percepção da causa da falha da PPF e de suas características é extremamente importante, a fim de evitar que os mesmos erros sejam repetidos na nova prótese.

Em virtude das próprias deficiências dos materiais e técnicas, sempre haverá a presença de uma linha de cimento, cuja espessura ideal é de até 50 μm, mas que é aceitável clinicamente até 120 μm. Desse modo, o nível do término do preparo dentro do sulco gengival assume um papel muito importante no controle da biologia do tecido

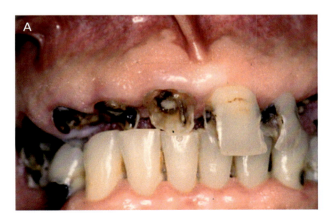
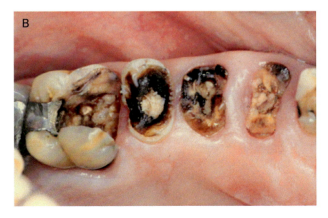

FIGURA 1.6 Paciente que pertence ao grupo de risco à cárie. É necessário um cuidado especial com esse tipo de paciente no sentido de alertá-lo sobre a importância da higienização regular e de retornos periódicos ao consultório após o término do tratamento, para garantir o sucesso da prótese a longo prazo.

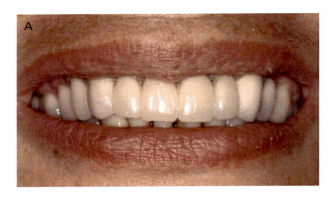
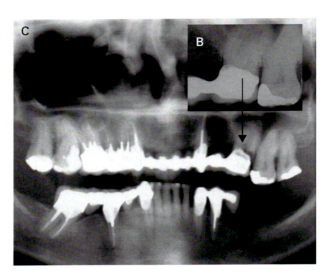

FIGURA 1.7 (A) Vista frontal no dia da cimentação. (B) Radiografia periapical após a cimentação. (C) Radiografia panorâmica 8 anos após a cimentação, mostrando presença de cárie no dente 26.

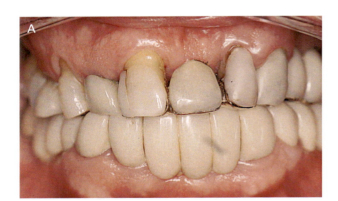
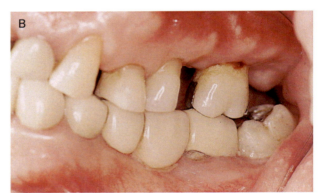
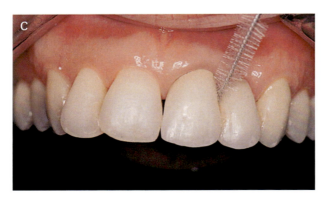

FIGURA 1.8 (A) (B) Vistas de uma PPF metalocerâmica inferior que mostra ausência de espaço interproximal, o que dificulta a higienização correta dessa área. (C) Vista da PPF envolvendo os dentes 21 e 23 com ameias gengivais adequadas que permitem o emprego de escova interproximal.

gengival. Quanto mais intrassulcular estiver o término cervical do preparo, maior a probabilidade de ocorrerem alterações nessa área pelo desrespeito às distâncias biológicas do periodonto, o que dificulta a confecção da prótese e seu posterior controle.

É necessário um minucioso exame da adaptação marginal das coroas existentes, pois a maioria dos fracassos causados por cárie está relacionada ao desajuste marginal dessas coroas. Nesses casos, a linha de cimento existente se solubiliza sob a ação dos fluidos bucais, e ocorre a formação de espaços entre a margem da coroa e o término do preparo, o que facilita o acúmulo de placa e, consequentemente, a formação da cárie (Fig. 1.9). Uma película de cimento de pequena espessura é essencial para permitir a retenção da prótese, de modo que possa suportar os esforços funcionais da mastigação e de eventuais hábitos parafuncionais. A descimentação é tida como uma das principais razões para a recidiva de cáries.

Durante o exame das restaurações protéticas existentes, o perfil de emergência das coroas e a abertura das ameias cervicais adquirem extrema importância do ponto de vista periodontal. A coroa deve emergir reta do sulco gengival, sem causar pressão no epitélio sulcular, pois a convexidade na área e o acúmulo de placa bacteriana provocarão ulcerações que podem levar a uma inflamação gengival. Um fato bastante corriqueiro é a observação de restaurações protéticas com sobrecontorno de suas superfícies axiais. Essa situação pode decorrer de um preparo inadequado, com desgaste insuficiente, em que o técnico de laboratório vê-se obrigado a realizar uma restauração que preencha os requisitos estéticos em detrimento dos biológicos. O resultado final será um sobrecontorno da prótese e todas as consequências da ausência do perfil de emergência (Fig. 1.10).

As ameias cervicais devem propiciar espaços para acomodar as papilas gengivais e facilitar a higienização. A pressão na papila gengival causa alterações histológicas em todas as suas estruturas celulares e, consequentemente, inflamação e lesão periodontal. A falta de espaço para a papila gengival entre dois ou mais retentores, entre um retentor e o dente vizinho ou por razões periodontais exige cuidados especiais durante o preparo do término cervical para se obter uma distância mínima de 1 a 1,5 mm entre eles. A ausência dessa distância exige a realização de movimentação mecânica do dente retentor em direção ao espaço protético ou de cirurgia periodontal para criar espaço entre ambos os dentes.

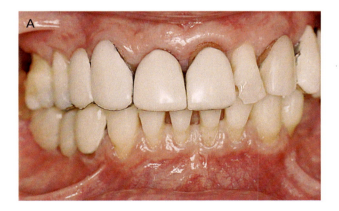
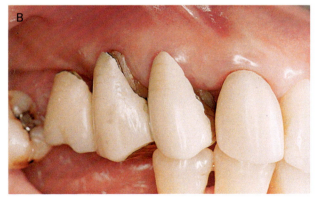

FIGURA 1.9 Vistas de uma PPF fixa metalocerâmica com deficiência de adaptação marginal, 6 meses após a instalação.

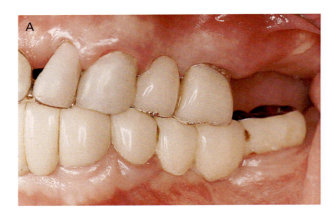
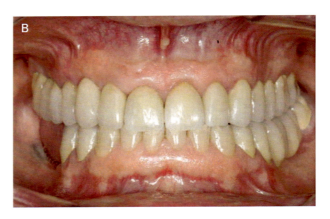
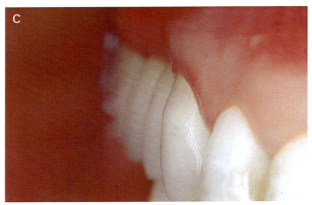

FIGURA 1.10 (A) Vista lateral de PPF superior e inferior com ausência de perfil de emergência. (B) Vista frontal de próteses anteriores e posteriores com perfil de emergência correto. (C) Vista aproximada do perfil de emergência.

Alterações da faceta estética

Durante o exame clínico das próteses existentes, várias são as situações em que estas apresentam alterações da faceta estética. Para que uma prótese preencha os requisitos estéticos e funcionais, é necessário que o desgaste dentário proporcione espaço para o metal e a cerâmica para as próteses metalocerâmicas ou para as próteses confeccionadas somente em cerâmica. Sem desgaste suficiente, o técnico encontrará dificuldades para a obtenção de uma coroa com forma e contorno corretos, o que invariavelmente causará sobrecontorno, favorecendo a retenção da placa bacteriana.

As fraturas ou os deslocamentos da cerâmica de revestimento ocorrem por deficiências mecânicas ou problemas oclusais. Para que sua resistência seja adequada, a cerâmica de revestimento deve apresentar uma espessura uniforme. Desse modo, a estrutura metálica ou de cerâmica deve apresentar características de forma e contorno que proporcionem uma base de sustentação para a cerâmica de revestimento que deve apresentar espessura entre 1 e 2 mm. Dependendo do tipo de fratura da cerâmica, podem-se realizar reparos com restaurações em resina composta em vez de remover e confeccionar uma nova prótese (Fig. 1.11).

As resinas das coroas metaloplásticas sofrem pigmentação, perda de cor e, principalmente, desgaste pela ação dos alimentos e dos abrasivos dos dentifrícios, o que pode resultar em fracasso estético em um pequeno período de tempo. Novamente, as resinas compostas são o material indicado para sanar esse problema (Figs. 1.12 e 1.13).

PRÓTESE FIXA 23

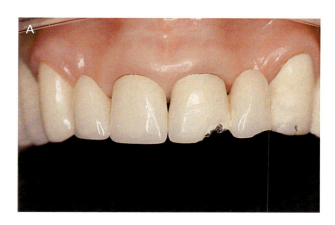
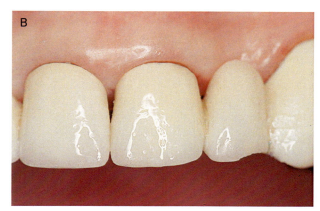

FIGURA 1.11 Vistas mostrando fratura e reparo da cerâmica com resina composta em uma PPF metalocerâmica.

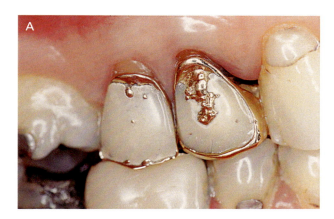
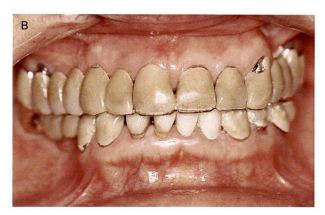
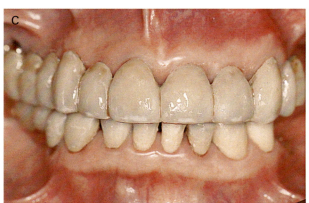

FIGURA 1.12 (A) Desgaste da resina da faceta vestibular das coroas 14 e 15, com exposição do metal. (B) Alteração de cor da resina de uma prótese metaloplástica superior, 25 anos após instalação. (C) Vista frontal após substituição das facetas com resina composta.

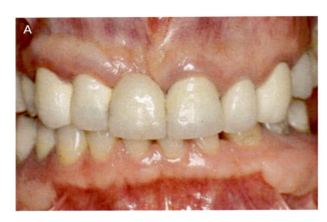
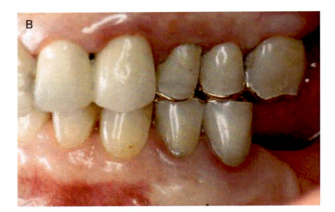
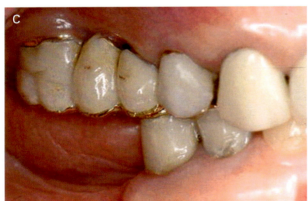
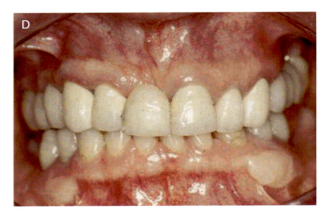
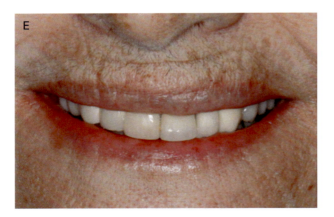

FIGURA 1.13 (A) (B) (C) Caso de reabilitação oral com PPF metalocerâmica na região anterior e PPFs posteriores metaloplásticas, 20 anos após a cimentação. (D) (E) Como a única reclamação do paciente era o desgaste da resina das próteses posteriores e ele não desejava trocá-las, as facetas de resina foram desgastadas superficialmente e refeitas com resina composta diretamente nas coroas.

Estética

Durante o exame, é necessário um diálogo entre o profissional e o paciente em relação às suas expectativas sobre o tratamento. Para que exista uma integração harmoniosa durante a elaboração do trabalho, é necessário que o profissional tenha alguns conhecimentos básicos de estética, o que não significa simplesmente "combinar" a cor da prótese com a dos dentes naturais (Fig. 1.14).

As características e os anseios do paciente devem estar retratados no resultado estético final da prótese. Para que isso ocorra, a estética obtida não deve representar uma visão exclusivista do profissional ou do paciente, e sim um entendimento entre ambos. Fatores como cor, forma, tamanho, textura dos dentes, linha média, fundo escuro da boca, corredor bucal, grau de abertura das ameias incisais, plano oclusal, qualidade do tecido gengival e necessidade ou não de gengiva artificial devem ser considerados em relação à estética durante o exame do paciente. Nesta fase, é importante considerar que a maioria dos conceitos estéticos disponíveis na literatura foi determinada em pacientes jovens e, portanto, devem ser adaptados. Isso significa que a estética deve ser personalizada de acordo com a idade do paciente.

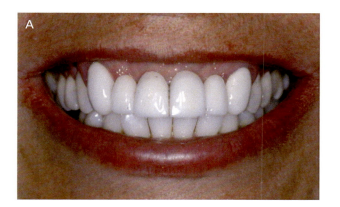
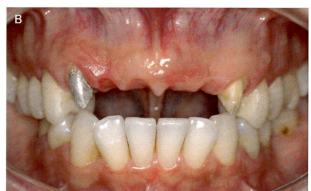
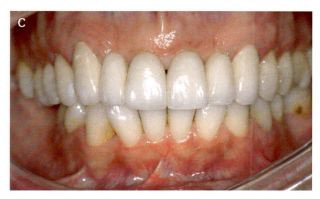
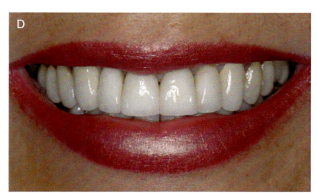

FIGURA 1.14 (A) Vistas de PPF metalocerâmica anterior com deficiências estéticas relacionadas com os seguintes aspectos: inadequação de contorno, forma, proporção altura/largura e cor; ausência de ameias incisais e perfil de emergência; falta de individualização entre as coroas; eixo longitudinal incorreto; contorno gengival deficiente entre as coroas e pônticos. (B) Vista dos dentes preparados e do condicionamento gengival para obtenção de papilas. (C) (D) Vistas após a cimentação da prótese metalocerâmica esteticamente aceitável.

Oclusão

O exame da oclusão deve ser realizado clinicamente e complementado por meio da análise dos modelos de estudo, devidamente montados em articulador semiajustável (ASA).

A oclusão deve ser analisada criteriosamente, pois também está relacionada à maioria dos casos de fracassos em PPF. É fundamental a identificação de sinais de colapso da oclusão, como mobilidade e perda do suporte ósseo. Contatos oclusais exagerados podem provocar pericementite traumática (confundindo o diagnóstico com lesões pulpares) e deslocamento de retentores, às vezes de maneira imperceptível para o paciente. Esses problemas podem gerar recidiva de cárie, especialmente quando o dente já recebeu tratamento endodôntico, ou sensibilidade durante a mastigação ou durante trocas térmicas, quando não houve tratamento.

Próteses realizadas na posição de máxima intercuspidação habitual (MIH) devem também ser avaliadas em relação cêntrica (RC), para possibilitar a eliminação de contatos prematuros diferentes dos já existentes nessa posição. A existência de hábitos parafuncionais exige cuidados especiais com as próteses, podendo ser necessário indicar superfícies oclusais metálicas, em vez de cerâmicas, para prevenir fraturas. Na presença de hábitos parafuncionais, é imprescindível o uso noturno de placas estabilizadoras para a proteção dos dentes e da prótese (Fig. 1.15).

Para um exame minucioso da oclusão, o profissional deve saber diferenciar a oclusão patológica da funcional e saber tratá-la. Deve-se sempre buscar o equilíbrio dos componentes do sistema estomatognático, o que pode ser alcançado por meio de próteses com contatos oclusais bilaterais simultâneos dos dentes posteriores; posição de

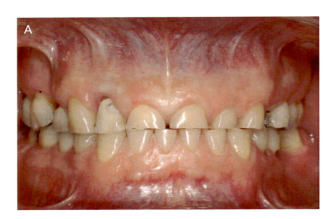

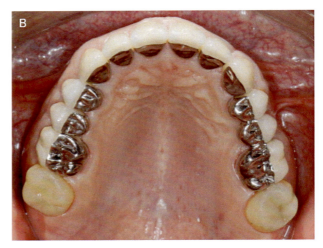

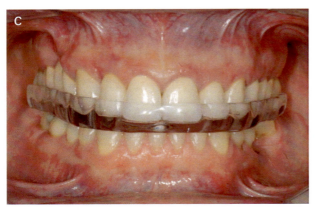

FIGURA 1.15 (A) Vista mostrando perda de estrutura dentária decorrente de atividade parafuncional. (B) Vista do paciente reabilitado com próteses superiores com oclusal em metal. (C) Próteses superiores concluídas com a placa em posição.

trabalho (MIH ou RC) compatível com o caso clínico a ser realizado; guia lateral pelos caninos, sempre que possível; guia anterior pelos incisivos durante o movimento protrusivo e, em ambos os casos, sem nenhum contato oclusal no lado de não trabalho nos dentes posteriores; e harmonia com as ATMs e com a DV adequadamente mantida ou corretamente estabelecida.

O somatório desses conhecimentos básicos durante o exame clínico e principalmente sua correta aplicação podem contribuir diretamente para o sucesso de qualquer trabalho de PPF. Maiores detalhes sobre esses aspectos serão descritos no Capítulo 2.

Número e disposição dos dentes

A disposição dos dentes remanescentes no arco é mais importante que sua quantidade. Inúmeras são as situações clínicas em que ocorrem migrações dentárias em diferentes direções e sentidos, conforme o arco e o grupo de dentes. A ferulização (esplintagem ou contenção) de dentes visa a minimizar a ação das forças que agem nos sentidos vestíbulo-lingual e mesiodistal. Em próteses extensas e/ou em dentes pilares com perda do suporte ósseo, o ideal é que no mínimo um dente de cada segmento do arco (incisivos, caninos e dentes posteriores) participe da prótese, o que é mais importante que o número de pilares existentes para ocorrer estabilidade.

O sentido de movimentação vestibulolingual dos dentes posteriores (plano sagital), caninos (plano lateral) e incisivos (plano frontal) torna-se um fator determinante no planejamento. Uma prótese que envolva dentes pilares em dois ou mais planos reduz o efeito da mobilidade individual de cada dente, por causa da estabilidade proporcionada pela prótese. A união desses planos forma um polígono de estabilização ou sustentação* (Fig. 1.16). No caso de espaços edêntulos extensos ou posicionamento desfavorável dos dentes remanescentes, deve-se também considerar a possibilidade de colocação de implantes para distribuir melhor a carga mastigatória entre dentes e/ou implantes.

Inclinação

Uma situação clínica frequente é a inclinação dos dentes em decorrência de perdas dentárias, que resulta em uma desarmonia na posição dos dentes remanescentes. Dependendo do grau de inclinação, procedimentos clínicos como ameloplastia dos dentes vizinhos, procedimentos ortodônticos, confecção de coroas telescópicas, utilização de encaixes de semiprecisão e tratamento endodôntico com finalidade protética poderão ser realizados, viabilizando, dessa forma, uma via de inserção adequada para a prótese e uma restauração biológica e mecanicamente aceitável (Fig. 1.17).

---

* No Brasil, o plano de estabilização ou sustentação também é conhecido como polígono de Roy.

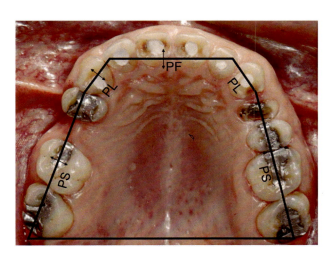

FIGURA 1.16 Disposição favorável dos dentes que serão unidos como pilares de PPF e os traçados correspondentes ao diagrama do polígono de estabilização com os sentidos de movimentação dos dentes (PS, plano sagital; PL, plano lateral; PF, plano frontal).

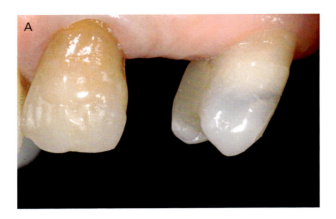 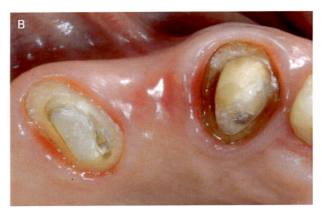

FIGURA 1.17 (A) Vista mostrando a inclinação acentuada para mesial do segundo pré-molar em decorrência da ausência do primeiro pré-molar. (B) Vista dos dentes pilares preparados em que se observa o paralelismo obtido através do maior desgaste da face mesial do segundo pré-molar.

Tamanho da coroa clínica

Para que uma restauração desempenhe sua função, é imprescindível que permaneça imóvel no dente preparado. O tamanho da coroa clínica está intimamente relacionado com o grau de retenção e estabilidade da restauração protética.

O CD deverá analisar criteriosamente esses fatores para utilizar, se necessário, procedimentos adicionais para a obtenção de maior retenção para os dentes com coroas curtas, como a confecção de sulcos ou canaletas nas paredes axiais do preparo ou a realização de cirurgia periodontal para aumento de coroa clínica. Uma coroa clínica é considerada curta quando sua altura for menor que sua largura. Isso ocorre com mais frequência nos molares inferiores, com menos frequência nos pré-molares e raramente nos incisivos. A altura mínima de um dente preparado deve ser de 4 mm, a fim de prover retenção e estabilidade à prótese. Esses aspectos serão discutidos no Capítulo 3.

Vitalidade pulpar

Sempre que um dente for selecionado para ser pilar de uma PPF, é importante fazer o teste de vitalidade pulpar. Se uma restauração for realizada sobre um dente sem vitalidade ou com tratamento endodôntico insatisfatório, o insucesso será inevitável, e posteriormente será necessária uma nova intervenção no local. Para evitar isso, recomenda-se o uso de testes térmicos, que são práticos e efetivos. A resposta dada ao teste térmico pode informar ao clínico se a polpa está sadia, inflamada ou necrosada.

Dentes despolpados têm uma redução significativa de resistência. A remoção do órgão pulpar, fonte de hidratação do dente juntamente com o ligamento periodontal, torna a raiz mais sujeita a fraturas. A abertura coronal e a instrumentação endodôntica removem dentina, o que fragiliza a estrutura dentária remanescente. Isso também diminui a elasticidade da dentina, modifica o limiar de excitabilidade, sugerindo a perda de receptores pulpares, e, consequentemente, pode provocar aumento da sobrecarga sobre os dentes pela dificuldade de controle da força antes que os mecanorreceptores sejam estimulados. Esse mecanismo de defesa (reflexo de proteção), quando alterado, pode causar danos ao dente.

Por essas razões, dentes despolpados não devem ser usados como pilares de extensos espaços edêntulos e, principalmente, como pilares de pônticos suspensos (*cantilever*). A indicação deste tipo de prótese exige pelo menos dois dentes polpados como pilares para um elemento suspenso e redução da mesa oclusal. Além disso, deve-se evitar colocá-los na região do molar, onde a força muscular é maior (Fig. 1.18).

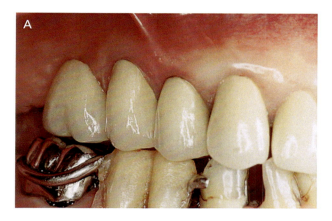 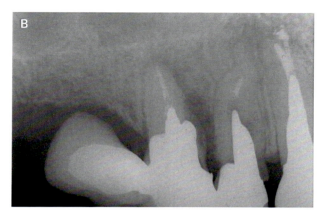

FIGURA 1.18 Vistas lateral (A) e radiográfica (B) de PPF metalocerâmica que tem os dentes 24 e 25 como retentores e o dente 26 como pôntico (*cantilever*). Observe a fratura na face mesial da raiz do dente 25.

Periodonto

De forma geral, os pacientes que procuram tratamento podem ser divididos em dois grupos:

a) Pacientes que não pertencem ao grupo de risco à doença periodontal, cujos tecidos periodontais estão normais: o nível ósseo frequentemente está de 1 a 2 mm da união amelocementária, e, quando existe algum sinal de inflamação, este está confinado ao tecido gengival marginal (Fig. 1.19).

b) Pacientes que pertencem ao grupo de risco à doença periodontal, os quais podem apresentar sinais clínicos de intensidade variável: mobilidade; migração; tecido gengival flácido, avermelhado e muitas vezes sem contorno adequado; perda óssea (localizada ou generalizada) de graus diversos; entre outros (Fig. 1.20).

Durante o exame, é essencial identificar a que grupo o paciente pertence (com ou sem risco).

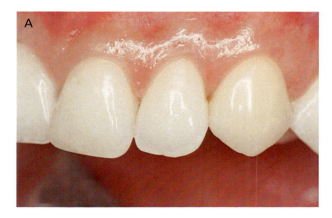 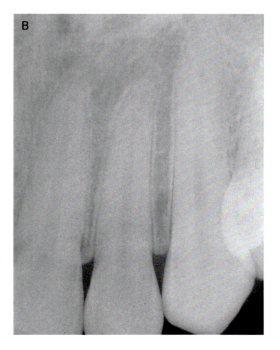

FIGURA 1.19 Aspecto clínico (A) e radiográfico (B) de paciente sem risco à doença periodontal.

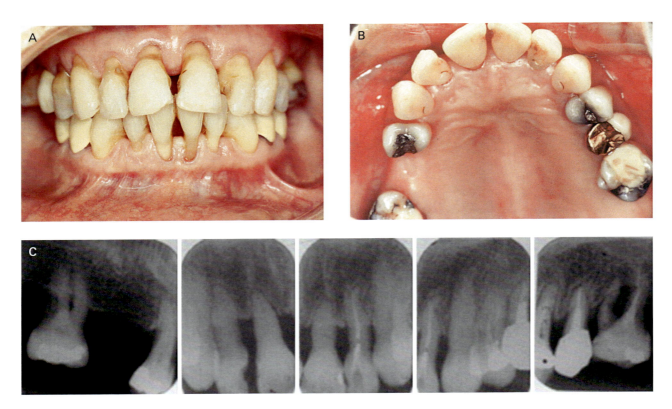

FIGURA 1.20 Aspectos clínico (A) (B) e radiográfico (C) de paciente de risco à doença periodontal.

Caso o paciente seja identificado como de risco, é preciso ainda especificar o gau do risco (baixo, médio ou alto). Ainda não há como predizer de maneira totalmente segura a evolução do estado periodontal dos pacientes com risco à doença periodontal, tampouco se pode afirmar que um paciente sem risco manterá essa condição no futuro. Entretanto, pacientes sem história de doença periodontal provavelmente têm menor probabilidade de se tornarem suscetíveis do que aqueles que já mostraram sinais dessa doença no passado.

Todos os pacientes requerem um controle de placa e uma motivação para a manutenção da higiene antes do início do tratamento. Todavia, os pacientes sem risco poderão iniciar seu tratamento restaurador mais precocemente. Os pacientes de risco, ao contrário, requerem uma fase mais prolongada de controle de placa, para que se possa verificar a resposta tecidual ao preparo prévio. Estes pacientes também devem entender que a confecção de novas próteses isoladamente não irá curar a sua doença periodontal e que é necessário colaborar de modo mais consciente durante e após o tratamento, por meio de uma manutenção mais cuidadosa da higiene na região das próteses. É importante que o CD saiba explicar ao paciente o que causa a doença periodontal e o que deve ser feito para impedir sua instalação e evolução. Desse modo, durante a confecção da prótese, o CD deve usar um evidenciador de placa nas coroas provisórias e nos dentes remanescentes, para que o paciente possa ver a placa instalada e depois sua eliminação por meio da escovação. Essa é uma maneira simples e eficaz de motivar o paciente a manter os dentes e a prótese livres de placa (Fig. 1.21).

Em suma, é necessário fazer um acurado exame periodontal do paciente antes do início do tratamento. Os principais aspectos a serem observados nessa etapa são detalhados nas seções seguintes.

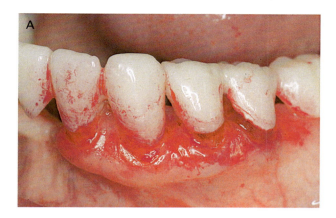 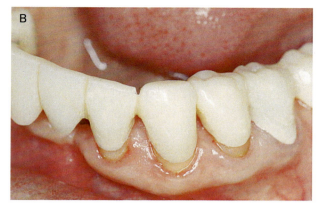

FIGURA 1.21 O controle de placa e a motivação do paciente devem ser efetuados em todas as fases do tratamento.

Exame de profundidade de sondagem

Este exame exige o uso de uma sonda periodontal delicada. Com esse objetivo clínico, normalmente utiliza-se sonda com marcação de Williams, embora existam outros tipos de marcação utilizados para outros fins, tais como as avaliações epidemiológicas. A sonda é alinhada com a face do dente a ser examinado e inserida suavemente dentro do sulco ou bolsa (Fig. 1.22). Para cada dente devem ser feitas seis medidas: distal, centro e mesial nas faces vestibular e palatina ou lingual.

A medida de profundidade de sondagem depende de vários fatores, dentre eles a força exercida pelo profissional. Além disso, o trajeto da bolsa nem sempre é reto, e a sonda normalmente utilizada não é um instrumento flexível. Contudo, esse exame é importante, pois, embora essas medidas não estejam relacionadas à atividade atual da doença periodontal, representam a sua atividade passada. A detecção do nível de inserção permite que se avaliem a gravidade da lesão estabelecida na área e as perspectivas de terapia, como é exemplificado a seguir:

- Bolsas com a sua base na junção amelodentinária indicam a existência de tecido hiperplásico (bolsa falsa), não implicando perda de tecido ósseo.
- Nos casos em que houve perda de tecido ósseo, essas medidas fornecem informações sobre a arquitetura óssea presente.
- A presença de bolsas profundas representa a existência de nichos que funcionam como reservatórios de bactérias patogênicas, o que pode facilitar a contaminação das outras áreas da cavidade bucal.

Índice de sangramento

Espera-se de 10 a 20 segundos após a remoção da sonda para observar se há sangramento proveniente do sulco. Esse índice é um importante indicador de inflamação marginal, pois, além de demonstrar alterações patológicas gengivais, os procedimentos restauradores (moldagem, cimentação e outros) podem ser dificultados pela presença de sangramento. Além disso, a resolução desse processo

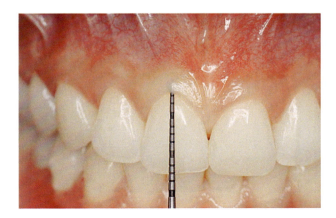

FIGURA 1.22 Exame de sondagem.

inflamatório pode resultar em contração tecidual, ocasionando alterações na altura da gengiva marginal e exposição das margens das coroas.

Exsudato

A presença de exsudato proveniente da bolsa indica atividade da doença periodontal, mas não pode ser considerado um indicador da atividade futura.

Recessão gengival

A recessão gengival é significativa na medida em que não somente afeta a quantidade de mucosa ceratinizada, mas também tem influência na estética. Uma recessão em dentes anteriores pode resultar em grandes problemas estéticos quando o paciente apresenta uma linha alta do sorriso (Fig. 1.23).

Envolvimento de furcas

Para a realização deste exame, é necessário usar uma sonda específica – a sonda de Nabers (Fig. 1.24) – e radiografias. A capacidade do profissional para diagnosticar essas lesões é de suma importância, uma vez que o tratamento está diretamente relacionado ao grau de comprometimento. Para tanto, vários aspectos devem ser analisados.

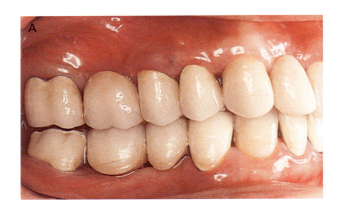
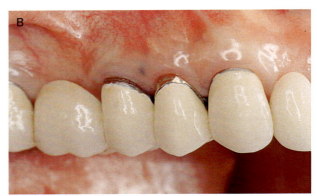

FIGURA 1.23 Vista da prótese superior no dia de sua instalação (A) e apresentando recessão gengival após 18 anos (B).

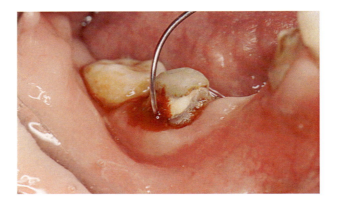

FIGURA 1.24 Exame de sondagem da furca da unidade 37 com a sonda de Nabers.

Grau de envolvimento das furcas

A seguir, são apresentados os três graus de envolvimento das furcas.

I. Perda horizontal de tecido de suporte, não excedendo um terço da largura vestibulolingual do dente afetado.

II. Perda horizontal que excede um terço da largura do dente, mas não envolve toda a largura vestibulolingual.

III. Perda horizontal que envolve toda a largura do dente afetado, comunicando as faces vestibular e lingual.

É interessante salientar que existem outras classificações, algumas das quais agregam o componente vertical de perda, criando subdivisões.

Complexidade do tratamento restaurador

A preservação de unidades dentais com envolvimento de furca pode não alterar o prognóstico geral do caso ou, ao contrário, pode ser fundamental para o planejamento. Em casos unitários pode-se optar por tratar o paciente mantendo a lesão de furca; todavia, em casos de PPFs extensas ou de reabilitação oral, a manutenção da lesão pode representar um risco desnecessário. Outras vezes, o tratamento e a manutenção do dente com lesão de furca pode ser a única alternativa para evitar-se uma prótese removível. O CD deve analisar a relação custo/benefício de se preservar o dente ou a raiz ou optar por sua extração e pela posterior colocação de implante ou outro tipo de prótese.

Presença de cáries

O tratamento de cáries na região de furca é complicado, principalmente quando envolve o seu teto. Entretanto, lesões menores podem eventualmente ser restauradas satisfatoriamente. Deve-se avaliar a profundidade da lesão e a sua relação com a estrutura óssea, evitando-se áreas de invasão tecidual. Como essa associação furca-cárie pode apresentar inúmeras variáveis, não

há como estabelecer uma regra rígida, ou seja, a avaliação de cada caso determinará o tratamento adequado.

Gravidade da destruição

Quando há uma grande destruição dos tecidos de suporte, envolvendo ou não as porções apicais das raízes, ou afetando dentes adjacentes, a extração normalmente é indicada.

Possibilidade de restauração

Deve-se avaliar a possibilidade de restauração da unidade dentária após o tratamento da furca, seja por manutenção, separação ou remoção de uma ou mais raízes. Raízes separadas de um molar podem não se tornar bons pilares para uma PPF, mas com frequência podem constituir um excelente apoio sob extremidades livres de prótese parcial removível das Classes I e II, eliminando a influência do suporte mucoso.

Manutenção

O tratamento das furcas deve sempre levar em conta a possibilidade de um controle posterior adequado pelo paciente e pelo profissional. Caso se observe que o paciente terá dificuldade em manter a área livre de placa, a melhor opção é enfatizar a importância dos controles periódicos.

Custo

Um elemento pilar de prótese com envolvimento de furca pode exigir tratamento endodôntico, cirurgia periodontal e núcleo intrarradicular, além da coroa. O custo disso pode ser bastante elevado, principalmente quando um resultado mais previsível pode ser conseguido através de extração e colocação de uma PPF convencional, sem pilar, ou pela colocação de implantes osseointegrados. Todavia, deve-se sempre avaliar as possibilidades e oferecê-las ao paciente. (Fig. 1.25).

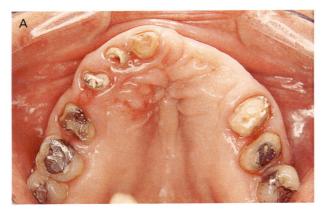
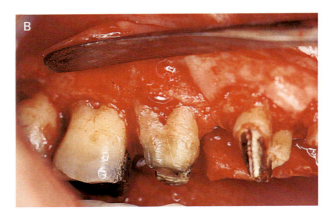
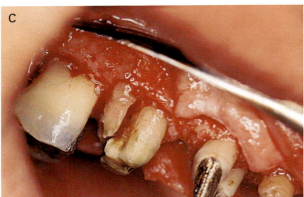
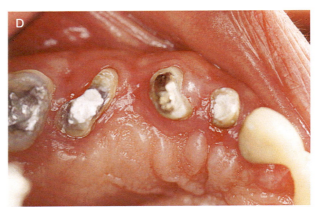
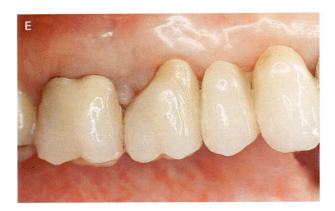
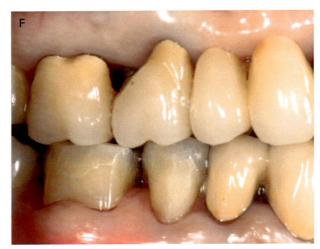
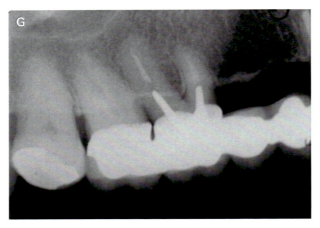

FIGURA 1.25 (A) Aspecto clínico de paciente com envolvimento de furca na unidade 26. (B) (C) Durante o procedimento cirúrgico, optou-se pela remoção da raiz distovestibular. Aspecto clínico três semanas após a cirurgia (D) e após a instalação da prótese (E). Vistas clínica (F) e radiográfica (G) após 18 anos.

Mobilidade

Todos os dentes devem ser avaliados. O exame subjetivo da mobilidade é executado com o cabo do espelho bucal apoiado em uma face e um dedo ou outro instrumento apoiado na face oposta. Normalmente classifica-se a mobilidade em: grau 1, quando o movimento do dente é de 0 a 1 mm em direção horizontal; grau 2, quando o movimento é maior que 1 mm na direção horizontal; e grau 3, quando ocorre movimento vertical e horizontal do dente.

As causas mais comuns para o aumento de mobilidade são:

- Doença periodontal relacionada à perda de suporte ósseo.
- Trauma oclusal, que pode ser primário (quando decorre de forças oclusais excessivas) ou secundário (quando o elemento dentário apresenta mobilidade em relação a forças oclusais normais por causa da redução de suporte periodontal).
- Outras possíveis causas devem ser pesquisadas para um diagnóstico diferencial, tais como: inflamação periapical, traumas agudos (acidentes), raízes fraturadas, reabsorções radiculares, cistos, neoplasias, etc.

A mobilidade pode estar estabilizada ou pode aumentar progressivamente. No entanto, é importante salientar que ela é um sinal importante, não uma doença propriamente dita, e deverá ser reavaliada durante a fase das coroas provisórias.

Índice de placa

Durante o exame, classifica-se o paciente de acordo com a quantidade de placa presente em quatro níveis: placa ausente, nível baixo, nível médio e nível alto. Este exame é bastante subjetivo e não é um indicador preciso de que ocorrerá perda óssea. A verificação detalhada do índice de placa para cada dente tem importância em estudos epidemiológicos. Entretanto, do ponto de vista clínico, a resposta do paciente à sua quantidade de placa é mais importante. Uma grande quantidade de placa na ausência de sangramento é menos significativa do que uma pequena quantidade acompanhada de sangramento gengival. O uso de evidenciadores de placa é, portanto, mais importante como motivador de higiene oral do que como um indicador de doença periodontal. Atualmente, o índice de placa é apenas um referencial do grau de higiene e colaboração do paciente.

Distâncias biológicas

O periodonto de proteção é composto por múltiplas estruturas que atuam contra agressores externos por meio de mecanismos de defesa locais e em associação com mecanismos sistêmicos, a fim de manter o processo de homeostasia marginal.

Desse modo, é importante compreender o impacto dos procedimentos odontológicos na mucosa ceratinizada, no sulco gengival, no epitélio juncional e na inserção conjuntiva, para que se respeite a integridade e a biologia tecidual, preservando-se intactas as estruturas responsáveis pela "vedação biológica" marginal do periodonto.

A presença de uma faixa adequada de mucosa ceratinizada é desejável, visto que desempenha funções importantes para as outras estruturas. Ela é responsável pela impermeabilização da área marginal gengival (por causa da ceratina), o que limita a permeação de substâncias que potencialmente podem alterar o equilíbrio local. Apresenta-se com uma parte inserida à superfície radicular e à estrutura óssea e também confere imobilidade tecidual, permitindo uma melhor justaposição à superfície dentária e um sulco gengival mais raso e estreito, minimizando, assim, um nicho passível de acúmulo de placa.

Uma faixa de mucosa ceratinizada com largura menor do que 2 mm podem se mostrar mais propensas a recessão e inflamação. Contudo, há a necessidade de uma faixa maior quando se executam procedimentos restauradores, e, em tais situações, a presença de uma faixa igual ou maior que 2 mm é requerida. Procedimentos de preparo, moldagem e cimentação são extremamente dificultados e raramente são executados sem algum sangramento quando essa faixa de tecido não existe ou encontra-se muito estreita, além de aumentar a possibilidade de ocorrência de recessão gengival e exposição precoce da cinta metálica de coroas metalocerâmicas ou do próprio término cervical.

O sulco gengival recebe duas definições distintas:

- Sulco gengival real ou histológico: é a medida real do sulco, que compreende a distância entre o vértice gengival e a parte mais coronal do epitélio juncional, que é a estrutura imediatamente subjacente. O sulco gengival apresenta-se como uma canaleta em forma de "v", margeado de um lado pela estrutura dentária e do outro pelo epitélio sulcular. Em casos normais, apresenta uma profundidade entre 0,2 e 0,8 mm, com uma média de 0,5 mm; já a sua largura é aproximadamente de 0,15 mm.
- Sulco gengival clínico: como o próprio nome diz, reflete uma condição clínica quando da realização da sondagem periodontal, podendo apresentar uma profundidade de até 3 mm.

As diferenças entre as definições de sulco gengival estão vinculadas ao epitélio juncional. Esse tipo de epitélio (com extensão de 0,9 a 1,5 mm) apresenta características ímpares, por ser o único tecido epitelial do organismo que tem contato com uma estrutura mineralizada (o dente). Como o tecido epitelial é uma estrutura de revestimento, durante o processo de irrompimento dos dentes ele é diferenciado para desempenhar as suas funções. Evidentemente, em razão dessa condição particular, o epitélio juncional adquire características e qualidades especiais, dentre as quais uma frágil união intercelular. Poucas camadas de células com disposição colunar facilitam a clivagem dessas lábeis uniões celulares durante a realização de uma sondagem, permitindo muito facilmente a penetração da sonda no seu interior. Logo, a medida clínica do sulco gengival representa o sulco real mais uma grande extensão (que é variável e depende de muitos fatores) do epitélio juncional.

Essa medida clínica do sulco gengival é usada como parâmetro no exame e no diagnóstico periodontal, mas jamais como base para o estabelecimento dos níveis subgengivais dos mais variados tipos de tratamentos restauradores possíveis.

Subjacente ao epitélio juncional, encontra-se a inserção conjuntiva, que é a área de tecido conjuntivo que estabelece inserções colágenas com a porção radicular supra-alveolar. Essa região é a que apresenta maior resistência, limitando a extensão apical do epitélio juncional e protegendo a estrutura óssea adjacente. Esse espaço tecidual possui uma extensão que varia de 0,9 a 1,5 mm (Fig. 1.26).

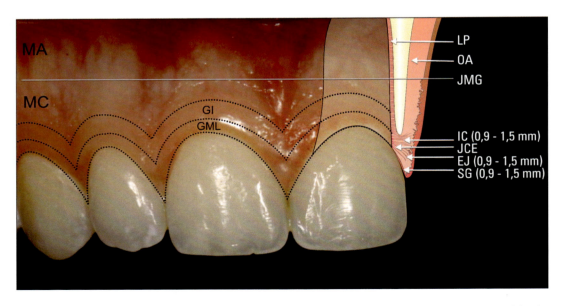

FIGURA 1.26 Estruturas que compõem o periodonto de sustentação e proteção: MC, mucosa ceratinizada; MA, mucosa alveolar; GML, gengiva marginal livre; GI, gengiva inserida; JMG, junção mucogengival; SG, sulco gengival; EJ, epitélio juncional; JCE, junção cemento/esmalte; IC, inserção conjuntiva; OA, osso alveolar; LP, ligamento periodontal.

Sulco gengival, epitélio juncional e inserção conjuntiva são, portanto, estruturas fundamentais nesse mecanismo de equilíbrio local, e sua preservação garante meios adequados de proteção marginal do periodonto. O desrespeito à biologia tecidual leva ao comprometimento periodontal pelas agressões induzidas, criando distúrbios que caracterizam o estado patológico. O espaço ocupado pelo conjunto formado por sulco, epitélio juncional e inserção conjuntiva é chamado de **distâncias biológicas**.

Exame da área edêntula

O profissional não deve se restringir ao exame dos dentes e do periodonto adjacente. Uma avaliação cuidadosa das áreas edêntulas que terão dentes repostos por pônticos assume grande importância, principalmente nos casos em que a estética está envolvida. Devem-se avaliar as características do rebordo e a possível necessidade de correção cirúrgica com finalidade protética. Em alguns casos, é necessário remover tecido gengival para que o pôntico seja confeccionado com uma dimensão adequada, a fim de evitar que sua face gengival tenha uma forma côncava e facilitar a limpeza dessa área por parte do paciente. Em outras situações, apenas um condicionamento do tecido gengival soluciona o problema.

São bastante comuns as situações nas quais é necessário fazer um aumento cirúrgico do rebordo, seja por enxerto ósseo ou por enxerto gengival, para minimizar a grande reabsorção do osso alveolar (Fig. 1.27). Quando esses problemas não são detectados e o tratamento é executado sem um prévio planejamento, inevitavelmente serão confeccionados pônticos côncavos, inaceitáveis do ponto de vista funcional, ou pônticos extremamente longos, inaceitáveis do ponto de vista estético.

Outro aspecto que também deve ser avaliado nessa fase é se a área edêntula apresenta altura e espessura de tecido ósseo para possível colocação de implante. A confirmação dessa possibilidade ocorrerá com o exame da radiografia panorâmica e da tomografia, se necessária.

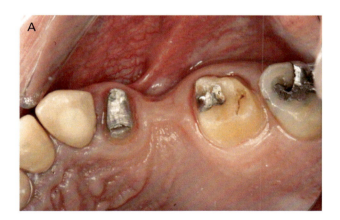 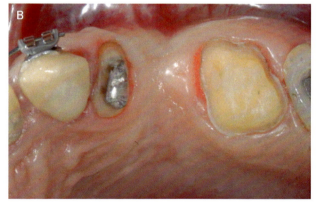

FIGURA 1.27 (A) Aspecto clínico de reabsorção do rebordo alveolar. (B) Nesta situação, torna-se necessária a realização de enxerto para aumento do rebordo a fim de melhorar o contato do pôntico com o tecido gengival, obter um resultado estético mais satisfatório e facilitar a higienização.

EXAME RADIOGRÁFICO

Para que se possa fazer um diagnóstico completo e executar um adequado plano de tratamento, são necessárias algumas informações que somente as radiografias podem fornecer. Dados sobre lesões ósseas, raízes residuais e corpos estranhos, quantidade e qualidade óssea, anatomia radicular e qualidade de tratamento endodôntico não podem ser obtidos pelo exame clínico. Algumas técnicas radiográficas são particularmente úteis ao CD e devem ser utilizadas sempre que necessário.

A radiografia panorâmica fornece uma visão geral do estado da dentição e dos tecidos duros, além de ser bastante útil durante o exame do paciente. Dessa forma, sempre que possível, e principalmente em casos extensos, o paciente deve ter essa radiografia antes da consulta inicial (Fig. 1.28).

Após o exame clínico inicial e a avaliação da radiografia panorâmica, determinam-se as áreas de interesse e realizam-se radiografias periapicais, em busca de maiores detalhes sobre essas regiões. Essas radiografias devem ser executadas preferencialmente pela técnica do paralelismo, para que se evitem maiores distorções. Podem-se analisar questões como altura da crista óssea, lesões periapicais incipientes, qualidade do tratamento endodôntico, comprimento dos núcleos e proporção coroa-raiz, dentre outros (Fig. 1.29). Radiografias interproximais também podem ser solicitadas e são particularmente úteis na avaliação da adaptação de próteses antigas e recidivas de cáries, além de serem mais precisas na visualização da crista óssea, em virtude da angulação utilizada.

Atualmente as radiografias digitais encontram-se em processo de consolidação no mercado,

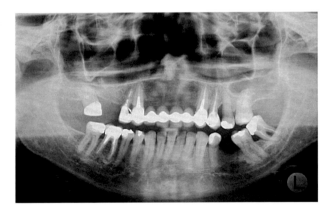

FIGURA 1.28 Radiografia panorâmica antes do tratamento restaurador, na qual se pode ter uma visão geral dos dentes e dos tecidos duros, o que auxilia o profissional durante a consulta inicial.

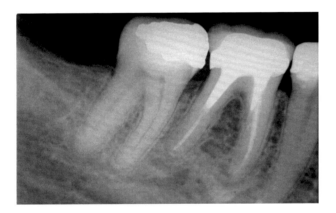

FIGURA 1.29 Radiografia periapical.

em razão do alto custo dos aparelhos de raio X digitais. A geração de imagens digitais, e consequentemente a substituição da película radiográfica por um detector digital, somente foi possível com o aprimoramento da tecnologia computacional. Existem diferentes equipamentos radiográficos digitais no mercado para a realização das técnicas intrabucais e extrabucais. A radiologia digital (Fig. 1.30) permite uma redução no tempo de exposição, elimina o uso de produtos químicos para o processamento das radiografias, arquiva os resultados digitalmente e de forma permanente, permite o processamento da imagem e seu envio por rede sem alteração da qualidade original da imagem. O custo ainda elevado dos equipamentos é sua principal desvantagem. Para alguns profissionais, ainda é necessário um treinamento adicional para interpretar a imagem no monitor do computador, que substitui o negatoscópio.

As indicações das radiografias digitais são as mesmas das técnicas convencionais. Para as técnicas radiográficas intrabucais, estão disponíveis posicionadores apropriados para os detectores que acompanham os equipamentos digitais. Os princípios de proteção ao paciente/operador são os mesmos da radiologia convencional.

Na última década foi desenvolvida uma nova tecnologia para aquisição de imagens chamada tomografia computadorizada de feixe cônico (*cone beam computed tomography*). Sua grande vantagem é a visualização em 3D, que permite a observação de tecidos duros ou mineralizados, como o tecido ósseo. Esse método pode ser empregado no planejamento da colocação de implantes e/ou enxertos, no planejamento ortodôntico, na avaliação das estruturas ósseas da ATM e na determinação de variações anatômicas, entre outros casos (Fig. 1.31).

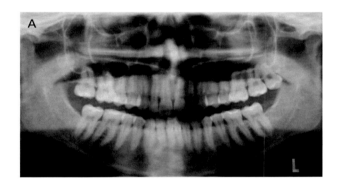
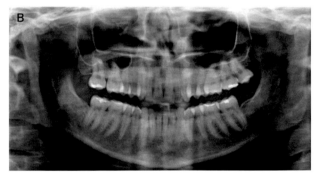

FIGURA 1.30 Radiografias panorâmicas de um mesmo paciente tiradas em aparelho convencional (A) e digital (B). Observe as diferenças de nitidez entre ambas.

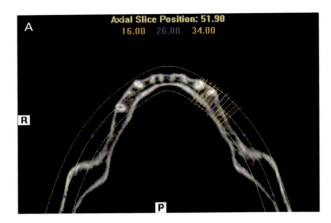

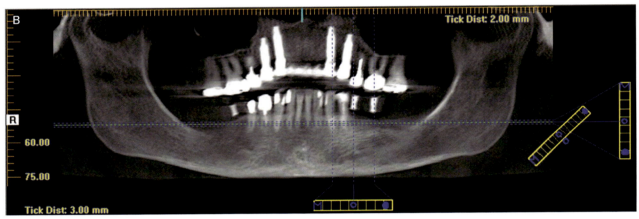

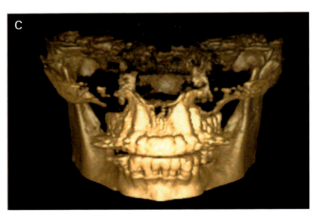

FIGURA 1.31 Imagem tomográfica com guia em posição. (A) Vista oclusal da mandíbula com as marcações dos cortes tomográficos (linhas amarelas e azul). (B) Imagem panorâmica: as marcações em azul mostram os cortes selecionados das áreas para avaliação da altura e espessura óssea. (C) Imagem em 3D. (D) A imagem destacada em azul mostra o corte demarcado pela linha vertical central da imagem (B).

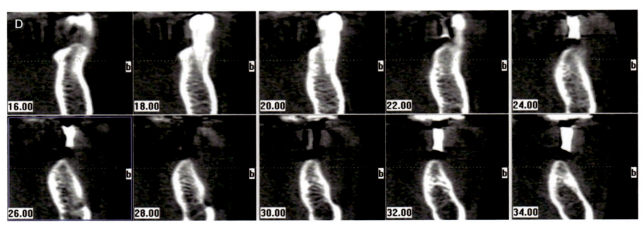

MODELOS DE ESTUDO

Na grande maioria dos casos de prótese, é necessário que modelos de estudo sejam montados em ASA na posição de RC. Para tanto, devem ser obtidos moldes em alginato e modelos em gesso especial tipo III que reproduzam fielmente as estruturas anatômicas da maxila e da mandíbula. A transferência precisa da posição espacial da maxila com arco facial ou plano de Camper e um registro intermaxilar confiável permitem uma montagem dos modelos capaz de reproduzir as relações entre dentes e arcos. É interessante a observação de que existe certa "preguiça" por parte de muitos profissionais em relação a essa etapa. Provavelmente isso decorre do desconhecimento sobre as muitas e fundamentais utilidades dos modelos de estudo montados em ASA:

- Registro da situação inicial do paciente.
- Observação dos contatos que conduzem a mandíbula da RC para a MIH.
- Observação do movimento que a mandíbula executa de RC para MIH.
- Observação facilitada das relações intermaxilares.
- Observação dos efeitos de um possível ajuste oclusal.
- Observação facilitada das inclinações das unidades dentais.
- Enceramento diagnóstico.
- Confecção de coroas provisórias.
- Confecção de guia cirúrgico para instalação de implantes.

Em razão do exposto, fica evidente a importância do exame do paciente. Apesar de serem denominados modelos de estudo, muito trabalho pode e deve ser executado sobre esses modelos. É inconcebível que seja dado início ao tratamento, principalmente em casos extensos, sem uma análise criteriosa de todos os tópicos mencionados. O CD precisa entender que o modelo de estudo é um aliado, e não uma perda de tempo. É possível obter, a partir do enceramento diagnóstico, uma matriz ou as próprias coroas provisórias, antes de efetuar qualquer desgaste na boca do paciente. Por meio do enceramento diagnóstico, torna-se mais fácil observar as dificuldades do caso e discutir com o paciente as alternativas de tratamento, inclusive mostrando as prováveis modificações que serão efetuadas (Fig. 1.32). Além de refletir um planejamento criterioso, isso pode representar uma economia de tempo e, consequentemente, de dinheiro.

Portanto, a fase de exame do paciente é extremamente importante e tem como objetivo fornecer todas as informações necessárias a um adequado e individualizado plano de tratamento. Uma falha na coleta de dados pode resultar em um tratamento perfeito do ponto de vista técnico, porém inadequado em relação às necessidades de um determinado paciente.

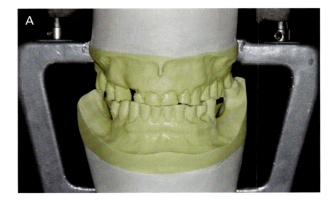 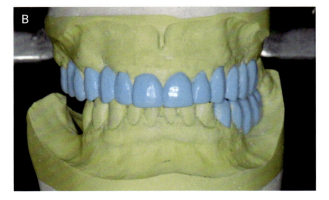

FIGURA 1.32 A montagem dos modelos de estudo (A) possibilita a confecção do enceramento diagnóstico (B), o que facilita a discussão com o paciente sobre as possíveis alternativas de tratamento e a confecção de coroas provisórias.

PLANEJAMENTO

Após a realização dos exames clínico e radiográfico e da montagem dos modelos de estudo em articulador, pode-se iniciar o planejamento. De acordo com a extensão da prótese e das características do caso clínico, o planejamento poderá ser apenas preliminar, sendo definido após a colocação das coroas provisórias e a realização das cirurgias periodontais.

O CD deverá também analisar a possibilidade de colocação de implantes em vez de optar pelo desgaste de dentes íntegros, ou combinar a colocação de próteses sobre implantes e sobre dentes naturais. Pesquisas clínicas baseadas em evidências mostraram que a porcentagem de sucesso de PPFs confeccionadas sobre dentes ou implantes, após 5 ou 10 anos, é praticamente igual. Pesquisas clínicas de longo prazo também mostram que dentes com perda parcial de suporte ósseo podem ser empregados com sucesso como pilares de PPF. Desse modo, a extração de dentes para colocação de implantes deve ser feita com cautela. Se a opção for a de confeccionar PPF sobre implantes, os seguintes critérios devem ser analisados:

- Número e comprimento de implantes necessários para suportar a prótese e disposição destes no arco: a colocação de implantes dispostos em linha ao invés de em curva não é favorável do ponto de vista mecânico. Em áreas edêntulas extensas, é importante a presença de implantes nos diferentes planos (frontal, lateral, sagital), para que sua união pela prótese crie um polígono de estabilização, protegendo-os contra a ação de forças laterais, especialmente se forem curtos (Fig. 1.33).
- Proximidade entre implantes e entre implantes e dentes naturais. O espaço mínimo necessário para a instalação de um implante de plataforma regular é de 7 mm entre dentes adjacentes, o que permite uma distância segura de aproximadamente 1,5 mm entre dente e implante para a formação da papila interproximal. Em situações nas quais um implante está adjacente a outro, recomenda-se uma distância de até 3 mm, a fim de favorecer a formação de papila. Esse aspecto torna-se ainda mais relevante em áreas estéticas, sendo preferível em algumas situações posicionar dois implantes para reposição de três dentes ausentes (mantendo-se um como pôntico), para evitar uma maior proximidade entre os implantes e o risco de não ter a formação da papila. A utilização de um guia cirúrgico originado de um correto encerramento diagnóstico para orientar o posicionamento dos implantes minimiza a possibilidade dessas intercorrências (Figs. 1.34 e 1.35).

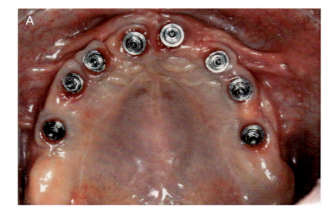 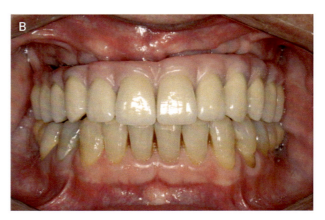

FIGURA 1.33 (A) Número e disposição dos implantes envolvendo os três planos. (B) Prótese instalada.

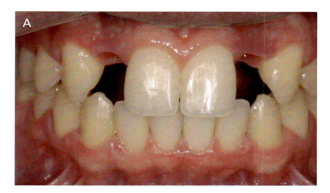
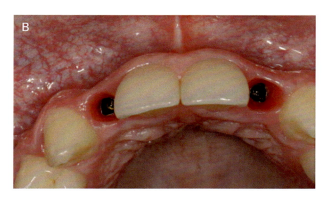
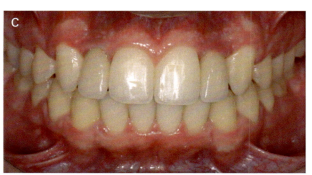

FIGURA 1.34 Vistas mostrando a presença de implantes nas regiões dos incisivos laterais. O paciente apresentava agenesia desses dentes, mas, após o tratamento ortodôntico, os espaços obtidos foram suficientes para a colocação de implantes com 3,3 mm de diâmetro, mantendo uma distância mínima em relação aos dentes vizinhos para a obtenção das papilas gengivais.

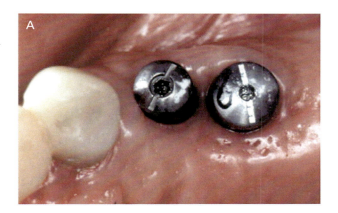
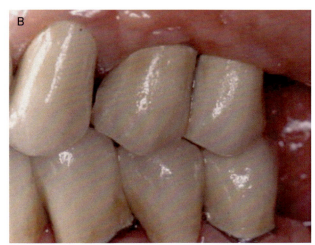

FIGURA 1.35 Espaço inadequado entre implantes com consequente ausência de papila.

- Grau de reabsorção óssea nos sentidos horizontal e vertical, especialmente na região anterior. A avaliação da área edêntula nessa região é importante para observar se a prótese dará suporte adequado ao lábio superior, se as coroas/pônticos estarão bem posicionados em relação aos dentes/implantes vizinhos e à área edêntula, se serão necessárias cirurgias de enxerto ósseo e/ou conjuntivo ou se haverá a necessidade de emprego de outro tipo de dispositivo estético, como colocação de gengiva artificial, em acrílico ou cerâmica (Fig. 1.36).
- Avaliação do número de dentes remanescentes e da quantidade de suporte ósseo. É preciso avaliar se são suficientes para suportar as cargas mastigatórias que incidirão sobre a prótese ou se a melhor indicação em relação ao custo/benefício a longo prazo não é a extração desses dentes e a posterior colocação de prótese sobre implantes (Fig. 1.37).

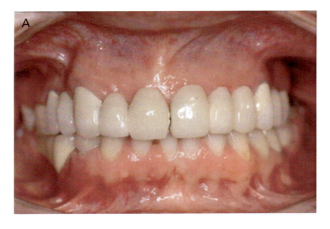
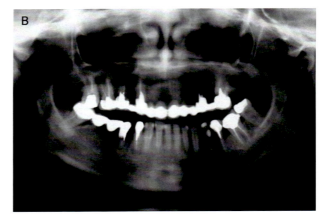
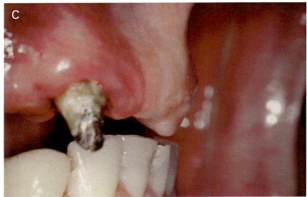
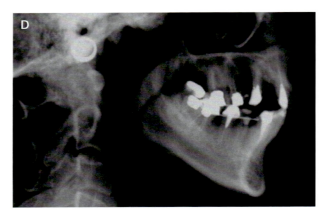
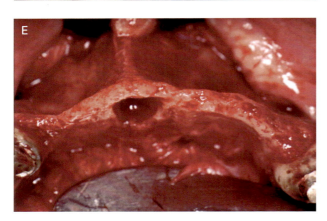
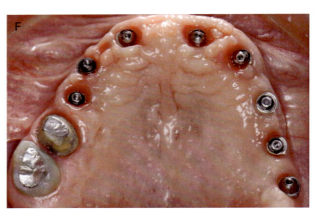
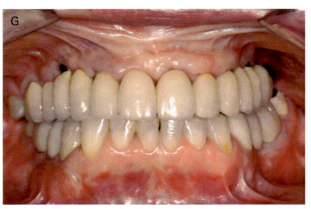

FIGURA 1.36 (A) (B) PPF na maxila com necessidade de substituição em decorrência de fratura entre os incisivos centrais, deficiência estética e doença periodontal. (C) (D) Vistas clínica e radiográfica mostrando o grau de reabsorção óssea. (E) Observe a anatomia e a reabsorção óssea durante a cirurgia. (F) (G) Vistas após a cirurgia do enxerto, a colocação dos implantes e a instalação das próteses.

PRÓTESE FIXA 45

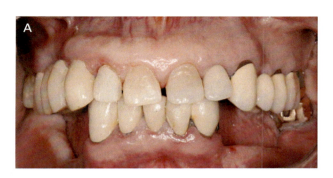
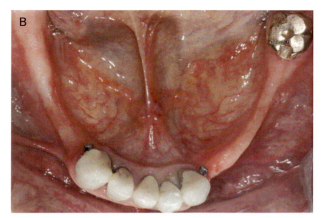
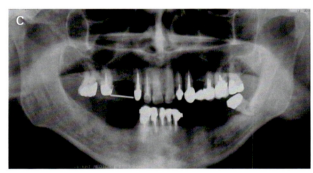

FIGURA 1.37 (A) (B) (C) Caso clínico com indicação de prótese metalocerâmica na maxila e de prótese sobre implantes na mandíbula em razão do número reduzido de dentes remanescentes e da quantidade do suporte ósseo. (D) Vista das próteses provisórias na maxila e da prótese inferior confeccionada com carga imediata. (E) Caso concluído. A placa oclusal foi indicada para uso noturno em razão de o paciente apresentar bruxismo. (F) Radiografias das próteses instaladas.

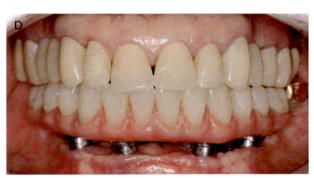
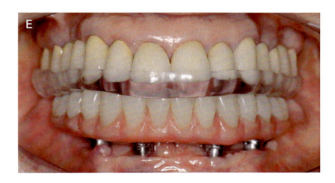
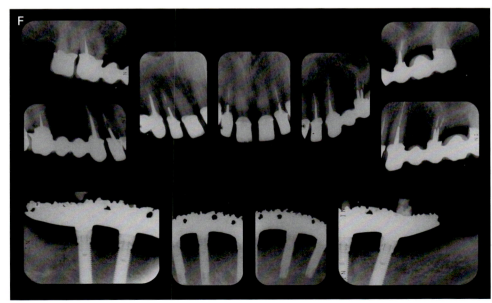

- Avaliação da qualidade do remanescente radicular e/ou do grau de dificuldade para a realização do tratamento endodôntico e/ou confecção do núcleo intrarradicular. É preciso avaliar se a manutenção do dente é justificada ou se a melhor opção seria a extração e colocação de implante.
- Avaliação da qualidade das coroas dos dentes vizinhos ao espaço edentado. A preservação de dentes naturais deve sempre ser o objetivo do tratamento. Se os dentes vizinhos ao espaço edêntulo estiverem íntegros ou com pequenas restaurações ou se coroas não precisarem ser substituídas, a colocação de implantes está perfeitamente indicada (Figs. 1.38 e 1.39). A segunda opção para essa mesma condição seria a confecção de próteses adesivas. Se os dentes vizinhos apresentarem restaurações extensas que comprometam a estética e sua própria resistência ou próteses que precisem ser trocadas, é preferível indicar PPF convencional.
- Aspecto financeiro. Se um dente apresenta lesão de furca e para tratá-la é necessário a realização de tratamento endodôntico, extração de uma ou mais raízes e cirurgia periodontal para regularização do nível ósseo, por exemplo, vale a pena expor o paciente a todos esses procedimentos e custos para manter um dente que sempre terá um prognóstico duvidoso? Esse raciocínio também serve para outras situações, ou seja, deve-se sempre analisar a relação custo/benefício do tratamento planejado e optar pelo tratamento mais duradouro para o paciente.
- Se o paciente apresenta bom estado de saúde geral para ser submetido a cirurgias mais complexas (Fig. 1.40).
- Se o paciente tem disponibilidade de tempo para esperar a cicatrização de enxertos, a colocação de implantes e a instalação da prótese ou se não é mais rápido confeccionar outro tipo de prótese envolvendo somente os dentes.
- Previsibilidade estética da prótese, especialmente quando existe a possibilidade de o implante não ficar corretamente posicionado em relação aos dentes antagonistas e vizinhos e dificuldade para se conseguir papilas.
- Se a condição psicológica do paciente é compatível com o tratamento que está sendo proposto e qual é seu grau de expectativa.
- Se o CD tem experiência e conhecimento suficientes para oferecer o melhor tratamento possível ao paciente.

Independentemente de a PPF ser confeccionada sobre dentes ou implantes, em metalocerâmica ou em cerâmica pura, a prótese deverá sempre ter como objetivos principais o restabelecimento correto das funções mastigatória, fonética e estética. Para isso, o planejamento deverá ser o mais simples e conservativo possível e ser realista em relação ao que pode ser obtido clinicamente. Além disso, os princípios de oclusão devem minimizar o efeito de cargas adversas ao periodonto, a biologia dos tecidos deve ser respeitada e a prótese deve possibilitar uma higiene efetiva, a fim de preservar a homeostasia da área e manter a prótese pelo maior tempo possível.

Em suma, deve-se sempre evitar soluções, projetos e próteses mirabolantes; ouvir sempre o desejo do paciente antes de definir o tratamento; compatibilizar o plano de tratamento com a idade/saúde do paciente; valorizar a boca, o sorriso, o bem-estar, a autoestima e a qualidade de vida; enfatizar a importância da boca e dos dentes para a saúde geral; ter várias opções de resolução protética, se possível; auxiliar (sem induzir) o paciente na seleção do tipo de tratamento com honestidade e profissionalismo; não omitir que os procedimentos demandam tempo, são cansativos, desconfortáveis, incômodos, desagradáveis, dolorosos, limitantes funcionalmente e custosos; e adequar o planejamento e o plano de tratamento às possibilidades financeiras do paciente.

PRÓTESE FIXA 47

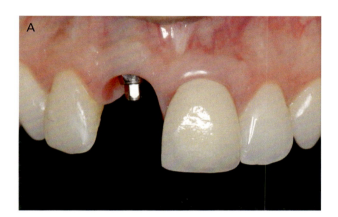
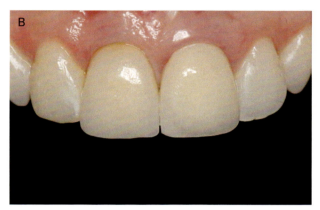

FIGURA 1.38 (A) (B) Indicação de prótese unitária sobre implante em virtude de o dente 12 apresentar-se íntegro e o dente 21 ter sido restaurado com coroa metalocerâmica em excelente condição estética. (Imagens gentilmente cedidas pelo Prof. Dr. Eduardo Ayub.)

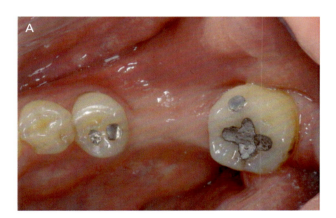
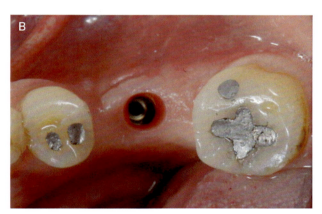
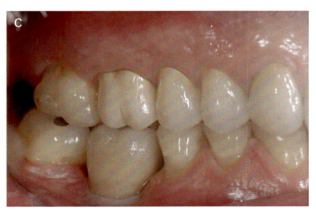

FIGURA 1.39 (A) (B) (C) Colocação de implante no dente 46 devido ao fato de os dentes vizinhos apresentarem pequenas restaurações.

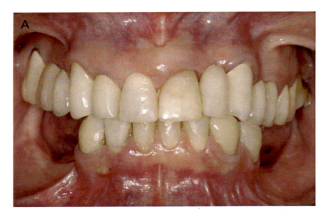 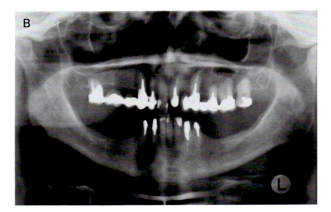
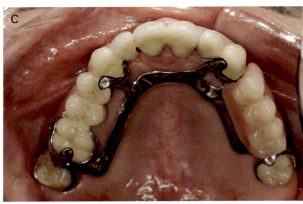 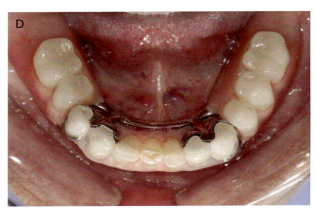

FIGURA 1.40 (A) (B) Vistas clínica e radiográfica de um caso clínico de reabilitação oral. O planejamento inicial previa, na maxila, a confecção de próteses metalocerâmicas sobre dentes naturais e colocação de implantes na área edêntula correspondente aos dentes 14 a 17. Na mandíbula, estava prevista a colocação de próteses sobre implantes nas áreas posteriores. (C) (D) Como o paciente apresentava problemas sérios de saúde, seu médico não aconselhou a colocação de implantes. O tratamento foi realizado com próteses metalocerâmicas combinadas com próteses parciais removíveis.

LEITURAS SUGERIDAS

Bader HI. Treatment planning for implants versus root canal therapy: a contemporary dilemma. Implant Dent. 2002;11(3):217-23.

Becker CM. Cantilever fixed prostheses utilizing dental implants: a 10-year retrospective analysis. Quintessence Int. 2004;35(6):437-41.

Bottino MA, Faria R, Valandro LF. Percepção: estética em próteses livres de metal em dentes naturais e implantes. Porto Alegre: Artes Médicas; 2009.

Cardoso AC. Oclusão para mim e para você. São Paulo: Santos; 2003.

Christensen GJ. Three-unit fixed prostheses versus implant-supported single crowns. J Am Dent Assoc. 2008;139(2):191-4.

Claydon NC. Current concepts in toothbrushing and interdental cleaning. Periodontol 2000. 2008;48:10-22.

Conceição EN. Restaurações estéticas: compósitos, cerâmicas e implantes. Porto Alegre: Artmed; 2005.

De Backer H, Van Maele G, De Moor N, Van den Berghe, L, De Boever J. A 20-year retrospective survival study of fixed partial dentures. Int J Prosthodont. 2006;19(2):143-53.

De Backer H, Van Maele G, De Moor N, Van den Berghe L. An up to 20-year retrospective study of 4-unit fixed dental prostheses for the replacement of 2 missing adjacent teeth. Int J Prosthodont. 2008;21(3):259-66.

Decock V, De Nayer K, De Boever JA, Dent M. 18-year longitudinal study of cantilevered fixed restorations. Int J Prosthodont. 1996;9(4):331-40.

Flemmig TF, Beikler T. Decision making in implant dentistry: an evidence-based and decision-analysis approach. Periodontol 2000. 2009;50:154-72.

Fradeani M. Análise estética: uma abordagem sistemática para o tratamento protético. São Paulo: Quintessence; 2006.

Fugazzotto PA. Evidence-based decision making: replacement of the single missing tooth. Dent Clin North Am. 2009;53(1):97-129, ix.

Gomes JC. Estética em clínica odontológica. Curitiba: Maio; 2004.

Kanno T, Carlsson GE. A review of shortened dental arch concept focusing on the work by the Käyser / Nijmegen group. J Oral Rehabil. 2006;33(11):850-62.

Karlsson S. A clinical evaluation of fixed bridges, 10 years following insertion. J Oral Rehabil. 1986;13(5):423-32.

Käyser AF. Shortened dental arches and oral function. J Oral Rehabil. 1981;8(5):457-62.

Kina S, Bruguera A. Invisível: restaurações cerâmicas. Maringá: Dental Press; 2008.

Lang NP, Pjetursson BE, Tan K, Brägger U, Egger M, Zwahlen M. A systematic review of the survival and complication rates of fixed partial dentures (FPDs) after an observation period of at least 5 years. II. Combined tooth--implant-supported FPDs. Clin Oral Implants Res. 2004;15(6):643-53.

Libby G, Arcuri MR, LaVelle WE, Hebl L. Longevity of fixed partial dentures. J Prosthet Dent. 1997;78(2):127-31.

Lulic M, Brägger U, Lang NP, Zwahlen M, Salvi GE. Ante's (1926) law revisited: a systematic review on survival rates and complications of fixed dental prostheses (FDPs) on severely reduced periodontal tissue support. Clin Oral Implants Res. 2007;18 Suppl 3:63-72.

Lundgren D, Rylander H, Laurell L. To save or to extract, that is the question. Natural teeth or dental implants in periodontitis-susceptible patients: clinical decision-making and treatment strategies exemplified with patient case presentations. Periodontol 2000. 2008;47:27-50.

Mendes WB, Bonfante G. Fundamentos de estética em odontologia. São Paulo: Santos; 1994.

Mezzomo E, Suzuki RM. Reabilitação oral contemporânea. São Paulo: Santos; 2009.

Misch CE, Rossetti PHO, Uchida MAA, Barboza ESP, Bidez MW, Judy KWM, et al. Prótese sobre implantes. São Paulo: Santos; 2006.

Paiva HG. Oclusão: noções e conceitos básicos. São Paulo: Santos; 1997.

Pegoraro LF, Bonfante G, Valle AL, Pandolfi RF. Fracassos em prótese fixa. In: Bottino MA, Feller C. Atualização na clínica odontológica. São Paulo: Artes Médicas; 1992.

Pjetursson BE, Brägger U, Lang NP, Zwahlen M. Comparison of survival and complication rates of tooth-supported fixed dental prostheses (FDPs) and implant-supported FDPs and single crowns (Scs). Clin Oral Implants Res. 2007;18 Suppl 3:97-113.

Pjetursson BE, Lang NP. Prosthetic treatment planning on the basis of scientific Evidence. J Oral Rehabil. 2008;35 Suppl 1:72-9.

Pjetursson BE, Tan K, Lang NP, Brägger U, Egger M, Zwahlen M. A systematic review of the survival and complication rates offixed partial dentures (FPDs) after an observation period of at least 5 years. I. Implant-supported FPDs. Clin Oral Implants Res. 2004;15(6):625-42.

Pjetursson BE, Tan K, Lang NP, Brägger U, Egger M, Zwahlen M. A systematic review of the survival and complication rates of fixed partial dentures (FPDs) after an observation period of at least 5 years. IV. Cantilever or extension FPDs. Clin Oral Implants Res. 2004;15(6):667-76.

Pjetursson BE, Tan WC, Tan K, Brägger U, Zwahlen M, Lang NP. A systematic review of the survival and complication rates of resin-bonded bridges after an observation period of at least 5 years. Clin Oral Implants Res. 2008;19(2):131-41.

Randow K, Glantz PO. On cantilever loading of vital and non-vital teeth. An experimental clinical study. Acta Odontol Scand. 1986;44(5):271-7.

Rosenberg MM, Kay HB. Tratamento periodontal e protético para casos avançados. São Paulo: Quintessence; 1996.

Rufenacht CR. Principles of esthetic integration. London: Quintessence; 2000.

Sennerby L. Dental implants: matters of course and controversies. Periodontol 2000. 2008;47:9-14.

Tan K, Pjetursson BE, Lang NP, Chan ES. A systematic review of the survival and complication rates of fixed partial dentures (FPDs) after an observation period of at least 5 years. III. Conventional FPDs. Clin Oral Implants Res. 2004;15(6):654-66.

Telles D. Prótese total: convencional e sobre implantes. São Paulo: Santos; 2009.

Walton TR. An up to 15-year longitudinal study of 515 metal-ceramic FDPs: part 1. Outcome. Int J Prosthodont. 2002;15(5):439-45.

Walton TR. An up to 15-year longitudinal study of 515 metal-ceramic FDPs: part 2. Modes of failure and influence of various clinical characteristics. Int J Prosthodont. 2003;16(2):177-82.

Wise MD. Failure in the restored dentition management and treatment. London: Quintessence; 1996.

2

PATOLOGIAS OCLUSAIS E DISFUNÇÕES TEMPOROMANDIBULARES: CONSIDERAÇÕES RELACIONADAS A PRÓTESE FIXA E REABILITAÇÃO ORAL

PAULO CÉSAR RODRIGUES CONTI

Há muito tempo a oclusão tem sido considerada um fator crítico para o sucesso de qualquer procedimento odontológico que vise à reabilitação do sistema estomatognático. Na maioria dos casos, a existência de um padrão oclusal predefinido e sadio orienta o profissional e facilita a manutenção de uma oclusão considerada "ideal". Dessa forma, na análise dos casos de prótese parcial fixa (PPF) ou reabilitação oral, é fundamental a realização de um exame oclusal apropriado, cuja finalidade principal é definir a posição maxilomandibular para a realização dos procedimentos. Além disso, esse exame propicia também a detecção de possíveis alterações dentoperiodontais, as quais podem decorrer de um relacionamento inadequado entre a maxila e a mandíbula durante as funções mastigatórias.

Outro aspecto a ser considerado na fase de planejamento é a presença de patologias musculares ou intra-articulares que possam causar alterações oclusais, com consequente interferência no resultado final do tratamento reabilitador. Assim, o objetivo deste capítulo é discutir as diversas patologias do sistema mastigatório e sua relação com os procedimentos de PPF.

RELAÇÕES MAXILOMANDIBULARES

Estáticas

Antes de iniciar qualquer discussão a respeito da fisiologia ou patologia oclusal, é preciso conhecer alguns conceitos a respeito do relacionamento maxilomandibular. O primeiro deles é o da **relação central** (RC), também denominada relação cêntrica e, mais recentemente, posição de estabilidade ortopédica. Essa posição é definida como a relação maxilomandibular em que os côndilos estão centralizados nas fossas mandibulares e apoiados sobre as vertentes posteriores das eminências articulares, com os respectivos discos articulares devidamente interpostos.

A necessidade da interdisposição do disco articular entre o côndilo e a fossa mandibular é ainda motivo de controvérsia, pois atualmente se sabe que muitos pacientes adaptam-se à anteriorização permanente do disco sem grandes consequências. Tais condições somente seriam detectadas com o auxílio de imagens de ressonância magnética, o que não se justifica. Assim, torna-se aceitável a existência de deslocamentos do disco articular para anterior na confecção de prótese, desde que sejam assintomáticos.

Como descrito anteriormente, a RC é uma posição estritamente relacionada à posição condilar e, portanto, não diz respeito a contatos dentários. Tal posição é de vital importância em vários tratamentos protéticos e, em alguns casos de patologias relacionadas diretamente à oclusão, deve ser utilizada como guia nos procedimentos de ajuste oclusal por desgaste seletivo.

Outra posição maxilomandibular é a **máxima intercuspidação habitual** (MIH), também conhecida como posição de oclusão cêntrica ou posição de intercuspidação. Essa posição é definida como aquela em que ocorre o maior número possível de contatos entre os dentes superiores e inferiores, independentemente da posição condilar. Dessa forma, a MIH é guiada totalmente pelos contatos dentários e por mecanismos de percepção neurológica de estruturas localizadas nos ligamentos periodontais (Fig. 2.1). Como essa posição depende dos contatos dentários, ela pode ser alterada após procedimentos odontológicos de reconstrução oclusal (restaurações, próteses, etc.), o que frequentemente ocorre.

É interessante salientar que tal posição não coincide com a posição condilar de RC na maioria da população; ou seja, quando se guia a mandíbula para a posição de RC, não existe concomitantemente o maior número de contatos entre os dentes superiores e inferiores. Normalmente, apenas um ou dois contatos dentários acontecem nessa posição e caracterizam os chamados contatos deflectivos. Essa diferença entre as posições de RC e MIH pode contribuir para algumas patologias oclusais, embora seja fisiológica e bem aceita para a grande maioria da população. Quando existe coincidência entre ambas as posições, emprega-se o termo **oclusão em relação cêntrica** (ORC).

Dinâmicas

Os movimentos mandibulares podem ser divididos em lateral e protrusivo. Durante o movimento lateral da mandíbula, idealmente deve haver desoclusão dos dentes posteriores. Tal desoclusão pode ser provida somente pelo canino (o que caracteriza o "**guia canino**") ou pelo canino auxiliado pelos dentes posteriores de uma maneira uniforme (o que caracteriza a "**função em grupo**").

Por definição, o lado para o qual a mandíbula se movimenta é chamado de lado de trabalho, enquanto o lado oposto recebe o nome de lado de não trabalho ou balanceio.

Embora muito já se tenha discutido sobre o tipo de desoclusão lateral mais adequado, poucos resultados confiáveis estão disponíveis. No entanto, durante os procedimentos de confecção de PPF, o provimento de um guia canino é a melhor opção, principalmente pela facilidade dos procedimentos técnicos (Figs. 2.2A e B). Já durante o movimento protrusivo, os dentes anteriores desocluem os dentes posteriores, protegendo-os de contatos direcionados para fora do longo eixo (Fig. 2.2C).

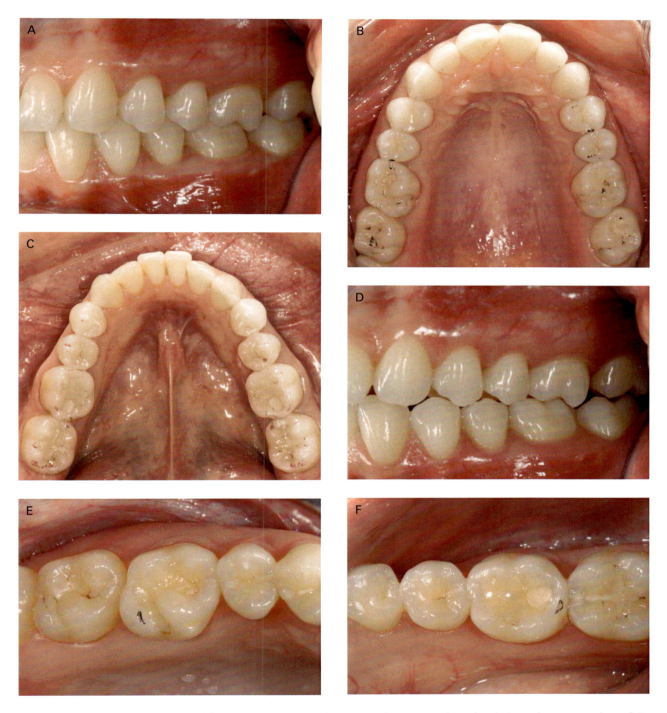

FIGURA 2.1 (A) Vista em MIH. (B) (C) Nessa posição há maior número de contatos dentários, independentemente da posição dos côndilos na fossa mandibular. (D) Vista em RC. (E) (F) Vista aproximada dos contatos com a mandíbula em RC: cúspide distopalatina do primeiro molar superior e crista marginal distal do primeiro molar inferior.

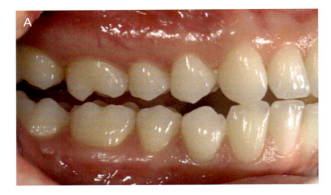
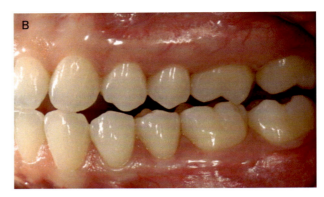
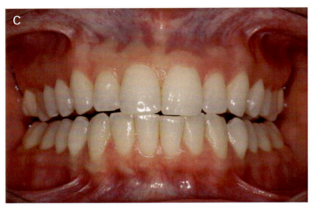

FIGURA 2.2 (A) (B) Desoclusão lateral pelo canino. Durante o movimento lateral, não deve haver contato entre os demais dentes anteriores e posteriores. (C) Desoclusão dos dentes posteriores pelos dentes anteriores durante o movimento protrusivo.

CONCEITO DE OCLUSÃO IDEAL

O conceito de oclusão ideal apresenta muitas variações, de acordo com o objetivo para o qual a análise oclusal está sendo realizada. Por exemplo, quando se analisa o relacionamento oclusal de um paciente com dentição completa e ausência de qualquer patologia, não é necessário corrigir eventuais desvios da oclusão ideal apenas como procedimento profilático. Tal situação é normalmente chamada de "oclusão fisiológica", que aceita pequenas diferenças em relação à "oclusão ideal" sem, no entanto, comprometer a saúde do sistema.

Já nos casos de reconstrução oclusal extensa, em que a grande maioria das superfícies oclusais e/ou palatinas sofrerá modificações, é necessário incorporar as características de uma oclusão ideal, que podem ser resumidas da seguinte forma:

- Transmissão da resultante das forças oclusais em direção ao longo eixo dos dentes posteriores: quando se exerce uma força oclusal sobre qualquer dente posterior, o vetor final dessa força deve ser direcionado o mais próximo possível do longo eixo do dente. Essa característica propicia a manutenção da homeostasia das estruturas periodontais, mantendo a relação dente/osso alveolar em equilíbrio.
- Contatos dentários posteriores bilaterais e simultâneos: idealmente, na posição final do fechamento mandibular, deve haver contatos simultâneos em todos os dentes posteriores.
- Dimensão vertical de oclusão (DVO) adequada: o relacionamento maxilomandibular no sentido vertical permite não somente uma aparência estética satisfatória, mas principalmente um equilíbrio muscular durante os processos de mastigação, deglutição e fala.
- Guias laterais e anterior: idealmente, durante os movimentos excursivos da mandíbula, os dentes posteriores não devem participar da oclusão. Essa desoclusão deve ser obtida à custa dos dentes anteriores. Dessa forma, durante o movimento protrusivo da mandíbula, as bordas incisais dos incisivos inferiores deslizam nas palatinas dos incisivos superiores, desocluindo totalmente os posteriores. De

maneira semelhante, nos movimentos laterais, os caninos devem exercer essa função de desoclusão. Esses conceitos são importantes para definir o padrão oclusal em indivíduos com dentição completa, conhecido como **oclusão mutuamente protegida**. Nesse esquema, os dentes posteriores protegem os anteriores de qualquer contato na posição estática da mandíbula durante os movimentos excursivos, e vice-versa. A incorporação desse esquema oclusal em trabalhos de PPF tem sido aconselhada pela maioria dos autores para a prevenção das patologias relacionadas diretamente à oclusão, que serão abordadas posteriormente. Porém, é importante ressaltar que procedimentos irreversíveis realizados na dentição natural para prevenção de futuros problemas são contraindicados.

- RC coincidente com a MIH: essa característica tem sido bastante discutida na literatura durante as últimas décadas. Essa condição é necessária nos casos de PPF ou reabilitação oral em que não existe estabilidade oclusal entre os dentes remanescentes. Nesses casos, torna-se necessária a utilização de uma posição condilar, no caso a RC, como ponto de partida para a determinação da posição intermaxilar para a reconstrução oclusal. Deve ficar claro, mais uma vez, que a grande maioria da população apresenta algum tipo de diferença entre essas duas posições (RC e MIH), o que não significa, necessariamente, que esses pacientes têm ou desenvolverão algum tipo de patologia.

Sabe-se atualmente que pequenas diferenças entre RC e MIH, caracterizadas pelos chamados "contatos deflectivos", são bem toleradas e absorvidas de uma maneira fisiológica pelo sistema estomatognático. Assim, procedimentos irreversíveis como ajuste oclusal por desgaste seletivo são contraindicados como tratamento oclusal profilático. Diferenças significativas entre as duas posições, por sua vez, podem desencadear uma série de consequências danosas para o sistema estomatognático, principalmente no que diz respeito às estruturas dentárias e periodontais. Como será visto adiante, esse grupo de patologias é denominado patologias relacionadas diretamente à oclusão.

CONTATOS PREMATUROS E INTERFERÊNCIAS OCLUSAIS

Contato prematuro é um termo genérico que se refere a qualquer contato oclusal que prematuramente impede o fechamento mandibular na posição de MIH ou RC ou durante os movimentos excursivos.

Como descrito anteriormente, um contato prematuro não interfere necessariamente na função e na parafunção, tampouco causa patologias oclusais. Aproximadamente 90% da população é livre de qualquer sinal ou sintoma de trauma oclusal e apresenta contatos prematuros na posição de RC, que não devem ser considerados interferências oclusais.

Contatos prematuros nas posições estáticas e/ou dinâmicas da mandíbula podem surgir de causas naturais (crescimento e desenvolvimento da mandíbula ou erupção dentária), causas adquiridas (colocação de restaurações, prótese, ortodontia, etc.) ou causas disfuncionais (patologias musculares da ATM).

Ao contrário do que historicamente se pensava, contatos prematuros podem decorrer de uma série de patologias musculares da articulação temporomandibular (ATM), em vez de serem a sua causa. Esse conceito é importante na medida em que torna claro que procedimentos de ajuste oclusal nunca são indicados na fase aguda das disfunções temporomandibulares (DTMs). A relação entre oclusão e DTM será discutida posteriormente.

Já uma **interferência oclusal** é uma relação de contato oclusal que interfere de alguma forma na função ou na parafunção. Portanto, uma definição operacional para o tratamento de uma interferência oclusal requer alguma evidência de dano ao sistema estomatognático.

Do ponto de vista clínico, a presença de interferências oclusais define os chamados traumas oclusais, que podem ser primários ou secundários. O **trauma oclusal primário** se refere às interferências oclusais que atuam sobre dentes com suporte periodontal sadio. Já o **trauma oclusal secundário** diz respeito às interferências oclusais sobre dentes previamente comprometidos por doença periodontal inflamatória e, consequentemente, debilitados em relação ao suporte ósseo.

Traumatismos oclusais e interferências oclusais estão frequentemente associados às chamadas patologias relacionadas diretamente à oclusão. Assim, os processos patológicos relacionados ao exame e ao planejamento dos casos de PPF serão divididos em patologias relacionadas diretamente à oclusão e DTM.

PATOLOGIAS RELACIONADAS DIRETAMENTE À OCLUSÃO

A presença de contatos prematuros é um achado comum, e o organismo normalmente consegue manter a homeostasia do sistema por meio de processos adaptativos. Porém, para alguns pacientes, a presença de contatos oclusais que de fato interferem na função pode levar a alterações ósseas, dentárias ou pulpares. A definição da nomenclatura de patologias relacionadas diretamente à oclusão já indica que, para a ocorrência desses processos, não devem necessariamente estar presentes outros fatores que não os de uma oclusão alterada, ainda que diversos fatores, como hábitos parafuncionais, doença periodontal inflamatória e fatores anatômicos, possam fazer parte desse cenário.

Para a realização do diagnóstico e a execução de um plano de tratamento associado à confecção de próteses, essas patologias de origem oclusal são subdivididas em três tipos: mobilidade e movimentação dentária, desgaste dentário e lesões cervicais de origem não cariosa.

Mobilidade dentária

O trauma de oclusão é definido como uma condição de lesão que resulta do ato de os dentes entrarem em contato, causando alterações microscópicas na membrana periodontal e mobilidade dentária patológica.

Toda vez que existe equilíbrio oclusal com direcionamento das forças no sentido do longo eixo do dente, há uma micromovimentação deste para dentro do alvéolo (intrusão) estimada em aproximadamente 0,12 a 0,25 mm. Essa movimentação é realizada à custa das fibras do ligamento periodontal e do fluido tissular que banha e irriga todo o espaço periodontal. Assim, quando há um contato oclusal adequado, essa ligeira e temporária intrusão dentária permite uma série de eventos fisiológicos necessários para a manutenção da normalidade. Tal processo tem sido denominado mecanismo hidráulico de sustentação. Na presença de interferências oclusais ou hábitos parafuncionais deletérios, esse mecanismo é rompido, causando perda óssea e consequente mobilidade dentária. O processo mediante o qual um dente sob trauma desenvolve áreas de reabsorção óssea ainda não está bem elucidado na literatura.

Dessa forma, em um dente sob trauma oclusal e sem doença periodontal, há o desenvolvimento de áreas com perda óssea e mobilidade dentária, sem, contudo, haver perda de inserção periodontal e/ou formação de bolsas periodontais.

Um aspecto interessante é a observação do comportamento desse dente em relação à mobilidade. A progressão da mobilidade associada ao aumento do espaço periodontal é um indicativo de traumatismo oclusal (Fig. 2.3).

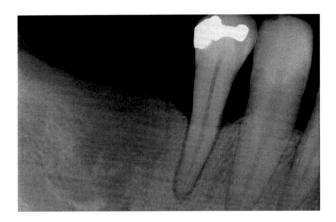

FIGURA 2.3 Espessamento do ligamento periodontal decorrente de trauma oclusal.

Modelos animais têm demonstrado que, quando forças traumáticas são aplicadas a um periodonto sadio, há uma fase de aumento de mobilidade, caracterizada por alterações vasculares patológicas com consequente aumento de atividade osteoclástica nas regiões de pressão. Porém, quando o dente se estabiliza na nova posição, ou seja, quando tais forças passam a não ser mais traumáticas, ele permanece com mobilidade, ainda que não haja aumento na magnitude dessa mobilidade ou qualquer alteração biológica. Esse é um processo de adaptação à demanda funcional.

O caso ilustrado na Figura 2.4 mostra uma condição de traumatismo primário cujo tratamento

PRÓTESE FIXA 57

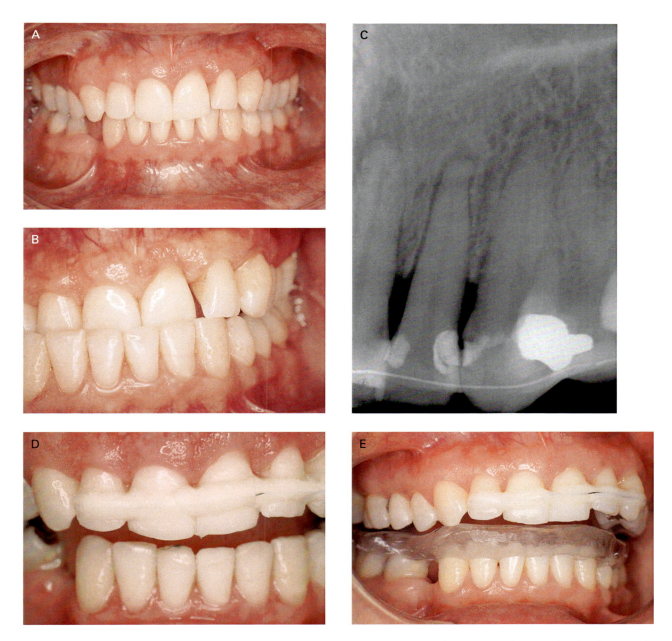

FIGURA 2.4 (A) (B) Vistas de um paciente em MIH e com a mandíbula movimentada para a posição parafuncional, causando mobilidade e movimentação dos dentes 21 e 22. (C) Radiografia mostrando aumento do espaço periodontal. (D) Contenção provisória, seguindo-se os conceitos do polígono de estabilização. (E) Placa oclusal estabilizadora na mandíbula, utilizada com o objetivo de evitar a ação do hábito parafuncional sobre os dentes e o aumento da mobilidade dentária.

foi realizado com base no ajuste da oclusão, na contenção temporária dos dentes abalados e no controle do hábito parafuncional.

Contudo, quando forças oclusais anormais são aplicadas a dentes com doença periodontal, estes não respondem com mudanças de adaptação à demanda. Em vez disso, continuam em trauma, desenvolvendo uma mobilidade progressiva.

Sabe-se, entretanto, que nesses casos o trauma oclusal pode acelerar o índice de perda de inserção periodontal e perda óssea. Dentes submetidos a traumatismos secundários, ou seja, a interferências oclusais aplicadas sobre dentes previamente expostos à doença periodontal, frequentemente apresentam abcessos periodontais e acentuada mobilidade (Figs. 2.5A e B).

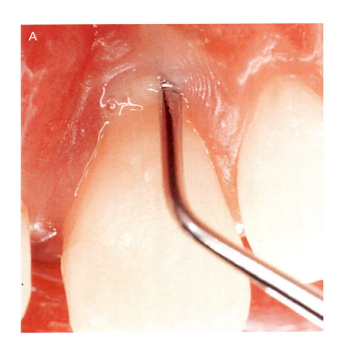

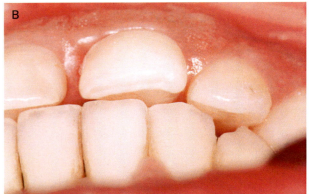

FIGURA 2.5 (A) Incisivo central superior submetido à trauma oclusal e previamente exposto à doença periodontal. Observe a profundidade de sondagem aumentada e a presença de exsudato purulento. (B) Vista incisal do dente em questão. Note que ele já sofreu movimentação decorrente de perda óssea.

Clinicamente, os sintomas de trauma oclusal são dor ou desconforto na região periodontal, hipermobilidade dentária e migração patológica dos dentes, com consequente impacção alimentar. Observe na sequência da Figura 2.6 um caso de traumatismo oclusal secundário, no qual forças laterais aceleram o processo de reabsorção óssea em um paciente previamente exposto à doença periodontal generalizada.

Um quadro característico dessa condição é a movimentação dos dentes anteriores, causada por ausência de estabilidade oclusal na região posterior. Nesses casos, ocorre um posicionamento anterior da mandíbula, com consequente

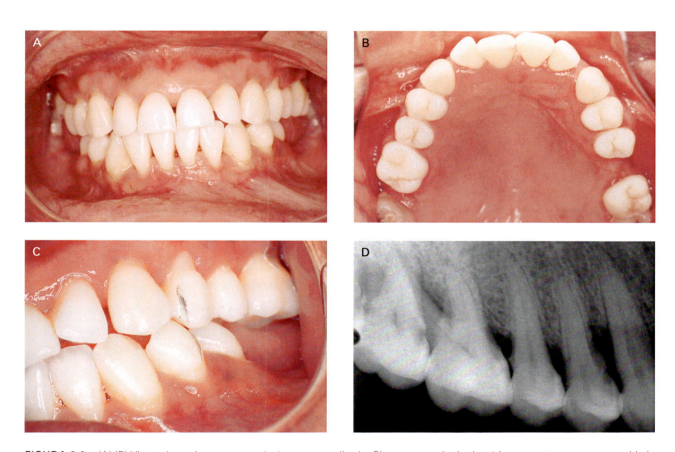

FIGURA 2.6 (A) (B) Vistas de paciente com perda óssea generalizada. Observe a ausência de cárie em contraste com a gravidade da doença periodontal. (C) Trauma oclusal no pré-molar superior exposto a forças exageradas após desgaste dos caninos. (D) Radiografia mostrando perda óssea generalizada.

aumento das forças oclusais e vestibuloversão dos dentes anterossuperiores. Uma queixa comum desse tipo de paciente é o surgimento de diastemas nos incisivos superiores (Fig. 2.7).

Em relação aos sinais de trauma oclusal, frequentemente ocorrem mobilidade dentária progressiva, migração dentária patológica e padrões anormais de desgaste oclusal. Radiograficamente, observam-se ausência da lâmina dura lateralmente ou na região do ápice do dente, variação na espessura da membrana periodontal e reabsorção óssea.

Para o profissional envolvido em reabilitação oral, a detecção de traumatismos oclusais é fundamental. A terapia básica para esse tipo de paciente envolve a instituição de um programa rígido de higiene e fisioterapia oral, o ajuste oclusal das áreas de interferências oclusais e, eventualmente, a contenção periodontal dos dentes abalados. No caso de doença periodontal, tais procedimentos iniciais são seguidos por atos cirúrgicos para a eventual eliminação de bolsas periodontais. Para a contenção de dentes com mobilidade, deve-se sempre buscar a incorporação de elementos dentários que permitam a estabilização, ou seja, a criação de um polígono de estabilização que impeça a movimentação dentária em todos os sentidos. Outro aspecto a ser observado é a manutenção das ameias gengivais, para permitir a higienização mediante instrumentos apropriados e fio dental.

Dessa forma, para pacientes com trauma oclusal e necessidade de procedimentos protéticos, a recomendação básica é tentar obter uma contenção dos elementos de suporte, pela construção de coroas com cúspides baixas e fossas rasas, e uma desoclusão anterior e lateral rápida e eficiente. Todas essas recomendações visam a minimizar possíveis esforços oclusais, principalmente aqueles que geram forças laterais e retorno da condição patológica, o que pode levar à perda do(s) elemento(s) dentário(s).

Logicamente, outra recomendação básica para esse tipo de paciente é a realização de controles periódicos, com o objetivo de observar o nível de suporte ósseo, o grau de higienização do paciente e a mobilidade dos elementos suporte. Em casos nos quais atividades parafuncionais do

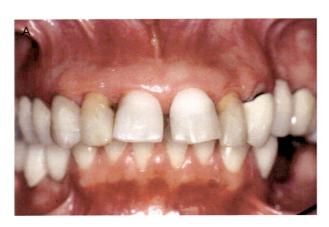
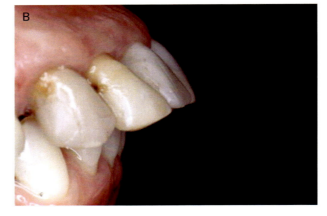
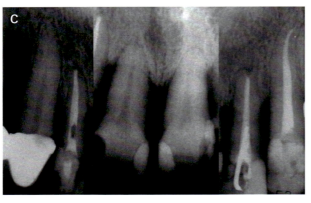

FIGURA 2.7 Aspectos clínico e radiográfico de paciente que pertence ao grupo de risco à doença periodontal. A presença de instabilidade oclusal posterior e perda óssea generalizada nos dentes anterossuperiores fazem com que os dentes anteriores se vestibularizem, causando aparecimento de diastemas.

tipo bruxismo estão associadas à mobilidade, é indicado o uso de placa oclusal estabilizadora lisa.

O caso clínico exemplificado na Figura 2.8 mostra a contenção de dentes com perda óssea realizada após traumatismo oclusal e movimentação ortodôntica. Observe a necessidade de estabilização de acordo com os conceitos do polígono de estabilização, obtida por meio de prótese fixa adesiva.

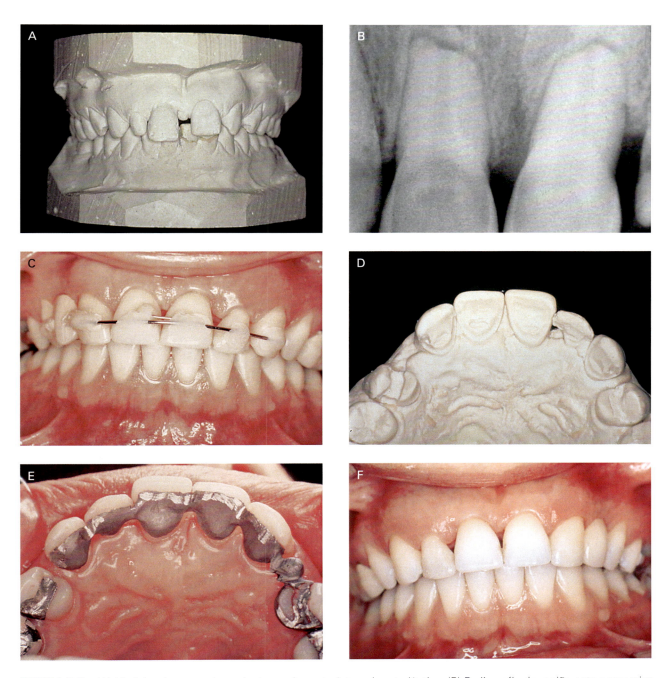

FIGURA 2.8 (A) Modelos de gesso do paciente previamente à terapia ortodôntica. (B) Radiografia da região anterossuperior após tratamento ortodôntico. Observe a reabsorção óssea e radicular. (C) Contenção inicial, seguindo-se os conceitos de estabilização. (D) Para a reposição do dente ausente e com a finalidade de contenção periodontal, optou-se pela confecção de PPF adesiva. Observe, no modelo de gesso, os preparos nos dentes anteriores e no pré-molar. (E) Vista oclusal durante a prova da estrutura metálica. (F) Vista frontal após a cimentação da prótese adesiva. Observe que, apesar da união entre os dentes, o espaço interproximal para higienização foi mantido.

Desgaste dentário

Outra forma de manifestação clínica das patologias relacionadas diretamente à oclusão é o desgaste dentário patológico.

Na presença de interferências oclusais, existem pacientes que, por apresentarem boa condição periodontal, respondem a esse traumatismo com desgaste da estrutura dentária.

Deve ficar claro, porém, que o desgaste dentário fisiológico é um achado comum que ocorre normalmente durante a vida do indivíduo, e é perfeitamente normal encontrar pessoas em idade avançada com essa característica. Desse modo, é importante verificar se o desgaste dentário é compatível com a idade do paciente. No entanto, antes do planejamento e da execução do tratamento reabilitador, o profissional deve estar atento a casos de desgaste dentário patológico.

Os desgastes dentários são classificados de acordo com a etiologia em **abrasão**, **erosão** ou **atrição**.

Abrasão é a perda de estrutura dentária ou de restauração não relacionada com contato dentário proveniente de fricção de objetos sobre os dentes, como escovação com força exagerada, interposição de objetos entre os dentes, etc. (Fig. 2.9).

Erosão é a perda de estrutura dentária ou de restauração por ação química não relacionada a bactérias, como excesso de ingestão de refrigerantes, frutas ácidas e presença de refluxo gástrico, também conhecido como biocorrosão ou perimólise (Fig. 2.10).

Atrição é a perda de estrutura dentária ou de restaurações causada por contato direto com dentes antagonistas, incluindo função normal e hábitos parafuncionais (Fig. 2.11).

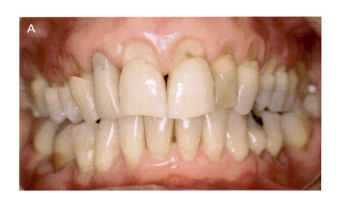

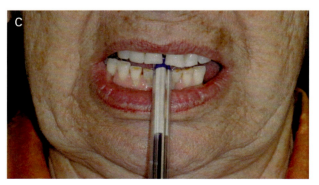

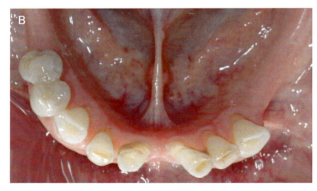

FIGURA 2.9 Desgaste por abrasão. (A) Desgaste generalizado na região cervical na maioria dos dentes, causado por uso excessivo de escova dental. (B) (C) Desgaste e distalização dos incisivos centrais inferiores decorrente do hábito de interpor uma caneta entre esses dentes.

PRÓTESE FIXA 63

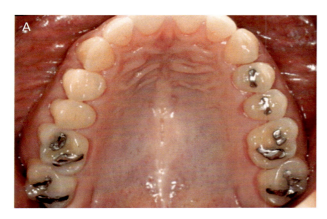

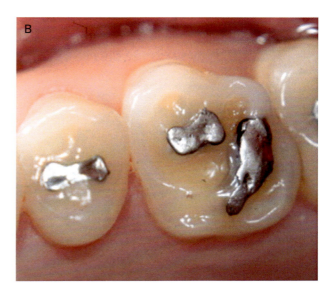

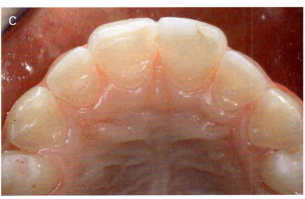

FIGURA 2.10 Desgaste por erosão. (A) Desgaste generalizado na superfície oclusal dos dentes posteriores, causado por ingestão excessiva de substâncias ácidas. (B) Vista aproximada do desgaste com característica brilhante. Observe a restauração de amálgama "suspensa" por desgaste dentário. (C) Desgaste das superfícies palatinas dos dentes anterossuperiores causada por processo erosivo por ingestão excessiva de refrigerante à base de cola.

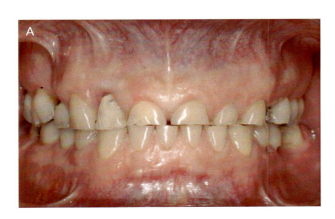

FIGURA 2.11 Desgaste por atrição. Vistas dos dentes desgastados em paciente com hábito parafuncional intenso (bruxismo).

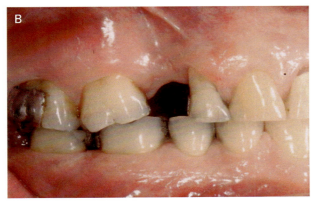

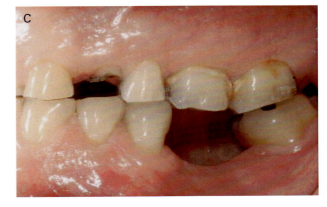

Os desgastes dentários provenientes da atrição podem apresentar-se de três maneiras, discutidas a seguir.

Desgaste isolado em elementos dentários localizados na região posterior ou anterior

Ocorre na presença de contatos oclusais anormais durante os movimentos laterais. Nesses pacientes, os dentes se desgastam devido à boa qualidade do tecido ósseo (Fig. 2.12).

Desgaste localizado em caninos com caráter progressivo

Nesse caso, o desgaste provavelmente é reflexo de uma atividade parafuncional (bruxismo) ou de uma posição incorreta ao dormir, ocorrendo com frequência em pacientes jovens (Fig. 2.13). Para que se confirme o aspecto progressivo do desgaste, recomenda-se obter modelos de gesso em períodos diferentes (com espaço de 3 a 6 meses) e realizar nova avaliação. No caso de

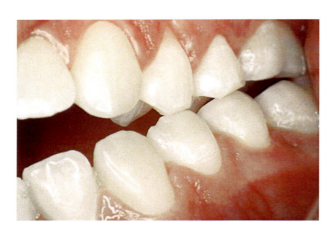

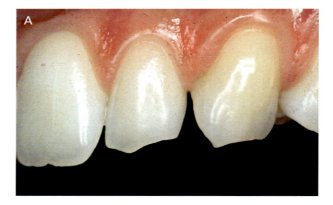

FIGURA 2.12 Desgaste dentário localizado isoladamente no pré-molar por ausência de guia lateral pelo canino decorrente de mordida aberta anterior.

FIGURA 2.13 (A, B) Vista de desgaste patológico do canino e do incisivo lateral em paciente jovem, decorrente de posição incorreta ao dormir. (C) Desgaste do canino e dos dentes posteriores decorrente de parafunção. O desgaste começou no canino e, após a perda do guia, estendeu-se para os demais dentes. Esse processo precisa ser interrompido para que não se estenda aos demais dentes. Para tanto, é necessário controlar a parafunção, proteger os dentes com placa estabilizadora e reconstruir o guia canino.

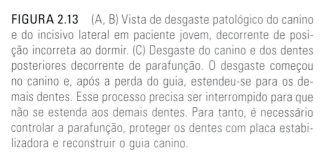

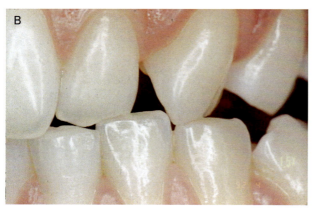

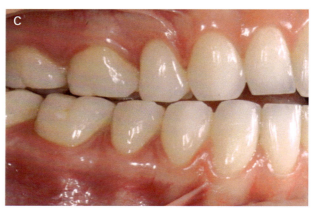

desgaste progressivo, são recomendados procedimentos não invasivos de controle do bruxismo, como utilização de placas oclusais lisas estabilizadoras e orientação sobre como evitar tais contatos.

Desgaste dentário generalizado

Esse tipo de desgaste também está relacionado a atividades parafuncionais em pacientes que normalmente não pertencem ao grupo de risco de doença periodontal (Fig. 2.14). Deve-se salientar mais uma vez a necessidade de excluir o desgaste fisiológico, como citado anteriormente.

No caso de desgaste generalizado associado à necessidade de procedimentos de reposição de elementos dentários ou de reabilitação oral, deve ser feita uma análise da diminuição da DVO decorrente de perda ou desgaste dentário.

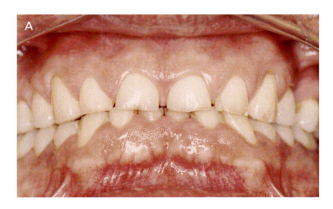

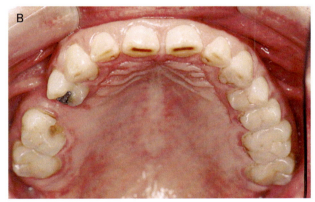

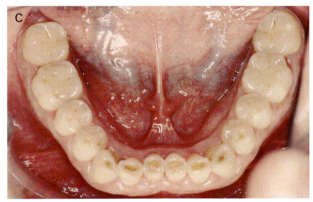

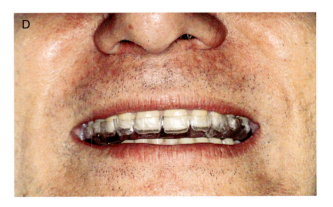

FIGURA 2.14 (A) (B) (C) Desgaste dentário generalizado decorrente de bruxismo. (D) Placa oclusal estabilizadora utilizada com o objetivo de proteger os dentes.

O restabelecimento da DVO nesses pacientes deve ser realizado basicamente por dois motivos: estético, para a recuperação da altura do terço inferior da face e da harmonia facial; e funcional, para criar um espaço que permita a reconstrução oclusal, mantendo as características ideais de oclusão e das guias anterior e lateral.

Como já foi mencionado, o desgaste dentário acentuado leva à diminuição da DVO e é compensado pela constante erupção dos dentes. Porém, dependendo da etiologia, o desgaste pode ocorrer mais rapidamente que a erupção, com consequente perda da DVO.

Nesses casos, torna-se imperativa a análise dessa dimensão, que deve ser feita mediante uma avaliação da estabilidade oclusal, do histórico do desgaste, de testes fonéticos, da distância interarcos e da aparência facial. Em virtude do desgaste dentário exagerado, a oclusão desses pacientes normalmente apresenta-se topo a topo, como observado na Figura 2.15A. Os métodos de restabelecimento da DVO e o planejamento do caso final estão descritos no Capítulo 6.

Contrariamente aos casos de mobilidade dentária, a preocupação no controle pós-reabilitação dos pacientes com desgaste dentário acentuado deve estar voltada para a manutenção e proteção das próteses contra possíveis desgastes exagerados e fraturas. Um meio adequado e indicado para esse controle é a utilização de placas oclusais lisas, atualmente denominadas placas estabilizadoras, sobre as próteses fixas e/ou removíveis (Figs. 2.15B e C). Essa recomendação também se aplica ao controle de pacientes com mobilidade dentária e bruxismo, bem como aos casos de DTM de origem muscular ou articular associados a diversas terapias não invasivas.

Embora existam várias técnicas para a confecção de placas oclusais estabilizadoras lisas, a mais aceita é aquela que utiliza montagem dos modelos em ASA, encerramento e prensagem das placas com resina acrílica de polimerização térmica. Além da diminuição do tempo clínico de ajuste e instalação das placas, a utilização de resina termopolimerizável garante menor porosidade do material em comparação com as placas confeccionadas com resinas de polimerização química

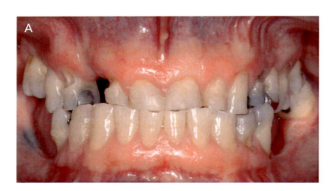

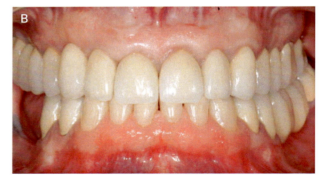

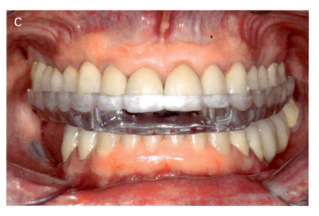

FIGURA 2.15 (A) Vista mostrando alterações estéticas e funcionais causadas pelo desgaste dentário, com consequente alteração da DVO. (B) Vista após a cimentação das próteses. (C) Placa oclusal estabilizadora de proteção para as próteses metalocerâmicas em paciente com bruxismo intenso.

diretamente na boca do paciente. Dessa forma, o primeiro passo deve ser a obtenção dos modelos de gesso para a posterior montagem no articulador. Por ser um procedimento mais usual, será descrita a técnica de confecção de uma placa estabilizadora superior.

Na obtenção desses modelos, aquele sobre o qual vai ser confeccionada a placa deve receber um vazamento que permita sua remontagem após o processo de inclusão e prensagem, para compensar a alteração dimensional da resina. Assim, recomenda-se a confecção de canaletas de orientação (*split cast*) na base do modelo, para que, após o processo de prensagem da resina, ele possa voltar ao articulador sempre na mesma posição para o ajuste oclusal da placa. Assim, evitam-se modificações na dimensão vertical decorrentes da alteração dimensional da resina.

Atualmente, tornou-se bastante popular a utilização de ímãs colocados nas bases dos modelos para possibilitar sua remontagem, o que facilita esse tipo de procedimento e o torna mais preciso.

Após a obtenção dos modelos, passa-se à tomada do arco facial e ao registro da posição de RC com a utilização do JIG (guia de interferência oclusal), como está descrito no Capítulo 8. A montagem do modelo superior com arco facial pode ser substituída pela montagem arbitrária com o plano de Camper, o que simplifica o procedimento sem prejuízo no resultado final. Um detalhe importante é a determinação da espessura da placa já na fase de registro. Isso é obtido na fase de confecção do JIG, que deve permitir uma separação de cerca de 2 mm entre os dentes antagonistas mais próximos do contato oclusal, como comentado anteriormente. Apesar de muito discutida na literatura, essa separação interoclusal é suficiente para prover rigidez à estrutura da placa e cumprir as funções de proteção dos dentes e das articulações temporomandibulares (ATMs), bem como propiciar relaxamento muscular (Fig. 2.16A). Esse cuidado é fundamental, pois, se a dimensão vertical transferida para o articulador tiver que ser alterada, ocorrerá uma diferença acentuada entre os arcos de abertura e fechamento presentes na boca e no articulador, gerando a necessidade de muitos ajustes da placa na boca (Fig. 2.16B).

Antes do enceramento, o primeiro passo é a confecção de alívios nas regiões interproximais e oclusais, normalmente realizados com gesso e que têm a finalidade de facilitar a inserção e a remoção da placa pelo paciente, além de evitar tensões exageradas sobre os dentes, queixa comum dos usuários de placas oclusais (Fig. 2.16C).

Durante o enceramento, procura-se recobrir os dentes até o terço médio de suas faces vestibulares, estendendo essa cobertura 1 cm em direção ao palato. A placa deve apresentar contatos simultâneos com os dentes antagonistas, e deve haver desoclusão lateral pelos caninos e desoclusão protrusiva pelos dentes anteriores durante os movimentos excursivos da mandíbula. Isso significa que não deve haver contato entre os dentes posteriores e a superfície da placa durante todos os movimentos excursivos (Fig. 2.16D).

Com o emprego de guias ou de ímãs na base do modelo (*split cast*), este é encerado e separado do ramo superior do articulador. A seguir, procede-se à inclusão e prensagem da maneira convencional (Fig. 2.16E).

Após a prensagem, cuidados especiais devem ser tomados para que se retire o modelo da mufla sem danificá-lo, a fim de que possa voltar ao articulador para a realização dos ajustes oclusais decorrentes da alteração dimensional da resina, que causa alterações na DVO. Durante o ajuste da placa no articulador, deve-se procurar obter novamente as características oclusais desejáveis, até que o pino do articulador volte a tocar na mesa incisal, obtendo-se, dessa forma, a DVO inicialmente planejada.

Realizado o ajuste, faz-se o acabamento e o polimento da resina e, a seguir, o ajuste e a instalação das placas na boca do paciente (Figs. 2.16F e G). Normalmente, no caso de utilização de placa somente para a proteção de trabalhos protéticos, recomenda-se sua utilização durante a noite.

Orientações também devem ser dadas ao paciente em relação à possibilidade de aumento inicial de salivação e tensão nos dentes. Além disso, torna-se vital a realização de avaliações periódicas para controlar a adaptação da placa em relação aos dentes e a verificação dos contatos oclusais.

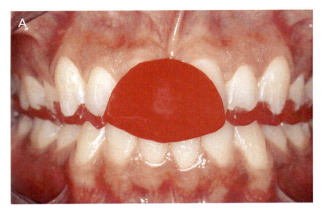
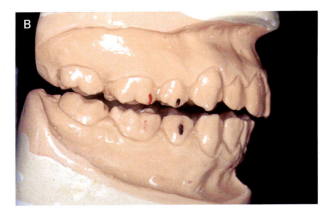
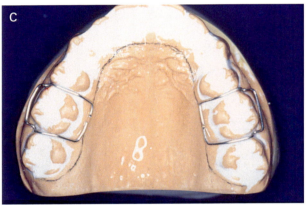
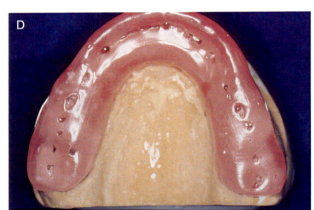
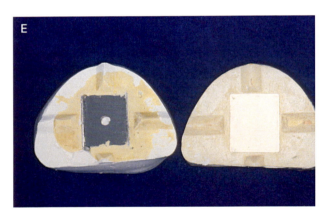
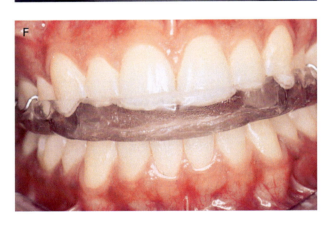
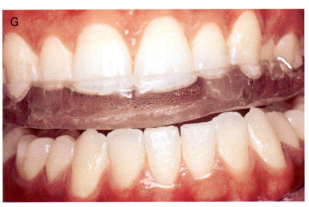

FIGURA 2.16 (A) Registro oclusal em RC para confecção de placa estabilizadora. Note que o registro é realizado na DVO em que se pretende construir a placa. (B) Modelos montados em articulador semiajustável. (C) Modelo superior com alívios de gesso nas regiões proximais e oclusais, prévios ao enceramento da placa. (D) Vista oclusal do enceramento da placa. (E) Utilização de ímã durante a montagem do modelo para permitir sua remoção do ASA para inclusão na mufla e posterior retorno na mesma posição no articulador para o ajuste oclusal. (F) (G) Vistas frontais da placa concluída e do movimento lateral de desoclusão pelo canino.

Lesões cervicais não cariosas

Outro tipo de patologia oclusal são as lesões cervicais com aspecto em forma de cunha e com bordas cortantes (Fig. 2.17).

As lesões cervicais de causas idiopáticas são comumente confundidas com erosões causadas por ácido ou com abrasões causadas por escovação. Entretanto, é difícil explicar como esses agentes etiológicos podem afetar apenas um dente sem afetar seus vizinhos, gerando lesões isoladas e na grande maioria das vezes somente nas faces vestibulares. A observação de lesões cervicais em forma de cunha pode indicar que os aspectos oclusais são os principais agentes etiológicos e que outros fatores locais desempenham um papel secundário na dissolução da estrutura dentária, criando a lesão.

O funcionamento do sistema mastigatório impõe três tipos de estresse sobre os dentes: compressão, tração e cisalhamento. A dentina é substancialmente mais resistente a essas tensões que o esmalte, podendo se deformar mais, sem fraturar. As forças laterais geradas no nível oclusal podem promover a flexão do dente, criar compressão no lado para o qual ele está flexionando e gerar tração no lado oposto. Uma vez que tanto o esmalte quanto a dentina possuem alta resistência à compressão, esse tipo de estresse não gera danos a essas estruturas. Entretanto, a habilidade das estruturas dentárias para suportar a tração é limitada. As forças de tração que agem sobre os dentes causam a ruptura das ligações químicas entre os cristais de hidroxiapatita e, à medida que as ligações entre os cristais vão sendo partidas, pequenas moléculas de água podem penetrar nos espaços formados, impedindo uma nova união química entre os cristais. Da mesma maneira, ácidos presentes na dieta ou de origem endógena podem chegar à dentina e enfraquecer a união existente entre ela e os prismas de esmalte.

Com a permanência das forças de tração, as microrrupturas podem se propagar. Uma vez rompida, a estrutura cristalina pode tornar-se cada vez mais suscetível às dissoluções química e mecânica causadas, respectivamente, por ácidos presentes nos fluidos bucais e pela escovação. A participação exclusiva da oclusão na formação das lesões cervicais não cariosas é discutível na literatura em razão da causa dessas lesões ser multifatorial.

Os dentes mais afetados pelas lesões cervicais de origem não cariosa são os pré-molares superiores, seguidos por molares e caninos.

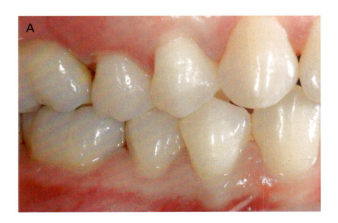
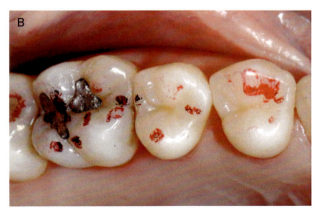

FIGURA 2.17 (A) Lesão cervical não cariosa no primeiro pré-molar superior, de provável origem oclusal, causada por contato oclusal durante o movimento lateral; (B) Vista oclusal do contato na vertente triturante do primeiro pré-molar superior causado pelo contato da cúspide vestibular do primeiro pré-molar inferior, ocorrido durante o movimento lateral da mandíbula.

DISFUNÇÕES TEMPOROMANDIBULARES (DTMs)

As DTMs constituem uma série de sinais e sintomas de dor e disfunção na musculatura mastigatória, na ATM ou em ambas. Elas são caracterizadas principalmente por dores faciais, dores e ruídos na ATM, dores de cabeça e dificuldade de abertura ou movimentação mandibular. Em relação aos procedimentos de reabilitação oral, o profissional deve estar atento para a identificação inicial de eventuais sinais de DTM que possam interferir no sucesso de seu trabalho.

As DTMs podem ser classificadas em dois grandes grupos: patologias musculares e patologias intra-articulares.

As **patologias musculares** incluem desde mialgias localizadas na musculatura mastigatória (dores musculares esporádicas) até processos crônicos com necessidade de terapias específicas (mialgias mediadas pelo sistema nervoso central e dores miofasciais). Já as **patologias intra-articulares** englobam as patologias envolvidas no relacionamento côndilo/disco articular e os processos inflamatórios e degenerativos da ATM provenientes dessas alterações estruturais. Nesses casos, é necessário realizar um tratamento antes de qualquer procedimento reabilitador, uma vez que as relações oclusais são frequentemente alteradas por tais problemas. Por exemplo, sabe-se que mioespasmos unilaterais ou distúrbios articulares degenerativos podem causar alterações posicionais da mandíbula, com o consequente surgimento de contatos oclusais e relacionamentos maxilomandibulares anormais. Dessa forma, a execução de PPFs pequenas ou de reabilitação oral, assim como de qualquer procedimento de reconstrução oclusal irreversível com o intuito de tratar a dor e a DTM, não é indicada. Caso seja necessário um tratamento restaurador protético nesses pacientes por motivos funcionais e estéticos, este somente deverá ser realizado após o tratamento da DTM.

O tratamento das DTMs envolve medidas como aconselhamento, utilização de placas oclusais, administração de medicamentos e procedimentos de fisioterapia. Contudo, esses aspectos não serão detalhados por não ser o foco deste capítulo.

Um aspecto interessante é a discussão a respeito da prevalência e da etiologia de tais problemas. Calcula-se que aproximadamente 8% das pessoas necessitam de algum tipo de orientação ou intervenção. Outro aspecto importante é o caráter esporádico das DTMs, ou seja, uma grande parcela das pessoas que apresenta algum sintoma durante a vida voltará à "normalidade" sem nenhum tipo de tratamento. Esse fato é de fundamental importância ao se discutir a validade dos tratamentos irreversíveis.

Considerando-se a etiologia que normalmente norteia os procedimentos de tratamento, há dois períodos bastante distintos na literatura.

No primeiro, iniciado com os relatos de Costen, na década de 1930, os fatores oclusais eram considerados os causadores dos sintomas de DTM. Tal grupo acreditava que a presença de contatos prematuros em RC ou durante os movimentos mandibulares teria a capacidade de alterar a posição mandibular e condilar, causando contrações musculares anormais e dor. A partir desse conceito, tornaram-se bastante populares os procedimentos irreversíveis de correção oclusal, como desgaste seletivo ou reabilitação oral.

Porém, com o passar do tempo e o surgimento de novas entidades voltadas especificamente para o estudo das DTMs, passou-se a observar que os pacientes tratados com correção oclusal irreversível voltavam a apresentar os mesmos sintomas. Dessa forma, foi inaugurado um novo período na ciência, que considerava a importante participação de vários outros fatores contribuintes na gênese e na manutenção das DTMs, como hábitos parafuncionais e condições sistêmicas, psicológicas e posturais.

Tornou-se bastante popular, então, a aplicação de modalidades terapêuticas não invasivas, como a utilização das placas oclusais, fisioterapia e medicações específicas para analgesia, entre outras. Este último grupo de pensamento tem se tornado bastante fortalecido ultimamente, resultado de conclusões de pesquisas bem elaboradas, seguindo metodologias aceitas internacionalmente.

O grande problema na aceitação de que fatores oclusais são os grandes responsáveis pelas DTMs baseia-se em fatos bem demonstrados. Há uma enorme parcela da população com interferências oclusais mas livre de sintomas, bem como pacientes com oclusão "perfeita" e com sintomas de DTM, e há ainda a significativa recidiva de sintomas em pacientes tratados com correção oclusal. Além disso, pesquisas com inserção de interferências experimentais em indivíduos saudáveis não demonstraram qualquer sintoma de dor ou disfunção. Deve ficar claro que alguns parâmetros de função mastigatória, como análises de eletromiografia, trajetória de movimentação mandibular e força de mordida, podem alterar-se com tais interferências, porém são normalmente achados transitórios e de resolução espontânea.

Algumas alterações oclusais e/ou esqueléticas aumentam o risco de o indivíduo vir a apresentar DTM: diferença entre MIH e RC maior que 4 mm, mordida aberta anterior, sobrepasse horizontal maior que 6 a 7 mm, mordida cruzada unilateral e cinco ou mais dentes posteriores ausentes. Deve ficar claro que esse aumento é relativo, pois o aspecto multifatorial das DTMs, associado ao fator de resistência e capacidade adaptativa individual, permite que grande parte dos indivíduos com tais características oclusais sejam totalmente assintomáticos. Ainda, devido a alterações morfofuncionais (como os deslocamentos de disco e as alterações degenerativas) e neuronais (processos de sensibilização central), muitas vezes irreversíveis, a correção de tais fatores em indivíduos assintomáticos têm se demonstrado ineficaz no controle da dor e da disfunção.

É importante reiterar que muitas interferências oclusais são causadas por problemas disfuncionais, como os mioespamos unilaterais ou as doenças articulares em estágios avançados. Portanto, ao contrário do que sempre se pensou, deve-se considerar a hipótese de a interferência ser consequência, e não causa, da DTM.

O sucesso obtido por tratamentos com placas oclusais tem sido usado como justificativa da participação da oclusão como fator primário. No entanto, não se deve esquecer que o mecanismo de ação das placas oclusais ainda não está totalmente elucidado, mas certamente vai muito além da simples obtenção de uma "oclusão ideal". Aspectos relacionados à percepção e à alteração de hábitos decorrentes do uso desse dispositivo intraoral, bem como aspectos cognitivos, têm sido considerados fundamentais no julgamento de sua eficácia.

Considerando todos esses fatores, os procedimentos irreversíveis não devem fazer parte da terapia de grande parte das DTMs. Esse objetivo de "curar" o paciente, como postulado no passado, já não é aceito atualmente. O estudo dos mecanismos de transmissão das dores orofaciais e de seu controle é atualmente a maior contribuição científica nesse campo e parece guiar os procedimentos terapêuticos em um futuro não muito distante.

Dessa forma, ajuste oclusal e reabilitação oral continuam tendo uma importância fundamental quando aplicados às patologias diretamente oclusais. Já para um controle adequado das DTMs, é necessária uma associação de procedimentos, normalmente reversíveis, baseados em evidências científicas concretas e guiados por estudos controlados e revisões sistemáticas.

LEITURAS SUGERIDAS

Amaechi BT, Higham SM, Edgar WM. Influence of abrasion in clinical manifestation of human dental erosion. J Oral Rehabil. 2003;30(4):407-13.

Ash MM Jr. Philosophy of occlusion: past and present. Dent Clin North Am. 1995;39(2):233-55.

Ash MM, Ramfjord SP. Occlusion. 4th ed. Philadelphia: WB Saunders; 1995.

Ash MM, Ramfjord SP. An introduction to functional occlusion. Philadelphia: WB Saunders; 1982.

Azzopardi A, Bartlett DW, Watson TF, Sherriff M. The measurement and prevention of erosion and abrasion. J Dent. 2001;29(6): 395-400.

Aw TC, Lepe X, Johnson GH, Mancl L. Characteristics of noncarious cervical lesions: a clinical investigation. J Am Dent Assoc. 2002;133(6):725-33.

Bartlett DW, Evans DF, Anggiansah A, Smith BG. A study of the association between gastro-oesophageal reflux and palatal dental erosion. Br Dent J. 1996;181(4):125-31.

Beck JD. Methods of assessing risk for periodontitis and developing multifactorial models. J Periodontol. 1994;65(5 Suppl):468-78.

Beyron H. Optimal occlusion. Dent Clin North Am. 1969;13(3): 537-54.

Bergström J, Preber H. Tabacco use as a risk factor. J Periodontol. 1994;65(5 Suppl):545-50.

Braem M, Lambrechts P, Vanherle G. Stress-induced cervical lesions. J Prosthet Dent. 1992;67(5):718-22.

Burgett F. Six year clinical trial of occlusal adjustment in the treatment of periodontitis patients. J Dent Res. 1991;701:C1523.

Burgett FG, Ramfjord SP, Nissle RR, Morrison EC, Charbeneau TD, Caffesse RG. A randomized trial of occlusal adjustment in the treatment of periodontal patients. J Clin Periodontol. 1992;19(6):381-7.

Burgett FG. Trauma from occlusion. Periodontal concerny. Dent Clin North Am. 1995;39(2):301-11.

Bush FM. Malocclusion, masticatory muscle and temporomandibular joint tenderness. J Dent Res. 1985;64(2):129-33.

Celenza FV. The theory and management of centric positions: I. Centric occlusion. Int J Periodontics Restorative Dent. 1984;4(1):8-26.

Conti PC, Ferreira PM, Pegoraro LF, Conti JV, Salvador MC. A cross-sectional study of prevalence and etiology of signs and symptoms of temporomandibular disorders in high school and university students. J Orofac Pain. 1996;10(3):254-62.

Conti PC, Santos CN, Kogawa EM, Conti ACCF, Araujo CRP. The treatment of painful temporomandibular joint clicking with oral splints: a randomized clinical trial. J Am Dent Assoc. 2006;137(8):1108-14.

Dawson PE. Evaluation, diagnosis and treatment of occlusal problems. 2nd ed. St. Louis: Mosby; 1989.

D'Amico A. The canine teeth: normal-function relation of the natural teeth of man. South Calif Dent Assoc J. 1958;26:1-7.

Ericsson I, Lindhe J. Lack of effect of trauma from occlusion on the recurrence of experimental periodontitis. J Clin Periodontol. 1977;4(2):115-27.

Ericsson I, Lindhe J. Effect of longstanding jiggling on experimental marginal periodontitis in the beagle dog. J Clin Periodontol. 1982;9(6):497-503.

Estafan A, Furnari PC, Goldstein G, Hittelman EL. In vivo correlation of noncarious cervical lesions and occlusal wear. J Prosthet Dent. 2005;93(3):221-6.

Faulkner KD. Bruxism: a review of the literature. Part I. Aust Dent J. 1990;35(3):266-76. Review.

Faulkner KD. Bruxism: a review of the literature. Part II. Aust Dent J. 1990;35(4):355-61. Review.

Fricton J. Myogenous temporomandibular disorders: diagnostic and management considerations. Dent Clin North Am. 2007;51(1):61-83, vi. Review.

Fricton JR, Ouyang W, Nixdorf DR, Schiffman EL, Velly AM, Look JO. Critical appraisal of methods used in randomized controlled trials of treatments for temporomandibular disorders. J Orofac Pain. 2010;24(2):139-51.

Galler C, Selipsky H, Phillips C, Ammons WF Jr. The effect of splinting on tooth mobility. (2) After osseous surgery. J Clin Periodontol. 1979;6(5):317-33.

Garone Filho W, Abreu e Silva V, Garone FP. Lesões não cariosas: o novo desafio da odontologia. São Paulo: Santos; 2008.

Grippo JO. Noncarious cervical lesions: the decision to ignore or restore. J Esthet Dent. 1992;4 Suppl:55-64. Review.

Grippo JO, Masi JV. Role of biodental engineering factors (BEF) in the etiology of root caries. J Esthet Dent. 1991;3(2):71-6.

Grippo JO, Simring M. Dental 'erosion' revisited. J Am Dent Assoc. 1995;126(5):619-20.

Hammadeh M, Rees JS. The erosive susceptibility of cervical versus occlusal enamel. Eur J Prosthodont Restor Dent. 2001;9(1):13-7.

Hanamura H, Houston F, Rylander H, Carlsson GE, Haraldson T, Nyman S. Periodontal status and bruxism. A comparative study of patients with periodontal disease and occlusal parafunctions. J Periodontol. 1987;58(3):173-6.

Jin LJ, Cao CF. Clinical diagnosis of trauma from occlusion and its relation with severity of periodontitis. J Clin Periodontol. 1992;19(2):92-7.

Kegel W, Selipsky H, Phillips C. The effect of splinting on tooth mobility. I. During initial therapy. J Clin Periodontol. 1979;6(1):45-58.

Kerry GJ, Morrison EC, Ramfjord SP, Hill RW, Caffesse RG, Nissle RR, et al. Effect of periodontal treatments on tooth mobility. J Periodontol. 1982;53(10):635-8.

Khoo KK, Watts TL. Upper anterior tooth mobility. Selected associations in untreated periodontitis. J Periodontol. 1988;59(4):231-7.

Kirveskari P, Alanen P, Jämsä T. Association between craniomandibular disorders and occlusal interferences. J Prosthet Dent. 1989;62(1):66-9.

Kirveskari P, Alanen P, Jämsä T. Association between craniomandibular disorders and occlusal interferences in children. J Prosthet Dent. 1992;67(5):692-6.

Lee WC, Eakle WS. Possible role of tensile stress in the etiology of cervical erosive lesions of teeth. J Prosthet Dent. 1984;52(3):374-80.

Lee WC, Eakle WS. Stress-induced cervical lesions: review of advances in the past 10 years. J Prosthet Dent. 1996;75(5):487-94. Review.

Lindhe J, Ericsson I. The influence of trauma from occlusion on reduced but healthy periodontal tissues in dogs. J Clin Periodontol. 1976;3(2):110-22.

Lindhe J, Svanberg G. Influence of trauma from occlusion on progression of experimental periodontitis in the beagle dog. J Clin Periodontol. 1974;1(1):3-14.

Litonjua LA, Bush PJ, Andreana S, Tobias TS, Cohen RE. Effects of occlusal load on cervical lesions. J Oral Rehabil. 2004;31(3):225-32.

Litonjua LA, Andreana S, Bush PJ, Tobias TS, Cohen RE. Wedged cervical lesions produced by tooth brushing. Am J Dent. 2004;17(4):237-40.

Lussi A, Schaffner M. Progression of and risk factors for dental erosion and wedge-shaped defects over a 6-year period. Caries Res. 2000;34(2):182-7.

Lucia VO. Modern gnathological concepts. St. Louis: Mosby; 1961.

McCoy G. The etiology of gingival erosion. J Oral Implantol. 1982;10(3):361-2.

McCoy G. Dental compression syndrome: a new look at an old disease. J Oral Implantol. 1999;25(1):35-49. Review.

McLean DW. Diagnosis and correction of occlusal deformities prior to restorative procedures. J Am Dent Assoc. 1939;26:928.

McNeill C, editor. Temporomandibular disorders. Guidelines for evaluation, diagnosis, and management. 2nd ed. Chicago: Quintessence; 1993.

McNeill C. Science and practice of occlusion. Chicago: Quintessence; 2000.

Nyman S, Lindhe J, Lundgren D. The role of occlusion for the stability of fixed bridges in patients with reduced periodontal tissue support. J Clin Periodontol. 1975;2(2):53-66.

Nyman S, Lindhe J. Persistent tooth hypermobility following completion of periodontal treatment. J Clin Periodontol. 1976;3(2):81-93.

Okeson JP. Management of temporomandibular disorders and occlusion. 6th ed. St. Louis: Mosby; 2008.

Osborne-Smith KL, Burke FJ, Wilson NH. The aetiology of the noncarious cervical lesion. Int Dent J. 1999;49(3):139-43. Review.

Paiva HJ. Noções e conceitos básicos em oclusão, disfunção temporomandibular e dor orofacial. São Paulo: Santos; 2008.

Pegoraro LF, Scolaro JM, Conti PC, Telles D, Pegoraro TA. Noncarious cervical lesions in adults: Prevalence and occlusal aspects. J Am Dent Assoc. 2005;136(12):1694-700.

Pertes RA, Gross S. Clinical management of temporomandibular disorders and orofacial pain. Chicago: Quintessence; 1995.

Pihlstrom BL, Anderson KA, Aeppli D, Schaffer EM. Association between signs of trauma from occlusion and periodontitis. J Periodontol. 1986;57(1):1-6.

Piotrowski BT, Gillette WB, Hancock EB. Examining the prevalence and characteristics of abfractionlike cervical lesions in a population of U.S. veterans. J Am Dent Assoc. 2001;132(12):1694-701.

Pokorny PH, Wiens JP, Litvak H. Occlusion for fixed prosthodontics: a historical perspective of the gnathological influence. J Prosthet Dent. 2008;99(4):299-313.

Powers JM, Craig RG, Ludema KC. Frictional behavior and surface failure of human enamel. J Dent Res. 1973;52(6):1327-31.

Preston JD. A reassessment of the mandibular transverse horizontal axis theory. J Prosthet Dent. 1979;41(6):605-13.

Rees JS, Hammadeh M. Undermining of enamel as a mechanism of abfraction lesion formation: a finite element study. Eur J Oral Sci. 2004;112(4):347-52.

Seligman DA, Pullinger AG, Solberg WK. Temporomandibular disorders. Part III: Occlusal and articular factors associated with muscle tenderness. J Prosthet Dent. 1988;59(4):483-9.

Spear F. A patient with severe wear on the anterior teeth and minimal wear on the posterior teeth. J Am Dent Assoc. 2008;139(10):1399-403.

Spranger H. Investigation into the genesis of angular lesions at the cervical region of teeth. Quintessence Int. 1995;26(2):149-54.

Staninec M, Nalla RK, Hilton JF, Ritchie RO, Watanabe LG, Nonomura G, et al. Dentin erosion simulation by cantilever beam fatigue and pH change. J Dent Res. 2005;84(4):371-5.

Svanberg G, Lindhe J. Vascular reactions in the periodontol ligament incident to trauma from occlusion. J Clin Periodontol. 1974;1(1):58-69.

Svanberg GK, King GJ, Gibbs CH. Occlusal considerations in periodontology. Periodontol 2000. 1995;9:106-17. Review.

Telles D, Pegoraro LF, Pereira JC. Prevalence of noncarious cervical lesions and their relation to occlusal aspects: a clinical study. J Esthet Dent. 2000;12(1):10-5.

Telles D, Pegoraro LF, Pereira JC. Incidence of noncarious cervical lesions and their relation to the presence of wear facets. J Esthet Restor Dent. 2006;18(4):178-83.

Türp JC, Komine F, Hugger A. Efficacy of stabilization splints for the management of patients with masticatory muscle pain. A qualitative systematic review. Clin Oral Investig. 2004;8(4):179-95. Review.

van Selms MK, Lobbezoo F, Naeije M. Time course of myofascial temporomandibular disorder complaints during a 12-month follow-up period. J Orofac Pain. 2009;23(4):345-52.

Williamson EH, Steinke RM, Morse PK, Swift TR. Centric relation: a comparison of muscle determined position and operator guidance. Am J Orthod. 1980;77(2):133-45.

3

PREPAROS DE DENTES COM FINALIDADE PROTÉTICA

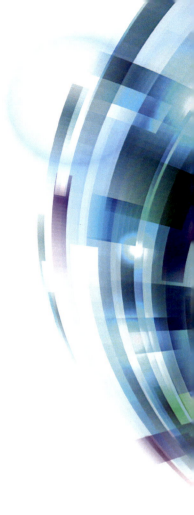

LUIZ FERNANDO PEGORARO

O sucesso do tratamento com prótese parcial fixa (PPF) é determinado por três critérios: longevidade da prótese, saúde pulpar e gengival dos dentes envolvidos e satisfação do paciente. Para alcançar esses objetivos, o cirurgião-dentista (CD) deve saber executar todas as fases do tratamento, que incluem exame, diagnóstico, planejamento e confecção da prótese. Todas as fases principais e intermediárias são importantes, e uma depende da outra. De nada adianta o dente estar preparado corretamente se as outras fases são negligenciadas. É como uma corrente extremamente resistente – a ruptura de um dos elos leva à sua destruição.

Assim é o preparo de um dente com finalidade protética. A prótese não terá uma longevidade satisfatória se o dente preparado não apresentar condições mecânicas de mantê-la em posição, se o desgaste for exagerado e alterar a biologia pulpar, se o término cervical for levado muito subgengivalmente, quebrando a homeostasia da área, e se a estética for prejudicada por um desgaste inadequado. Portanto, esse procedimento não deve ser iniciado sem que o profissional saiba quando indicá-lo e como executá-lo, buscando atender aos três princípios fundamentais de um preparo correto: mecânicos, biológicos e estéticos.

PRINCÍPIOS MECÂNICOS

A seguir, serão detalhados os princípios mecânicos mais relevantes ao preparo de dentes com finalidade protética: retenção, resistência ou estabilidade, rigidez estrutural e integridade marginal.

Retenção

O preparo deve apresentar certas características que impeçam o deslocamento axial da restauração quando submetida às forças de tração. Por definição, retenção é a qualidade que uma prótese apresenta de atuar contra as forças de deslocamento ao longo da sua via de inserção.

A retenção depende basicamente do contato existente entre as superfícies internas da restauração e as superfícies externas do dente preparado, o que é denominado **retenção friccional**. Quanto mais paralelas forem as paredes axiais do dente preparado, maior será a retenção friccional da restauração.

A princípio pode parecer que os preparos deveriam apresentar sempre paredes axiais paralelas, para não haver o risco de a prótese deslocar-se do dente preparado durante a função mastigatória pelas forças de tração exercidas por alimentos pegajosos. Porém, o aumento exagerado da retenção friccional dificulta a cimentação da restauração pela resistência ao escoamento do cimento, impedindo o seu assentamento final e, consequentemente, causando o desajuste oclusal e cervical da restauração.

Isoladamente, tanto a retenção friccional da restauração quanto a ação do agente cimentante não são capazes de manter a restauração em posição. A ação conjunta desses dois fatores será responsável pela retenção mecânica da restauração, por meio da interposição da película de cimento nas irregularidades existentes entre as paredes do preparo e a superfície interna da restauração. Desse modo, é importante que a técnica de cimentação seja realizada corretamente e as paredes do preparo apresentem inclinações capazes de suprir as necessidades de retenção e de escoamento do cimento, para que possam variar de acordo com as dimensões da coroa.

Quanto maior for a coroa clínica de um dente preparado, maior será a superfície de contato e a retenção final. Dessa forma, no caso de dentes longos, como ocorre após tratamento periodontal, pode-se aumentar a inclinação das paredes para um maior ângulo de convergência oclusal sem prejuízo da retenção. Por sua vez, coroas curtas devem apresentar paredes com inclinação próxima ao paralelismo e receber meios adicionais de retenção, como a confecção de sulcos nas paredes axiais, para possibilitar um aumento nas superfícies de contato (Fig. 3.1).

A presença de sulcos também é importante em preparos excessivamente cônicos, sem um plano de inserção definido, para reduzir a possibilidade de deslocamento da coroa e limitar sua inserção e remoção em uma única direção, o que diminui a possibilidade de deslocamento.

A determinação de um **plano de inserção único** dos dentes pilares de uma PPF é essencial para sua retenção. Para isso, a posição e a inclinação dos dentes no arco devem ser inicialmente analisadas em modelo de estudo, a fim de que o profissional possa controlar melhor a quantidade de desgaste das faces dentárias com o objetivo de preservar a saúde pulpar sem, porém, perder as características de retenção e estética.

A preservação e a manutenção da vitalidade pulpar devem sempre ser o objetivo principal de qualquer dente preparado. Às vezes, isso não é possível em virtude do grau de inclinação dos dentes. Porém, esse risco sempre será diminuído com a análise prévia no modelo de estudo e no exame radiográfico.

Após o preparo dos dentes, faz-se uma moldagem com alginato e avalia-se o paralelismo entre os dentes preparados no modelo de gesso, delimitando com grafite a junção das paredes axiais com a parede gengival de todos os dentes preparados. O operador deve visualizar toda a marca de grafite em todos os dentes preparados com apenas um dos olhos e a uma distância aproximada de 30 cm. Se isso não ocorrer, existem áreas retentivas no preparo (Fig. 3.2).

A área de preparo e sua textura superficial também são aspectos importantes na retenção: quanto maior a área preparada, maior será a retenção. Em dentes cariados ou restaurados, as caixas provenientes da remoção do tecido cariado

PRÓTESE FIXA 77

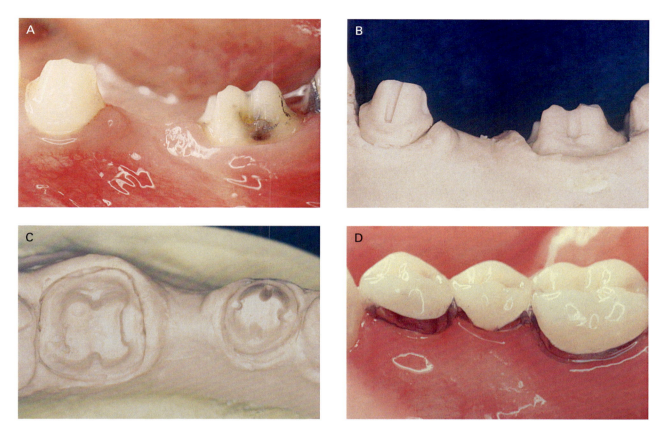

FIGURA 3.1 (A) Vista dos dentes preparados e (B) do modelo de trabalho. A presença de canaletas em coroas curtas é importante para aumentar a retenção da prótese. (C) Vistas do modelo de trabalho e (D) do caso concluído.

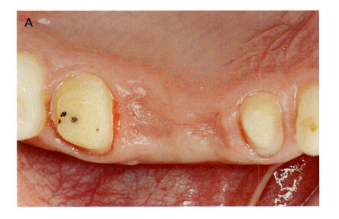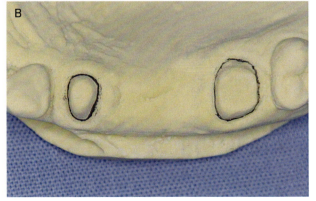

FIGURA 3.2 (A) Vista mostrando áreas retentivas na face distovestibular do molar. (B) Vista dos dentes preparados no modelo de estudo após correção do paralelismo, demonstrado pela visualização de toda a linha demarcada com grafite na região cervical.

e da restauração também conferem capacidade retentiva ao preparo. Assim, meios adicionais de retenção – caixas, canaletas, pinos, orifícios, etc. – são importantes para compensar qualquer tipo de deficiência existente no dente a ser preparado.

Em relação à textura superficial, deve-se considerar que a capacidade de união dos cimentos depende basicamente do contato destes com as microrretenções existentes nas superfícies do dente preparado e da prótese.

Como a maioria dos materiais de moldagem apresenta boa qualidade de reprodução de detalhes, o acabamento superficial do dente preparado deve ser realizado com o objetivo de torná-lo mais nítido e com uma textura superficial regularizada. Não há necessidade de a superfície estar muito polida para a obtenção de uma prótese bem adaptada e com retenção adequada. Aliás, o polimento pode até contribuir para a diminuição da capacidade de retenção da prótese se o cimento apresentar somente características de união por imbricação mecânica.

Resistência ou estabilidade

A forma de resistência ou estabilidade conferida ao preparo previne o deslocamento da prótese quando esta é submetida a forças oblíquas, que podem provocar sua rotação. Por isso, é importante que se saiba quais são as áreas do dente preparado e da superfície interna da restauração que podem impedir este tipo de movimento.

Quando há incidência de uma força lateral, como ocorre durante o ciclo mastigatório, ou quando há parafunção, a coroa tende a girar em torno de um fulcro cujo raio forma um arco tangente nas paredes opostas do preparo, deixando o cimento sujeito às forças de cisalhamento, que podem causar sua ruptura e, consequentemente, iniciar o processo de deslocamento da prótese. A área do preparo envolvida por essa linha tangente é denominada área de resistência ao deslocamento (Figs. 3.3A a C).

Existem vários fatores diretamente relacionados com a forma de resistência do preparo:

- **Magnitude e direção da força:** forças de grande intensidade e direcionadas lateralmente, como ocorre nos pacientes que apresentam bruxismo, podem causar o deslocamento da prótese.

- **Relação altura/largura do preparo:** quanto maior a altura das paredes, maior a área de resistência do preparo para impedir o deslocamento da prótese quando submetida a forças laterais. Contudo, se a largura for maior que a altura, maior será o raio de rotação e, portanto, as paredes do preparo não oferecerão uma forma de resistência adequada. Assim, é importante que a altura do preparo seja pelo menos igual à sua largura. Quando isso não for possível, como nos casos de dentes com coroas curtas, devem-se confeccionar sulcos, canaletas ou caixas para criar novas áreas de resistência ao deslocamento. Portanto, nos casos de coroas curtas, a forma de resistência pode ser melhorada pela diminuição da inclinação das paredes axiais e/ou pela confecção de canaletas axiais. Tais canaletas serão mais efetivas se estiverem posicionadas nas paredes proximais dos dentes preparados, por se antagonizarem à direção predominante das forças funcionais e parafuncionais. Do mesmo modo, nos dentes cariados ou restaurados, as próprias caixas das faces oclusal ou proximais podem atuar como elementos de estabilização, contrapondo-se à ação das forças laterais (Figs. 3.3D a F).

- **Integridade do dente preparado:** a porção coronal íntegra, seja em estrutura dentária, em núcleo metálico ou em resina, resiste melhor à ação das forças laterais do que aquelas parcialmente restauradas ou destruídas.

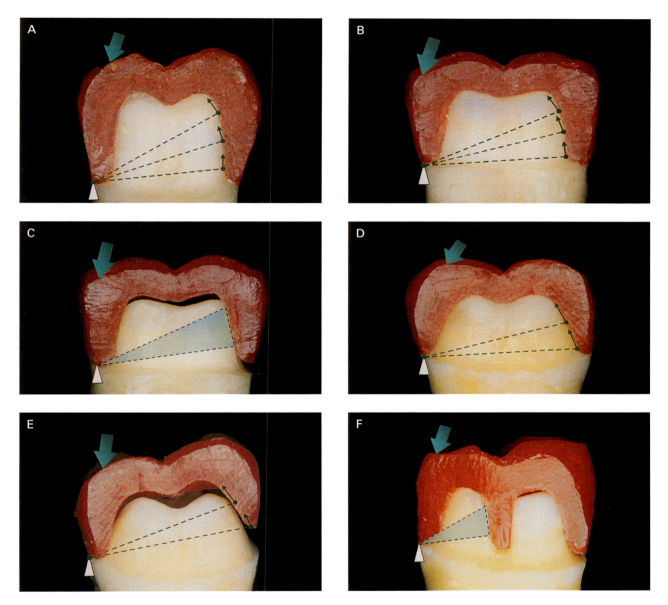

FIGURA 3.3 (A) A forma de resistência do preparo deve impedir a movimentação da coroa quando esta é submetida à ação de forças laterais (seta) que tendem a movimentá-la em torno do fulcro. A ação do cimento interposto entre as superfícies do dente e a coroa do lado oposto, auxiliada pelo paralelismo das paredes no terço mediocervical, evitará a movimentação da coroa. (B) (C) Para impedir o deslocamento da coroa, a largura do dente preparado tem que ser no mínimo igual à sua altura. Estas figuras mostram o dente preparado com altura menor que o da primeira imagem (A). Entretanto, como a largura é semelhante à altura, e a inclinação das paredes oferece forma de resistência, a coroa é impedida de se movimentar (C). (D) (E) Dente preparado com coroa curta e inclinação acentuada das paredes. A ausência da área de resistência não impedirá a rotação da coroa quando for submetida às forças laterais. (F) Nesses casos, a presença de canaletas compensará as deficiências do preparo, minimizando a tendência de rotação da coroa.

Rigidez estrutural

O preparo deve ser executado de tal forma que a restauração apresente espessura suficiente para que o metal (para as coroas metálicas), o metal e a cerâmica (para as coroas metalocerâmicas) e a cerâmica (para as coroas cerâmicas) resistam às forças mastigatórias e não comprometam a estética e o tecido periodontal. Para isso, o desgaste deverá ser feito seletivamente de acordo com as necessidades estética e funcional da restauração (Fig. 3.4), como será discutido posteriormente.

Integridade marginal

O objetivo básico de toda restauração cimentada é estar bem adaptada e com uma linha mínima de cimento, para que a prótese possa permanecer em função o maior tempo possível em um ambiente biológico desfavorável, que é a boca.

Mesmo com as melhores técnicas e materiais usados na confecção de uma prótese, sempre haverá algum desajuste entre as margens da restauração e o término cervical do dente preparado. Esse desajuste será preenchido com cimentos que apresentam diferentes graus de degradação marginal. Com o passar do tempo, cria-se um espaço entre o dente e a restauração que vai permitir, cada vez mais, retenção de placa, instalação de doença periodontal, recidiva de cárie e, consequentemente, perda do trabalho.

O CD deve lembrar que a maior porcentagem de fracassos das PPF deve-se à presença da cárie, que só se instala na presença da placa bacteriana. O desajuste marginal desempenha um papel fundamental neste processo, bem como na instalação da doença periodontal (Fig. 3.5).

Margens inadequadas facilitam a instalação do processo patológico do tecido gengival, que,

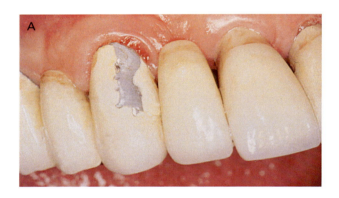 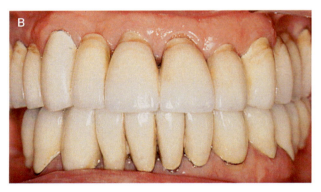

FIGURA 3.4 (A) Cerâmica de revestimento fraturada na região mediocervical da face vestibular do canino, provavelmente causada pela flexão da estrutura metálica muita fina nessa região. (B) Reparo realizado em resina composta.

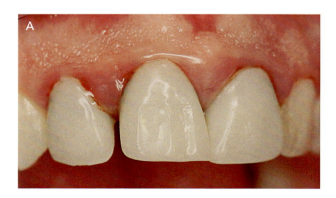 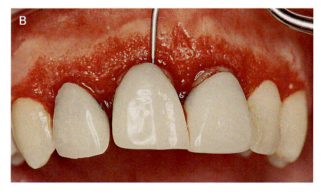

FIGURA 3.5 (A) Vista vestibular dos dentes 12, 11, 21 com coroas metaloplásticas. A falta de adaptação, ausência de contato proximal e perfil de emergência inadequado, causaram inflamação do tecido gengival. (B) Vista após cirurgia periodontal, mostrando a penetração da sonda na interface dente/coroa.

por sua vez, impedirá a obtenção de próteses bem adaptadas. Assim, o controle da linha de cimento exposta ao meio bucal e a qualidade da higiene são fatores que aumentam a longevidade da prótese.

PRINCÍPIOS BIOLÓGICOS

Preservação do órgão pulpar

A literatura tem mostrado que os elementos dentários restaurados com coroas totais podem sofrer danos pulpares, pois aproximadamente 1 a 2 milhões de túbulos dentinários (30.000 a 40.000 túbulos por mm^2 de dentina) são expostos quando um dente é preparado. Um molar preparado pode apresentar área de superfície axial variável de 121,4 a 212 mm (média de 153 mm), o que possibilita calcular a quantidade de túbulos dentinários expostos durante esse procedimento. O potencial de irritação pulpar com esse tipo de preparo depende de vários fatores: calor gerado durante a técnica de preparo, qualidade das pontas diamantadas e da caneta de alta rotação, quantidade de dentina remanescente, permeabilidade dentinária, reação exotérmica dos materiais empregados (principalmente as resinas, quando utilizadas na confecção das coroas provisórias), e grau de infiltração marginal.

Assim, o profissional deve ter sempre a preocupação de preservar a vitalidade do órgão pulpar por meio do uso de uma técnica de preparo que possibilite desgastes seletivos das faces dos dentes, de acordo com as necessidades estética e funcional da prótese planejada. Com o objetivo de "evitar" esse tipo de preocupação, muitos CDs que se intitulam protesistas ou reabilitadores orais adotam como procedimento padrão o tratamento endodôntico prévio à confecção de qualquer prótese, preferindo a opção de trabalhar em dentes despolpados. Com isso, os desajustes não são sensíveis, a anestesia não é necessária e o jato de ar não é danoso. Os dentes pilares são reconstruídos com núcleos metálicos fundidos ou pré-fabricados, sem levar em consideração o custo desse sobretratamento (tratamento endodôntico + confecção do núcleo). Agindo assim, esses profissionais ignoram o fato de que quase 100% dos dentes que se fraturam no sentido do longo eixo, provocando a

perda do próprio dente e da prótese, têm núcleos metálicos. Em outras palavras, o paciente paga um preço muito maior por um trabalho insatisfatório do ponto de vista biológico. Em reabilitação oral, aproximadamente 50% dos dentes envolvidos têm tratamento endodôntico, e o máximo de esforço deve ser despendido para manter saudáveis os outros 50%.

O desgaste excessivo está diretamente relacionado à retenção e à saúde pulpar, pois, além de diminuir a área preparada, prejudicando a retenção da prótese e a própria resistência do remanescente dentário, pode trazer danos irreversíveis à polpa, como inflamação, sensibilidade, etc. Por sua vez, o desgaste insuficiente está diretamente relacionado ao sobrecontorno da prótese e, consequentemente, aos problemas que isso pode causar em termos de estética e prejuízo para o periodonto.

Preservação da saúde periodontal

Um dos objetivos principais de qualquer tratamento com PPF é a preservação da saúde periodontal. Vários são os fatores diretamente relacionados a esse objetivo, tais como higiene oral, forma, contorno e localização da margem cervical do preparo.

A melhor localização do término cervical é aquela em que o profissional pode controlar todos os procedimentos clínicos e o paciente tem condições efetivas para higienização. Assim, é vital para a homeostasia da área que o preparo estenda-se o mínimo necessário dentro do sulco gengival, exclusivamente por razões estéticas, sem alterar significativamente a biologia do tecido gengival. Alternativas como coroas metalocerâmicas sem colar metálico ou coroas somente em cerâmica devem também ser levadas em consideração.

Geralmente, a extensão cervical dos dentes preparados pode variar de 2 mm aquém da gengiva marginal livre até 1 mm no interior do sulco, embora existam autores que recomendem extensões diferentes dessas. Do ponto de vista periodontal, o término cervical deveria localizar-se 2 mm distante do nível gengival, pois o tecido gengival estaria em permanente contato com o próprio dente, sem a alteração de contorno que ocorre mesmo com uma prótese com forma e contorno corretos, preservando assim sua saúde. É evidente, porém, que a localização do término nesse nível só será possível quando não houver comprometimento da retenção e da estabilidade da prótese e quando a estética não for um fator importante, especialmente com as próteses metalocerâmicas, devido à presença da cinta metálica na face vestibular. Mesmo os pacientes que apresentam linha de sorriso baixa, ou seja, não mostram o terço cervical de seus dentes, devem ser consultados sobre a possibilidade de ter o término cervical aquém do nível gengival.

Em dentes tratados periodontalmente, o término cervical com extensão supragengival pode deixar uma quantidade razoável de dentina e cemento expostos, que podem ser facilmente desgastados pela ação da escova e de ácidos de origem intrínseca e extrínseca, além de aumentarem a sensibilidade às trocas térmicas e o desconforto do paciente. Já a extensão subgengival do preparo em dentes longos pode causar comprometimento do órgão pulpar e enfraquecimento do remanescente preparado, pois o término do preparo ficará localizado mais em direção apical e abaixo das faces convexas da coroa, o que exigirá maior desgaste do dente para evitar áreas retentivas. Assim, o profissional deve fazer uma análise prévia no modelo de estudo, e a fase de enceramento diagnóstico será importante para decidir qual a melhor localização do término.

Os pacientes que pertencem ao grupo de risco à cárie não devem ter o término cervical colocado aquém do nível gengival. Embora não existam comprovações definitivas de que o sulco gengival seja autoimune ao processo carioso, nesses pacientes o término cervical deve ser estendido subgengivalmente, pois é na área cervical dos dentes que a placa se deposita com maior intensidade, facilitando a instalação da cárie. Este também é o motivo pelo qual o término cervical no nível gengival não é indicado.

As razões mais frequentes para a colocação intrassulcular do término gengival são:

- Razões estéticas, com o objetivo de mascarar a cinta metálica de coroas metalocerâmicas ou metaloplásticas ou da interface cerâmica/cimento/dente para as coroas em cerâmica.
- Restaurações de amálgama ou resina composta em cavidades cujas paredes gengivais já se encontram no nível intrassulcular.
- Presença de cáries que se estendam para dentro do sulco gengival.
- Presença de fraturas que terminem subgengivalmente.
- Razões mecânicas, aplicadas geralmente aos dentes curtos, para a obtenção de maior área de dente preparado e, consequentemente, maior retenção e estabilidade, evitando a necessidade de procedimento cirúrgico periodontal de aumento da coroa clínica.
- Colocação do término cervical em área de relativa imunidade à cárie, como se acredita ser a região correspondente ao sulco gengival.

Assim, ao indicar o término cervical no interior do sulco gengival, o profissional deve estar consciente de que, quanto mais profunda for sua localização, mais difíceis serão os procedimentos de moldagem, adaptação, higienização, etc., facilitando a instalação de processo inflamatório nessa área. Se a extensão subgengival for excessiva, provocará danos mais sérios por causa do desrespeito às distâncias biológicas do periodonto (Fig. 3.6).

O preparo subgengival dentro dos níveis convencionais de 0,5 a 1 mm não traz problemas para o tecido gengival, desde que a adaptação, a forma, o contorno e o polimento da restauração estejam satisfatórios e o paciente consiga higienizar corretamente essa área.

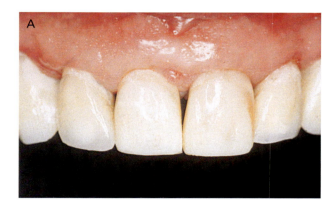
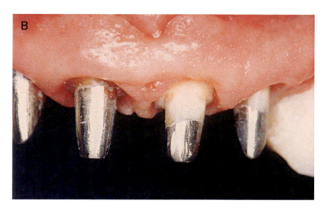
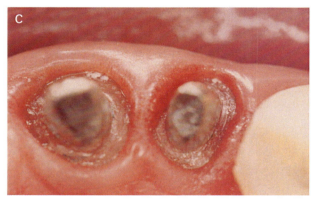

FIGURA 3.6 Inflamação com alteração da arquitetura gengival decorrente da invasão das distâncias biológicas.

ESTÉTICA

A estética depende da saúde gengival e da qualidade da prótese. Desse modo, é importante preservar o estado de saúde do periodonto e confeccionar restaurações com forma, contorno e cor corretos, fatores esses que estão diretamente relacionados à quantidade de desgaste da estrutura dentária. Se o desgaste for insuficiente para uma coroa metalocerâmica ou cerâmica, o revestimento apresentará espessura insuficiente, o que pode levar o técnico de laboratório a compensar essa deficiência aumentando o contorno da restauração. Outro aspecto importante é a relação de contato do pôntico com a gengiva. A falta de tecido decorrente da reabsorção óssea nos sentidos vertical e anteroposterior gera um contato incorreto do pôntico com a gengiva, causando transtorno estético e desconforto ao paciente pelo aprisionamento de alimento nessa área, pois o contato da região gengival da face vestibular do pôntico fica localizado anteriormente ao rebordo (Fig. 3.7).

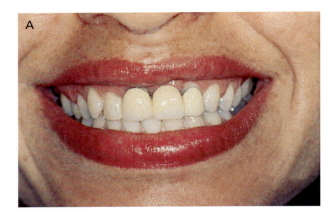
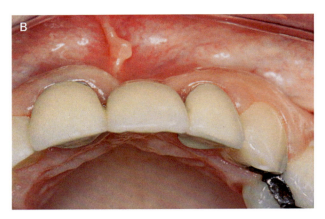

FIGURA 3.7 (A) PPF anterior com alterações de forma, contorno e cor. Observe a região cervical da face vestibular do pôntico posicionada anteriormente ao rebordo. (B) Além da deficiência estética, a relação incorreta entre o contato do pôntico com o tecido gengival pode causar desconforto ao paciente pelo aprisionamento de alimento nessa área.

TIPOS DE TÉRMINO CERVICAL

O término cervical dos preparos pode apresentar diferentes configurações, de acordo com o material a ser empregado para a confecção da coroa.

Ombro ou degrau arredondado (ombro com ângulo axiogengival arredondado)

É um tipo de término em que o ângulo entre as paredes gengival e axial do preparo é de aproximadamente 90°, mantendo arredondada a intersecção entre essas duas paredes para evitar a formação de tensões na cerâmica nessa área (Fig. 3.8).

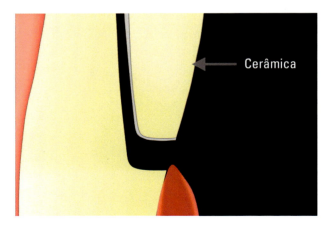

FIGURA 3.8 Término em ombro ou degrau arredondado.

Esse término é indicado nos preparos para coroas confeccionadas em cerâmica, em dentes anteriores ou posteriores, e contraindicado em dentes com coroa clínica curta ou com largura vestibulolingual que impeça a realização de desgaste uniforme nas paredes sem diminuir a resistência da própria coroa do dente. O preparo deve apresentar desgaste uniforme de 1 mm de espessura na região do término cervical, de até 1,5 mm nas faces axiais e de 2 mm nas faces oclusal e incisal. Recomenda-se que o desgaste nas faces axiais seja de até 1,5 mm, dependendo da cerâmica empregada e da cor do dente. Dentes escuros que receberão coroas confeccionadas em cerâmicas mais translúcidas deverão ter um desgaste mais acentuado. A presença do término em ombro ou degrau é importante para proporcionar uma espessura uniforme e suficiente à cerâmica nessa região, para resistir aos esforços mastigatórios e reduzir a possibilidade de fratura. Esse término provoca um tipo de junção entre as paredes axiais e gengival que pode dificultar o escoamento do cimento, acentuando o desajuste oclusal e cervical com maior espessura de cimento exposto ao meio oral (Fig. 3.9). Para minimizar esse problema, o CD deve usar uma técnica de cimentação que proporcione uma fina camada de cimento no interior da coroa; o pincel é o instrumento ideal para essa finalidade.

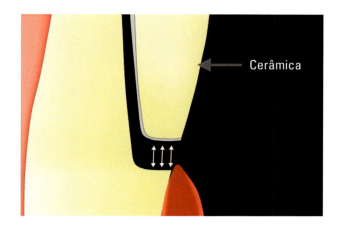

FIGURA 3.9 O término cervical em ombro cria uma área de resistência ao escoamento do cimento.

Ombro ou degrau biselado

É um tipo de término em que ocorre a formação de um ângulo de aproximadamente 90° entre a parede axial e a cervical, com biselamento da aresta cavossuperficial (Fig. 3.10).

Esse tipo de término cervical está indicado para as coroas metalocerâmicas com ligas áureas na sua face vestibular e na metade das faces vestibuloproximais.

Assim, como o término em ombro, o término em ombro biselado resulta em um desgaste acentuado da estrutura dentária para permitir um espaço adequado para a colocação da estrutura metálica e da cerâmica de revestimento. O bisel deverá apresentar uma inclinação mínima de 45°, o que permite um selamento marginal e um escoamento do cimento melhores que os proporcionados pelo término em ombro. O ombro ou degrau biselado proporciona um colar de reforço que reduz as alterações dimensionais provocadas durante a queima da cerâmica e, consequentemente, o desajuste marginal (Fig. 3.11).

Como esse tipo de término tem também a função de acomodar, sem sobrecontorno, o metal e a cerâmica nas coroas metalocerâmicas, torna-se claro que ele deverá ser realizado exclusivamente nas faces em que a estética for indispensável, ou seja, na face vestibular e na metade das faces proximais (Fig. 3.12).

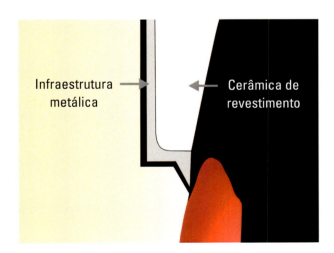

FIGURA 3.10 Término em ombro ou degrau biselado.

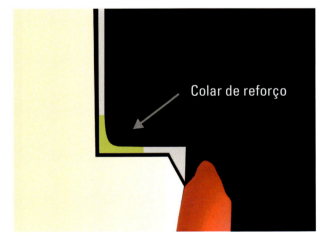

FIGURA 3.11 O colar de reforço em metal aumenta a resistência da infraestrutura para contrapor a ação das forças compressivas causadas pela queima da cerâmica.

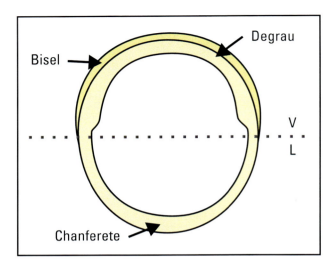

FIGURA 3.12 Vista oclusal de preparo para coroa metalocerâmica confeccionada com ligas nobres. O término cervical em ombro biselado é realizado na face vestibular e na metade das faces proximais.

permite uma espessura adequada para as facetas estéticas de cerâmica ou resina e seus respectivos suportes metálicos, facilitando a adaptação da peça fundida e o escoamento do cimento.

Esse término é indicado para a confecção de coroas metalocerâmicas com ligas básicas (não áureas), por apresentarem maior resistência e dureza que as ligas à base de ouro. Assim, a infraestrutura pode ser mais fina, sem sofrer alterações por contração durante a cocção da cerâmica. É indicado também para coroas metaloplásticas, independentemente do tipo de liga utilizada, e para as restaurações MOD em metal, quando for indicada a proteção das cúspides vestibular ou lingual.

Como no término biselado, o término em chanfrado deverá ser realizado apenas nas faces envolvidas esteticamente, pois não se justifica um maior desgaste exclusivamente para colocação de metal.

Chanfrado

Este é um tipo de término em que a junção entre a parede axial e a gengival é feita por um segmento de círculo, que deverá apresentar espessura suficiente para acomodar o metal e a faceta estética (Fig. 3.13). Ele é considerado pela maioria dos autores como o tipo de término cervical ideal, porque

Chanferete

É um tipo de término em que a junção entre a parede axial e a gengival é feita por um segmento de círculo de pequena dimensão (aproximadamente a metade do chanfrado), devendo apresentar espessura suficiente para acomodar o metal (Fig. 3.14).

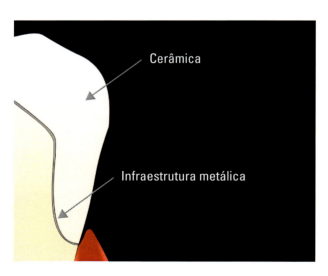

FIGURA 3.13 Término em chanfrado.

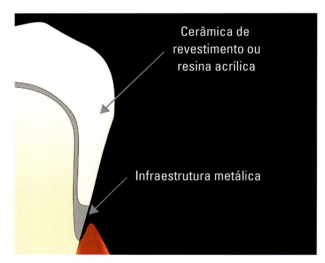

FIGURA 3.14 Término em chanferete.

Por apresentar a mesma configuração do preparo anterior, a adaptação da peça fundida e o escoamento do cimento são facilitados, permitindo uma visualização nítida da linha de acabamento e a preservação da estrutura dentária.

É indicado para coroa total metálica e como término cervical nas faces lingual e linguoproximal das coroas metaloplásticas e metalocerâmicas, independentemente da liga a ser utilizada. É indicado ainda como término cervical das coroas parciais dos tipos três quartos e quatro quintos.

Dentes com tratamento periodontal ou recessão gengival que resulte em aumento acentuado da coroa clínica também podem receber esse tipo de término cervical, para obter maior conservação da estrutura dentária e do próprio órgão pulpar. Nesses casos, a estética fica parcialmente prejudicada, pois não é possível limitar a cinta metálica da coroa metaloplástica ou metalocerâmica no nível subgengival em virtude do pouco desgaste.

Outros fatores podem modificar a configuração do término cervical, como a presença de cáries ou de restaurações subgengivais. Assim, uma coroa metalocerâmica que deveria apresentar término em chanfrado na face vestibular e na metade das faces vestibuloproximais, na presença de restauração ou de cárie subgengival, poderá obter somente um término em degrau biselado, para evitar aprofundamento subgengival.

SIMPLICIDADE DA TÉCNICA DE PREPARO

Um dos objetivos básicos de qualquer técnica de preparo com finalidade protética deve ser a simplificação dos procedimentos. Isso significa a racionalização da sequência de preparo e das pontas diamantadas utilizadas.

A técnica preconizada pelo Departamento de Prótese da Faculdade de Odontologia de Bauru da Universidade de São Paulo procura cumprir esse objetivo e tem caráter eminentemente didático, ou seja, orientar o aluno a preparar dentes com finalidade protética de forma a preencher satisfatoriamente os princípios envolvidos. Uma vez compreendidos e assimilados, esses princípios podem ser conseguidos por adaptações dessa técnica ou mesmo pelo uso de outras, sem influir significativamente no resultado final, cujo objetivo é ter um dente adequadamente preparado para receber uma prótese de acordo com suas necessidades estética e funcional. Essa técnica, denominada **técnica da silhueta**, permite ao operador uma noção real da quantidade do dente desgastado, pois executa-se inicialmente o preparo da metade do dente, preservando-se a outra metade para avaliação.

Essa técnica também parte do princípio de que o conhecimento do diâmetro ou da parte ativa das pontas diamantadas utilizadas é primordial para o controle da quantidade de dente desgastado, de acordo com o preparo realizado. Além do conhecimento do diâmetro e da extremidade da ponta diamantada, o profissional também pode usar como referência uma matriz de silicona pesada obtida do próprio dente, se este estiver bem posicionado no arco, ou do modelo encerado para diagnóstico. Dentes bem posicionados do ponto de vista oclusal constituem um requisito primário para a aplicação dessa técnica.

Pontas diamantadas utilizadas

O CD deve racionalizar o número de pontas diamantadas para a realização dos diferentes tipos de preparos com finalidade protética. Quanto mais delas são empregadas e quanto mais vezes são trocadas, mais tempo será despendido e maior será o risco de desgaste da caneta de alta rotação e das próprias pontas.

A seguir, são apresentadas as características das pontas diamantadas utilizadas nos diferentes preparos (Fig. 3.15).

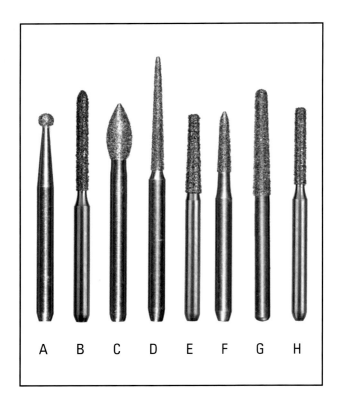

FIGURA 3.15 Características das pontas diamantadas utilizadas nos preparos para coroas totais.* (A) Esférica com diâmetro de 1,4 mm; (B) extremidade ogival com 1,2 mm de diâmetro; (C) forma de pera; (D) tronco-cônica fina; (E) extremidade plana; (F) extremidade em forma de chama; (G) extremidade arredondada com 1,2 mm de diâmetro; (H) extremidade plana com borda arredondada.

*Essas pontas diamantadas estão disponíveis em diferentes comprimentos e devem ser selecionadas de acordo com a altura da coroa do dente.

PREPARO PARA COROA METALOCERÂMICA (TÉCNICA DA SILHUETA)

Para dentes anteriores

O preparo para coroa metalocerâmica com metais básicos (ligas de Ni-Cr) apresenta as mesmas características do preparo para coroa metaloplástica, tanto em relação à quantidade de desgaste quanto ao tipo de término cervical empregado.

A execução da técnica é realizada por meio de uma sequência de procedimentos padronizados que serão descritos a seguir.

Sulco marginal cervical

A função básica de iniciar o preparo pela confecção desse sulco é estabelecer, já no início do processo, o término cervical em chanfrado. Esse procedimento tem a finalidade de guiar a quantidade de desgaste e a forma do término do preparo, e pode ser considerado opcional para profissionais experientes.

Com uma ponta diamantada esférica com diâmetro de 1,4 mm (Fig. 3.15A), o sulco é realizado nas faces vestibular e lingual até chegar próximo ao contato do dente vizinho. Na ausência de contato proximal, o sulco também deverá estender-se para as faces proximais.

A profundidade do sulco de ± 0,7 mm (metade do diâmetro da ponta diamantada) é conseguida introduzindo a ponta a 45° em relação à superfície a ser desgastada. Se o limite cervical do preparo for estender-se subgengivalmente, o sulco marginal deve ser confeccionado no nível da margem gengival. Por sua vez, se a margem cervical do preparo apresentar indicação de término aquém do nível gengival, o sulco marginal deve ser localizado supragengivalmente e no nível desejado (Fig. 3.16).

PRÓTESE FIXA 89

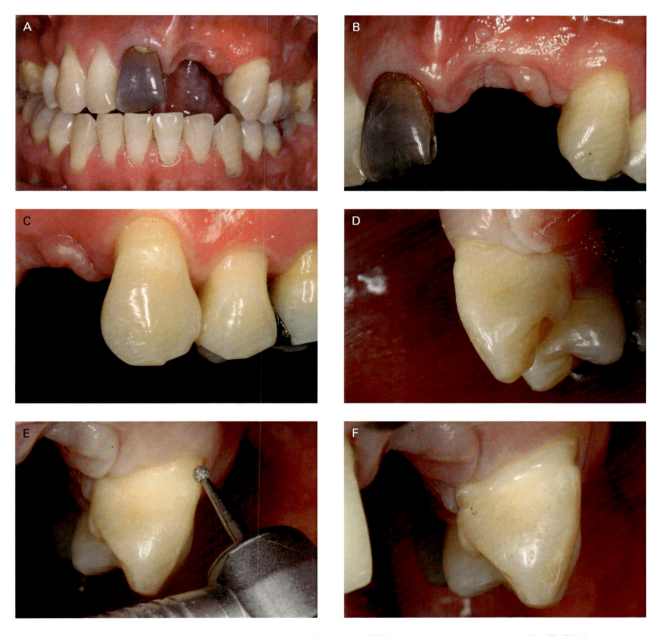

FIGURA 3.16 (A) (B) Vistas iniciais de caso clínico com indicação de PPF envolvendo os dentes 11 e 23. (C) (D) Vistas aproximadas das superfícies vestibular e palatina do canino que será preparado para a coroa metalocerâmica. Após concluído, o preparo deve ser uma miniatura da coroa com características que propiciem retenção, estabilidade, estética e resistência à prótese. (E) Posicionamento da ponta diamantada esférica em 45°. (F) Sulco marginal realizado.

Sulcos de orientação: nas faces vestibular, incisal e linguocervical

As coroas metalocerâmicas confeccionadas com ligas de metais básicos necessitam de 1,2 mm de desgaste na face vestibular e na metade das faces proximais e 2 mm na incisal, para acomodar o metal e a cerâmica dentro do contorno anatômico do dente.

Desse modo, a melhor maneira de controlar a quantidade de desgaste de acordo com as necessidades estéticas e mecânicas do preparo é a confecção de sulcos de orientação, que inicialmente deverão ser realizados em uma das metades do dente.

Com uma ponta diamantada de extremidade ogival (Fig. 3.15B) em alta rotação, são feitos dois sulcos na face vestibular correspondentes ao diâmetro da ponta diamantada (1,2 mm), um no meio e outro próximo à face proximal. Os sulcos devem ser realizados seguindo os planos inclinados dessas faces, um correspondente ao terço mediocervical, e o outro, ao terço medioincisal. Assim, evitam-se desgastes desnecessários ou insuficientes que possam pôr em risco a integridade do órgão pulpar e, ao mesmo tempo, obtém-se o desgaste ideal para acomodar o metal e a cerâmica. Os sulcos ficam delimitados na área marginal cervical pelo desgaste prévio realizado com a ponta diamantada esférica.

Os sulcos incisais, também em número de dois, seguem a mesma direção dos sulcos vestibulares e são feitos com a mesma ponta diamantada, inclinada aproximadamente a 45° em relação ao longo eixo do dente e dirigida para a face lingual nos dentes superiores e para a vestibular no preparo de dentes anteroinferiores. Sua profundidade deve ser de ± 2 mm, o que corresponde a aproximadamente uma vez e meia o diâmetro da ponta diamantada. Esse desgaste possibilita a obtenção de resultados estéticos satisfatórios para a cerâmica, permitindo a translucidez característica do esmalte nessa região. O desgaste na face incisal pode ser menor em pacientes com mais idade em razão do desgaste natural que ocorre no esmalte nessas faces. Assim, esse desgaste deve ser planejado de acordo com a quantidade de incisal do dente vizinho.

Na região linguocervical, os sulcos deverão apresentar profundidade de ± 0,7 mm, o que corresponde à metade do diâmetro da ponta diamantada e permite uma espessura suficiente para a liga metálica (Figs. 3.17, 3.18 e 3.19).

Os sulcos vestibulares e linguais devem ser orientados, tomando-se o cuidado de verificar previamente a relação de inclinação dos dentes envolvidos na prótese em um modelo de estudo, para que esses sulcos tenham uma relação de paralelismo. Para a confecção destes em dentes com coroas curtas, pode-se utilizar uma ponta diamantada com menor comprimento da ponta ativa.

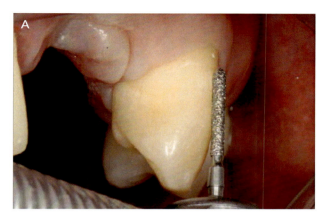
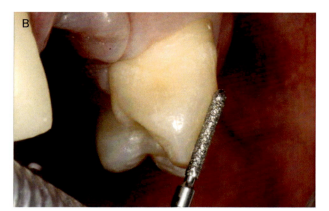
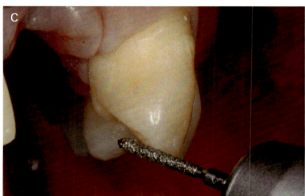
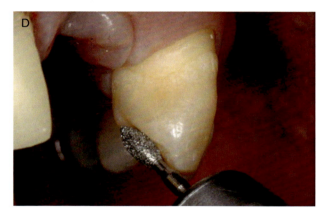
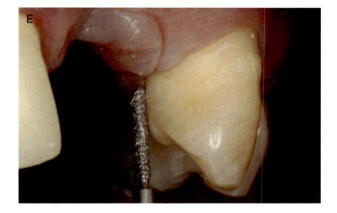

FIGURA 3.17 Posicionamento da ponta diamantada nas diferentes faces do dente. Além das características mecânicas (retenção e estabilidade) e estéticas que o preparo deve apresentar, deve-se também analisar a inclinação das faces do(s) outro(s) dente(s) pilar(es) para se conseguir forma de paralelismos entre os dentes envolvidos na PPF.

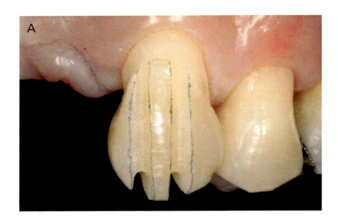
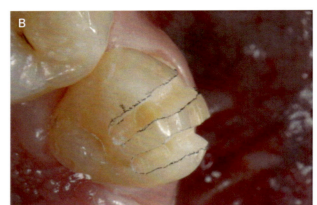

FIGURA 3.18 Vistas dos sulcos.

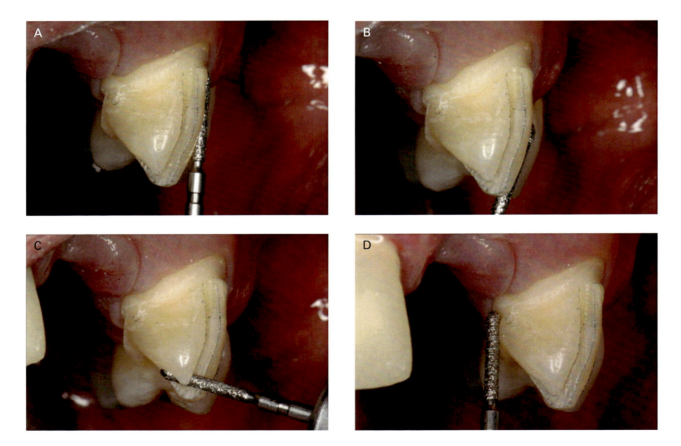

FIGURA 3.19 Relação diâmetro da ponta diamantada/profundidade dos sulcos.

União dos sulcos de orientação e desgaste da concavidade palatina

Com a mesma ponta diamantada, faz-se a união dos sulcos das faces vestibular, incisal e lingual, mantendo-se a relação de paralelismo previamente obtida. Nesta fase acentua-se o desgaste de 1,2 mm até a metade das faces proximais, por serem também consideradas importantes na estética (Fig. 3.20A). No terço cervical da face lingual, o desgaste deve ser de 0,6 mm (chanferete), suficiente para prover resistência à liga metálica (Fig. 3.20B).

Com a ponta diamantada em forma de pera (Fig. 3.15C), procede-se ao desgaste da concavidade seguindo a anatomia da área (Fig. 3.20C). Essa região correspondente ao terço medioincisal deve ser desgastada no mínimo em 0,6 mm para acomodar apenas o metal nas coroas de dentes anteriores que apresentam um sobrepasse vertical muito acentuado. Evita-se, assim, deixar a região incisal muito fina e sujeita à fratura. Para os casos com sobrepasse vertical normal, a infraestrutura nessa região também pode ser coberta com cerâmica, e, para isso, deve haver um desgaste de 1,2 mm. Devido à dificuldade ou à impossibilidade de confecção de sulcos de orientação nas concavidades dos dentes anterossuperiores, utiliza-se como elemento de referência a metade íntegra do dente, a oclusão com os antagonistas e, em uma etapa posterior, a espessura da face lingual das coroas provisórias.

Após a realização dos desgastes, o espaço conseguido é avaliado pela observação dos movimentos de lateralidade, lateroprotrusão e protrusão

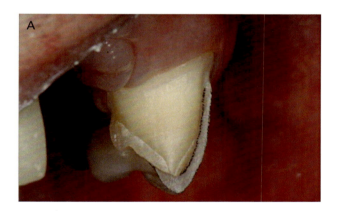

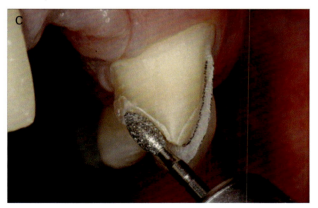

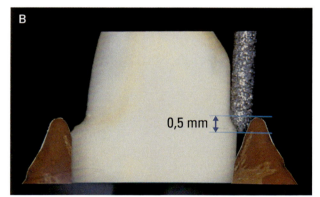

FIGURA 3.20 (A) Vista da metade do dente preparado. (B) Término cervical em chanferete na face lingual. Observe a posição da ponta diamantada: metade no dente, metade no sulco gengival. (C) Posicionamento da ponta diamantada para o desgaste da concavidade palatina.

executados pelo paciente. Nos dentes anteroinferiores a referência para a quantidade de desgaste será a metade íntegra ou uma matriz confeccionada em silicona pesada.

Após esses desgastes, a metade do dente estará preparada, o que permite fazer uma avaliação dos procedimentos realizados até o momento, pois a outra metade está intacta. Dessa maneira, torna-se muito fácil ao operador controlar os requisitos mecânicos, biológicos e estéticos para um preparo com finalidade protética.

Desgastes da metade íntegra e da face proximal

Com o dente vizinho protegido por uma matriz de aço, procede-se à eliminação da convexidade natural dessa área com uma ponta diamantada tronco-cônica fina (Fig 3.15D). A proteção do dente vizinho é importante, pois trabalhos na literatura mostram que 75% dos dentes contíguos aos preparados sofrem algum tipo de dano, como desgaste inadvertido do esmalte ou das restaurações existentes. A finalidade desse passo é criar espaço para a realização do desgaste definitivo com a mesma ponta diamantada utilizada para a confecção dos sulcos de orientação. Os desgastes proximais devem terminar no nível gengival e deixar as paredes proximais paralelas entre si. Esse desgaste deve ser realizado até que se tenha distância mínima de 1 mm entre o término cervical do dente preparado e o dente vizinho. Tal espaço é indispensável para possibilitar a acomodação da papila interproximal; se houver dois retentores a serem unidos, o espaço ideal deve ser de 1,5 a 2 mm, para acomodar a papila e possibilitar acesso aos meios convencionais de higienização.

O desgaste da metade íntegra é realizado em seguida, repetindo-se todos os passos citados anteriormente (Fig. 3.21).

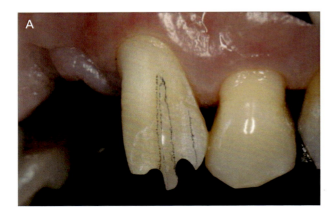
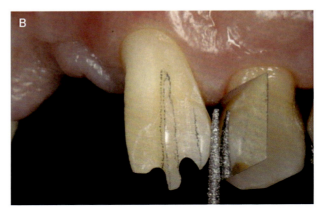
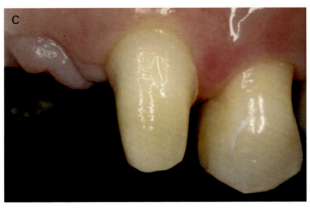
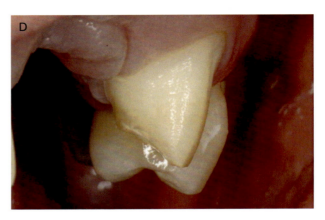

FIGURA 3.21 (A) Confecção dos sulcos de orientação na metade íntegra. (B) Posicionamento da ponta diamantada para o desgaste da face proximal. Observe a presença da matriz metálica. (C) (D) Vistas da coroa preparada.

Preparo subgengival

Para a obtenção de um término cervical do preparo no interior do sulco gengival nítido e em um nível compatível com a fisiologia do sulco gengival, o primeiro ponto que deve ser muito bem entendido é que o término em chanfrado é feito usando apenas a metade da ponta ativa da ponta diamantada.

Assim, o posicionamento correto da ponta diamantada com extremidade ogival para estender o término do preparo dentro do sulco gengival deve ser feito deixando metade de seu diâmetro em contato com o dente e a outra metade fora do dente e, portanto, em contato com o epitélio sulcular. Não se deve encostar a ponta diamantada nas paredes axiais para a execução desse procedimento, pois corre-se o risco de obter um término irregular, semelhante à forma de toda a extremidade da ponta diamantada, visto que a quantidade desgastada na face vestibular e na metade das faces proximais correspondeu ao diâmetro da ponta diamantada (Fig. 3.22).

Fica fácil entender agora a importância da realização do sulco cervical marginal com a metade do diâmetro (± 0,7 mm) da ponta diamantada esférica, pois, além de delinear a forma do chanfrado, isso também auxilia no posicionamento correto da ponta diamantada com ponta ogival para o preparo subgengival.

O término cervical subgengival das metades proximais e da face lingual é realizado com a mesma ponta diamantada, posicionando-a metade no dente e metade no sulco gengival, pois o objetivo é determinar o término em chanferete (0,7 mm), suficiente para a resistência do metal.

A colocação de fio retrator no sulco gengival previamente à extensão do preparo subgengival é recomendada por alguns autores com o objetivo de orientar a profundidade do término dentro do sulco e proteger o tecido gengival. Entretanto, o ato da colocação do fio pode ser mais danoso que a ação da própria ponta diamantada, por sua ação mecânica de pressão e pela presença de elementos químicos responsáveis pela retração gengival, podendo causar recessão gengival e exposição precoce da cinta metálica. Por isso, esse procedimento deve ser realizado com muito cuidado, como será

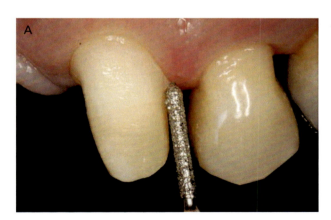

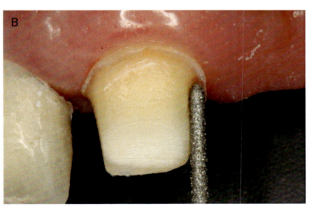

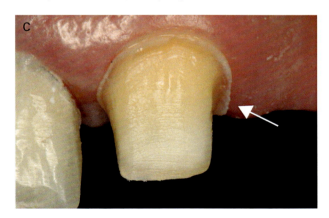

FIGURA 3.22 (A) Posicionamento correto da ponta diamantada para o preparo subgengival. (B) (C) O posicionamento incorreto da ponta diamantada na face distal gera um término com forma côncava que vai prejudicar os procedimentos de moldagem e adaptação da IE, além de possibilitar a fratura das bordas durante a cimentação com maior desajuste e, consequentemente, maior exposição do cimento.

comentado no Capítulo 7. Com o tecido gengival saudável e com a ponta diamantada posicionada corretamente no nível adequado dentro do sulco, o risco de traumatizar o epitélio sulcular é pequeno e, se isso ocorrer, sua recuperação será rápida, desde que a coroa provisória seja bem adaptada.

A profundidade do término cervical subgengival deve ser de 0,5 a 1 mm, suficiente para esconder a cinta metálica da coroa metalocerâmica. A área interproximal constitui o aspecto mais crítico dessa fase, razão pela qual cuidados adicionais devem ser observados com a extensão do término dentro do sulco gengival.

É indispensável que as faces axiais apresentem inclinações adequadas para propiciar ao preparo características de retenção e estabilidade. Para isso, a inclinação do terço cervical (**primeira inclinação**) deve ficar entre 2 a 5° em direção incisal para determinar uma área de retenção friccional para a prótese. Essa inclinação pode ser aumentada entre 5 a 10° se o dente apresentar coroa clínica longa. A inclinação das paredes axiais no terço incisal (**segunda inclinação**) deve ser de 5 a 10° e tem como objetivo facilitar os procedimentos de colocação, remoção e adaptação das coroas provisórias e definitivas (Fig. 3.23).

As ligas de Ni-Cr usadas nas coroas metalocerâmicas apresentam características físicas que possibilitam a obtenção de margens cervicais finas (de 0,1 a 0,3 mm), sem prejuízo da adaptação decorrente do processo de queima da cerâmica.

Por essa razão, o término cervical colocado a 0,5 mm dentro do sulco é capaz de esconder a cinta metálica, principalmente se o tecido gengival for constituído de mucosa ceratinizada. Uma gengiva fina pode exigir extensão cervical maior dentro do sulco para mascarar a translucidez da cinta metálica.

As ligas de ouro cerâmico, por sua vez, exigem maiores espessuras (0,3 a 0,5 mm) para não sofrer deformações decorrentes da queima da cerâmica. Assim, nos preparos para coroa metalocerâmica em liga de ouro, a estrutura dentária deve sofrer maior desgaste nessa região, para acomodar o metal e a cerâmica.

Outra diferença em relação ao preparo para metalocerâmica com ligas de Ni-Cr está no término cervical, que deve ser em degrau biselado para propocionar maior resistência à estrutura metálica. Como consequência, torna-se necessário um maior aprofundamento gengival (0,7 a 1 mm), notadamente nos dentes de relevante importância estética, para mascarar o bisel metálico.

Para a obtenção do término em ombro ou degrau biselado na face vestibular e na metade das faces proximais, utilizam-se uma ponta diamantada com extremidade plana (Fig. 3.15E) para a confecção do ombro ou degrau, que é levado 0,5 mm dentro do sulco (Fig. 3.24A), e uma ponta diamantada em forma de chama (Fig. 3.15F) para o biselamento do degrau (Fig. 3.24B). O restante do preparo continua em chanferete (Fig. 3.24C).

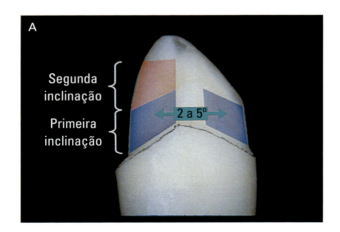 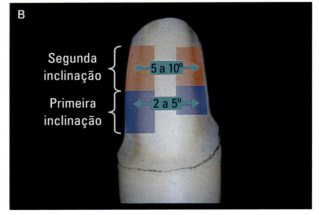

FIGURA 3.23 (A) Inclinação das paredes vestibular e palatina e (B) das faces proximais.

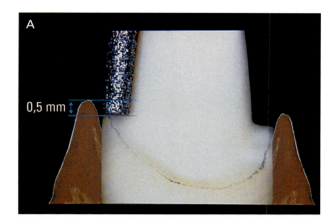
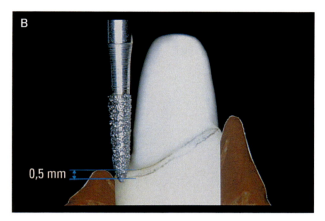
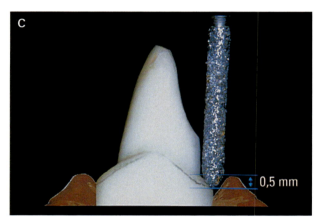

FIGURA 3.24 (A) Posicionamento da ponta diamantada para o preparo do término em ombro na face vestibular e na metade das faces proximais. (B) Posicionamento da ponta diamantada para a confecção do bisel. (C) Posicionamento da ponta diamantada para o preparo em chanferete.

Acabamento

Como a extremidade da ponta diamantada utilizada para o preparo do término cervical tem a forma ogival, o que determina a obtenção de um chanfrado longo (Fig. 3.25A), torna-se necessário aumentar um pouco mais a quantidade de desgaste na região cervical da face vestibular e na metade das faces proximais, para acomodar o metal e a cerâmica e não haver sobrecontorno.

Com essa finalidade, utiliza-se a ponta diamantada tronco-cônica com extremidade arredondada (Fig. 3.15G) totalmente apoiada na parede axial, acentuando o desgaste nessa região (Figs. 3.25B e C).

A regularização do preparo deve ser feita com as mesmas pontas anteriormente usadas, em baixa rotação, arredondando-se todas as arestas formadas e eliminando áreas de esmalte sem suporte ou irregularidades que possam ter permanecido na região do término cervical. Recomenda-se também a utilização de brocas de aço multilaminadas em baixa rotação para definir melhor o término cervical, facilitando a adaptação da coroa provisória, a moldagem e os demais passos subsequentes. A seguir, verifica-se com sonda exploradora se esses objetivos foram atingidos (Fig. 3.26).

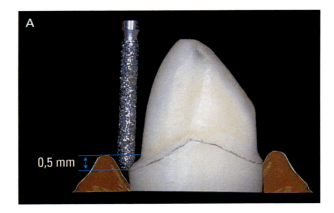
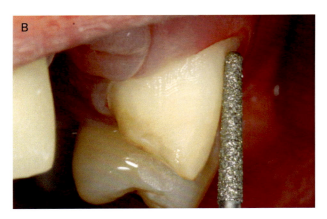
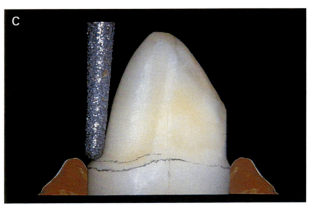

FIGURA 3.25 (A) Posicionamento correto da ponta diamantada no sulco para obtenção do chanfrado. (B) (C) Posicionamento da ponta diamantada com extremidade arredondada no nível da margem gengival para aumento do desgaste cervical.

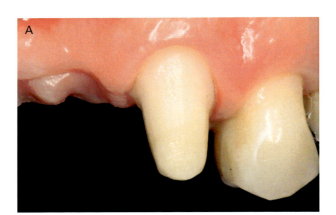
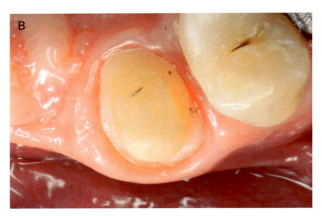
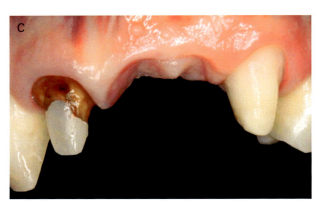

FIGURA 3.26 Vistas do preparo concluído.

Preparo para coroa metalocerâmica sem cinta metálica na face vestibular e na metade das faces proximais (*colarless*)

A única diferença deste preparo em relação ao preparo convencional para metalocerâmica está no término cervical da face vestibular e na metade das faces proximais, que deve ser em ombro ou degrau arredondado (ombro com ângulo axiogengival arredondado) realizado com uma ponta diamantada (Fig. 3.15H) com extremidade plana com borda arredondada, em substituição ao chanfrado. Esse tipo de preparo está indicado para elementos isolados ou próteses fixas pequenas (dois dentes pilares) na região anterior, quando o tecido gengival é muito fino e permite a transparência da cinta metálica (Fig. 3.27).

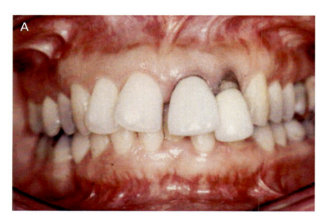
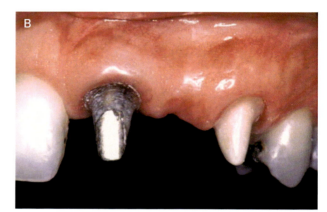
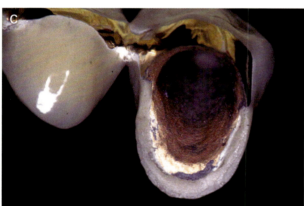
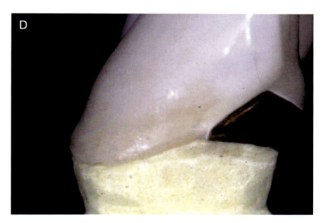
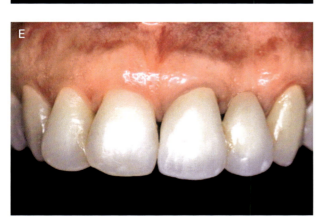

FIGURA 3.27 (A) Vista dos incisivos superiores com alteração de posição em decorrência de trauma oclusal associado à doença periodontal. (B) Vista dos dentes preparados com término em ombro na face vestibular e na metade das faces proximais após movimentação ortodôntica dos dentes 12, 11 e 21 e extração do dente 22. Observe a alteração da cor da gengiva no dente 21 em decorrência do escurecimento da raiz. (C) Vista cervical do término em cerâmica na face vestibular e na metade das faces proximais. (D) Adaptação da coroa no troquel. (E) PPF instalada. A alteração de cor do tecido gengival do dente 21 se deve à alteração de cor da raiz.

Preparo para coroa metalocerâmica para dentes posteriores

Sulco marginal cervical vestibular e lingual

As pontas diamantadas necessárias para preparar dentes posteriores são as mesmas descritas anteriormente. O desgaste marginal é feito com a ponta diamantada esférica, seguindo os mesmos procedimentos descritos no preparo para dentes anteriores (Fig. 3.28).

Sulcos de orientação vestibular, oclusal e lingual

Para os dentes superiores, os sulcos são realizados com uma ponta diamantada de extremidade ogival, e a profundidade dos sulcos vestibulares deve ser de 1,2 mm (diâmetro da ponta diamantada). Os sulcos do terço mediocervical da face palatina devem ter um desgaste de ± 0,6 mm e, na região médio-oclusal, uma espessura de ± 1,5 mm, por tratar-se de área funcional das cúspides de contenção cêntrica. Na face oclusal, os sulcos devem ser feitos acompanhando os planos inclinados das cúspides e com uma profundidade aproximada de 1,5 mm. Se os dentes apresentarem coroas clínicas curtas, o desgaste oclusal poderá ser reduzido para 1 mm. Nesses casos, a superfície oclusal deverá ser confeccionada em metal.

Nos dentes inferiores, os sulcos da face vestibular devem ser realizados aprofundando-se o diâmetro da ponta diamantada, para obter o desgaste de 1,2 mm. Essa quantidade de desgaste é necessária para proporcionar espaço aos materiais metálico e estético, pois, se o desgaste for insuficiente, haverá pouca espessura para a cerâmica, alterando a estética e suas propriedades físicas. Na

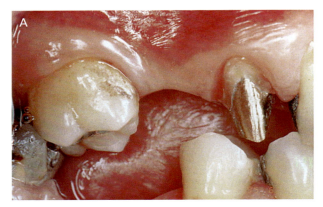
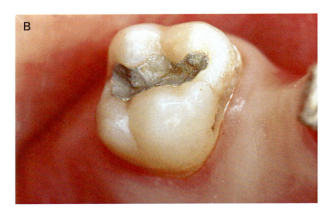
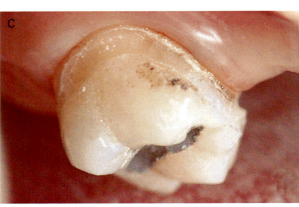
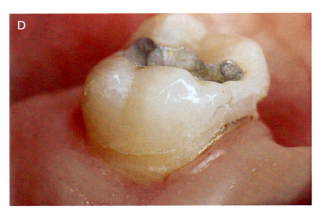

FIGURA 3.28 (A) (B) Vistas do dente 27 com indicação para coroa metalocerâmica. (C) (D) Vistas mostrando o sulco marginal.

região médio-oclusal, essa quantidade de desgaste também é necessária para dar resistência à coroa, já que essa região faz parte da área funcional da cúspide de contenção cêntrica e, portanto, participa ativamente do ciclo mastigatório. Os sulcos da face lingual deverão também ser realizados acompanhando a sua inclinação e com profundidade correspondente à metade do diâmetro da ponta diamantada, ou seja, ± 0,6 mm (Fig. 3.29).

Desgastes proximais

O desgaste proximal é feito seguindo os mesmos princípios e com a mesma ponta diamantada descritos no preparo para dentes anteriores.

União dos sulcos de orientação

A união dos sulcos deve ser feita com a mesma ponta diamantada empregada em sua confecção. Após a união dos sulcos, tem-se a metade do dente preparado, o que permite uma avaliação da quantidade de área desgastada em relação à metade íntegra. Se necessário, as correções deverão ser realizadas antes de proceder-se ao desgaste da outra metade (Fig. 3.30). Compare com o dente antagônico para certificar-se de que existe espaço suficiente para o metal ou o metal e a cerâmica.

Em seguida, prepara-se a metade íntegra, repetindo todos os passos citados anteriormente (Fig. 3.31).

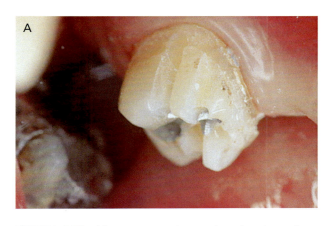
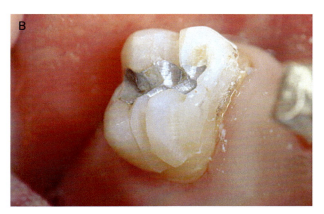

FIGURA 3.29 Vistas mostrando os sulcos de orientação.

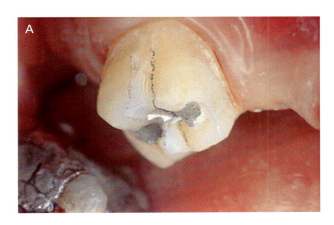
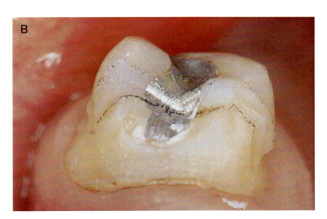

FIGURA 3.30 Vistas da metade do dente preparado.

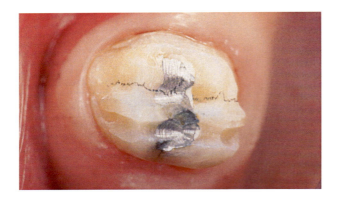

FIGURA 3.31 Confecção dos sulcos de orientação na metade íntegra.

Preparo subgengival e acabamento

Para a realização desses procedimentos, os princípios e as pontas diamantadas são os mesmos descritos anteriormente.

Busca-se, nesta etapa, realizar uma pequena inclinação (2 a 5°) das paredes em direção incisal, a partir do término cervical, que pode ser aumentada (5 a 10°) a partir do terço cervical, principalmente se o dente apresentar coroa clínica longa. Devido às suas características anatômicas, a grande maioria dos molares preparados apresenta ângulos de convergência oclusal maiores que os rotineiramente descritos nos livros-texto, chegando a 24°, com média de 16 a 18°. Uma inclinação exagerada nessas áreas poderá comprometer a estabilidade da coroa, pois serão eliminadas áreas importantes de neutralização das forças oblíquas que incidem na prótese durante o ato mastigatório e que podem exigir a confecção de canaletas proximais (Fig. 3.32).

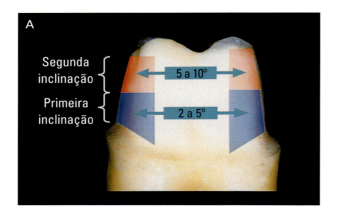

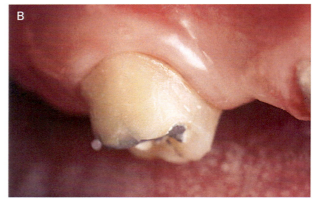

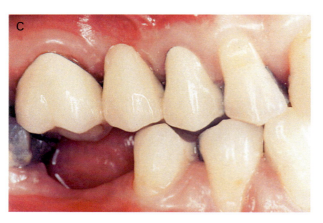

FIGURA 3.32 (A) Primeira e segunda inclinação das faces axiais. (B) Preparo concluído. (C) Prótese cimentada.

PREPARO PARA COROA TOTAL EM CERÂMICA *(METAL FREE)*

Para dentes anteriores

O desenvolvimento das cerâmicas reforçadas estruturalmente com óxidos melhorou sua capacidade de resistir à ação das forças mastigatórias, inclusive nas regiões dos molares. Essa característica, aliada às suas excelentes propriedades de biocompatibilidade e estética, tem possibilitado sua utilização na confecção de PPF nas regiões anterior e posterior.

A diferença entre os preparos para coroas totais cerâmicas e metalocerâmicas está na forma e na quantidade de desgaste do término cervical e das faces axiais e incisal/oclusal. O término cervical deve ter a forma de ombro com ângulo axiogengival arredondado (ombro arredondado) e desgaste uniforme de 1 mm; as faces axiais podem ter até 1,5 mm de desgaste, dependendo da cerâmica e da cor do dente; já as faces oclusal e incisal devem ter de 1,5 a 2 mm de desgaste.

Sulco marginal cervical

A sequência do preparo do sulco marginal segue os mesmos princípios já descritos nos preparos para dentes anteriores (Fig. 3.33).

Sulcos de orientação nas faces vestibular, incisal e linguocervical

A profundidade dos sulcos deve ser de até 1,5 mm para poder acomodar, sem sobrecontorno, a espessura da cerâmica. Quando há necessidade de confeccionar infraestrutura, esta deve ter aproximadamente 0,5 mm para dentes posteriores e 0,3 mm para dentes anteriores, e a espessura da cerâmica de revestimento deve ser de no mínimo 1 mm. Os sulcos vestibulares e linguais devem ser

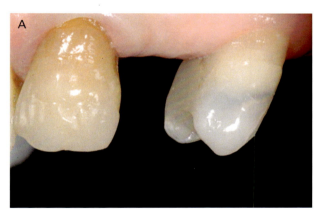
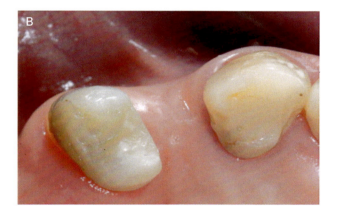
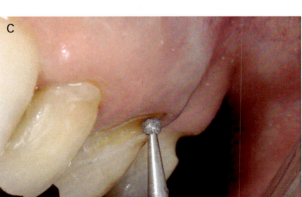
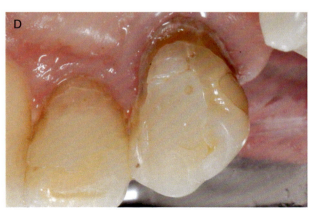

FIGURA 3.33 (A) (B) Vistas dos dentes que serão preparados. Observe a inclinação para mesial do pré-molar que necessitará de maior desgaste nesta face para obtenção do paralelismo entre os dois dentes pilares. (C) (D) Vistas do sulco marginal e do posicionamento da ponta diamantada esférica em 45°.

confeccionados conforme o plano de inserção da prótese determinado previamente em um modelo de estudo, para que os desgastes das diferentes faces dos dentes pilares possam ser feitos buscando-se forma de paralelismo. Desse modo, a quantidade de desgaste em uma ou mais faces do dente deve estar de acordo com seu posicionamento e sua inclinação. Por exemplo, se um dos pilares está mais inclinado para vestibular ou mesial e apresenta tratamento endodôntico, sua face mais inclinada deverá ter maior desgaste para não comprometer a vitalidade pulpar do outro dente. Se ambos apresentam vitalidade, os desgastes devem ser feitos de modo a preservar a vitalidade pulpar de ambos. Entretanto, deve-se sempre levar em consideração que a quantidade de desgaste nas diferentes faces é determinada pelas exigências estéticas e mecânicas do material restaurador, como comentado anteriormente.

Inicialmente, dois sulcos são feitos nos terços mediocervical e medioincisal da face vestibular e na face linguocervical em uma metade do dente, usando-se uma ponta diamantada com extremidade plana e borda arredondada (Fig. 3.15H) com 1 mm de diâmetro, aprofundando-a uma vez e meio seu diâmetro. Nessa fase, deve-se tomar cuidado com a inclinação da ponta diamantada, para que os sulcos apresentem relação de paralelismo, como comentado anteriormente. Os sulcos incisais acompanham a mesma direção dos sulcos vestibulares, seguindo a inclinação da face incisal. Sua profundidade deve ser de 1,5 a 2 mm, de acordo com a quantidade de incisal que os dentes vizinhos apresentam. Com essa finalidade, usa-se o diâmetro da ponta diamantada como referência: duas vezes o diâmetro se o desgaste pretendido for de 2 mm, ou uma vez e meia se o objetivo for a obtenção de 1,5 mm de desgaste (Fig. 3.34).

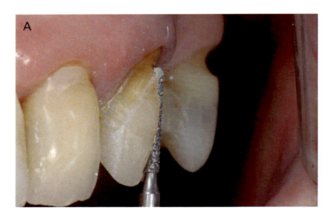

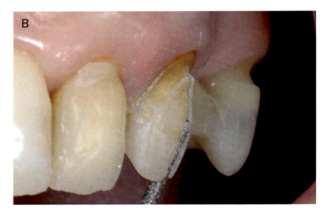

FIGURA 3.34 Relação diâmetro da ponta diamantada/profundidade dos sulcos.

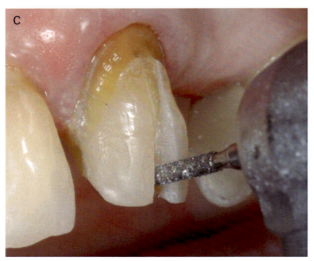

Desgaste proximal, união dos sulcos e desgaste da concavidade palatina

O desgaste da face proximal é feito com a ponta diamantada tronco-cônica fina, seguindo os princípios já descritos no preparo para coroa metalocerâmica em dentes anteriores. Em seguida, faz-se a união dos sulcos e a confecção dos sulcos de orientação da metade íntegra, seguindo-se todos os passos citados anteriormente.

O desgaste da concavidade palatina é feito com a ponta diamantada em forma de pera acompanhando a anatomia da área. A quantidade de desgaste mínima deve ser de 1,5 mm, e, por causa da dificuldade de se confeccionar sulcos de orientação nessa área, a metade íntegra do dente e a oclusão com os antagonistas devem ser empregadas como referência. Em seguida, confeccionam-se os sulcos na outra metade e realiza-se sua união (Fig. 3.35).

Preparo subgengival e acabamento

O término cervical do preparo é em ombro arredondado com desgaste de 1 mm, e deve-se utilizar a mesma ponta diamantada empregada para fazer os sulcos de orientação. Os princípios e cuidados que devem ser tomados nesse procedimento estão descritos no preparo para coroa metalocerâmica.

Nesta etapa, é preciso também determinar a inclinação das faces axiais, que deve seguir as mesmas orientações descritas no preparo da coroa

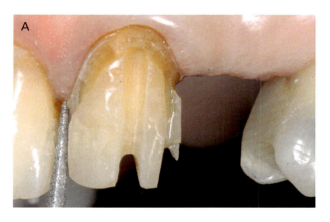
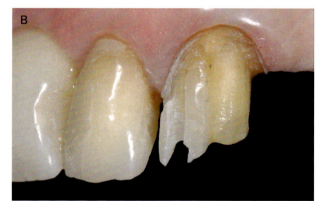
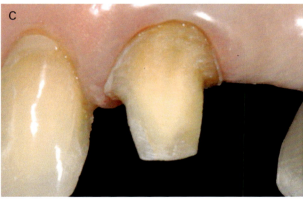
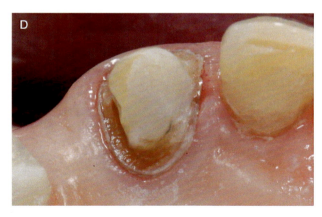

FIGURA 3.35 (A) Posicionamento da ponta diamantada utilizada para o desgaste da face proximal. Esse desgaste é feito levando-se em consideração a inclinação do outro dente pilar, como pode ser observado pelas linhas que tangenciam a ponta diamantada e a face mesial do pré-molar. (B) União dos sulcos de orientação e confecção dos sulcos na outra metade. (C) (D) Vistas do preparo.

metalocerâmica. É importante que a coroa apresente retenção e estabilidade para minimizar as tensões que se formam na interface dente/cimento/cerâmica e garantir a eficácia do cimento na retenção da coroa a longo prazo.

A seguir realiza-se o acabamento do preparo, regularizando todas as superfícies e arredondando todos os ângulos. Esse procedimento também pode ser realizado com broca multilaminada, especialmente no término do preparo (Fig. 3.36).

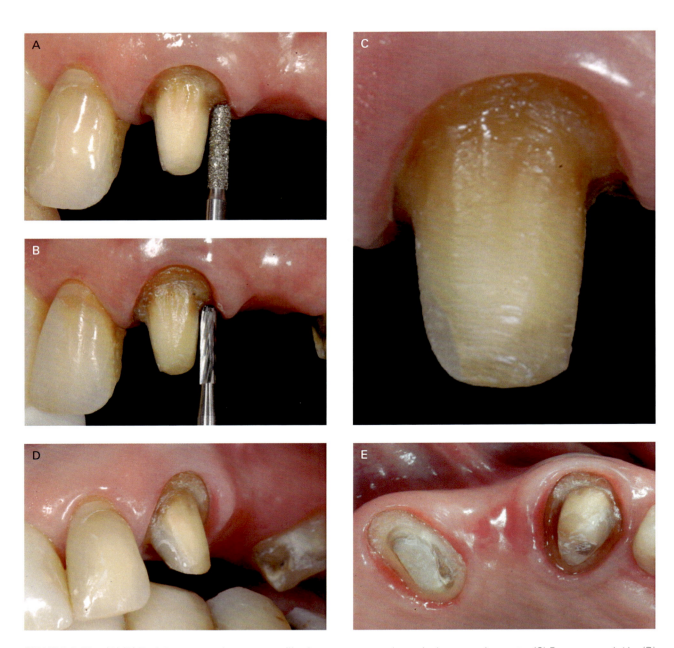

FIGURA 3.36 (A) (B) Posicionamento das pontas utilizadas no preparo subgengival e no acabamento. (C) Preparo concluído. (D) Vista do espaço lingual em relação ao dente antagonista. (E) Vista dos dentes preparados mostrando a relação de paralelismo entre ambos.

Para dentes posteriores

Sulco marginal cervical: vestibular e palatino

Os sulcos na região cervical são confeccionados com ponta diamantada esférica, seguindo-se os procedimentos descritos nos preparos anteriores (Fig. 3.37).

Sulcos de orientação nas faces vestibular, oclusal e palatina

Os sulcos vestibulares e palatinos devem ter profundidade de 1,5 mm, e os sulcos da face oclusal, entre 1,5 e 2 mm, e devem ser confeccionados com a ponta diamantada de extremidade plana e borda arredondada. Os sulcos devem seguir o plano de inserção determinado previamente no modelo de estudo e acompanhar as inclinações dos terços mediocervical e médio-oclusal dessas faces e os planos inclinados das cúspides (Fig. 3.38).

Desgaste proximal e união dos sulcos

O desgaste proximal é feito com uma ponta diamantada tronco-cônica fina. A união dos sulcos e a confecção dos sulcos de orientação na metade íntegra são realizadas com a mesma ponta diamantada e seguem os passos citados anteriormente. Deve-se avaliar o espaço oclusal com o dente antagonista. A seguir, prepara-se a metade íntegra, repetindo-se todos os passos citados anteriormente (Fig. 3.39).

Preparo subgengival e acabamento

Para o preparo subgengival, emprega-se a mesma ponta diamantada utilizada na fase anterior, tomando os mesmos cuidados descritos nos preparos anteriores. As inclinações que as faces axiais (primeira e segunda inclinações) devem apresentar seguem os princípios descritos no preparo para metalocerâmica. Antes de se realizar o preparo subgengival, é importante avaliar a forma de paralelismo com as faces axiais do outro dente pilar. É interessante fazer uma moldagem parcial com alginato e vazar o molde com gesso comum misturado a partículas de raspa de gesso para acelerar sua presa. Assim, também é possível corrigir as inclinações das faces axiais durante o preparo subgengival, se necessário.

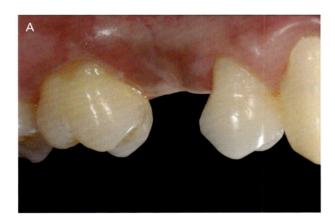 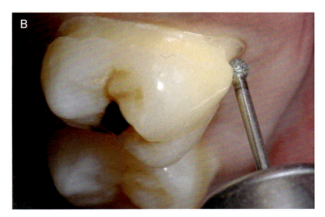

FIGURA 3.37 (A) Vista dos dentes que serão pilares de PPF em cerâmica. (B) Preparo do sulco marginal e posicionamento da ponta diamantada esférica em 45°.

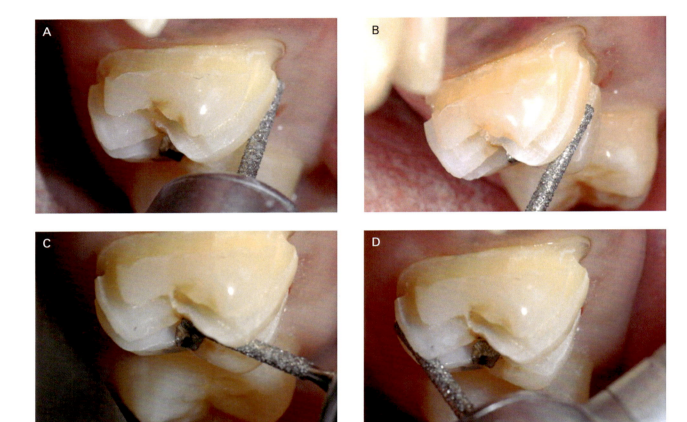
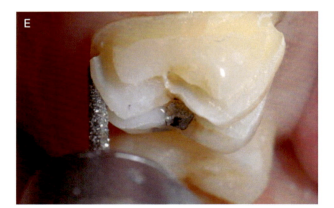

FIGURA 3.38 Relação diâmetro da ponta diamantada/profundidade dos sulcos.

PRÓTESE FIXA 109

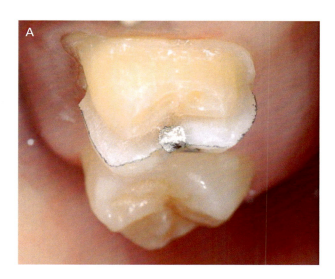

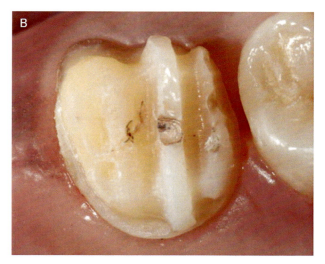

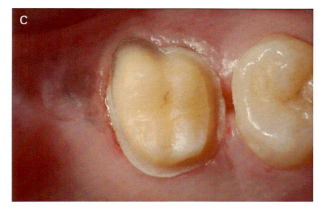

FIGURA 3.39 (A) Vista da metade do dente preparado. (B) Vista oclusal dos sulcos da metade íntegra e do desgaste proximal. (C) Vista do dente preparado.

Alguns profissionais recomendam a colocação de um fio retrator fino previamente à extensão do preparo subgengival para promover o afastamento mecânico da gengiva e, consequentemente, proteger o epitélio sulcular. Como comentado anteriormente, a simples colocação do fio pode ser mais danosa que a ação da ponta diamantada, em virtude de sua ação mecânica de pressão, que pode causar recessão gengival. Caso se opte pela colocação do fio, este deve ser muito fino e ser acomodado no sulco, em vez de pressionado para seu interior. A seguir, são feitos o preparo subgengival e o acabamento do preparo, regularizando todas as superfícies e arredondando todos os ângulos, conforme já descrito anteriormente (Fig. 3.40).

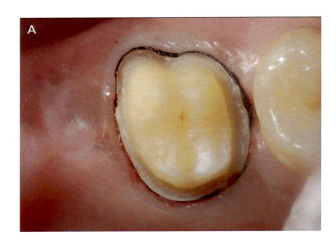

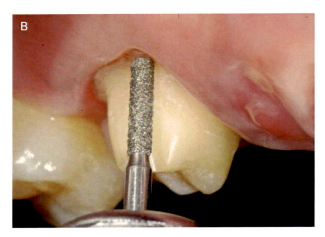

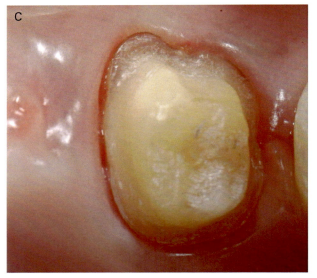

FIGURA 3.40 (A) Colocação do fio para o preparo subgengival. (B) Posicionamento da ponta diamantada para o preparo subgengival. (C) Preparo concluído.

PREPARO PARA COROA TOTAL METÁLICA

A coroa total metálica é indicada quando o fator estético não precisa ser considerado (segundo e terceiro molares).

A única diferença desse tipo de preparo para o de coroa metalocerâmica está na quantidade de desgaste que é realizado na face vestibular, visto que esta será recoberta somente com metal. Assim, o desgaste na face vestibular deve apresentar ± 0,6 mm.

A quantidade de desgaste das faces oclusais e das áreas funcionais das cúspides de contenção cêntrica (médio-oclusal da face vestibular dos dentes inferiores e médio-oclusal da face palatina dos superiores) deve ser de ± 1,2mm, ou seja, correspondente ao diâmetro da ponta diamantada. Esse maior desgaste é importante para propiciar rigidez à estrutura metálica e resistência à ação das forças mastigatórias que incidem nessas faces da coroa.

Todo o término cervical apresentará configuração uniforme em chanferete, que pode ser obtida pelas pontas diamantadas citadas anteriormente (Fig. 3.41).

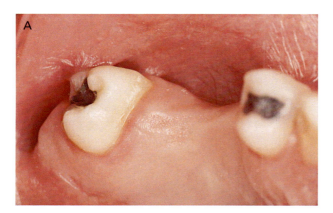

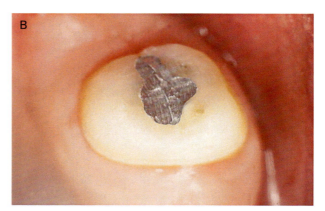

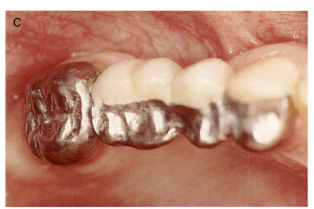

FIGURA 3.41 (A) Os dentes 17 e 14 foram preparados para receber coroa total metálica e restauração parcial tipo quatro quintos, respectivamente. (B) Vista do preparo para coroa total metálica. (C) Prótese cimentada com cimento resinoso.

LEITURAS SUGERIDAS

Ayad MF, Johnston WM, Rosenstiel SF. Influence of tooth preparation taper and cement type on recementation strength of complete mental crowns. J Prosthet Dent. 2009;102(6):354-61.

Bottino MA, Faria R, Valandro LF. Percepção: estética em próteses livres de metal em dentes naturais e implantes. Porto Alegre: Artes Médicas; 2009.

Bowley JF, Kieser J. Axial-wall inclination angle and vertical height interactions in molar full crown preparations. J Dent. 2007;35(2):117-23.

Chiche G, Pinault A. Esthetics of anterior fixed prosthodontics. St. Louis: Quintessence; 1994.

Donovan TE, Chee WW. Cervical margin design with contemporary esthetic restorations. Dent Clin North Am. 2004;48(2):vi, 417-31.

Fradeani M. Análise estética: uma abordagem sistemática para o tratamento protético. São Paulo: Quintessence; 2006.

Gomes JC. Estética em clínica odontológica. Curitiba: Maio; 2004.

Goodacre CJ, Campagni WV, Aquilino SA. Tooth preparations for complete crowns: an art form based on scientific principles. J Prosthet Dent. 2001;85(4):363-76.

Goodacre CJ. Designing tooth preparations for optimal success. Dent Clin North Am. 2004;48(2):v, 359-85.

Janson WA, Pandolfi, RF, de Freitas H. Manual de preparos de dentes: finalidade protética. 5. ed. Bauru: FOB; 1985.

Johnston JF, Dykema RW, Goodacre CJ, Phillips RW. Johnston's modern practice in fixed prosthodontics. 4th ed. Philadelphia: WB Saunders; 1986.

Johnston JF, Dykema RW, Phillips RW. A prótese de coroas e pontes na prática atual. São Paulo: Atheneu; 1964.

Johnson GH, Lepe X, Zhang H, Wataha JC. Retention of metal-ceramic crowns with contemporary dental cements. J Am Dent Assoc. 2009;140(9):1125-36.

Jorgensen KD. The relationship between retention and convergence angle in cemented veneer crowns. Acta Odontol Scand. 1955;13(1):35-40.

Kina S, Bruguera A. Invisível: restaurações cerâmicas. Maringá: Dental Press; 2008.

Kuwata M. Theory and practice for ceramo metal restorations. Chicago: Quintessence; 1980.

Lustig LP. A rational concept of crown preparation revised and expanded. Quintessence Int Dent Dig. 1976;7(11):41-8.

Malament KA, Socransky SS. Survival of Dicor glass-ceramic dental restorations over 14 years. Part II: effect of thickness of Dicor material and design of tooth preparation. J Prosthet Dent. 1999;81(6):662-7.

McLean JW. The science and art of dental ceramics. Chicago: Quintessence; 1979.

Mezzomo E. Reabilitação oral contemporânea. São Paulo: Santos; 2009.

Newcomb GM. The relationship between the location of subgingival crown margins and gingival inflammation. J Periodontol. 1974;45(3):151-4.

Nocchi CE. Restaurações estéticas: compósitos, cerâmicas e implantes. Porto Alegre: Artmed; 2005.

Parker MH. Resistance form in tooth preparation. Dent Clin North Am. 2004;48(2):v-vi, 387-96.

Proussaefs P, Campagni W, Bernal G, Goodacre C, Kim J. The effectiveness of auxiliary features on a tooth preparation with inadequate resistance form. J Prosthet Dent. 2004;91(1):33-41.

Reich S, Petschelt A, Lohbauer U. The effect of finish line preparation and layer thickness on the failure load and fractography of ZrO2 copings. J Prosthet Dent. 2008;99(5):369-76.

Rosenberg MM, Kay HB. Tratamento periodontal e protético para casos avançados. São Paulo: Quintessence; 1996.

Rosenstiel SF, Land MF, Fujimoto J. Contemporary fixed prosthodontics. 4th ed. St. Louis: Mosby; 2006.

Roudsari RV, Satterthwaite JD. The influence of auxiliary features on the resistance form of short molars prepared for complete cast crowns. J Prosthet Dent. 2011;106(5):305-9.

Sailer I, Fehér A, Filser F, Lüthy H, Gauckler LJ, Schärer P, et al. Prospective clinical study of zirconia posterior fixed partial dentures: 3-year follow-up. Quintessence Int. 2006;37(9):685-93.

Sailer I, Gottnerb J, Kanelb S, Hammerle CH. Randomized controlled clinical trial of zirconia-ceramic and metal-ceramic posterior fixed dental prostheses: a 3-year follow-up. Int J Prosthodont. 2009;22(6):553-60.

Saito T. Preparos dentais funcionais em prótese fixa: princípios mecânicos, biológicos e de oclusão. Chicago: Quintessence; 1989.

Shillingburg HT, Hobo S, Whitsett LD, Jacobi, R. Fundamentos de prótese fixa. 3. ed. São Paulo: Quintessence; 1983.

Shillingburg HT, Jacobi R, Brackett SE. Fundamentos dos preparos dentários: para restaurações metálicas e de porcelana. 3. ed. Chicago: Quintessence; 1997.

Tjan AH, Sarkissian R. Effect of preparation finish on retention and fit of complete crowns. J Prosthet Dent. 1986;56(3):283-8.

Tinschert J, Schulze KA, Natt G, Latzke P, Heussen N, Spiekermann H. Clinical behavior of zirconia-based fixed partial dentures made of DC-Zirkon: 3-year results. Int J Prosthodont. 2008;21(3):217-22.

Tylman SD. Theory and practice of crown and fixed partial prosthodontics. 6th ed. St. Louis: Mosby; 1970.

Yamamoto M. Metal-ceramics: principles and methods of Makoto Yamamoto. Chicago: Quintessence; 1985.

Waerhaug J. Histologic considerations which govern where the margins of restorations should be located in relation to the gingiva. Dent Clin North Am. 1960;4:161-76.

Weiss PA. New design parameters: utilizing the properties of nickel-chromium superalloys. Dent Clin North Am. 1977;21(4):769-85.

Wise MD. Failure in the restored dentition management and treatment. London: Quintessence; 1996.

Woolsey GD, Matich JA. The effect of axial grooves on the resistance form of cast restorations. J Am Dent Assoc. 1978;97(6):978-80.

4

PRÓTESE FIXA ADESIVA

LUIZ FERNANDO PEGORARO

A odontologia restauradora sempre se preocupou em utilizar materiais que apresentassem excelentes propriedades biológicas, mecânicas e estéticas e que pudessem ser empregados em preparos conservativos para proteger a biologia dos tecidos pulpar e periodontal e preservar a face estética do dente.

O grande salto de qualidade no tratamento com prótese parcial fixa (PPF) ocorreu com o desenvolvimento do sistema metalocerâmico, na década de 1950, que aliou as excelentes propriedades mecânicas das ligas metálicas à estética da cerâmica. Entretanto, essas próteses exigiam que os dentes pilares tivessem preparos totais.

A possibilidade de unir as excelentes propriedades do sistema metalocerâmico com as vantagens dos preparos mais conservativos ocorreu com o surgimento das PPFs adesivas, no fim da década de 1970, graças à capacidade adesiva dos cimentos resinosos que apresentavam união química com estruturas metálicas, especialmente aquelas fundidas com ligas de Ni-Cr. Isso simplificou a confecção dessas próteses, graças à eliminação dos procedimentos de obtenção de retenções mecânicas na sua superfície interna, e também tornou possível a obtenção de estruturas metálicas mais finas e, portanto, com menor desgaste da estrutura dentária, sem alterar a forma anatômica das coroas dos dentes pilares.

Em relação ao preparo dos dentes, um dos aspectos mais importantes no sucesso da prótese é a compatibilidade entre a área preparada e as forças mastigatórias que irão incidir sobre ela. Além disso, a prótese deve apresentar forma de retenção e estabilidade, para que a resistência de união da interface dente/cimento/estrutura metálica não fique exclusivamente sob a responsabilidade do cimento adesivo.

Os trabalhos de pesquisa e de avaliação clínica disponíveis na literatura e a experiência acumulada nos últimos anos em nossas clínicas de graduação, especialização e pós-graduação têm mostrado que esse tipo de prótese deve ser considerado um procedimento definitivo e alternativo às PPFs convencionais, muito embora não apresente a mesma longevidade. Também pode se tornar a opção preferencial para os casos de rejeição do paciente aos procedimentos de instalação de implantes. Entretanto, as PPFs adesivas metalocerâmicas apresentam deficiências estéticas decorrentes da exposição da liga metálica nas faces oclusal e lingual dos retentores e pônticos.

O desenvolvimento de cerâmicas mais resistentes à base de zircônia tornou possível a indicação desses materiais para a confecção de infraestruturas (IEs) de PPF, eliminando os inconvenientes causados pela exposição da liga metálica. Para essas próteses, o cimento resinoso, além de apresentar uma boa capacidade de união com a cerâmica, também é importante para minimizar a iniciação e propagação de microfratruras em alguns tipos de cerâmica quando a prótese é submetida às forças oclusais.

O sucesso da prótese adesiva, tanto em metalocerâmica quanto somente em cerâmica, está diretamente relacionado com a integridade dos dentes pilares e com sua correta indicação: se os dentes pilares não estão íntegros ou suas faces vestibulares estão esteticamente deficientes, a melhor indicação é confeccionar uma PPF convencional; se os dentes estão íntegros e com suas faces vestibulares esteticamente adequadas, a colocação de implante deve ser a primeira opção. Contudo, como comentado no Capítulo 1, nem todas as situações clínicas preenchem os requisitos para o uso de implantes, e alguns pacientes se recusam a realizar esse procedimento. Por isso, o profissional deve saber apresentar ao paciente outras modalidades de tratamento, como a confecção de PPFs convencionais ou adesivas em metalocerâmica ou somente em cerâmica.

PPF ADESIVA METALOCERÂMICA

De modo geral, as PPFs adesivas metalocerâmicas estão indicadas para os casos em que a presença da estrutura metálica na face lingual ou palatina ou dos pequenos apoios oclusais não seja esteticamente significativa ao paciente, ou porque seu sorriso não é amplo o suficiente para expor a estrutura, ou porque ele está mais interessado na função do que na estética.

Indicações

- Como retentor de PPF (anterior ou posterior) com um pôntico, desde que os dentes apresentem quantidade de esmalte adequada.
- Para a contenção de dentes periodontalmente abalados.
- Para a contenção de dentes tratados ortodonticamente.
- Como elemento isolado (parcial ou total).
- Como elemento de suporte para a colocação de apoios e grampos de PPR.
- Como elemento de manutenção de contenção cêntrica e dimensão vertical em PPR.
- Como elemento de restabelecimento do guia anterior.

Contraindicações

- Quantidade insuficiente de esmalte devida à presença de cáries ou restaurações extensas.
- Espaços protéticos extensos (mais de dois pônticos).
- Dentes com deficiência estética.
- Dentes anteriores mal posicionados, nos quais a presença da estrutura metálica possa prejudicar a estética.

Vantagens

- Conservação da estrutura dentária, pois o desgaste é reduzido.
- Possibilidade de manter margens supragengivais.
- Possibilidade de fazer o desgaste sem anestesia.
- Dispensa a confecção de coroas provisórias na grande maioria dos casos.
- Manutenção da estética proporcionada pelos próprios dentes do paciente.
- Redução do tempo clínico.
- Redução de custos.

Desvantagens

Desde que corretamente indicada, com preparos com características adequadas de retenção e estabilidade e quantidade suficiente de esmalte, uma única possível desvantagem estaria relacionada à estética, em virtude da exposição da liga metálica correspondente aos apoios oclusais, ao segmento lingual e aos segmentos proximais da prótese.

Características do preparo

Existem alguns princípios básicos que devem orientar o preparo, com o objetivo de garantir retenção e estabilidade, características importantes ao sucesso das próteses adesivas.

Desgastes lingual e proximais

Na face lingual, o desgaste deve abranger toda sua extensão; na face proximal contígua ao espaço protético, deve ser estendido em direção vestibular o máximo possível, sem comprometer a estética. Em relação aos dentes vizinhos, os pontos de contato devem ser preservados para evitar a movimentação dos dentes no sentido proximal. O preparo dessas áreas só deve ocorrer quando houver restauração ou cárie.

O objetivo da extensão proximal é promover uma ação de "abraçamento" da prótese, que, associado à determinação de um plano de inserção único conseguido pela inclinação entre as paredes dos dentes preparados, será responsável pela retenção e estabilidade.

O preparo da face lingual deve permitir a confecção de um braço lingual com pelo menos 3 mm de largura e ± 0,6 mm de espessura, que vai conferir à estrutura metálica rigidez suficiente para suportar as cargas mastigatórias, mesmo em áreas intensamente solicitadas como as dos primeiros molares. É aconselhável restringir o desgaste a 2 mm aquém das pontas das cúspides de contenção cêntrica, para preservar suas relações funcionais (Fig. 4.1). O envolvimento total das cúspides de contenção pode ser realizado no caso de dentes com coroas curtas ou enfraquecidas por restaurações.

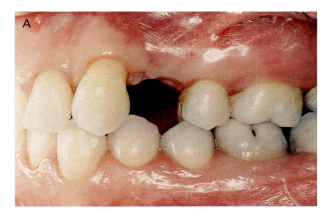 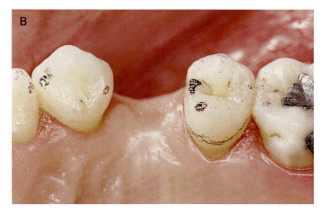

FIGURA 4.1 (A) Vista mostrando a região em que será confeccionada a PPF, tendo os dentes 23 e 25 como pilares. (B) Vista mostrando a localização dos contatos oclusais nos dentes pilares, que devem ser preservados sempre que possível durante o preparo. A linha de grafite delimitada na face palatina do dente 25 corresponde ao seu equador protético. É importante planejar o desgaste dessa face em função da área retentiva situada abaixo desta linha para que se evitem desgastes excessivos.

Os contatos proximais com os dentes vizinhos devem ser sempre preservados, e, para facilitar a moldagem e adaptação da estrutura metálica, o preparo deve terminar pelo menos 1 mm aquém do ponto de contato.

A realização do desgaste das faces proximais e cervicolingual dos dentes anteriores, ou proximais e lingual dos dentes posteriores, é feita com uma ponta diamantada com extremidade ogival com 1,2 mm de diâmetro em uma profundidade de aproximadamente 0,6 mm (metade do diâmetro da ponta diamantada), procurando formar um término cervical nítido em forma de chanferete, pelo menos 1 mm aquém da gengiva marginal livre. O término supragengival tem a finalidade de facilitar o isolamento absoluto da área durante a etapa de cimentação e manter o término cervical do preparo em esmalte.

Para maior segurança no desenho do preparo e na inclinação das faces lingual e proximais, é importante que se faça uma avaliação prévia desses aspectos em um modelo de estudo.

Desgaste da concavidade lingual/palatina

Com uma ponta diamantada em forma de pera, prepara-se essa região seguindo a sua forma anatômica. Esse desgaste deve ser de ± 0,6 mm, estendido em direção incisal até o início da área translúcida do esmalte, para que não ocorra transparência do metal através do esmalte. Tal transparência resultaria em um efeito estético indesejável pela presença de coloração acinzentada nessa região.

O espaço conseguido deve ser avaliado em relação aos dentes antagonistas na posição habitual e nos movimentos excursivos. Pacientes que apresentam sobrepasse vertical acentuado permitem menor quantidade de desgaste, porém a espessura da estrutura metálica nunca deve ser inferior a 0,3 mm, para se manter rígida em função e evitar a ruptura do agente cimentante devido à sua flexibilidade.

Preparo de nichos e de canaletas ou caixas proximais

Para os dentes posteriores, os nichos são confeccionados com os seguintes objetivos:

- Transmitir os esforços mastigatórios aos dentes pilares por meio dos apoios da estrutura metálica.
- Orientar o assentamento da peça durante a fixação.
- Conferir rigidez à estrutura metálica, reduzindo a flexibilidade do braço lingual.
- Participar na estabilização da prótese, restringindo os movimentos no sentido vestibulolingual.

Devem ser confeccionados com uma ponta diamantada tronco-cônica com extremidade plana e 1 mm de diâmetro (ver Cap. 3, Fig. 3.15E), deixando a parede pulpar plana, com profundidade de ± 1 mm, paredes laterais ligeiramente divergentes para oclusal e 2 a 3 mm de extensão nos sentidos mesiodistal e vestibulolingual.

Idealmente devem-se confeccionar pelo menos dois nichos em cada dente pilar, nas extremidades mesial e distal dos braços linguais; os nichos próximos ao espaço protético fazem a conexão com o pôntico, e os distantes têm a função básica de conferir rigidez à estrutura metálica, evitando sua flexão durante a ação das forças mastigatórias.

Para dentes anteriores, o nicho é confeccionado na altura do cíngulo, com forma de ombro, estendendo-se de mesial para distal. Sua função é promover e orientar a inserção da prótese.

A presença de canaletas ou caixas nas faces proximais aumenta a retenção friccional e a estabilidade da estrutura metálica, minimizando a tendência de movimentação da prótese no sentido vestibulolingual. Sua presença é crucial para o sucesso a longo prazo desse tipo de prótese, assim como a sua perfeita reprodução na superfície interna da IE.

Utiliza-se para esse fim a mesma ponta diamantada empregada para o preparo dos nichos, posicionada de forma paralela ao plano de inserção anteriormente delimitado e no local da face proximal que possibilite a maior extensão possível. Cáries proximais ou pequenas restaurações podem ser transformadas em caixas (Fig. 4.2).

PRÓTESE FIXA 117

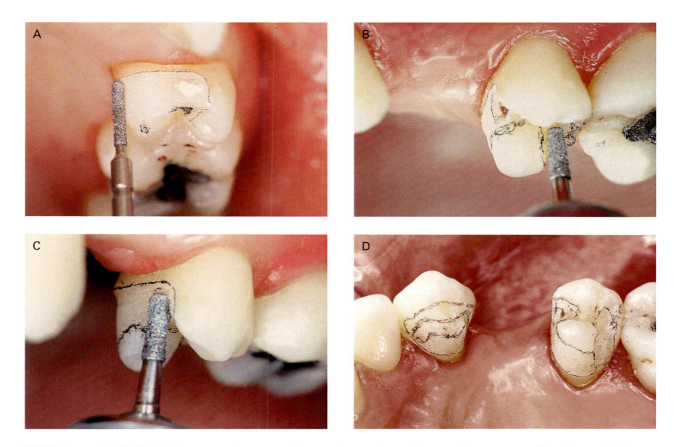

FIGURA 4.2 (A) (B) (C) Posicionamento das pontas diamantadas usadas no desgaste dos segmentos lingual e proximais para a confecção dos nichos e canaletas. (D) Preparo concluído. Observe os detalhes de retenção e estabilidade conferidos aos preparos por nichos e canaletas. A preservação do contato proximal distal do dente 25 foi possível por meio de um "desvio" do preparo da face palatina em direção ao nicho oclusal.

Acabamento

Toda a área preparada deve receber acabamento com as mesmas brocas em baixa rotação, arredondando-se as arestas formadas e definindo-se com nitidez as margens do preparo.

As fases clínicas e laboratoriais para a confecção da PPF são as mesmas empregadas na construção de uma PPF convencional (Fig. 4.3).

Cimentação

É imprescindível que a cimentação seja executada com os dentes isolados de maneira absoluta. Com isso, controla-se a umidade, facilitam-se os procedimentos de cimentação pela melhor visualização da área e não se corre o risco de contaminação pela saliva após a limpeza e o condicionamento ácido da estrutura dentária.

Antes da cimentação, toda a superfície interna da estrutura metálica deve ser tratada com jatos de óxido de alumínio, para remover a camada de óxido decorrente do processo da queima da cerâmica e uniformizar a superfície que entrará em contato com o cimento. O jateamento é realizado nos laboratórios de prótese usando o aparelho próprio ou no consultório por meio de um aparelho portátil. Após o jateamento, a superfície metálica não pode ser contaminada. A resina Panavia tem sido utilizada na cimentação de próteses adesivas desde 1985, em razão de sua excelente adesão às estruturas dentárias e metálicas, embora outros cimentos com capacidade adesiva também possam ser empregados.

Após a limpeza dos dentes retentores com escovas ou taças de borracha, pasta de pedra-pomes e água (não deve ser usada pasta profilática), a área é enxaguada e seca com jatos de ar. Os procedimentos de cimentação seguem as orientações do fabricante do cimento selecionado (Fig. 4.4).

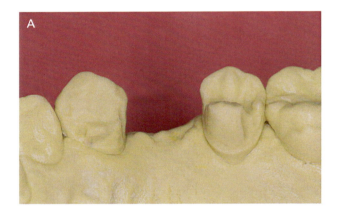
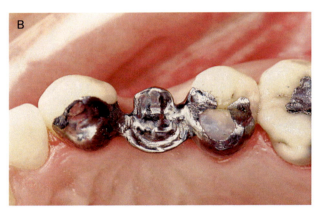

FIGURA 4.3   (A) Modelo de trabalho. (B) Prova da IE.

PRÓTESE FIXA 119

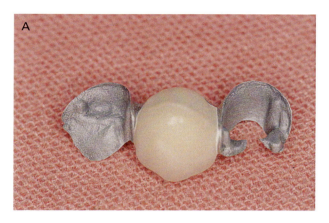
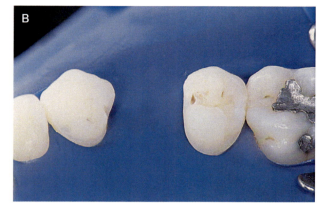
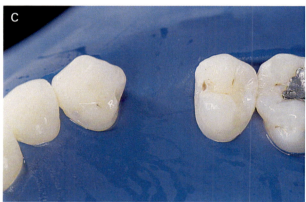
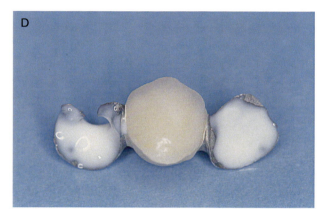
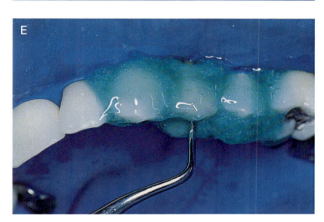
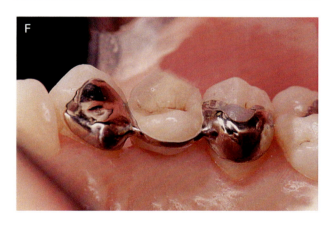
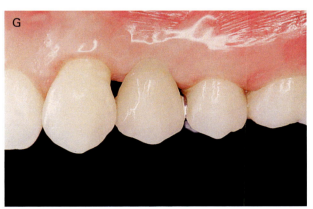

FIGURA 4.4 (A) Vista da superfície metálica após jateamento com óxido de alumínio, deixando-a fosca. (B) Isolamento absoluto e vista da superfície preparada após condicionamento ácido. (C) Vista após a aplicação do adesivo. (D) Cimento (Panavia) colocado na superfície interna da PPF. (E) Cobertura das margens da prótese com Oxyguard. (F) (G) Vistas da prótese cimentada.

As Figuras 4.5 e 4.6 mostram uma sequência de confecção de PPF envolvendo os dentes 11 a 22.

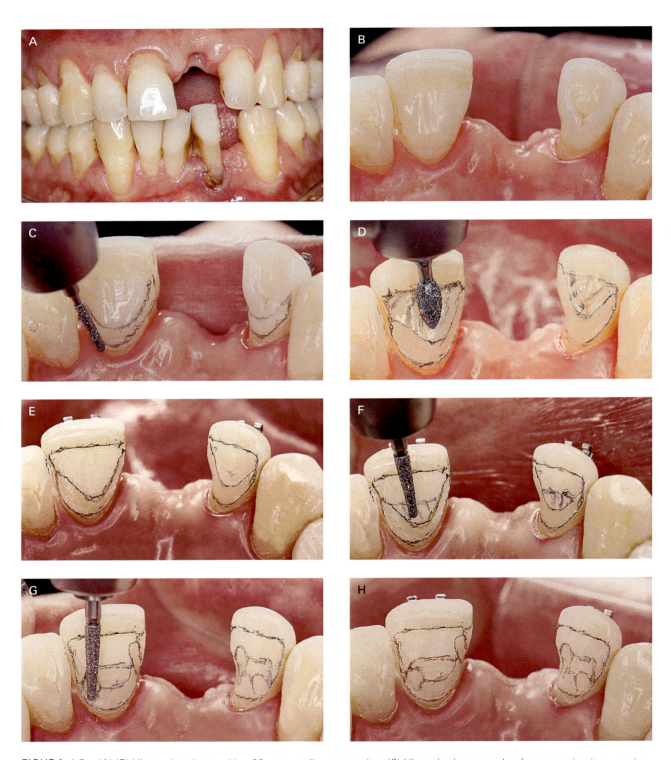

FIGURA 4.5 (A) (B) Vistas dos dentes 11 e 22, que serão preparados. (C) Vista do desgaste das faces proximais e cervicopalatina. (D) Vista do desgaste das faces proximais e cervicopalatina e do posicionamento da ponta diamantada para o desgaste do terço medioincisal (concavidade palatina). (E) Preparo das faces proximais, da concavidade e da face cervicopalatina concluído. (F) Preparo dos nichos na região do cíngulo. (G) Confecção das canaletas. (H) Preparos concluídos.

PRÓTESE FIXA 121

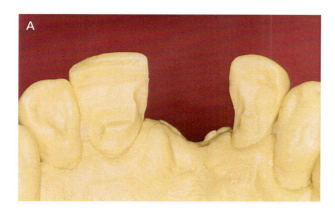
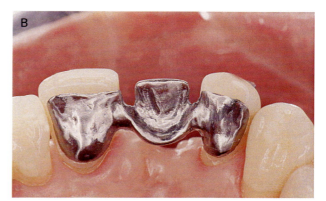
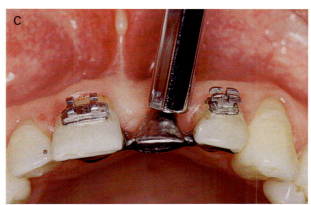
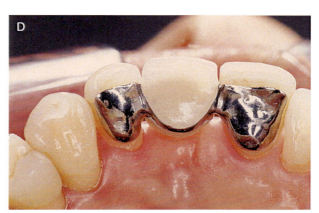
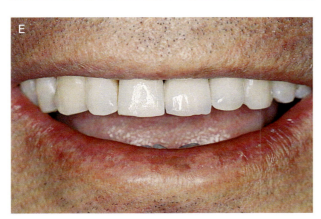

FIGURA 4.6 (A) Modelo de trabalho. (B) Vista da IE. (C) Pressionando de vestibular para palatino, não pode ocorrer movimentação da IE. A retenção e a estabilidade são aspectos importantes ao sucesso da prótese. (D) (E) Vistas da prótese cimentada.

Preparos não convencionais para prótese adesiva

Os preparos mostrados nos casos anteriores podem ser considerados típicos para próteses adesivas e são realizados quando os dentes não apresentam cáries ou restauração e estão bem posicionados no arco.

Na presença de cáries ou restauração, ou se os dentes apresentarem-se inclinados para proximal, vestibular ou lingual, os preparos devem ser realizados respeitando-se essas características (Figs. 4.7 a 4.11).

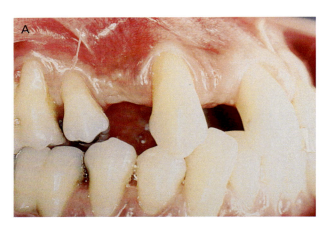

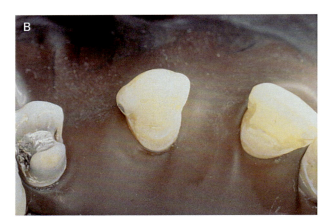

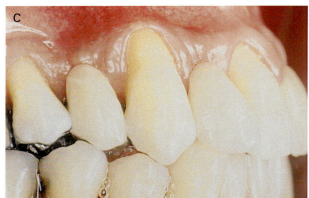

FIGURA 4.7 (A) Vista da região que receberá PPF adesiva. (B) Vista mostrando os dentes 21, 23 e 25 preparados. O dente 25 teve as caixas oclusal e proximais preparadas removendo-se ± 1 mm do amálgama. As paredes laterais das caixas oclusal e proximais devem ser divergentes para oclusal, seguindo o plano de inserção previamente definido. Os preparos dos dentes 21 e 23 seguiram os princípios mostrados no caso clínico anterior. (C) Vista da prótese cimentada.

PRÓTESE FIXA 123

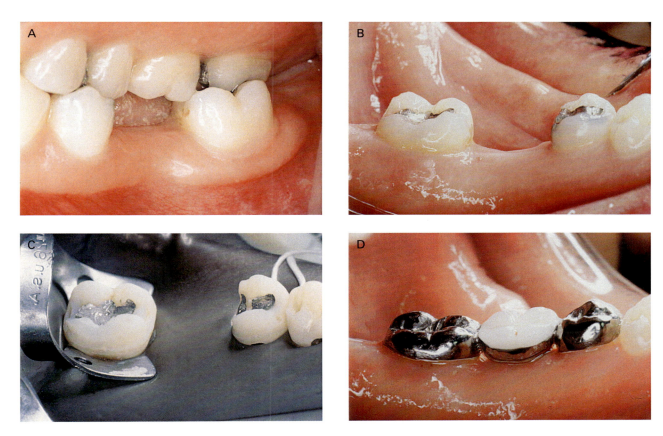

FIGURA 4.8 (A) Vista dos dentes 35 e 37, que serão pilares da PPF adesiva. (B) Vista dos dentes 35 e 37, que apresentam restaurações de amálgama na fase oclusal e oclusodistal, respectivamente. (C) O dente 35 recebeu preparo do tipo quatro quintos, e o dente 37, preparo com caixa oclusal e proteção das cúspides vestibulares. Vista após condicionamento ácido. (D) Vista da prótese cimentada.

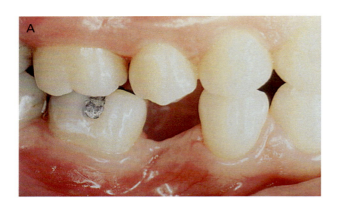
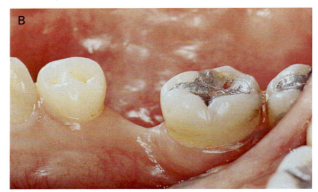
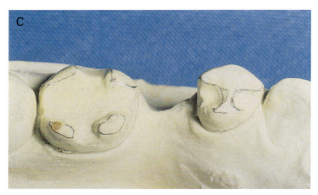

FIGURA 4.9 Vistas vestibular (A) e lingual (B) mostrando que o dente 47 apresenta restauração de amálgama nas faces oclusal e vestibular e que o dente 45 está íntegro. (C) Modelo de trabalho. O dente 45 apresenta um preparo típico para prótese adesiva, com dois nichos na face oclusal. Como o dente 47 apresentava restauração de amálgama na face oclusal, foi feita uma caixa na oclusal com extensão para as faces vestibular e lingual. (D) (E) Vistas da prótese cimentada.

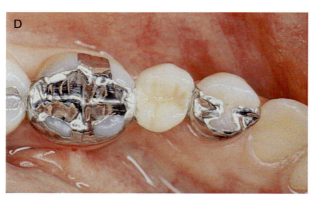
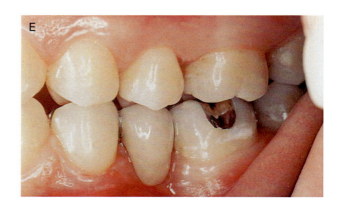

PRÓTESE FIXA 125

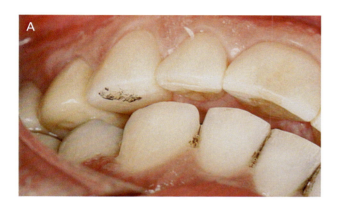

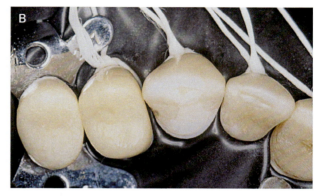

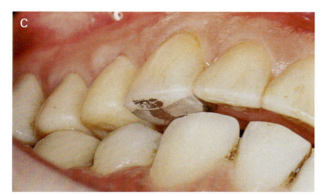

FIGURA 4.10 (A) Vista mostrando ausência de guia lateral pelo canino no início do movimento em paciente que estava recebendo PPFs posteriores. (B) Vista do dente 13 preparado após condicionamento ácido. (C) Vista da restauração metálica cimentada.

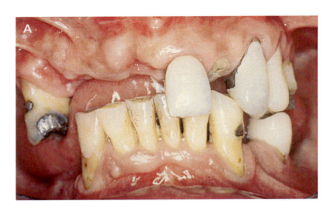
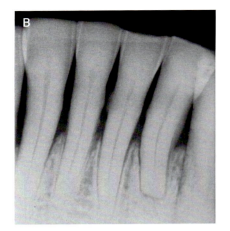
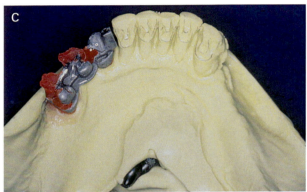
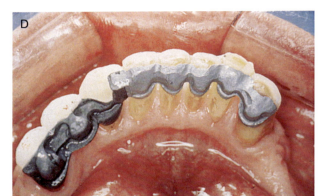
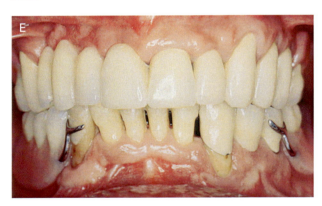
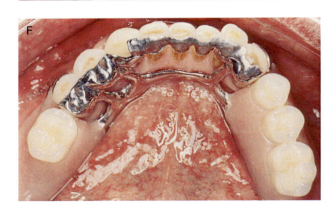
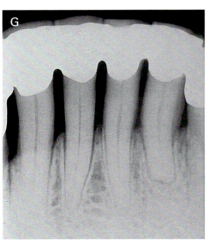

FIGURA 4.11 (A) Vista vestibular de paciente com necessidade de tratamento de reabilitação oral. (B) Radiografia dos dentes anteroinferiores mostrando perda óssea acentuada. Os dentes apresentavam mobilidade grau 2 e necessidade de contenção. (C) Modelo de trabalho: vista lingual dos dentes anteriores preparados e remontagem da IE da PPF convencional envolvendo os dentes 33 e 35. A PPF posterior foi conectada com a anterior mediante encaixe colocado na face mesial do 33. (D) Prova da infraestrutura mostrando a conexão com encaixe entre a PFF e a contenção metálica fresada para receber uma PPR. (E) Vista da prótese concluída. (F) Vista lingual da prótese após cimentação. (G) Radiografia após cimentação da prótese.

PPF ADESIVA EM CERÂMICA

Como comentado anteriormente, o desenvolvimento de cerâmicas à base de zircônia possibilitou sua indicação para a confecção de PPF adesiva em cerâmica na região posterior. A indicação desse tipo de prótese deve ser precisa e está limitada aos casos em que os dentes pilares estão íntegros ou apresentam pequenas restaurações, com as faces vestibulares em bom estado estético. Também deve ser escolhida apenas quando, por alguma razão, não for possível a colocação de implante.

Indicação

- Como retentores de PPF nas regiões anterior e posterior.

Contraindicações

- Quantidade insuficiente de estrutura dentária devida à presença de cáries ou restaurações extensas.
- Espaços protéticos extensos (mais de dois pônticos).
- Dentes com deficiência estética.
- Espaço edêntulo com extensão mesiodistal maior que 9 e 11 mm para próteses anteriores e posteriores, respectivamente.
- Impossibilidade de o espaço interoclusal permitir conexões com dimensões mínimas de $9~mm^2$ a $12~mm^2$ para próteses anteriores e posteriores, respectivamente.
- Dentes com coroa clínica curta.
- Pacientes portadores de parafunção.
- Quando estiver indicada prótese sobre implante.

Vantagens

- Conservação da estrutura dentária, pois o desgaste é reduzido.
- Possibilidade de manter margens supragengivais.
- Dispensa a confecção de coroas provisórias na grande maioria dos casos.
- Manutenção da estética proporcionada pelos próprios dentes do paciente.
- Redução do tempo clínico.
- Redução de custos.

Desvantagens

Como a cerâmica é um material friável e que pode fraturar-se pela ação de forças de tração, não é conveniente indicar esse tipo de prótese na região dos segundos molares, em pônticos com dimensão mesiodistal maior que 10 mm, em pacientes portadores de parafunção e em dentes com coroa clínica curta (menor que 4 mm).

Características do preparo

Qualquer tipo de preparo com finalidade protética busca conferir à prótese retenção e estabilidade, a fim de não sobrecarregar a interface dente/cimento/cerâmica.

Para os dentes posteriores, o preparo pode ser do tipo *inlay* ou *onlay*, e suas características dependerão da integridade dos dentes pilares. Mesmo preservando ao máximo a estrutura dentária, o objetivo é sempre conseguir uma maior área preparada que proporcione retenção e estabilidade à prótese. É importante para a preservação da integridade da interface dente/cimento/cerâmica que toda terminação marginal esteja em esmalte.

Em dentes íntegros ou com pequenas restaurações oclusal e/ou proximais, o preparo deve ser do tipo *inlay*, com caixas nas faces oclusal e proximais. As dimensões mínimas da caixa oclusal devem ser 2 mm de largura, 2 mm de profundidade, 6° de expulsividade das paredes, ângulos arredondados e ângulo cavossuperficial de 90°. As dimensões mínimas da caixa proximal devem ser: altura e largura de 4 mm, distância axiopulpar de 2 mm, paredes com expulsividade em torno de 6°, ângulos internos arredondados e ângulo cavo-superficial entre 60 e 90° em relação à face proximal (Figs. 4.12A e B). É importante que a área preparada seja suficiente para resistir às forças mastigatórias. O uso de um cimento adesivo que se une quimicamente à estrutura dentária e à cerâmica, tornando a interface um único bloco, não é suficiente para preservar a resistência estrutural do remanescente dentário enfraquecido. Nessas condições, é preferível envolver a(s) cúspide(s) e fazer um preparo do tipo *onlay* que também deve ser indicado para dentes que apresentam restaurações extensas, fraturas de cúspides, giroversão ou que necessitam ter o plano oclusal restabelecido.

Os preparos tipo *onlay*, além das características descritas para os preparos tipo *inlay*, devem apresentar desgaste (rebaixamento) das cúspides de 2 mm, desgaste das vertentes funcionais das cúspides de contenção de 1,5 a 2 mm e ombro com 1,5 mm de desgaste com arredondamento do ângulo formado com a parede axial (Figs. 4.12C e D).

Os casos clínicos apresentados a seguir mostram PPFs confeccionadas em dentes pilares com preparos tipo *inlay* (Figs. 4.13 a 4.16) e *onlay* (Figs. 4.17 a 4.21).

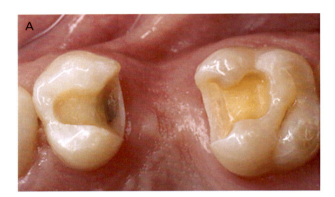
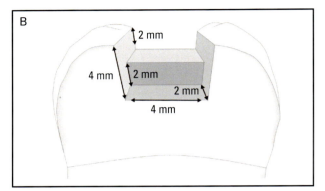
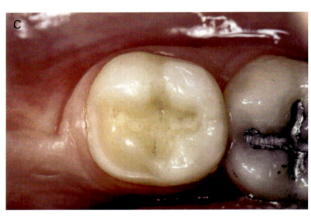
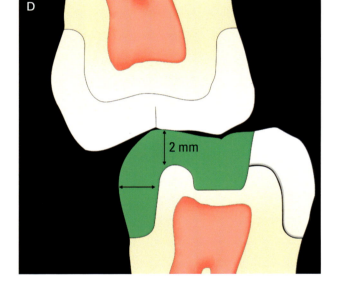

FIGURA 4.12 Características dos preparos: (A) (B) *inlay* e (C) (D) *onlay*.

PRÓTESE FIXA 129

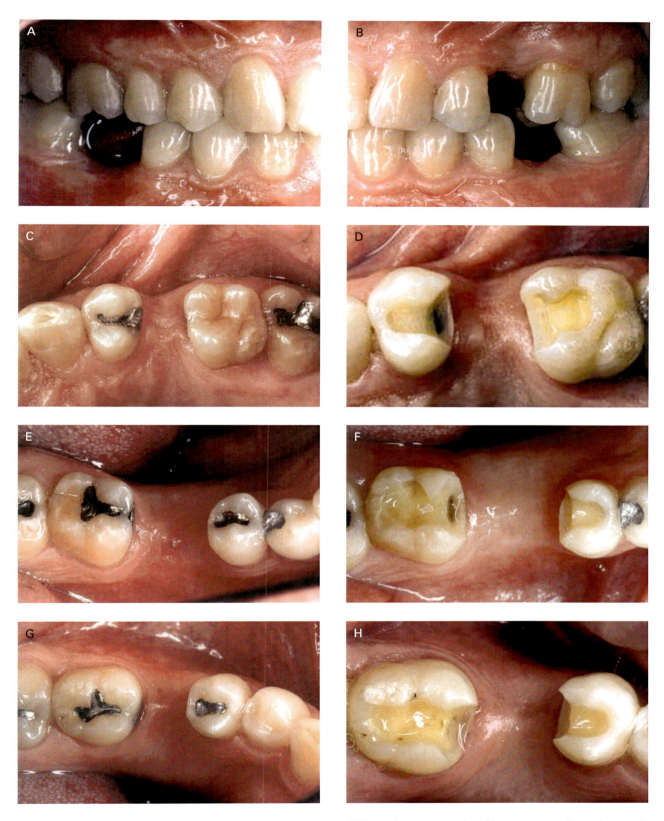

FIGURA 4.13 (A) (B) Vistas de caso clínico com indicação para PPF adesiva em cerâmica. Observe as condições favoráveis para indicação de PPF adesiva: estética e altura dos dentes pilares e dimensão mesiodistal do pôntico. (C) a (H) Vistas dos preparos tipo *inlay*. As dimensões das coroas dos dentes pilares (altura e largura) e a presença de pequenas restaurações permitem a confecção das caixas oclusais e proximais com dimensões adequadas. Para a abertura das caixas, foi utilizada uma ponta diamantada tronco-cônica com extremidade plana e bordas arredondadas com 1 mm de diâmetro.

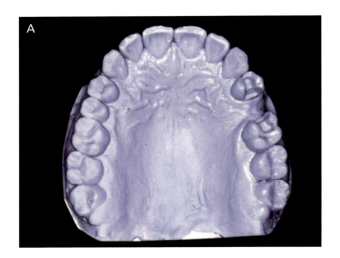
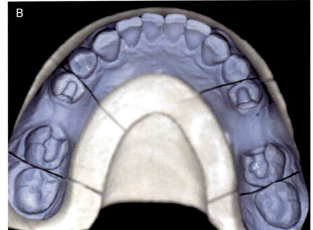

FIGURA 4.14   Vistas dos modelos de trabalho.

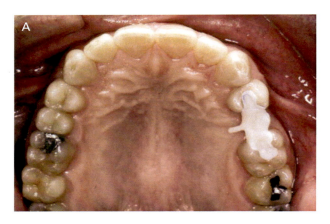
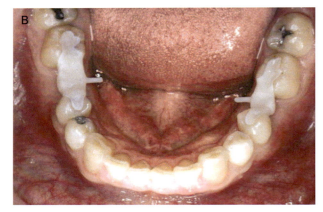

FIGURA 4.15   Prova das IEs.

PRÓTESE FIXA 131

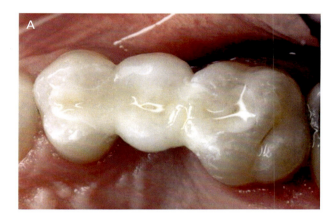
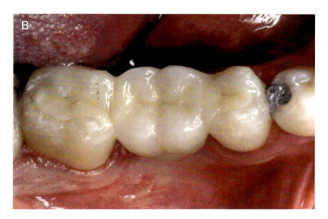
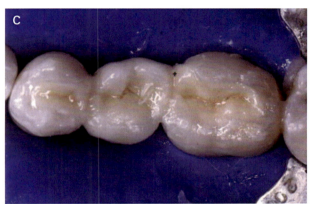
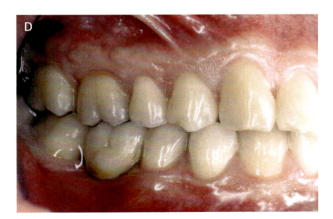
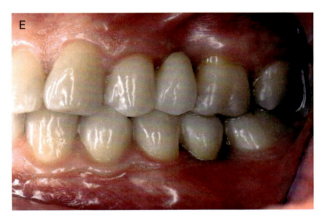

FIGURA 4.16 A a E (A) (B) (C) Vistas oclusal e (D) (E) vestibular das próteses após cimentação com Panavia F.

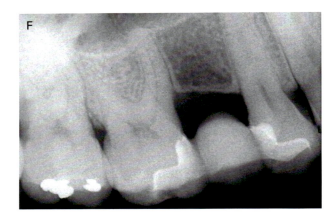

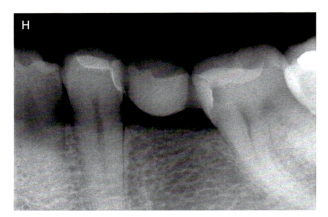

FIGURA 4.16 F a H (F) (G) (H) Vistas das radiografias das próteses após cimentação.

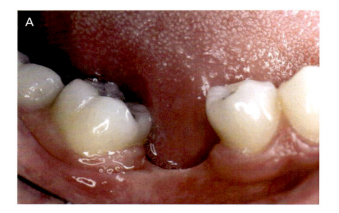

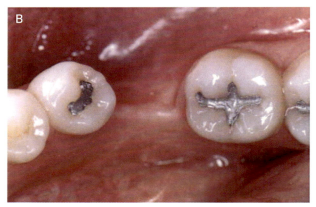

FIGURA 4.17 Vistas vestibular (A) e oclusal (B) mostrando a inclinação para mesial do dente 47, giroversão do dente 45 e diminuição do espaço mesiodistal da área edêntula.

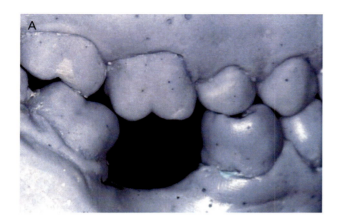
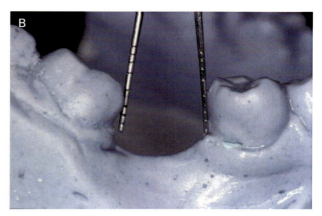
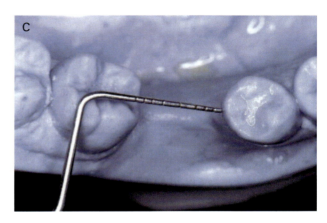

FIGURA 4.18 Vistas do modelo de estudo mostrando a relação oclusal com os dentes antagonistas (A) e as medidas da altura das coroas (B) e da distância mesiodistal do espaço edêntulo (C).

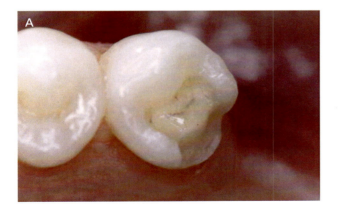
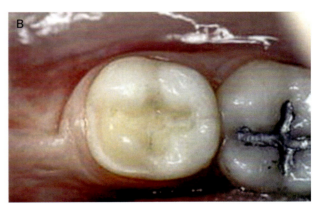

FIGURA 4.19 Devido à giroversão do pré-molar e à mesialização do molar, optou-se por preparos tipo *onlay* para melhorar a relação oclusal com os dentes antagonistas e determinar um plano de inserção à prótese. (A) O preparo do pré-molar envolveu restauração da caixa oclusal, preparo da caixa proximal e rebaixamento da cúspide lingual para melhorar a anatomia oclusal e a regularização do plano oclusal. (B) No molar, foi feita uma caixa oclusal englobando a restauração e os preparos da face proximal e da região correspondente à cúspide mesiolingual para regularização do plano oclusal. As paredes localizadas nas faces proximal do pré-molar e próximo-lingual do molar foram preparadas buscando obter forma de paralelismo (inclinação das paredes de aproximadamente 6°) para que, juntamente com as paredes das caixas oclusais, pudessem conferir retenção friccional e estabilidade à prótese. O preparo das caixas oclusal e proximal, a redução da cúspide e o preparo do término cervical foram realizados com uma ponta diamantada com extremidade plana e borda arredondada.

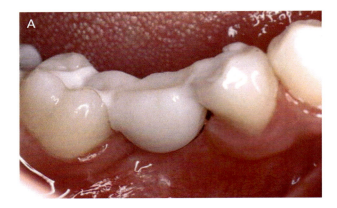
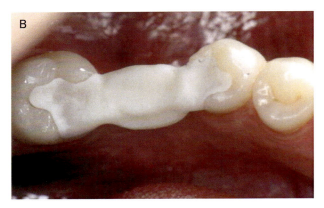

FIGURA 4.20 Vistas da IE adaptadas. Observe a forma anatômica da IE na região do pôntico para possibilitar uma melhor base de sustentação à cerâmica de revestimento.

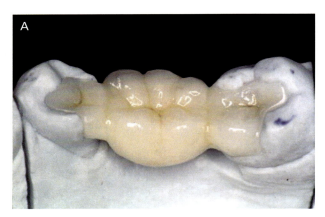
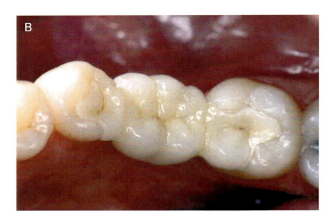
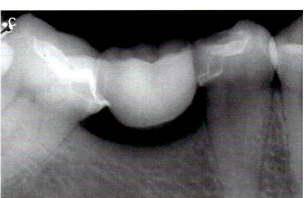

FIGURA 4.21 Vistas da PPF no modelo de trabalho, após cimentação e radiografia.

Para dentes anteriores, o preparo deve ficar circunscrito nas faces lingual e proximais, permanecendo pelo menos 0,5 mm distante dos pontos de contato dos dentes adjacentes. O desgaste deve apresentar as seguintes características: paredes axiais com desgaste de 0,5 mm e ligeiramente inclinadas para incisal, a fim de conferir algum grau de retenção e estabilidade à prótese; término cervical em ombro com arredondamento do ângulo com as paredes axiais e preferencialmente em esmalte; degrau na região do cíngulo, para servir de apoio para a prótese durante sua inserção; e ângulos internos arredondados (Figs. 4.22 a 4.26).

PRÓTESE FIXA 135

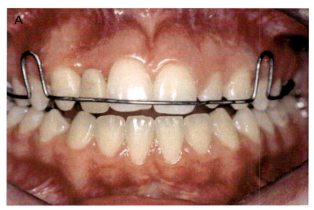

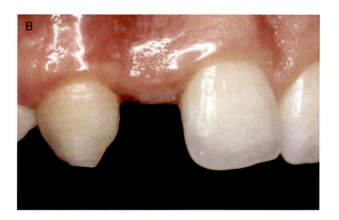

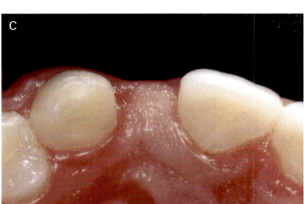

FIGURA 4.22 (A) Vista da prótese provisória. (B) Vista dos dentes pilares. (C) Vista mostrando a presença de hiperplasia da gengiva marginal em decorrência da pressão exercida pela prótese provisória removível.

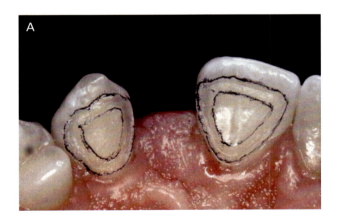

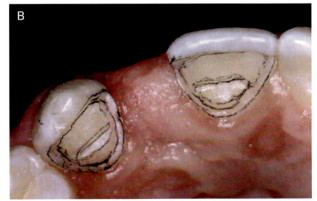

FIGURA 4.23 (A) Vista do preparo das faces axiais e incisal com desgaste de 0,5 mm de profundidade e conformação do término cervical em ombro arredondado. O desgaste dessas faces é feito procurando deixá-las com pouca expulsividade no sentido gengivoincisal (aproximadamente 6°) para conferir alguma forma de retenção e resistência ao preparo. Foi realizada a remoção do tecido gengival marginal hiperplasiado para aumentar a área de desgaste dessas faces. O desgaste na região incisal deve ser feito preservando-se a translucidez do esmalte em relação à dos dentes vizinhos. O desgaste das faces proximais foi deixado 0,5 mm aquém dos pontos de contato dos dentes vizinhos. (B) Preparo concluído mostrando o desgaste da concavidade, o degrau na região do cíngulo para servir de apoio à prótese e a nitidez do término cervical localizado em esmalte e distante da margem gengival. Foram empregadas as pontas diamantadas com extremidade plana e bordas arredondadas para os desgastes das faces axiais e cervicopalatina e do cíngulo e a ponta diamantada em forma de pera para o desgaste da concavidade palatina.

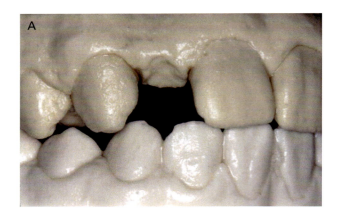
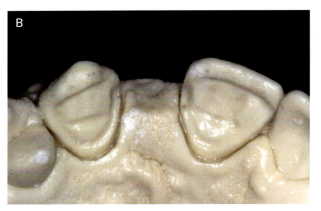

FIGURA 4.24 (A) Vista dos modelos montados em articulador. (B) Vista das características dos preparos.

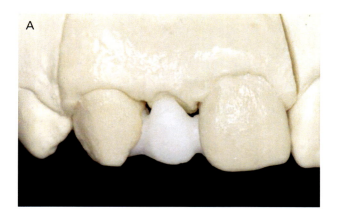
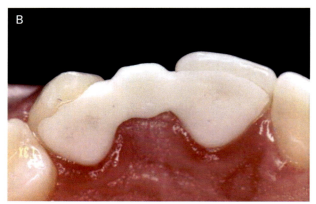

FIGURA 4.25 Vistas da IE adaptada no modelo (A) e nos dentes (B).

PRÓTESE FIXA 137

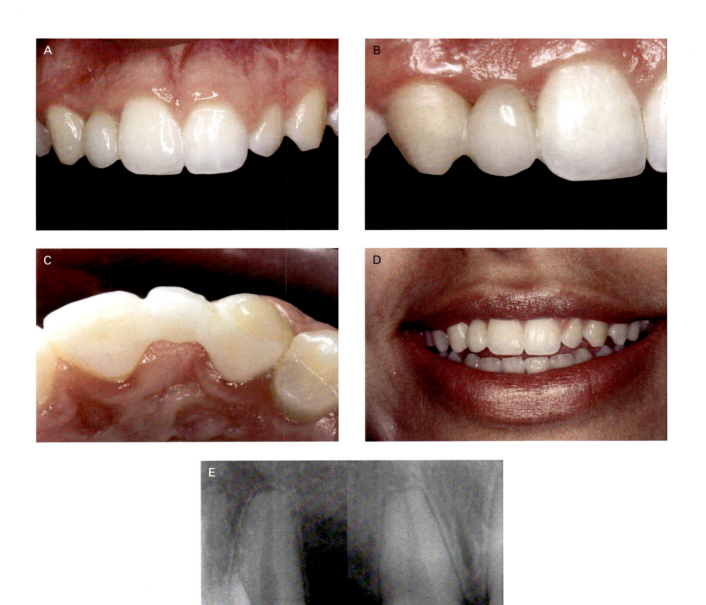

FIGURA 4.26 Vistas da PPF e das radiografias após cimentação.

LEITURAS SUGERIDAS

Abou Tara M, Eschbach S, Wolfart S, Kern M. Zirconia ceramic inlay-retained fixed dental prostheses - first clinical results with a new design. J Dent. 2011;39(3):208-11.

Aboushelib MN, Feilzer AJ, Kleverlaan CJ, Salameh Z. Partial retainer design considerations for zirconia restorations. Quintessence Int. 2010;41(1):41-8.

Aggstaller H, Beuer F, Edelhoff D, Rammelsberg P, Gernet W. Long-term clinical performance of resin-bonded fixed partial dentures with retentive preparation geometry in anterior and posterior areas. J Adhes Dent. 2008;10(4):301-6.

Barrack G. Etched cast restorations. A five-year review. N Y State Dent J. 1985;51(4):220-2.

Barrack G, Bretz WA. A long term prospective study of the etched-cast restoration. Int J Prosthodont. 1993;6(5):428-34.

Costa LC, Pegoraro LF, Bonfante G. Influence of different metal restorations bonded with resin on fracture resistance of endodontically treated maxillary premolars. J Prosthet Dent. 1997;77(4):365-9.

Chiche G, Pinault A. Esthetics of anterior fixed prosthodontics. St. Louis: Quintessence; 1994.

Duarte S Jr, Phark JH, Tada T, Sadan A. Resin-bonded fixed partial dentures with a new modified zirconia surface: a clinical report. J Prosthet Dent. 2009;102(2):68-73.

Harder S, Wolfart S, Eschbach S, Kern M. Eight-year outcome of posterior inlay-retained all-ceramic fixed dental prostheses. J Dent. 2010;38(11):875-81.

Janson WA, Pandolfi, RF, de Freitas H. Manual de preparos de dentes: finalidade protética. 5. ed. Bauru: FOB; 1985.

Kalogirou M, Trushkowsky R, Andrade J, David S. Adhesive placement of a zirconia fixed partial denture to replace a maxillary central incisor: a clinical report. Compend Contin Educ Dent. 2011;32(1):40-6.

Mehl C, Ludwig K, Steiner M, Kern M. Fracture strength of prefabricated all-ceramic posterior inlay-retained fixed dental prostheses. Dent Mater. 2010;26(1):67-75.

Ohlmann B, Rammelsberg P, Schmitter M, Schwarz S, Gabbert O. All-ceramic inlay-retained fixed partial dentures: preliminary results from a clinical study. J Dent. 2008;36(9):692-6.

Omura I, Yamaguchi J, Harada I, Wada T. Adhesive and mechanical properties of a new dental adhesive. J Den Res. 1984;63:233. Abstract.

Pegoraro LF, Barrack G. A comparison of bond strengths of adhesive cast restorations using different designs, bonding agents and luting agents. J Prosthet Dent. 1987;57(2):133-8.

Phark JH, Duarte S Jr, Blatz M, Sadan A. An in vitro evaluation of the long-term resin bond to a new densely sintered high-purity zirconium-oxide ceramic surface. J Prosthet Dent. 2009;101(1):29-38.

Pjetursson BE, Tan WC, Tan K, Brägger U, Zwahlen M, Lang NP. A systematic review of the survival and complication rates of resin-bonded bridges after an observation period of at least 5 years. Clin Oral Implants Res. 2008;19(2):131-41.

Ries S, Wolz J, Richter EJ. Effect of design of all-ceramic resin-bonded fixed partial dentures on clinical survival rate. Int J Periodontics Restorative Dent. 2006;26(2):143-9.

Rosentritt M, Kolbeck C, Ries S, Gross M, Behr M, Handel G. Zirconia resin-bonded fixed partial dentures in the anterior maxilla. Quintessence Int. 2008;39(4):313-9.

Rubo JH, Pegoraro LF. Tensile bond strength of a composite resin cement for bonded prosthesis to various dental alloys. J Prosthet Dent. 1995;74(3):230-4.

Rubo JH, Pegoraro LF, Ferreira PM. A comparison of tensile bond strengths of resin-retained prostheses made using five alloys. Int J Prosthodont. 1996;9(3):277-81.

Simonsen RJ, Thompson V, Barrack G. Etched cast restorations: clinical and laboratory techniques. Chicago: Quintessence; 1983.

Zalkind M, Ever-Hadani P, Hochman N. Resin-bonded fixed partial denture retention: a retrospective 13-year follow-up. J Oral Rehabil. 2003;30(10):971-7.

Wolfart S, Ludwig K, Uphaus A, Kern M. Fracture strength of all-ceramic posterior inlay-retained fixed partial dentures. Dent Mater. 2007;23(12):1513-20.

5

NÚCLEOS INTRARRADICULARES

LUIZ FERNANDO PEGORARO

Os núcleos intrarradiculares ou de preenchimento são indicados para dentes com coroas total ou parcialmente destruídas e que necessitam de tratamento com prótese. Desse modo, as características da coroa clínica preparada são recuperadas, conferindo ao dente condições biomecânicas para manter a prótese em função por um longo período de tempo.

As técnicas e os materiais utilizados para restituir a anatomia dentária variam de acordo com o grau de destruição da porção coronal e a presença ou ausência de vitalidade pulpar.

DENTES POLPADOS

O cirurgião-dentista (CD) muitas vezes se depara com situações clínicas relacionadas à quantidade de perda de estrutura coronal que causam dúvidas sobre a viabilidade de se restaurar o dente sem a necessidade de realizar tratamento endodôntico. Nesses casos, deve-se analisar a quantidade de estrutura coronal remanescente após o preparo do dente para o tipo de restauração planejada (p. ex., coroa metalocerâmica, total metálica ou total cerâmica), definindo inclusive o nível do término cervical. Após esse preparo inicial, e de acordo com a quantidade de estrutura coronal remanescente, torna-se mais fácil decidir pela realização ou não do tratamento endodôntico.

Uma regra básica é que, existindo aproximadamente a metade da estrutura coronal, de preferência envolvendo todo o terço cervical do dente, pois é essa a região responsável pela retenção friccional da coroa e que auxiliará na neutralização de parte da força que incidirá sobre a coroa, minimizando o efeito das tensões geradas na interface coroa/cimento/dente, o restante da coroa pode ser restaurado com material de preenchimento, usando meios adicionais de retenção fornecidos por pinos rosqueáveis em dentina (Fig. 5.1).

Do ponto de vista mecânico, a estrutura dentária remanescente e o material de preenchimento são interdependentes em relação à resistência final do dente preparado, ou seja, um contribui para aumentar a resistência estrutural do outro.

Os materiais que melhor desempenham a função de repor a estrutura dentinária perdida na porção coronal de um dente preparado são as resinas compostas. Essa escolha é determinada pelas propriedades desse material, especialmente seu módulo de elasticidade e sua capacidade de adesão à dentina.

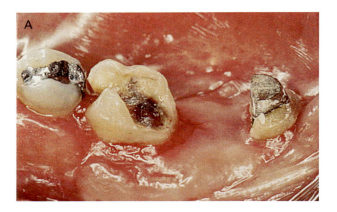
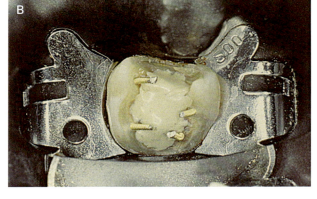
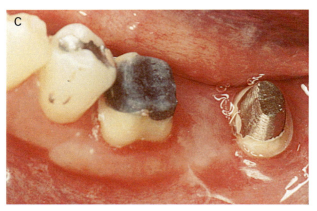
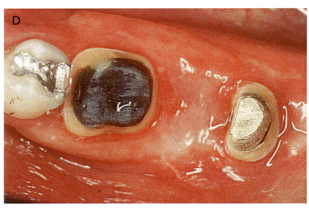

FIGURA 5.1 (A) (B) Molar inferior com vitalidade pulpar preparado para coroa metalocerâmica. O remanescente coronal possibilitou o preenchimento das caixas oclusal e proximais com ionômero de vidro reforçado com pinos rosqueáveis de dentina. (C) (D) Vistas do preparo concluído.

Após o preparo da estrutura coronal remanescente, caso se chegue à conclusão de que não existe estrutura dentária suficiente para resistir às forças mastigatórias e, portanto, há risco de ocorrerem fraturas no material de preenchimento, deve-se realizar o tratamento endodôntico. É importante ressaltar que a desvitalização de um dente deve ser evitada ao máximo, pois o preparo para a colocação de pino intracanal, metálico ou não, enfraquece a estrutura dentária da raiz remanescente e a torna mais suscetível à fratura. Além disso, há os riscos inerentes ao trabalho realizado no interior do conduto, como a possibilidade de trepanação.

DENTES DESPOLPADOS

Dentes com tratamento endodôntico têm sua resistência diminuída e estão mais propensos a sofrer fratura em virtude da perda de estrutura dentária causada pelo acesso aos condutos durante o preparo, somado à perda de estrutura coronal, especialmente das cristas marginais.

Quando dentes com tratamento endodôntico, com perda parcial ou total de estrutura dentária, estão indicados como pilares de prótese parcial fixa (PPF), o CD pode ficar em dúvida sobre qual é o melhor tipo de pino intrarradicular para essa finalidade, se fundido ou pré-fabricado, metálico ou de fibra de vidro. A escolha deve recair sobre um determinado tipo de pino que, associado ao cimento, proporcione ao conjunto raiz/cimento/pino uma estrutura semelhante à de um monobloco ou uma única unidade. Para isso, o cimento deve ter a capacidade de aderir ao pino e à dentina, e os módulos de elasticidade dessas três estruturas (pino, cimento e dentina) devem ser iguais ou semelhantes. Assim, a interface dentina/cimento/pino poderá resistir ao estresse provocado pela ação das forças mastigatórias e permanecer estável ao longo do tempo para manter o pino em posição.

A evolução dos materiais empregados na confecção dos pinos intrarradiculares e dos cimentos mostra que o conceito de obtenção de um sistema único tipo monobloco com esses materiais é o objetivo dos pesquisadores e a tendência das indústrias de materiais odontológicos. Entretanto, um longo caminho ainda precisa ser percorrido para que tal objetivo seja alcançado. Enquanto isso não ocorre, o sucesso ainda depende do profissional, que deve saber indicar o melhor tipo de pino para

cada situação clínica e conhecer as propriedades e técnicas de manipulação dos cimentos.

A análise do remanescente coronal após seu preparo é muito importante, pois pesquisas têm demonstrado que um remanescente coronal de 1,5 a 2 mm de altura envolvendo todas as faces da coroa propicia um efeito tipo férula extremamente importante ao sucesso da prótese a longo prazo. Isso ocorre porque o remanescente melhora a forma de retenção e de resistência do preparo e diminui as tensões que se formam na interface dente/cimento/pino, pois atua como um absorvedor de tensões provenientes das forças que atuam sobre a coroa, diminuindo, portanto, a possibilidade de descimentação do pino.

Núcleos fundidos

Nos casos de grande destruição coronal, nos quais o remanescente coronal não é suficiente para prover resistência estrutural ao material de preenchimento, indica-se o uso de núcleos metálicos fundidos.

Preparo do remanescente coronal

O preparo deve ser realizado seguindo as características do tipo de prótese indicado, como comentado anteriormente, removendo-se o cimento temporário contido na câmara pulpar até a embocadura do conduto. É muito importante que se preserve o máximo de estrutura dentária, para manter a resistência do dente e aumentar a retenção da prótese. Após a eliminação das retenções da câmara pulpar, as paredes da coroa preparada devem apresentar uma base de sustentação para o núcleo com espessura mínima de 1 mm. É através dessa base que as forças são dirigidas para a raiz do dente, minimizando as tensões que se formam na interface pino metálico/cimento/raiz, principalmente na região apical do núcleo.

Quando não existe estrutura coronal suficiente para propiciar essa base de sustentação, as forças que incidem sobre o núcleo são direcionadas no sentido oblíquo, tornando a raiz mais suscetível a sofrer fratura (Fig. 5.2). Nesses casos, deve-se preparar uma pequena caixa no interior da raiz com aproximadamente 2 mm de profundidade para criar uma base de sustentação para o núcleo e assim direcionar as forças predominantemente no sentido vertical, diminuindo as tensões nas paredes laterais da raiz. Essas pequenas caixas não devem enfraquecer a raiz nessa região e, portanto, só podem ser confeccionadas quando a raiz apresentar estrutura suficiente. Essas caixas atuarão também como elementos antirrotacionais (Fig. 5.3).

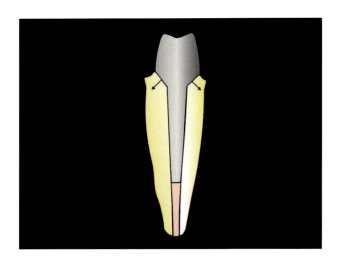

FIGURA 5.2 Desenho esquemático mostrando a incidência de forças oblíquas na raiz de um dente sem remanescente coronal.

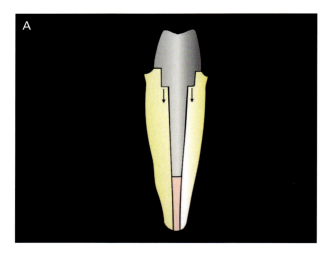
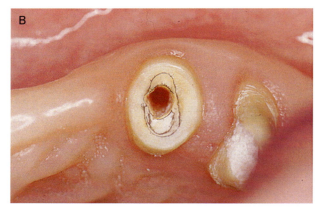
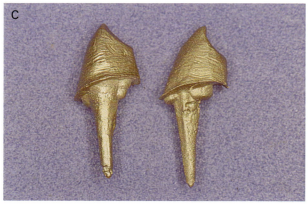
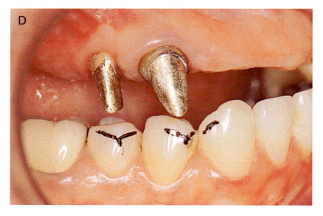

FIGURA 5.3 A presença de uma pequena caixa no interior da raiz direciona a força mais próxima do longo eixo da raiz.

Preparo dos condutos e remoção do material obturador

Existem quatro fatores que devem ser analisados com o objetivo de propiciar retenção e resistência adequadas ao núcleo intrarradicular: comprimento, diâmetro, inclinação das paredes e característica superficial.

Comprimento: A literatura é vasta em relação ao comprimento ideal do núcleo intrarradicular: deve ser igual ou maior que a coroa clínica, dois terços do comprimento da raiz, três quartos, etc. Entretanto, como regra geral, o comprimento do pino intrarradicular deve atingir dois terços do comprimento total do remanescente dentário, embora o meio mais seguro, principalmente naqueles dentes que tenham sofrido perda óssea, é que o pino tenha um comprimento equivalente à metade do suporte ósseo da raiz envolvida.

O comprimento adequado do pino no interior da raiz proporciona uma distribuição mais uniforme das forças oclusais ao longo de toda superfície radicular, diminuindo a possibilidade de ocorrer concentração de estresse em determinadas áreas e, consequentemente, fratura. Um comprimento correto do núcleo no interior da raiz é sinônimo de longevidade da prótese.

O comprimento do pino deve ser analisado e determinado por uma radiografia periapical após o preparo da porção coronal, deixando a quantidade mínima de 4 mm de material obturador na região apical do conduto radicular, para garantir uma vedação efetiva nessa região (Figs. 5.4 a 5.7).

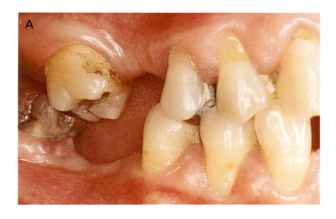
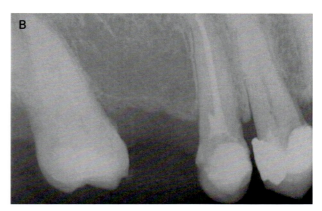

FIGURA 5.4 (A) Vista dos dentes 25 e 27, que serão preparados como retentores de PPF. (B) Radiografia do dente 25, que receberá núcleo intrarradicular fundido.

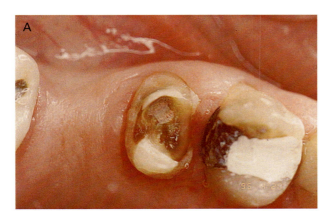
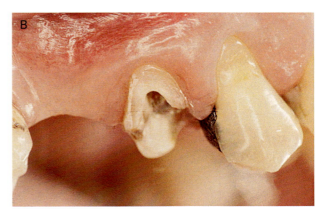

FIGURA 5.5 (A) Após o preparo para coroa metalocerâmica e a remoção do cimento da câmara pulpar, a parede vestibular ficou muito fina (B), precisando ser desgastada até a obtenção de uma estrutura dentinária com espessura suficiente para servir como base de sustentação para a porção coronal do núcleo. A extensão do pino dentro do conduto deve ser determinada somente nesta fase.

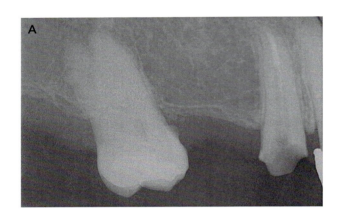
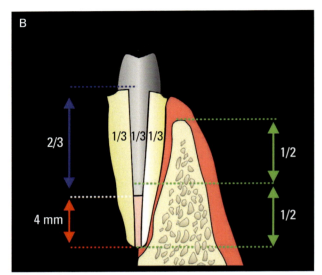
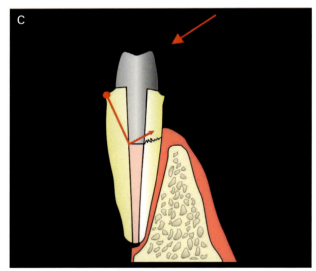
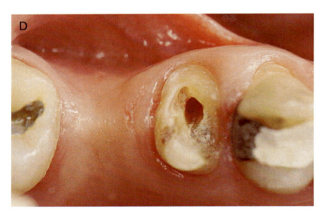

FIGURA 5.6 (A) Imagem radiográfica mostrando a abertura do conduto na extensão de dois terços do remanescente coroa/raiz, mantendo 4 mm de material obturador na região apical. (B) O comprimento ideal do núcleo equivale a dois terços do remanescente dentário ou à metade do suporte ósseo que envolve a raiz. (C) Um núcleo curto favorece a concentração de estresse em determinadas áreas, causando a fratura da raiz. (D) Vista oclusal do preparo concluído. A forma ovalada do conduto é importante na estabilidade do núcleo.

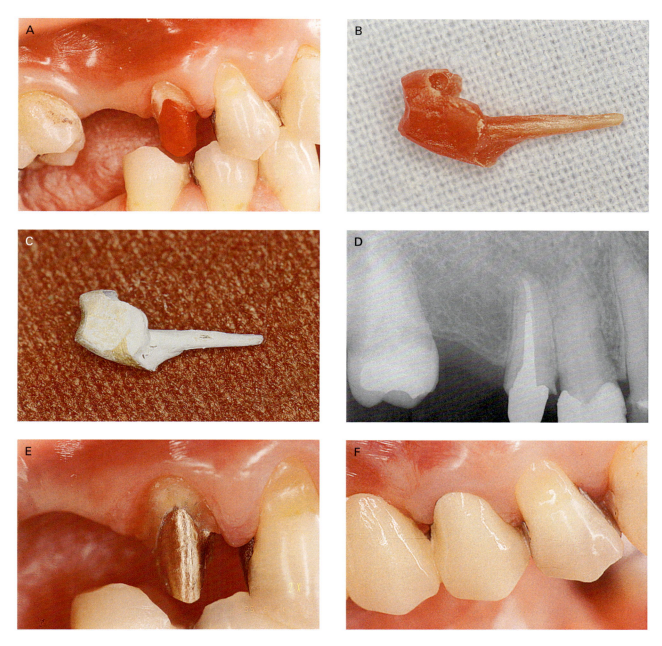

FIGURA 5.7 (A) (B) Núcleo em resina. (C) Durante a prova do núcleo, é importante que sua adaptação seja feita de forma passiva. Para isso, devem ser usados líquidos evidenciadores de contato, para eliminar possíveis interferências que impedem o assentamento passivo do núcleo. (D) Radiografia mostrando a adaptação do núcleo. (E) (F) Vistas do núcleo cimentado.

Nos casos de tratamento endodôntico parcial nos quais o material obturador não atingiu o nível desejado, devem-se considerar dois aspectos: o tempo de tratamento e a presença de lesão periapical. Na presença desta, indica-se sempre o retratamento do conduto, uma vez que sua deficiência pode estar contribuindo para a evolução da lesão; em sua ausência, deve-se considerar o tempo de tratamento. Se tiver sido realizado há pelo menos cinco anos, procede-se à execução do núcleo, mantendo-se o remanescente do material obturador como comentado anteriormente. Se a porção preparada do conduto não for considerada adequada para estabelecer o comprimento do núcleo, indica-se o retratamento do conduto, independentemente do tempo e da ausência de lesão. Em dentes cujos condutos foram obturados com cones de prata, recomenda-se o retratamento para que possam receber núcleos fundidos ou pré-fabricados, mantendo com segurança o selamento apical.

Diâmetro do pino: O diâmetro da porção intrarradicular do núcleo metálico é importante para a retenção da restauração e para sua habilidade para resistir aos esforços transmitidos durante a função mastigatória. Evidentemente, quanto maior o diâmetro do pino, maior será a sua retenção e resistência, porém deve ser considerado também o possível enfraquecimento da raiz remanescente. Em vista disso, tem sido sugerido que o diâmetro do pino deve apresentar até um terço do diâmetro total da raiz (Fig. 5.6B) e que a espessura de dentina deve ser maior na face vestibular dos dentes anterossuperiores, já que a força é maior neste sentido.

Clinicamente, o diâmetro do pino deve ser determinado pela comparação do diâmetro da broca com o do conduto, por meio de uma radiografia. Cuidado especial deve ser tomado na região do terço apical onde a largura mesiodistal é a porção mais estreita da raiz. Para que o metal utilizado apresente resistência satisfatória, é indispensável que tenha pelo menos 1 mm de diâmetro em sua extremidade apical.

Inclinação das paredes do conduto: Os núcleos intrarradiculares com paredes inclinadas, além de apresentarem menor retenção que os de paredes paralelas, também desenvolvem grande concentração de esforços em suas paredes circundantes, o que pode gerar um efeito de cunha e, consequentemente, desenvolver fraturas ao seu redor.

Em vista disso, durante o preparo do conduto, especial atenção deve ser dada à inclinação das paredes. Busca-se seguir a própria inclinação do conduto, que foi alargada pelo tratamento endodôntico e terá seu desgaste aumentado principalmente na porção apical para a colocação do núcleo intrarradicular, até que se tenha comprimento e diâmetro adequados. Em algumas situações, por causa do tipo de acesso realizado durante o tratamento endodôntico, da presença de cáries ou da remoção de pinos anteriormente colocados, o conduto pode ter suas paredes muito inclinadas. Para compensar essa deficiência, o profissional deve lançar mão de meios alternativos, como aumentar o comprimento do pino para conseguir alguma forma de paralelismo nas paredes próximas à região apical e/ou aproveitar ao máximo a porção coronal remanescente, que irá auxiliar na retenção e minimizar a distribuição de esforços na raiz do dente.

Em casos extremos de destruição, quando o conduto está muito alargado e as paredes da raiz estão muito finas, mas o dente é estrategicamente importante no planejamento da prótese, podem-se utilizar núcleos estojados para proteger a raiz. Esse tipo de núcleo busca a retenção intrarradicular e, ao mesmo tempo, protege as paredes delgadas do remanescente radicular por meio do biselamento das paredes da raiz. Assim, essas paredes serão protegidas com o próprio metal com o qual é confeccionado o núcleo. A porção coronal deve prover espaço adequado para o tipo de coroa indicado, sendo que a adaptação desta ocorrerá na região cervical do núcleo (Fig. 5.8).

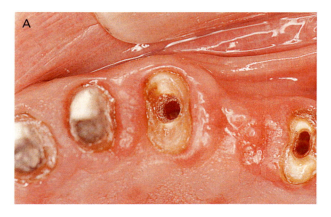
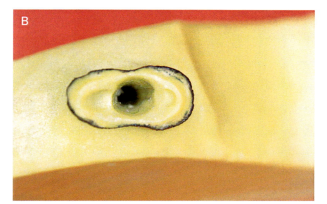
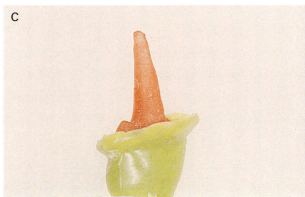
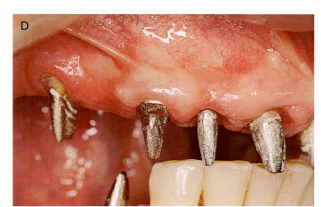
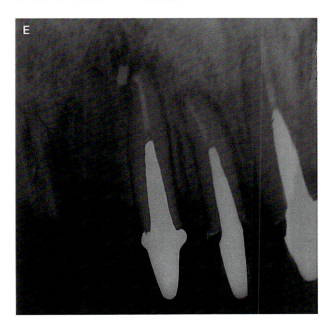

FIGURA 5.8 (A) Vista incisal do canino preparado para receber um núcleo estojado. Observe a presença das caixas no conduto e o término cervical biselado. (B) Vista do modelo de trabalho mostrando as caixas nas faces vestibular e lingual que têm como função evitar a rotação do núcleo e possibilitar a transmissão da força no sentido do longo eixo da raiz. Observe o término cervical biselado. (C) Vista do núcleo após moldagem do conduto em resina e enceramento das margens. (D) (E) Núcleo cimentado e imagem radiográfica.

Característica superficial do pino: Para aumentar a retenção de núcleos fundidos que apresentam superfícies lisas, podem-se utilizar jatos com óxido de alumínio para torná-las irregulares ou rugosas antes da cimentação.

A remoção do material obturador deve ser iniciada com pontas Rhein aquecidas até atingir o comprimento preestabelecido. A desobturação do conduto radicular é uma etapa clínica que pode ser delegada ao endodontista, quando solicitada. Como nem sempre é possível retirar a quantidade desejada do material obturador com esse instrumento, são utilizadas para esse fim as brocas de Peeso, Largo ou Gates, de diâmetro apropriado ao do conduto, acopladas a um guia de penetração. Durante a utilização da broca, deve-se tomar muito cuidado em acompanhar a extensão do conduto, procurando sempre visualizar o material obturador, para não correr o risco de trepanar a raiz. É importante o conhecimento da anatomia dos condutos para evitar desgastes desnecessários e/ou perfurações na raiz. Também é indispensável a manutenção de um campo seco por meio de isolamento relativo, para evitar ou minimizar a possibilidade de contaminação bacteriana intraconduto pela saliva e o posterior desenvolvimento de lesão periapical.

Se houver retenções acentuadas no interior do conduto (p. ex., decorrentes de remoção de pinos mal direcionados, abertura coronal incorreta ou cárie), pode ser desaconselhável remover toda a dentina necessária para sua eliminação, a fim de não enfraquecer a raiz. Recomenda-se, nesse caso, o preenchimento da área retentiva com resina composta ou cimento ionomérico previamente à moldagem do conduto.

O material obturador deve ser removido, sempre considerando que um mínimo de 4 mm deve ser deixado no ápice do conduto para garantir uma vedação efetiva da região. É extremamente importante que nessa fase se evite a contaminação do conduto pela saliva, o que pode causar migração de bactérias para o ápice da raiz. Por isso, entre o período de remoção do material obturador e a cimentação do pino, que deve ser o menor possível, deve-se sempre usar isolamento relativo.

Para dentes multirradiculares com condutos paralelos, não é necessário que o preparo dos condutos apresente o mesmo comprimento. Somente o de maior diâmetro é levado à sua extensão máxima, por exemplo, dois terços, e o outro apenas até a metade do comprimento total da coroa e da raiz remanescente.

Como os condutos são paralelos, pode-se ter o núcleo com os dois pinos unidos pela base, que se comportam como dispositivos antirrotacionais, sendo desnecessário o alargamento e ovalamento dos condutos. Busca-se atingir o diâmetro mínimo de 1 mm para que a liga metálica mantenha suas características de resistência, evitando assim o desgaste desnecessário de dentina.

Dentes como os pré-molares superiores, que podem apresentar divergência das raízes, devem ter seu conduto mais volumoso preparado na extensão convencional (dois terços) e o outro preparado parcialmente, apenas com o objetivo de conferir estabilidade, funcionando como dispositivo antirrotacional.

Em dentes multirradiculares superiores com condutos divergentes e que apresentam remanescente coronal, prepara-se o conduto palatino até dois terços da sua extensão e um dos condutos vestibulares até sua metade (o mais volumoso deles); o outro terá apenas parte de sua embocadura preparada. Essa metade do núcleo será colocada na porção palatina por meio de sistemas de encaixe, como será mostrado posteriormente. Somente na ausência total do remanescente coronal devem-se preparar os três condutos divergentes. Consequentemente, o núcleo resultante deverá ser confeccionado em três partes distintas.

Os molares inferiores geralmente apresentam raiz mesial com condutos paralelos ou ligeiramente divergentes e raramente exigem divisão do núcleo em mais de dois segmentos, pois podem tornar-se paralelos por meio do preparo, sem que para isso seja necessário desgastar excessivamente as paredes dos condutos.

Confecção do núcleo

Para a confecção do núcleo, podem ser empregadas duas técnicas: a direta, na qual o conduto é moldado e a parte coronal esculpida diretamente na boca, e a indireta, que exige moldagem dos condutos e das porções coronais remanescentes com elastômero, obtendo-se um modelo sobre o qual os núcleos são esculpidos no laboratório. Esta técnica é indicada quando há necessidade de confeccionar núcleos para vários dentes, para dentes mal posicionados que precisam ter as paredes das coroas preparadas com forma de paralelismo em relação aos demais dentes pilares ou para dentes com raízes divergentes.

Técnica direta – dente unirradicular

- Prepara-se um bastão de resina acrílica ou seleciona-se um pino pré-fabricado de plástico que se adapte ao diâmetro e ao comprimento do conduto preparado e que se estenda 1 cm além da coroa remanescente (Figs. 5.9A e B). É indispensável que o bastão atinja a porção apical do conduto preparado e que exista espaço entre ele e as paredes axiais, para facilitar a moldagem do conduto com resina Duralay.

- Lubrifica-se o conduto e a porção coronal com isolante hidrossolúvel por meio de um instrumento endodôntico ou da própria broca, envolvida com algodão (Fig. 5.9C).

- Molda-se o conduto introduzindo a resina preparada com sonda, pincel ou seringa tipo Centrix no seu interior e envolvendo o bastão que é inserido no conduto, verificando se atingiu toda sua extensão (Fig. 5.9D). O material em excesso é acomodado no bastão para confeccionar a porção coronal do núcleo (Fig. 5.9E). Para dentes com dois condutos paralelos, faz-se a moldagem individual dos condutos, que, após a polimerização da resina, são unidos na região da câmara pulpar. Durante a polimerização da resina, o bastão deve ser removido e novamente introduzido várias vezes no conduto, para evitar que o núcleo fique retido pela presença de retenções deixadas durante o preparo do conduto. Após a polimerização da resina, verifica-se a fidelidade do pino moldado (Fig. 5.9F). Corta-se o bastão no nível oclusal ou incisal e procede-se ao preparo da porção coronal, utilizando pontas diamantadas e discos de lixa e seguindo os princípios de preparo descritos anteriormente. (Fig. 5.10A). A parte coronal do núcleo deve apenas complementar a estrutura dentária perdida, dando-lhe forma e características de uma coroa preparada (Fig. 5.10B).

- A liga metálica a ser utilizada na fundição deve apresentar resistência suficiente para não se deformar sob ação das forças mastigatórias. As ligas de metais não nobres são as mais utilizadas, em especial aquelas à base de cobre-alumínio, em razão de seu baixo custo. Ligas nobres ou seminobres, como as de ouro tipo III e IV e à base de prata-paládio, também podem ser empregadas.

- A adaptação do núcleo no interior do conduto deve ser passiva. Esse procedimento é facilitado pelo uso de líquido evidenciador de contato na superfície do pino, para mostrar o(s) ponto(s) de contato que interfere(m) no seu assentamento. A simulação da cimentação com uma silicona fluida também auxilia na detecção dos pontos de contato internos que podem impedir o assentamento e/ou dificultar a cimentação. Esse(s) ponto(s) deve(m) ser desgastado(s), e, após a adaptação do núcleo, sua porção radicular deve ser jateada com óxido de alumínio.

- Antes da cimentação, o conduto deve ser limpo com solução descontaminante, lavado com água e seco completamente. Tal como ocorre com a cimentação de coroas totais, conforme descrito no Capítulo 12, deve-se levar com pincel uma pequena quantidade de cimento em volta do núcleo para reduzir a pressão hidrostática. A cimentação pode ser realizada com cimentos de ionômero de vidro ou fosfato de zinco ou com cimentos resinosos (Figs. 5.10C e D).

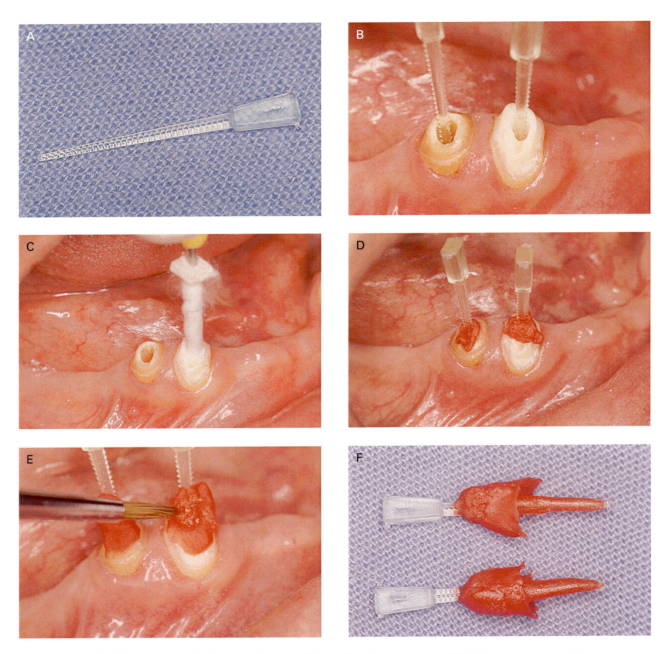

FIGURA 5.9 (A) (B) Bastão de plástico pré-fabricado. (C) Lubrificação do conduto. (D) Moldagem dos condutos com resina Duralay. (E) (F) Após a moldagem dos condutos, complementa-se a porção coronal com resina.

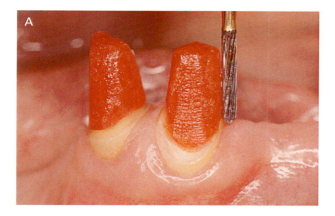
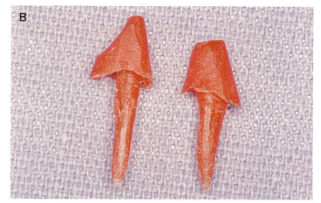
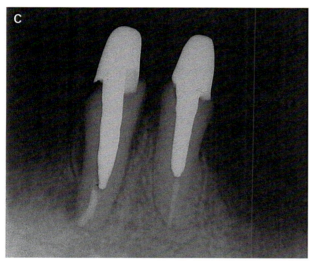
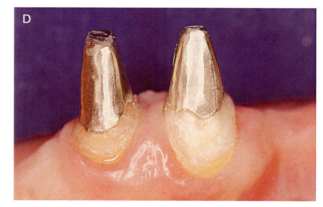

FIGURA 5.10 (A) Preparo da parte coronal do núcleo. (B) Núcleos em resina. (C) Imagem radiográfica. (D) Núcleos cimentados.

Técnica direta – dente multirradicular

É possível também confeccionar núcleos em dentes com raízes divergentes pela técnica direta, seja moldando os condutos com resina ou empregando sistemas pré-fabricados.

Moldando os condutos com resina

Em dentes posteriores com condutos divergentes, o núcleo deve ser confeccionado em duas etapas, iniciando-se pelos condutos vestibulares em dentes superiores ou pelos condutos mesiais nos dentes inferiores. A moldagem dos condutos e a reconstrução da parte coronal são feitas pelo método descrito anteriormente, mantendo a face interna da primeira parte do núcleo paralela ao longo do eixo do conduto da segunda parte.

Para o encaixe das duas partes do núcleo, vários sistemas podem ser utilizados, tais como sulcos, caixas ou encaixes. Uma vez fundida, a primeira parte do núcleo é adaptada no modelo de trabalho, e faz-se o acabamento da face que entrará em contato com a outra parte do núcleo. Em seguida, confecciona-se a segunda parte, que, após fundida e adaptada ao modelo, é ajustada no dente.

A cimentação é realizada inicialmente com a introdução da primeira parte do núcleo, portadora da porção fêmea do encaixe de semiprecisão, seguida da segunda parte com a porção macho (Fig. 5.11).

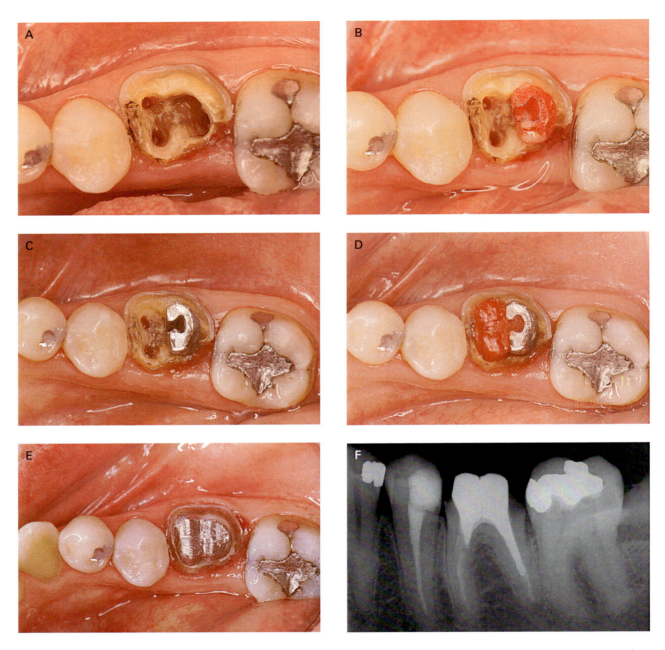

FIGURA 5.11 (A) Vista do molar inferior com os condutos mesiais preparados e paralelos entre si e divergentes com o conduto distal. (B) Vista da parte distal do núcleo confeccionado em resina com a caixa oclusal já preparada, mantendo sua face mesial paralela aos condutos mesiais. (C) (D) Após a fundição, esta parte do núcleo é adaptada no conduto, e sua face mesial recebe acabamento superficial com pontas diamantadas e discos de lixa. A seguir, procede-se à confecção da parte mesial do núcleo. (E) Núcleo cimentado. A cimentação do núcleo é realizada introduzindo-se inicialmente sua parte distal e em seguida a parte mesial. (F) Radiografia após cimentação.

PRÓTESE FIXA 153

Uma outra maneira de obter núcleos pela técnica direta em dentes com condutos divergentes é confeccionar inicialmente o pino do canal de maior volume que irá transpassar a porção coronal do núcleo. A técnica de confecção está descrita nas Figuras 5.12 a 5.14.

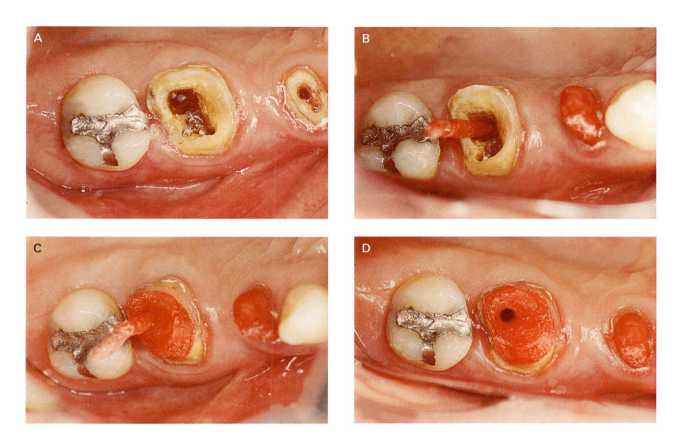

FIGURA 5.12 (A) Vista do molar com os condutos já preparados. (B) O conduto palatino é moldado em resina deixando a porção coronal do pino com suas paredes divergentes para oclusal e lisas. (C) O pino de resina e as paredes da câmara pulpar são isolados, e faz-se a moldagem do(s) outro(s) condutos(s). Em seguida, faz-se o preenchimento com resina da câmara pulpar e da parte coronal do núcleo. (D) Após a polimerização da resina, remove-se o pino do conduto palatino e prepara-se a parte coronal do núcleo.

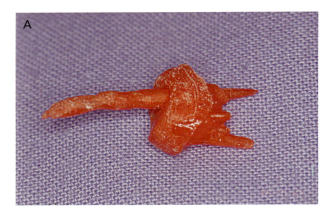
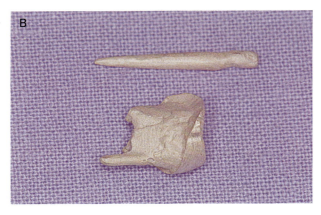
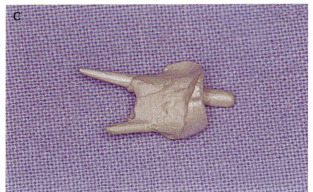

FIGURA 5.13 Vistas do núcleo em resina e fundido.

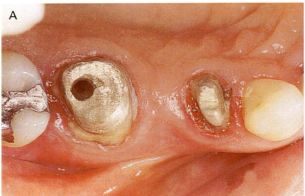
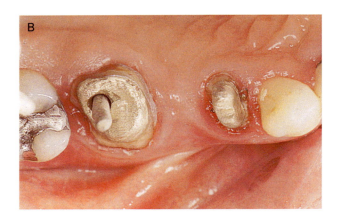
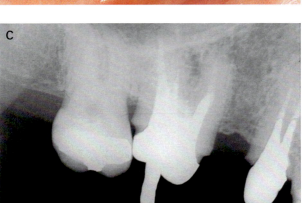
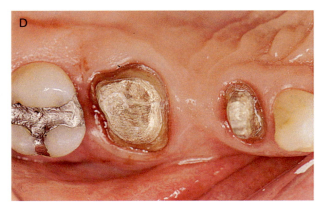

FIGURA 5.14 (A) (B) (C) Adaptação do núcleo e do pino palatino e imagem radiográfica. (D) Núcleo cimentado.

Com pinos pré-fabricados (sistema Parapost)

A técnica direta também pode ser empregada com pinos pré-fabricados em metal e em plástico, com paredes paralelas e serrilhadas, em vários diâmetros e com suas respectivas brocas (Figs. 5.15 a 5.17).

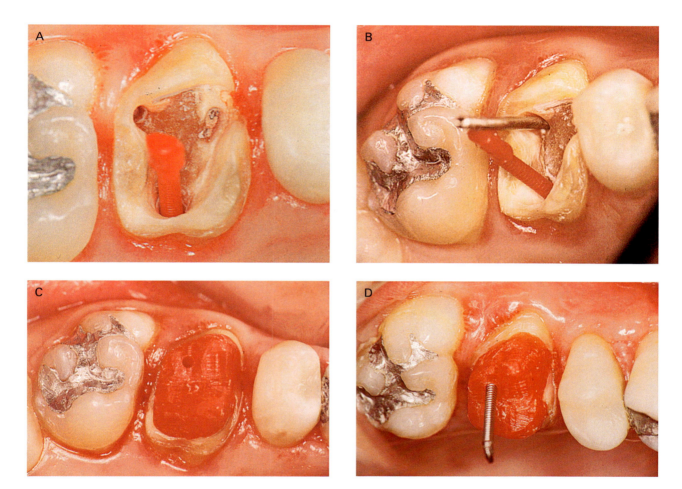

FIGURA 5.15 (A) Vista do molar com os condutos palatino e distovestibular preparados e com o pino de plástico já posicionado no conduto palatino. (B) Pino metálico liso posicionado no conduto vestibular que tem a função de conformar o orifício na porção coronal do núcleo que será ocupado pelo pino metálico serrilhado na cimentação. (C) (D) Após a colocação da resina na câmara pulpar e na porção coronal, o pino metálico liso é removido para preparar a porção coronal. A seguir, o pino serrilhado é posicionado para avaliar sua adaptação.

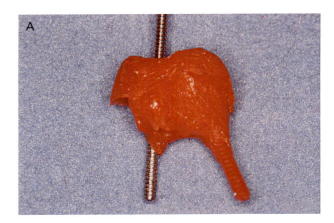
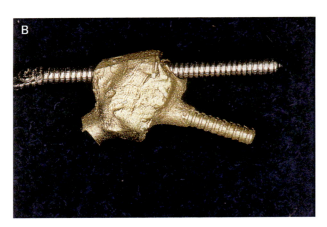

FIGURA 5.16 (A) Vistas do núcleo em resina e do pino metálico em posição. O conduto palatino foi confeccionado com um pino plástico também serrilhado. Antes da inclusão em revestimento, o pino metálico liso é removido, e o orifício é preenchido com grafite. (B) Após a fundição, o grafite é removido com broca, e avalia-se a adaptação do pino metálico serrilhado no interior do orifício.

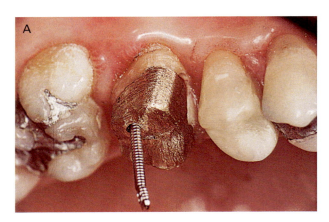
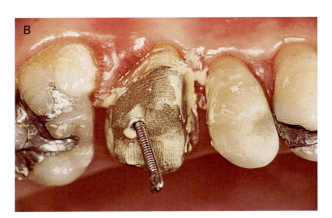
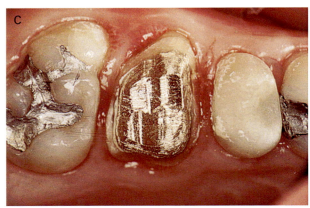

FIGURA 5.17 (A) Adaptação do núcleo fundido com o pino serrilhado em posição. (B) (C) A cimentação é realizada introduzindo inicialmente a parte fundida e depois o pino pré-fabricado.

Técnica indireta

Essa técnica, pela qual os núcleos são feitos em um modelo de trabalho, está indicada quando é necessário confeccionar núcleos em vários dentes, unirradiculares ou multirradiculares. As vantagens são a redução do tempo clínico e a facilidade para obter paralelismo entre os dentes pilares.

O preparo da coroa remanescente e dos condutos segue os mesmos princípios anteriormente descritos, buscando-se a preservação máxima da estrutura dentária.

Visando à obtenção de um molde preciso e fiel, adapta-se em cada conduto um fio ortodôntico ou clipe de papel com comprimento um pouco maior que o do conduto e uma ligeira folga em toda a sua volta. Os fios devem apresentar em sua extremidade voltada para a face oclusal ou incisal um sistema de retenção que pode ser confeccionado com godiva de baixa fusão, e aplica-se o adesivo próprio em toda a extensão do fio. O material de moldagem deve ser proporcionado e manipulado de acordo com a orientação do fabricante; para levá-lo aos condutos, utiliza-se uma broca Lentulo de forma manual ou acoplada em contra-ângulo, girando o motor em baixa rotação. Os fios metálicos são envolvidos também com o material e colocados nos seus respectivos condutos. A seguir, com uma seringa apropriada, faz-se a moldagem da parte coronal, envolvendo totalmente os fios metálicos que estão em posição. Qualquer elastômero pode ser empregado para a moldagem dos condutos, desde que forneça ao técnico de laboratório um modelo preciso e confiável para a obtenção de núcleos divididos ou múltiplos, reduzindo o tempo clínico necessário para sua confecção. Maiores detalhes sobre materiais e técnicas de moldagem são encontrados no Capítulo 7.

Para a confecção do modelo de trabalho, vaza-se o molde com gesso tipo IV. Os modelos devem ser montados em um articulador para permitir que a porção coronal do núcleo seja esculpida mantendo as seguintes relações corretas com os dentes antagonistas: forma de inclinação das paredes, espaço oclusal/incisal e relação de paralelismo com os demais dentes pilares.

Após fundidos, os núcleos são adaptados nos condutos como descrito anteriormente e, em seguida, são cimentados (Figs. 5.18 a 5.23)

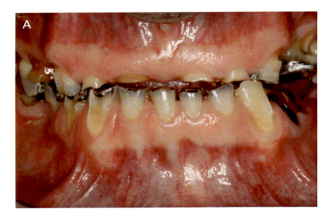
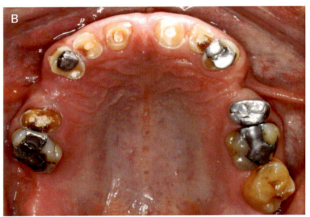
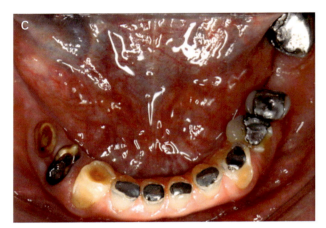
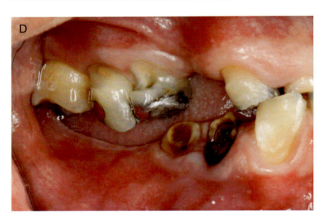
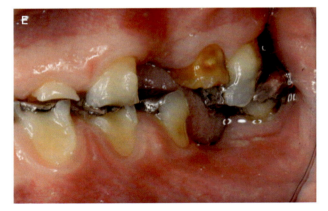
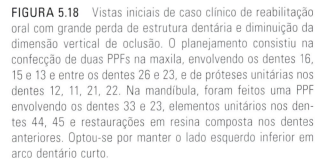
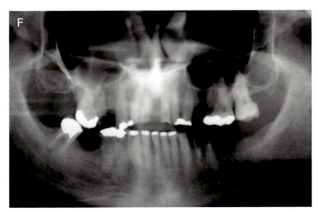

FIGURA 5.18 Vistas iniciais de caso clínico de reabilitação oral com grande perda de estrutura dentária e diminuição da dimensão vertical de oclusão. O planejamento consistiu na confecção de duas PPFs na maxila, envolvendo os dentes 16, 15 e 13 e entre os dentes 26 e 23, e de próteses unitárias nos dentes 12, 11, 21, 22. Na mandíbula, foram feitos uma PPF envolvendo os dentes 33 e 23, elementos unitários nos dentes 44, 45 e restaurações em resina composta nos dentes anteriores. Optou-se por manter o lado esquerdo inferior em arco dentário curto.

PRÓTESE FIXA 159

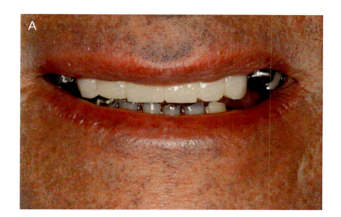

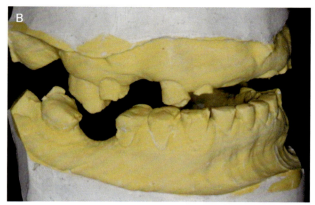

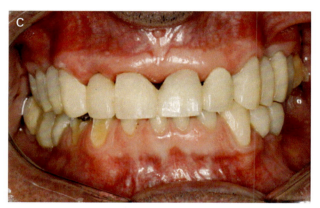

FIGURA 5.19 (A) A determinação da dimensão vertical de oclusão foi feita com JIG estético, conforme descrito no Capítulo 6. (B) Montagem dos modelos no articulador na dimensão vertical de oclusão e para realizar o enceramento diagnóstico. (C) Vista das coroas provisórias confeccionadas diretamente na boca na nova dimensão vertical a partir de molde feito do enceramento diagnóstico.

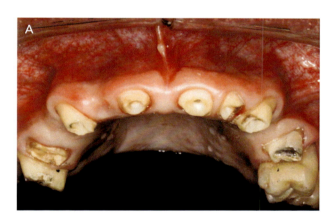

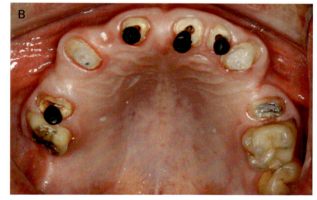

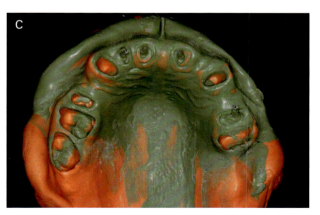

FIGURA 5.20 (A) Vista dos condutos preparados. (B) Os núcleos dos dentes 13 e 23 foram feitos com pinos de fibra de vidro em razão de o remanescente dentinário ser maior do que 2 mm. Nos demais dentes, foram confeccionados núcleos metálicos fundidos pela técnica indireta. (C) Moldagem dos condutos com silicona de adição. Inicialmente foram selecionados fios ortodônticos com comprimentos maiores e diâmetros menores que os dos condutos. Para facilitar a remoção dos fios no molde, colocou-se godiva de baixa fusão nas pontas dos fios, que receberam uma camada de adesivo. O material de moldagem de consistência leve é levado aos condutos com broca Lentulo ou seringa, e os pinos são introduzidos nos condutos.

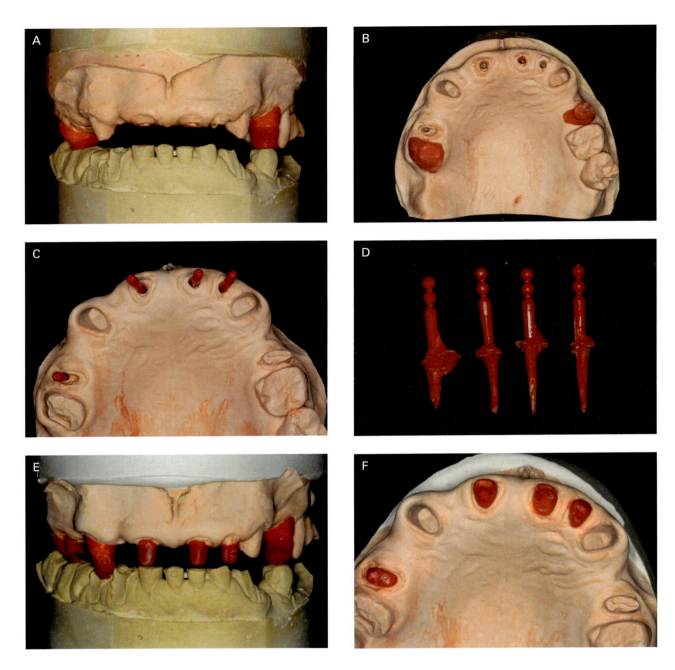

FIGURA 5.21 (A) Modelos montados em articulador. Observe que os modelos foram montados na dimensão vertical de oclusão por meio de casquetes confeccionados em resina que foram registrados em boca, tendo como referência as coroas provisórias. (B) Vista oclusal do modelo de trabalho. (C) Adaptação de pinos de plástico nos condutos. (D) Após o isolamento dos condutos, os pinos são envolvidos com resina Duralay e levados aos condutos. (E) (F) A seguir, acrescenta-se resina e preparam-se as partes coronais com o objetivo de obter forma de resistência, retenção e paralelismo entre os dentes preparados.

PRÓTESE FIXA 161

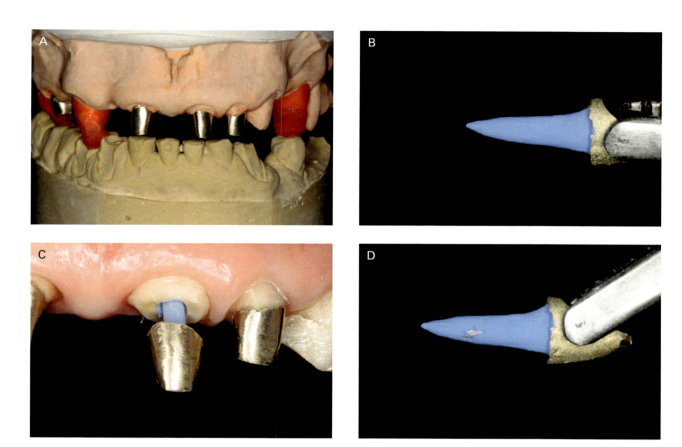

FIGURA 5.22 (A) Núcleos fundidos adaptados no modelo. Observe os casquetes de resina em posição para manter a DVO. (B) (C) (D) Para a adaptação dos núcleos nos condutos, passa-se uma camada de evidenciador de contato em toda a superfície e leva-se o núcleo em posição. As interferências devem ser desgastadas, e repete-se esse procedimento até a obtenção de um assentamento passivo do núcleo. Núcleos muito retentivos causam áreas de tensão na raiz e dificultam seu assentamento durante a cimentação.

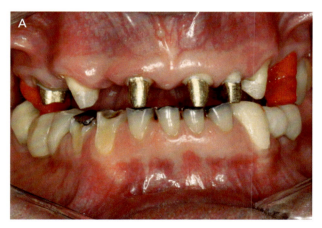
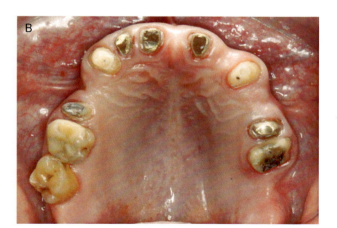

FIGURA 5.23 (A) (B) Vistas dos núcleos cimentados.

Núcleos pré-fabricados

Quando o dente a ser restaurado mantém parte considerável da coroa clínica após o preparo, indica-se a colocação de um pino pré-fabricado no canal radicular, com o objetivo de aumentar a resistência do material de preenchimento que vai servir de ancoragem à futura restauração. Esses pinos podem ser metálicos ou não metálicos, paralelos ou cônicos, com superfícies lisas, serrilhadas ou rosqueadas. Independentemente das características mecânicas e estéticas de cada um, eles apresentam como vantagem a simplificação dos procedimentos clínicos, uma vez que podem ser confeccionados em uma única sessão.

Existem várias marcas e tipos de pinos, e a escolha deve ser determinada de acordo com a relação diâmetro do conduto/comprimento do pino. É importante que o diâmetro do pino seja compatível com o do conduto, ou seja, a espessura de dentina remanescente não deve ser diminuída a ponto de comprometer a resistência da própria raiz. Assim, a seleção do pino é feita comparando seu diâmetro com a luz do conduto, por meio de radiografia. A presença de uma espessura de 2 mm na porção remanescente da raiz aumenta significativamente sua resistência a fraturas.

O conduto é preparado usando as brocas que normalmente acompanham os pinos e deve se estender até aproximadamente dois terços do comprimento do dente, de sua porção coronal preparada até o ápice. Quando o dente apresentar perda óssea, o comprimento do pino deve ser equivalente à metade do suporte ósseo da raiz envolvida.

Quando um dente posterior tiver duas ou mais raízes, deve-se ponderar se esse dente vai receber uma coroa isolada ou se será usado como dente pilar de uma PPF. Para elementos isolados e mesmo para PPF de três elementos, considerando que o dente ainda apresenta remanescente coronal, não há necessidade de que todas as raízes recebam pinos metálicos; opta-se apenas pela raiz de maior diâmetro. Para os dentes pilares de PPF extensa, é conveniente o emprego de no mínimo dois pinos, em razão da sobrecarga que incidirá nesses dentes: um no conduto de maior diâmetro e comprimento correspondente a dois terços do remanescente e um em outra raiz com extensão equivalente à metade do remanescente.

A remoção do material obturador deve ser realizada inicialmente com pontas Rhein aquecidas até atingir o comprimento preestabelecido. A seguir, o conduto deve ser alargado com as brocas que acompanham os pinos metálicos, ou então com as brocas de Largo, Peeso ou Gates, com diâmetro compatível com o do conduto e o do pino selecionado.

Embora apresentem grande capacidade retentiva, os **pinos pré-fabricados metálicos rosqueados** devem ser usados com muito cuidado, pois geram mais tensões nas paredes do canal radicular do que os cimentados. Para diminuir essas tensões, o pino deve ser desrosqueado um quarto de volta após sua introdução final no conduto. Preferencialmente, os pinos pré-fabricados devem ser justapostos no canal radicular de forma passiva e cimentados (Fig. 5.24).

Dentre os pinos pré-fabricados, os de **fibra de vidro** têm sido muito utilizados por apresentarem módulo de elasticidade próximo ao da dentina, o que permite a obtenção de uma unidade mecanicamente homogênea que minimiza o estresse na interface dentina/cimento/pino. Esses pinos também não interferem na cor do material de preenchimento do núcleo e de coroas confeccionadas em cerâmica, especialmente as que apresentam alta translucidez. Outras vantagens são a diminuição de risco de fraturas, especialmente as verticais ou oblíquas em direção aos terços médio e apical da raiz, a resistência à corrosão e a biocompatibilidade. Embora a facilidade de remoção seja considerada uma vantagem adicional desses pinos, a semelhança de cor com a estrutura dentária pode tornar muito difícil a distinção entre os dois materiais, dificultando sua remoção.

Para a cimentação desses pinos, os cimentos resinosos têm sido usados por apresentarem baixa solubilidade e por suas propriedades mecânicas e adesivas à dentina e aos pinos de fibra de vidro, que aumentam a resistência adesiva da interface e, portanto, reduzem a concentração de estresse nessa área. Entretanto, a capacidade dessa união não é homogênea, e a interface entre o cimento resinoso e a dentina radicular parece ser o elo mais frágil.

PRÓTESE FIXA 163

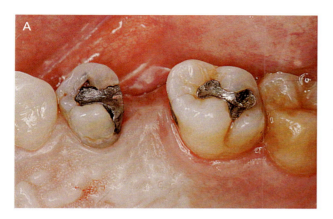
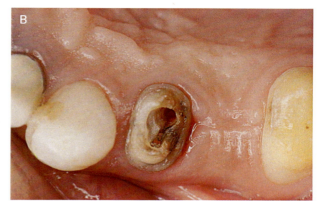
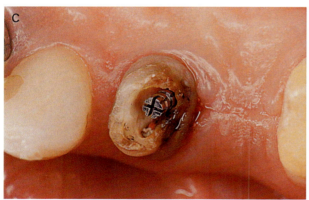
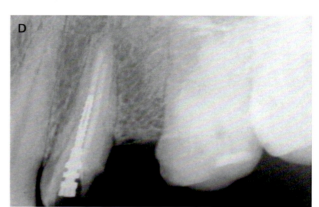
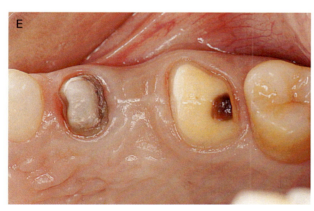
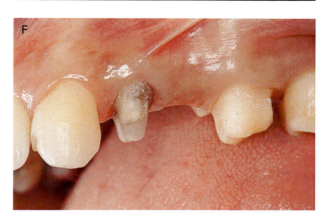
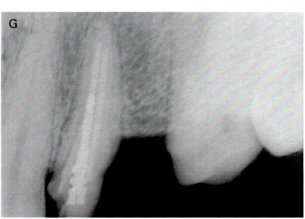

FIGURA 5.24 (A) Vista dos dentes 15 e 17, que serão preparados como pilares de PPF. (B) O dente 15 apresenta tratamento endodôntico. Após o preparo para coroa metalocerâmica, a remoção do material da câmara pulpar e a análise do remanescente coronal (aproximadamente 50% de sua coroa anatômica), optou-se pela colocação de pino pré-fabricado (Flexi-Post). Esse sistema apresenta uma fenda em sua extremidade, permitindo que as forças de inserção e cimentação sejam direcionadas para o pino, e não para a raiz (recomenda-se ler o manual desse sistema antes de sua utilização). (C) A remoção do material obturador é feita inicialmente com ponta Rhein. A seguir, a regularização e/ou a ampliação do conduto é realizada com as brocas que acompanham os pinos. A seleção do pino de acordo com o diâmetro do conduto indica a broca que deve ser empregada. (D) Radiografia do pino em posição. Observe o espaço na fenda. (E) (F) O pino é cimentado, e o núcleo de preenchimento é confeccionado com resina composta. (G) Radiografia após cimentação.

Vários são os fatores que podem comprometer a resistência dessa união: controle da umidade dentro do conduto e da quantidade de adesivo aplicado em seu interior; distância da porção mais apical do pino ao ponto de incidência da luz fotopolimerizadora, que compromete o grau de conversão dos monômeros em polímeros; uso de agentes oxidantes de limpeza intrarradicular, como hipoclorito de sódio e água oxigenada; incompatibilidade dos sistemas adesivos simplificados com cimentos resinosos de polimerização química e dual; aumento da permeabilidade dos adesivos simplificados, que se comportam como membranas permeáveis à água proveniente da dentina; elevada contração de polimerização do cimento, que pode causar alto nível de estresse gerado na interface adesiva; e variações do substrato dentinário ao longo da raiz, entre outros. O fator C (número de paredes de uma cavidade que está em contato com o material restaurador *versus* número de paredes livres) é outro aspecto que deve ser considerado. Por exemplo, em uma cavidade de Classe I, o fator C é de 5/1, enquanto no interior do conduto o fator C pode ser maior que 1.000. Esses aspectos tornam a técnica adesiva muito delicada, podendo contribuir para variações em seu desempenho clínico e causar a descimentação do pino (Fig. 5.25).

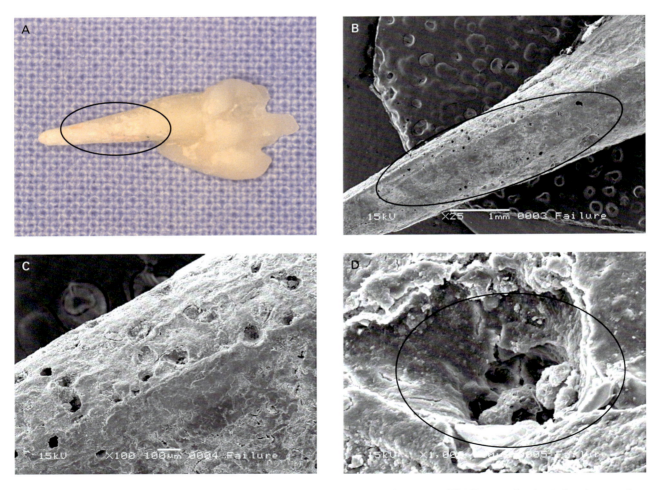

FIGURA 5.25 (A) Vista de um pino deslocado com o cimento (Panavia F) aderido. (B) Microscopia eletrônica de varredura mostrando no círculo a presença de bolhas que podem ser atribuídas à água que migrou através do adesivo e à polimerização inadequada do cimento (emulsão de polimerização), especialmente nos terços médio e apical. (C) (D) Vistas aproximadas da Figura B. Como o cimento não se polimeriza completamente, gotículas de água são mantidas em seu interior, causando degradação ao longo da interface adesivo/cimento.

Fonte: Adaptada de Pegoraro e colaboradores.[1]

Isso não significa que os cimentos adesivos não devem ser indicados. Entretanto, é importante que o CD tenha treinamento suficiente para manipular corretamente esses materiais e conhecer suas deficiências, sempre considerando a importância do preparo correto do conduto e os requisitos mecânicos mínimos desse preparo. Uma opção aos cimentos resinosos são os cimentos de ionômero de vidro convencionais ou modificados por resina. É importante que se consiga alguma retenção friccional entre o pino e as paredes do conduto, principalmente no terço apical, onde as paredes apresentam-se mais paralelas. Além disso, o grau de divergência entre as paredes do conduto não deve ser acentuado, para que o espaço entre as paredes do pino e do conduto, bem como a linha de cimento, sejam reduzidos. Desse modo, a contração de polimerização do cimento e o estresse na interface com o adesivo comprometerão de maneira menos significativa a resistência da união (Figs. 5.26 a 5.29).

As Figuras 5.30 a 5.34 mostram um paciente com perda de dimensão vertical e dentes posteriores com coroas clínicas curtas em virtude do desgaste acentuado em todos os dentes decorrente da presença de amelogênese imperfeita.

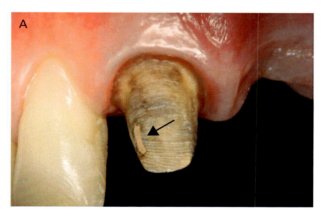
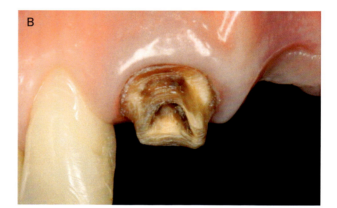
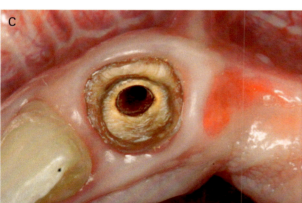
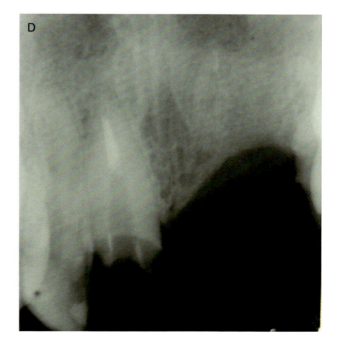

FIGURA 5.26 (A) Vista da face vestibular após preparo para PPF metalocerâmica. Observe a exposição do material obturador (seta). Como a dentina remanescente deve ter espessura mínima de 1 mm para servir como base de sustentação para a porção coronal do núcleo, a coroa foi desgastada até que esse objetivo fosse alcançado. (B) (C) (D) Vistas clínica e radiográfica após o preparo coronal e a abertura do conduto.

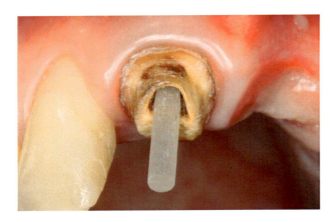

FIGURA 5.27 Após a remoção do material obturador, preferencialmente com ponta Rhein aquecida, faz-se a regularização das paredes do conduto com uma broca compatível com o diâmetro do conduto, sem alargá-lo. A seleção do pino (com superfícies paralelas ou cônicas) é feita de acordo com a anatomia do conduto. O diâmetro do pino é selecionado de acordo com a broca empregada no preparo do conduto. A figura mostra a prova do pino no conduto. É importante que o pino fique bem adaptado às paredes do conduto, para que a espessura da linha do cimento seja reduzida.

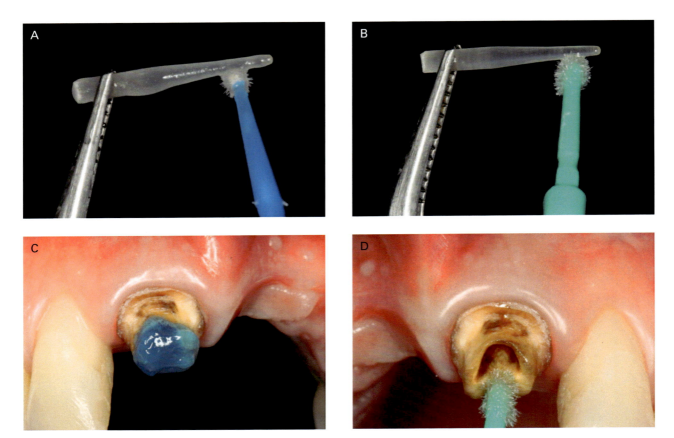

FIGURA 5.28 (A) Após limpeza com álcool 70°, aplica-se o silano e aguarda-se 1 minuto para a secagem com ar. (B) Aplicação do adesivo. (C) Condicionamento ácido. (D) Aplicação do adesivo nas paredes do conduto. Todos esses procedimentos devem seguir as orientações dos fabricantes. O excesso dos produtos usados no interior do conduto (agente de limpeza, ácido, água e adesivo) deve ser removido com cones de papel absorvente e jatos de ar.

PRÓTESE FIXA 167

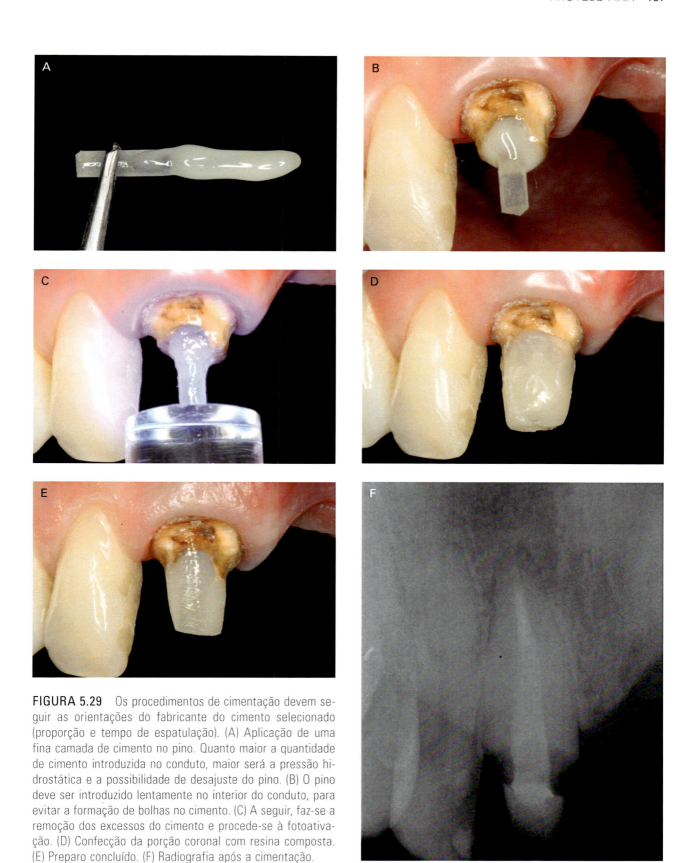

FIGURA 5.29 Os procedimentos de cimentação devem seguir as orientações do fabricante do cimento selecionado (proporção e tempo de espatulação). (A) Aplicação de uma fina camada de cimento no pino. Quanto maior a quantidade de cimento introduzida no conduto, maior será a pressão hidrostática e a possibilidade de desajuste do pino. (B) O pino deve ser introduzido lentamente no interior do conduto, para evitar a formação de bolhas no cimento. (C) A seguir, faz-se a remoção dos excessos do cimento e procede-se à fotoativação. (D) Confecção da porção coronal com resina composta. (E) Preparo concluído. (F) Radiografia após a cimentação.

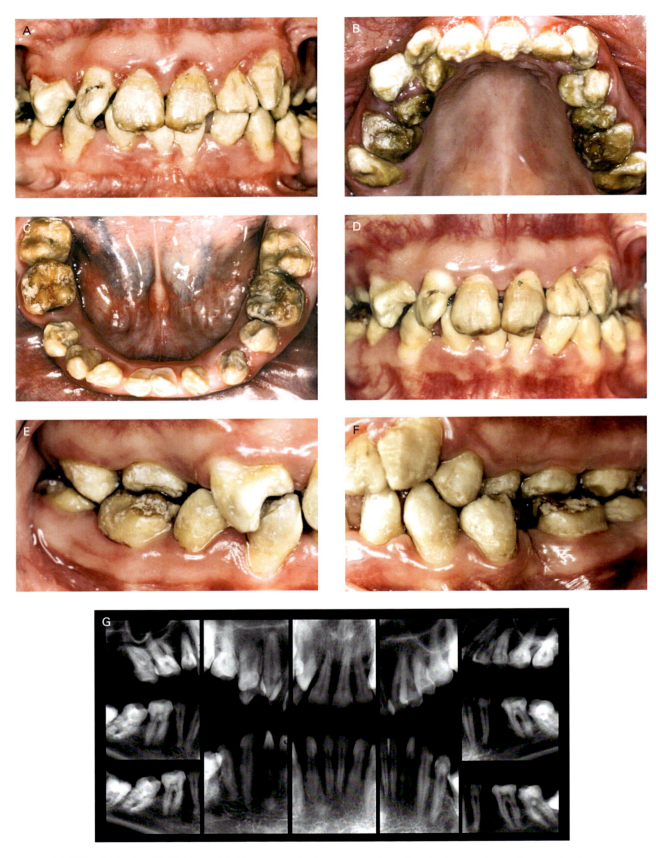

FIGURA 5.30 (A) (B) (C) Vistas iniciais mostrando dentes com alterações de forma e desgastes acentuados em decorrência de amelogênese imperfeita. (D) (E) (F) Vistas após raspagem e polimento coronal. (G) Radiografias.

PRÓTESE FIXA 169

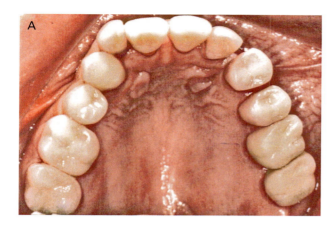
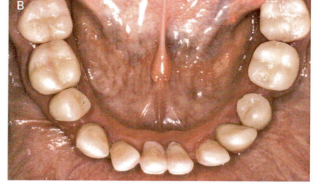
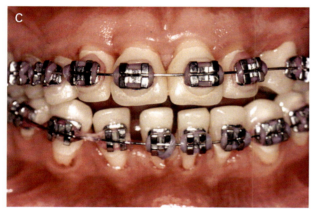
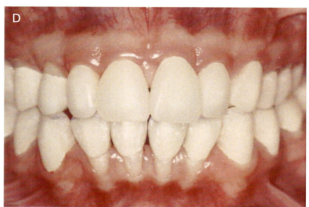
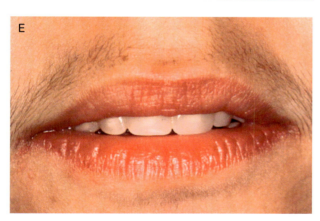

FIGURA 5.31 (A) (B) Vistas das coroas provisórias após extração dos dentes 14, 23, 38 e 48 e aumento de coroa clínica dos dentes posteriores. (C) Vista durante movimentação ortodôntica. (D) (E) Vistas das coroas provisórias após conclusão do tratamento ortodôntico. Observe a transparência do cimento nas coroas provisórias dos incisivos superiores, mostrando falta de espaço para o material restaurador. Como essas coroas estão posicionadas corretamente no sentido anteroposterior, para compensar a falta de desgaste optou-se pelo tratamento endodôntico dos dentes, para poder aumentar o desgaste nas faces vestibulares.

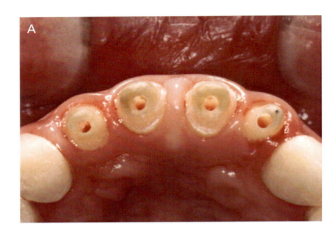

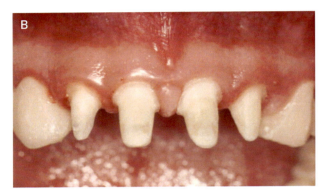

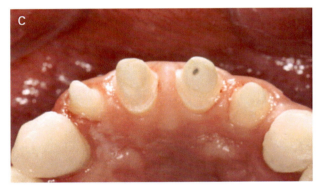

FIGURA 5.32 (A) Observe a abertura conservativa dos condutos. Em situações como essas, em que o remanescente dentinário está presente em grande quantidade, pode-se optar por não realizar a confecção de núcleos diretos. Entretanto, em virtude da predominância de forças oblíquas nos dentes anteriores, especialmente na região cervical, a presença de pinos de fibra de vidro cimentados com cimentos resinosos minimiza a ação dessas forças. B) (C) Vistas após a conclusão dos preparos.

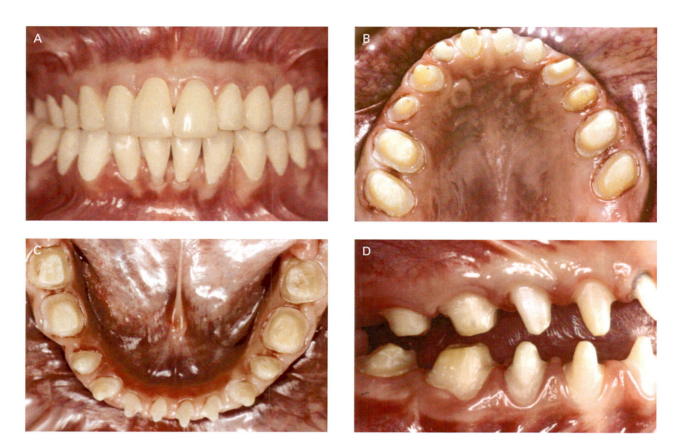
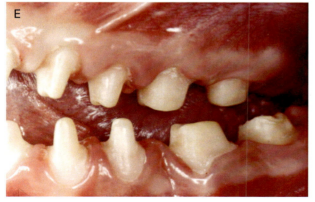

FIGURA 5.33 (A) Vista das coroas provisórias. (B) (C) (D) (E) Vista dos preparos concluídos.

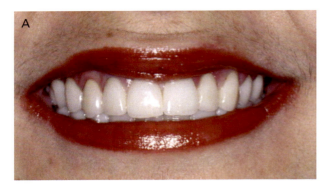
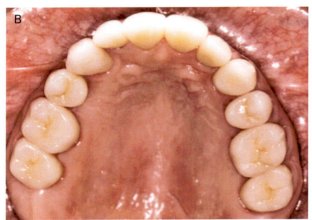
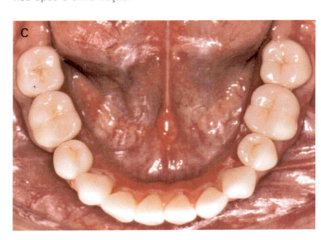

FIGURA 5.34 (A) (B) (C) (D) (E) Vistas clínicas e (F) radiográfica após a cimentação.

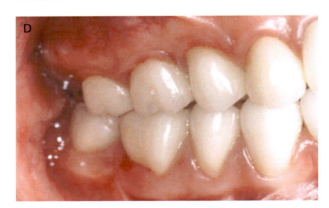
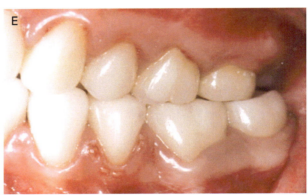
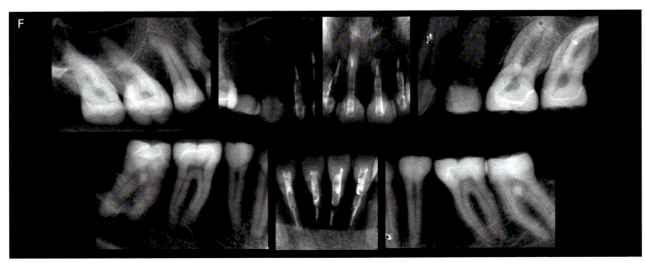

Quando o conduto apresenta-se muito alargado ou ovalado, especialmente nos terços médio e cervical, as superfícies do pino não se adaptam a suas paredes. Para evitar espessuras exageradas de cimento em algumas áreas e o consequente aumento da contração volumétrica de polimerização, do estresse na interface cimento/dentina e da presença de bolhas com diminuição da resistência do cimento, faz-se o reembasamento do pino com resina composta no conduto, como é mostrado nas Figuras 5.35 e 5.36. Essa técnica é conhecida como pino anatômico.

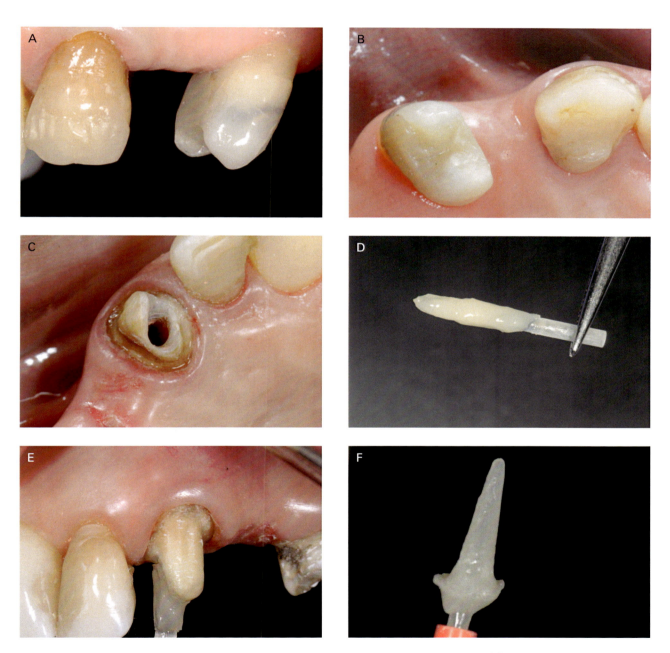

FIGURA 5.35 (A) (B) Vistas dos dentes que serão preparados para pilares de PPF em cerâmica. (C) Observe que a forma alargada e ovalada do conduto impede a adaptação adequada do pino em relação a suas paredes. (D) Pino envolvido com resina composta após o tratamento superficial (silano + adesivo). (E) Isola-se o conduto com isolante hidrossolúvel, introduz-se o pino lentamente no conduto e faz-se uma rápida fotopolimerização por 5 a 10 segundos. (F) Após a remoção do pino, observa-se a reprodução da anatomia interna do conduto e complementa-se a fotopolimerização por mais 40 segundos em cada face. Em algumas situações, pode ser necessária a realização de pequenos desgastes na superfície da resina, para permitir a adaptação passiva do pino no interior do canal.

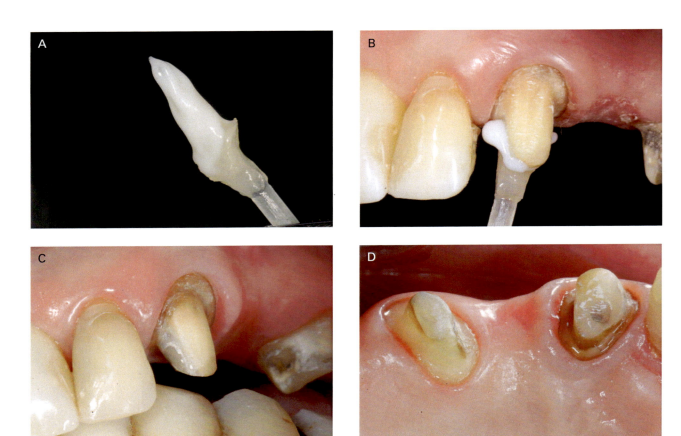

FIGURA 5.36 O conduto é lavado com água, para remover restos do isolante, e seco com jatos de ar e cones de papel. O tratamento das paredes do conduto e do remanescente coronal deve seguir as recomendações do fabricante do cimento selecionado (condicionamento ácido das paredes e aplicação do adesivo). (A) Colocação de uma fina camada de cimento no pino. (B) Cimentação. (C) (D) Preparos concluídos.

A extensão do pino dentro do conduto deve seguir as recomendações descritas anteriormente, e seu diâmetro deve ser compatível com o do conduto. A ação da broca deve exclusivamente remover possíveis áreas retentivas, tentando manter as paredes da região do terço apical o mais paralelas possível, para obter alguma retenção friccional entre o pino e as paredes do conduto.

Confecção de núcleo com reaproveitamento de prótese existente

PPFs cimentadas há algum tempo podem apresentar dentes pilares cariados, e esta é a principal causa de fracasso nesse tipo de tratamento. Nesses casos, e desde que a prótese apresente condições de permanecer na boca, pode-se confeccionar o núcleo da maneira convencional, sendo que sua porção coronal é obtida moldando-se o interior da coroa (Figs. 5.37 a 5.39).

PRÓTESE FIXA 175

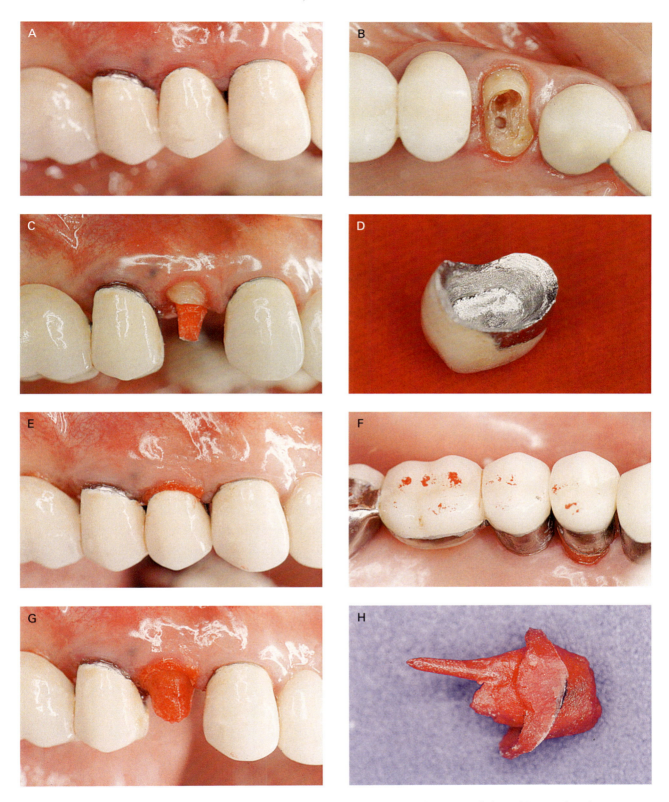

FIGURA 5.37 (A) Vista vestibular de uma prótese metalocerâmica 19 anos após a cimentação. O dente 24 necessitou de tratamento endodôntico em virtude de um processo carioso. (B) (C) Como as margens do preparo foram atingidas pela cárie, essa região foi repreparada. Os condutos são preparados e moldados, deixando uma pequena projeção da resina Paraná face oclusal. (D) Toda a superfície interna da coroa é ligeiramente desgastada, inclusive a região cervical, para eliminar possíveis áreas retentivas. (E) (F) A resina é preparada e aplicada na região do término cervical e no interior da coroa, que é posicionada sobre o dente, tomando-se o cuidado de avaliar a oclusão. (G) (H) Após a polimerização da resina, avalia-se a porção coronal do núcleo e faz-se o acabamento da região cervical.

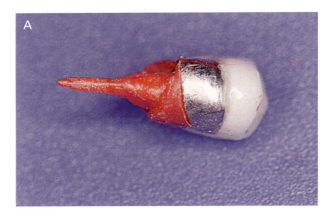 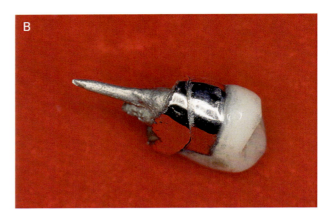

FIGURA 5.38 (A) Vistas do núcleo em resina e com a coroa em posição. Nesta fase, faz-se o acabamento na interface coroa/núcleo. (B) Núcleo fundido adaptado à coroa.

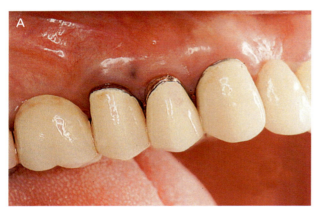 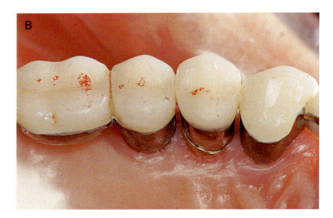

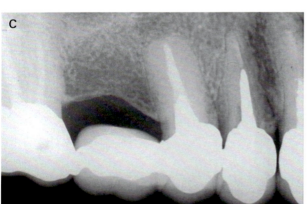

FIGURA 5.39 Vistas vestibular (A), oclusal (B) e radiográfica (C) do núcleo e da coroa cimentados.

REFERÊNCIA

1. Pegoraro TA, da Silva NR, Carvalho RM. Cements for use in esthetic dentistry. Dent Clin North Am. 2007;51(2):453-71.

LEITURAS SUGERIDAS

al-Hazaimeh N, Gutteridge DL. An in vitro study into the effect of the ferrule preparation on the fracture resistance of crowned teeth incorporating prefabricated post and composite core restorations. Int Endod J. 2001;34(1):40-6.

Assif D, Bitenski A, Pilo R, Oren E. Effect of post design on resistance to fracture of endodontically treated teeth with complete crowns. J Prosthet Dent. 1993;69(1):36-40.

Baba NZ, Golden G, Goodacre CJ. Nonmetallic prefabricate dowels: a review of compositions, properties, laboratory, and clinical test results. J Prosthodont. 2009;18(6):527-36.

Bonfante EA, Pegoraro LF, de Góes MF, Carvalho RM. SEM observation of the bond integrity of fiber-reinforced composite posts cemented into root canals. Dent Mater. 2008;24(4):483-91.

Bottino MA, Faria R, Valandro LF. Percepção: estética em próteses livres de metal em dentes naturais e implantes. Porto Alegre: Artes Médicas; 2009.

Brandal JL, Nicholls JI, Harrington GW. A comparison of three restorative techniques for endodontically treated anterior teeth. J Prosthet Dent. 1987;58(2):161-5.

Cagidiaco MC, Goracci C, Garcia-Godoy F, Ferrari M. Clinical studies of fiber posts: a literature review. Int J Prosthodont. 2008;21(4):328-36.

Carvalho RM, Carrilho MRO, Pereira LCG, Garcia FCP, Marquezini Júnior L, Silva SMA, et al. Sistemas adesivos: fundamentos para aplicação clínica. Biodonto. 2004;2(1):1-86.

Carvalho RM, Pegoraro TA, Tay FR, Pegoraro LF, Silva NR, Pashley DH. Adhesive permeability affects coupling of resin cements that utilize self-etching primers to dentine. J Dent. 2004;32(1):55-65.

Carvalho RM, Pereira JC, Yoshiyama M, Pashley DH. A review of polymerization contraction: the influence of stress development versus stress relief. Oper Dent. 1996;21(1):17-24.

Cohen BI, Pagnillo MK, Condos S, Deutsch AS. Four different core materials measured for fracture strength in combination with five different designs of endodontic posts. J Prosthet Dent. 1996;76(5):487-95.

Coniglio I, Garcia-Godoy F, Magni E, Carvalho CA, Ferrari M. Resin cement thickness in oval-shaped canals: oval vs. circular fiber posts in combination with different tips/drills for post space preparation. Am J Dent. 2009;22(5):290-4.

Dietschi D, Duc O, Krejci I, Sadan A. Biomechanical considerations for the restoration of endodontically treated teeth: a systematic review of the literature, part I. Composition and micro- and macrostructure alterations. Quintessence Int. 2007;38(9):733-43.

Dietschi D, Duc O, Krejci I, Sadan A. Biomechanical considerations for the restoration of endodontically treated teeth: a systematic review of the literature, part II. Evaluation of fatigue behavior, interfaces, and in vivo studies. Quintessence Int. 2008;39(2):117-29.

Fernandes AS, Dessai GS. Factors affecting the fracture resistance of post-core reconstructed teeth: a review. Int J Prosthodont. 2001;14(4):355-63.

Ferracane JL. Developing a more complete understanding of stresses produced in dental composites during polymerization. Dent Mater. 2005;21(1):36-42.

Ferrari M, Carvalho CA, Goracci C, Antoniolli F, Mazzoni A, Mazzotti G, et al. Influence of luting material filler content on post cementation. J Dent Res. 2009;88(10):951-6.

Fokkinga WA, Kreulen CM, Bronkhorst EM, Creugers NH. Up to 17-year controlled clinical study on post-and-cores and covering crowns. J Dent. 2007;35(10):778-86.

Gómez-Polo M, Llidó B, Rivero A, Río J, Celemín A. A 10-year retrospective study of the survival rate of teeth restored with metal prefabricated posts versus cast metal posts and cores. J Dent. 2010;38(11):916-20.

Goracci C, Grandini S, Bossù M, Bertelli E, Ferrari M. Laboratory assessment of the retentive potential of adhesive posts: a review. J Dent. 2007;35(11):827-35.

Goracci, C, Ferrari, M. Current perspectives on post systems: a literature review. Aust Dent J. 2011;56 Suppl 1:77-83.

Grandini S, Goracci C, Monticelli F, Tay FR, Ferrari M. Fatigue resistance and structural characteristics of fiber posts: three-point bending test and SEM evaluation. Dent Mater. 2005;21(2):75-82.

Janson WA, Pandolfi, RF, de Freitas H. Manual de preparos de dentes: finalidade protética. 5. ed. Bauru: FOB; 1985.

Kane JJ, Burgess JO, Summitt JB. Fracture resistance of amalgam coronal-radicular restoration. J Prosthet Dent. 1990;63(6):607-13.

Kantor ME, Pines MS. A comparative study of restorative techniques for pulpless teeth. J Prosthet Dent. 1977;38(4):405-12.

Kao EC, Hart S, Johnston WM. Fracture resistance of four core materials with incorporated pins. Int J Prosthodont. 1989;2(6):569-78.

Kina S, Bruguera A. Invisível: restaurações cerâmicas. Maringá: Dental Press; 2008.

Livaditis GJ. Crown foundation with a custom matrix, composites, and reverse carving. J Prosthet Dent. 1997;77(5):540-5.

Mannocci F, Ferrari M, Watson TF. Microleakage of endodontically treated teeth restored with fiber posts and composite cores after cyclic loading: a confocal microscopic study. J Prosthet Dent. 2001;85(3):284-91.

Mezzomo E, Suzuki RM. Reabilitação oral contemporânea. São Paulo: Santos; 2009.

Monticelli F, Osorio R, Sadek FT, Radovic I, Toledano M, Ferrari M. Surface treatments for improving bond strength to prefabricated fiber posts: a literature review. Oper Dent. 2008;33(3):346-55.

Morgano SM. Restoration of pulpless teeth: Application of traditional principles in present and future contexts. J Prosthet Dent. 1996;75(4):375-80.

Nocchi CE. Restaurações estéticas: compósitos, cerâmicas e implantes. Porto Alegre: Artmed; 2005.

Oliva RA, Lowe JA. Dimensional stability of composite used as a core material. J Prosthet Dent. 1986;56(5):554-61.

Pedreira AP, Pegoraro LF, de Góes MF, Pegoraro TA, Carvalho RM. Microhardness of resin cements in the intraradicular environment: effects of water storage and softening treament. Dent Mater. 2009;25(7):868-76.

Saupe WA, Gluskin AH, Radke RA Jr. A comparative study of fracture resistance between morphologic dowel and cores and a resin-reinforced dowel system in the intraradicular restoration of structurally compromised roots. Quintessence Int. 1996;27(7):483-91.

Schwartz RS, Robbins JW. Post placement and restoration of endodontically treated teeth: a literature review. J Endod. 2004;30(5):289-301.

Shillingburg HT, Kessler JC. Restoration of the endodontically treated tooth. Chicago: Quintessence; 1982.

Sidoli GE, King PA, Setchell DJ. An in vitro evaluation of a carbon fiber-based post and core system. J Prosthet Dent. 1997;78(1):5-9.

Signore A, Kaitsas V, Ravera G, Angiero F, Benedicenti S. Clinical evaluation of an oval-shaped prefabricated glass fiber post in endodontically treated premolars presenting an oval root canal cross-section: a retrospective cohort study. Int J Prosthodont. 2011;24(3):255-63.

Sorensen JA, Engelman MJ. Effect of post adaptation on fracture resistance of endodontically treated teeth. J Prosthet Dent. 1990;64(4):419-24.

Sorensen JA, Martinoff JT. Clinically significant factors in dowel design. J Prosthet Dent. 1984;52(1):28-35.

Sorensen JA, Martinoff JT. Intracoronal reinforcement and coronal coverage: a study of endodontically treated teeth. J Prosthet Dent. 1984;51(6):780-4.

Sorensen JA. Current perspectives in the restoration of endodontically treated teeth. Alpha Omegan. 1988;81(4):65-72.

Standlee JP, Caputo AA, Hanson EC. Retention of endodontic dowels: effects of cement, dowel length, diameter, and design. J Prosthet Dent. 1978;39(4):400-5.

Taleghani M, Leinfelder KF. Evaluation of a new glass ionomer cement with silver as a core buildup under a cast restoration. Quintessence Int. 1988;19(1):19-24.

Tay FR, Frankenberg R, Krejci I, Bouillaguet S, Pashley DH, Carvalho RM, et al. Single-bottle adhesives behave as permeable membranes after polymerization. I. In vivo evidence. J Dent. 2004;32(8):611-21.

Tay FR, Pashley DH, Yiu CK, Sanares AM, Wei SH. Factors contributing to the incompatibility between simplified-step adhesives and chemically-cured or dual-cured composites. Part I. Single-step self-etching adhesive. J Adhes Dent. 2003;5(1):27-40.

Tay FR, Suh BI, Pashley DH, Prati C, Chuang SF, Li F. Factors contributing to the incompatibility between simplified-step adhesives and self-cured or dual-cured composites. Part II. Single-bottle, total-etch adhesive. J Adhes Dent. 2003;5(2):91-105.

Theodosopoulou JN, Chochlidakis KM. A systematic review of dowel (post) and core materials and systems. J Prosthodont. 2009;18(6):464-72.

Tjan AH, Chiu J. Microleakage of core materials for complete cast gold crowns. J Prosthet Dent. 1989;61(6):659-64.

Turker SB, Alkumru HN, Evren B. Prospective clinical trial of polyethylene fiber ribbon-reinforced, resin composite post-core buildup restorations. Int J Prosthodont. 2007;20(1):55-6.

Wise MD. Failure in the restored dentition management and treatment. London: Quintessence; 1996.

6
COROAS PROVISÓRIAS

LUIZ FERNANDO PEGORARO

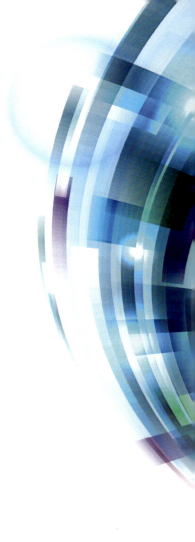

Qualquer tipo de tratamento com prótese de um ou mais elementos, em dentes ou implantes, exige a confecção de restaurações provisórias, que facilitam a confecção da prótese definitiva. A palavra "provisória", para muitos, pode significar que a prótese tem apenas a função de substituir a quantidade desgastada do dente preparado até a cimentação da prótese definitiva. No entanto, a verdade é que o sucesso da prótese definitiva pode estar diretamente relacionado à qualidade das restaurações provisórias.

Desde sua confecção até a cimentação da prótese definitiva, o tempo despendido clinicamente com as restaurações provisórias é muito grande, em virtude dos procedimentos de confecção, cimentação, remoção e limpeza e das fraturas de margens e pônticos com necessidade de reembasamento e reparação. Considerando que esse tempo pode corresponder a até 50% do trabalho do cirurgião-dentista (CD), algumas reflexões devem ser feitas:

- Se "perdemos" todo esse tempo clínico valioso com as restaurações provisórias, por que não usá-lo em favor da prótese definitiva?
- Se a restauração provisória faz parte do tratamento protético, por que não confeccioná-la de modo a dirimir todas as dúvidas que normalmente surgem durante o tratamento, como aquelas relacionadas à

determinação da forma, do contorno, da oclusão, da dimensão vertical e da estética da prótese definitiva?

- Por causa das características dos dentes retentores, podem surgir dúvidas no planejamento inicialmente idealizado, de acordo com a qualidade e a quantidade do periodonto de inserção e o número e o posicionamento dos dentes pilares. Assim, por que não usar as restaurações provisórias como elementos de diagnóstico?
- Outro aspecto muito importante diz respeito à conscientização do paciente sobre a importância da higiene oral no sucesso da prótese. Por que não usar essa fase inicial como treinamento para motivar o paciente em relação à sua higiene oral?

É evidente que as restaurações provisórias apresentam algumas desvantagens, principalmente se permanecerem por um longo período na boca. Podem ocorrer fraturas, que se tornam frequentes quanto maior for o tempo de permanência na boca, e resposta periodontal desfavorável em virtude da característica superficial do material, que favorece a instalação de placa e inflamação gengival e/ou a instalação de cárie e a alteração da cor. Outra desvantagem está relacionada à participação efetiva que essas restaurações provisórias têm no orçamento da prótese. Porém, em hipótese alguma se deve cogitar abolir esse procedimento com o intuito de diminuir o custo final da prótese.

Embora seja possível oferecer ao paciente um planejamento protético inicial e uma ideia de custo final para os casos de próteses fixas extensas (PPFs), somente após o tratamento periodontal é que se pode definir com exatidão quais dentes serão pilares, que prótese será executada e qual será o custo final. Até então, deve-se estabelecer um orçamento inicial que inclua, se necessário, a montagem dos modelos em articulador semiajustável (ASA) e o enceramento diagnóstico, a remoção de próteses antigas e de núcleos intrarradiculares, o tratamento ou o retratamento endodôntico, a confecção de novos núcleos e de coroas provisórias e a possibilidade da colocação de implantes, combinados ou não à prótese parcial removível provisória. Um novo orçamento das próteses definitivas deve ser realizado após o tratamento cirúrgico periodontal.

Finalmente, a instalação da prótese provisória cria um compromisso entre o paciente e o CD que pode favorecer a realização do tratamento e tornar essa parceria mais positiva. É nessa fase que o tratamento definitivo começa a ganhar forma, atender às expectativas do paciente e ajudar o CD a obter um ótimo produto final. Isso é o que se denomina tratamento personalizado. Contudo, se esse compromisso for quebrado em virtude de alterações inadequadas na função, na fonética ou na estética, a desarmonia no relacionamento entre profissional e paciente pode trazer consequências negativas ao trabalho definitivo.

Entre os fatores que podem prejudicar o sucesso do tratamento ou o relacionamento entre CD e paciente, destacam-se:

- Coroas provisórias que se deslocam com facilidade e constância, nas situações mais inconvenientes.
- Desajustes ou fraturas marginais que provocam sensibilidade a variações térmicas.
- Inflamação gengival e sangramento localizado ("nem escovo ou passo fio dental porque sangra").
- Contatos proximais insuficientes ou inadequados, que possibilitam impacção alimentar.
- Formas anatômicas que deixam a desejar, mais comumente o sobrecontorno.
- Cor incompatível com a dos dentes vizinhos ou antagônicos, principalmente nos dentes anteriores

Desse modo, a conscientização do CD em relação à importância do papel da restauração provisória é um indicador seguro do sucesso da prótese definitiva.

CARACTERÍSTICAS DAS COROAS PROVISÓRIAS

As seções seguintes abordam as principais características que as coroas provisórias devem apresentar.

Proteção pulpar

Após a realização do preparo, é imperativo que a quantidade de desgaste esteja em acordo com as necessidades estéticas e mecânicas da prótese planejada, para que a prótese provisória possa, juntamente com o agente cimentante, auxiliar na recuperação do órgão pulpar.

Para isso, e previamente à confecção da prótese provisória, a superfície do dente preparado deve ser limpa com algum tipo de detergente específico para esse fim. A seguir, ela deve ser envolvida com algodão embebido em solução de água de cal (hidróxido de cálcio PA), que, por apresentar ação bactericida e bacteriostática, tem a capacidade de agir como vedante dos túbulos dentinários pela iniciação do processo de mineralização. Protege-se então a superfície preparada com duas camadas de verniz à base de copal, que vão impedir o contato direto da superfície dentinária com o monômero da resina, que é altamente irritante ao órgão pulpar. Essas camadas de verniz serão naturalmente removidas com a confecção das restaurações provisórias, não impedindo, portanto, a ação do cimento provisório no órgão pulpar.

Outro aspecto também irritante à polpa é o calor gerado durante a reação de polimerização da resina. Nunca se deve esquecer de manter toda a área envolvida sob irrigação abundante, para eliminar o efeito nocivo de tal reação. A quantidade de reação exotérmica da resina acrílica é proporcional à sua quantidade. Assim, técnicas que envolvem a confecção de várias coroas e pônticos ao mesmo tempo, como uma PPF provisória realizada pela técnica da matriz de silicona, são capazes de provocar a maior alteração da temperatura e os maiores danos ao órgão pulpar.

A adaptação da prótese provisória é outro fator importante na recuperação e na proteção do órgão pulpar. A falta de adaptação da coroa provisória leva à infiltração marginal, e, como os cimentos provisórios apresentam alto grau de solubilidade, a infiltração será maior. Consequentemente, o dente poderá apresentar hipersensibilidade, cárie e inflamação pulpar, comprometendo assim a capacidade regenerativa da polpa e causando desconforto ao paciente.

A hipersensibilidade dentinária pode ocorrer mesmo que se tomem os cuidados mencionados. O tratamento endodôntico, nesses casos, só estará indicado após todas as possibilidades existentes para eliminar ou diminuir esse tipo de processo terem sido esgotadas, como a averiguação da adaptação marginal, a análise da oclusão, de hábitos parafuncionais e alimentares (dieta ácida, frutas, refrigerantes) e do tipo de cimento empregado e até tentativas de tratamento de dessensibilização, com produtos específicos.

Proteção periodontal

As próteses provisórias têm a função primária de preservar a saúde periodontal do tecido gengival saudável, auxiliar no tratamento e na recuperação do tecido gengival alterado e, finalmente, auxiliar na manutenção da saúde do periodonto tratado.

Em todas essas situações, as restaurações provisórias devem apresentar características que mantenham a homeostasia da área.

Adaptação cervical

A adaptação correta da coroa provisória mantém a arquitetura normal do tecido gengival, evitando sua proliferação sobre o dente preparado e, assim, evitando a instalação do processo inflamatório (Figs. 6.1 e 6.2).

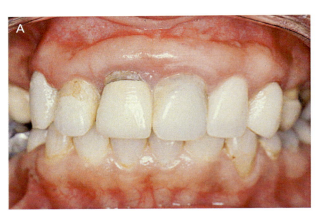
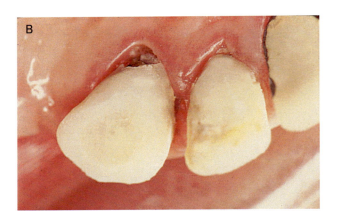
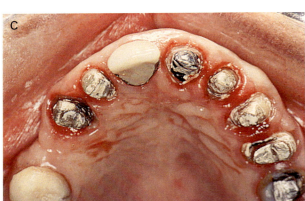

FIGURA 6.1 Vistas de coroas provisórias mal-adaptadas.

PRÓTESE FIXA 183

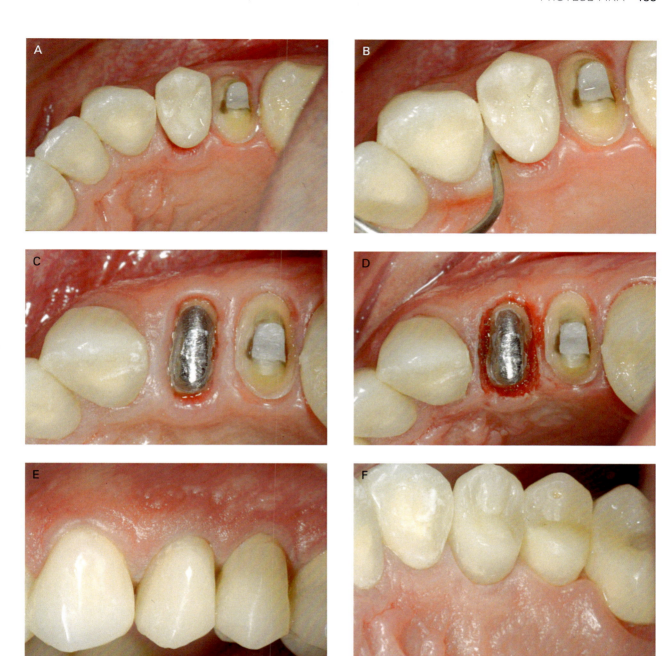

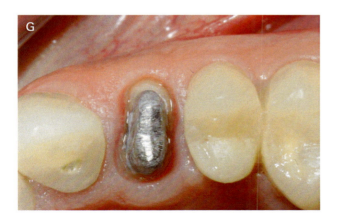

FIGURA 6.2 (A) Vista da alteração do tecido gengival na face palatina e nas faces proximais em decorrência da falta de adaptação da coroa provisória (subcontorno). (B) Observe o posicionamento da ponta da sonda no término do preparo, distante da margem da coroa provisória. Isso ocorre pela falha de reembasamento ou pela remoção da resina durante o acabamento e o polimento. (C) Tecido gengival inflamado cobrindo o término do preparo. (D) Vista após a remoção do tecido inflamado. (E) (F) (G) Vistas após a cicatrização do tecido gengival.

Contorno

O contorno da prótese é influenciado pelos seguintes fatores: estética, fonética, posição do dente no arco, forma da raiz, forma do rebordo alveolar e qualidade do tecido gengival.

Dois aspectos são diretamente dependentes do contorno correto da prótese provisória: perfil de emergência e forma e extensão da ameia interproximal. Não se pode determinar uma estética desejável sem uma avaliação correta desses aspectos, que devem ser determinados durante a fase das restaurações provisórias, acrescentando-se ou removendo-se resina e avaliando-se o espaço correto para a higienização da área. A qualidade do tecido gengival também depende do contorno correto da prótese. Não existe estética sem saúde gengival!

O excesso de contorno nessa região pode promover ulceração no epitélio sulcular, recessão gengival e inflamação marginal, dificultando o controle dos procedimentos subsequentes. O objetivo do perfil de emergência é propiciar um posicionamento harmônico do tecido gengival sobre as paredes da restauração.

O contorno gengival deve ser determinado em nível tanto subgengival quanto supragengival. Na região do sulco gengival, o contorno da restauração deve apresentar uma forma plana (perfil de emergência) para harmonizar-se com a superfície também plana da raiz. Para tanto, a coroa provisória deve ser delineada com grafite em toda a extensão da margem gengival, e toda a superfície que se estende dessa marca até o término cervical deve ser aplainada.

O contorno supragengival depende da posição do dente, da extensão da coroa no sentido gengivoincisal/oclusal, da forma do osso e do tecido gengival, da fonética e da estética. Esses fatores devem ser determinados ainda na fase de prótese provisória, como descrito anteriormente, buscando preencher as necessidades estéticas individuais do paciente.

O perfil de emergência pode se estender além do contorno da gengiva marginal livre, dependendo do tamanho da coroa no sentido gengivo-oclusal/incisal. Coroas longas, decorrentes de recessão gengival acentuada e/ou de realização de tratamento periodontal, devem apresentar um contorno com forma plana mais extensa, para propiciar uma transição gradual entre sua porção radicular e coronal (**contorno de deflexão dupla**). O efeito estético nesses casos é muito interessante, pois cria-se uma ilusão de ótica na qual o dente com coroa clínica longa parece diminuído.

Há uma relação direta entre contorno e integridade do tecido gengival. Com o sobrecontorno, há maior facilidade de acúmulo de placa pela dificuldade de higienização, o que resulta em inflamação, sangramento, dor e desconforto. Já o subcontorno é muito menos danoso para os tecidos gengivais, mas pode causar alterações decorrentes do trauma mecânico causado pela escova dental ou por alimentos fibrosos, provocando ulceração, recessão e perda de tonicidade do tecido gengival pela falta de apoio correto sobre as paredes da coroa.

É evidente que a reação do tecido gengival em relação a essas duas situações varia conforme suas características, como ser mais ou menos fibroso. De maneira geral, porém, o sobrecontorno é mais danoso para os tecidos periodontais do que o subcontorno, embora este raramente seja usado nas coroas quando se busca um melhor resultado estético, em virtude da necessidade de uma espessura adequada da cerâmica, mesmo em preparos com desgastes insuficientes.

Ameia interproximal

A forma e a extensão da ameia proximal devem proporcionar espaço para a papila proximal sem comprimi-la e permitir uma higienização correta com o uso do fio dental ou da escova interproximal, atendendo aos requisitos estéticos e fonéticos. A pressão na papila gengival causa alterações histológicas em todas as suas estruturas celulares, com consequente inflamação e lesão periodontal (Fig. 6.3).

Nessa etapa das coroas provisórias é que se decide a necessidade ou não de abertura das ameias, seja com desgaste direto, seja com afastamento das raízes por meio de borrachas, ortodontia ou mesmo procedimento cirúrgico. Se o espaço disponível nas coroas provisórias não for suficiente (aproximadamente de 1,0 a 1,5 mm), certamente não haverá espaço para a papila na prótese definitiva (Fig. 6.4).

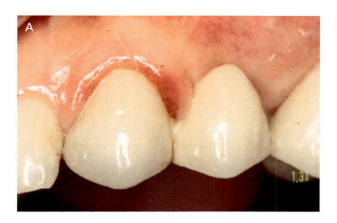
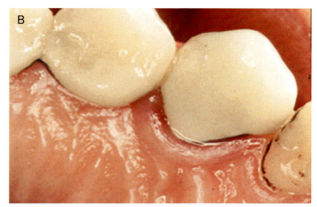

FIGURA 6.3 Inflamação gengival decorrente da falta de espaço na ameia gengival.

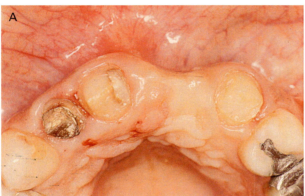
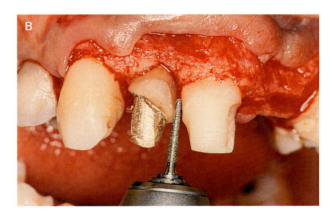
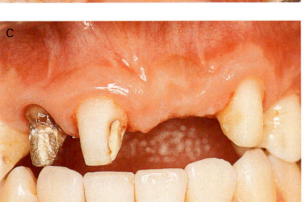

FIGURA 6.4 (A) Ausência de espaço interproximal entre os dentes 12 e 11. (B) Desgaste das faces proximais com ponta diamantada para aumentar o espaço interproximal. (C) Vista pós-cirurgia.

Higiene oral e controle de placa bacteriana

A confecção correta de uma prótese provisória estimula o paciente a mantê-la limpa e livre de placa. É também importante que o profissional ensine ao paciente as técnicas de higienização disponíveis (escovas dentais e interproximais), usando ilustrações, manequins e figuras. O paciente precisa saber o que é a placa, como ela se forma e quais são suas consequências para os dentes e o tecido periodontal. O melhor meio para compreender todo esse processo é a observação da alteração da cor do dente ou da coroa provisória com o auxílio do evidenciador de placa (Fig. 6.5).

Se o paciente não conseguir higienizar corretamente sua prótese provisória, certamente não conseguirá também fazê-lo na definitiva. Cabe ao

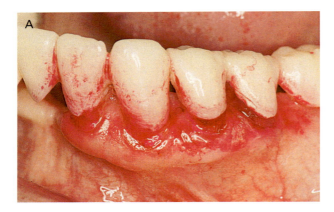 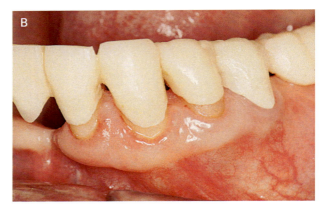

FIGURA 6.5 Próteses provisórias (A) coradas com evidenciador de placa e (B) após higienização correta.

CD descobrir se a falha está na prótese ou na falta de motivação ou habilidade do paciente. Muitas vezes, o paciente tenta higienizar corretamente a prótese e os dentes remanescentes, mas não consegue. Para esses casos, deve ser desenvolvido algum tipo de programa, como controles periódicos, uso de soluções inibidoras de formação de placa (clorexidina 0,12%), etc.

Esse tipo de treinamento é muito importante para o sucesso da prótese a longo prazo, e qualquer deficiência, como uma área com contorno inadequado ou com pequeno desajuste marginal, pode comprometer o tratamento. O insucesso (cárie e/ou doença periodontal) também pode ocorrer com uma prótese considerada perfeita, caso os fundamentos básicos de higiene oral não sejam seguidos. Contudo, se o CD estabelecer um programa de prevenção, mantendo o paciente sob controle periódico, a durabilidade da prótese será muito maior. Isso é o que pode se denominar prevenção para pacientes com PPF.

O preparo inicial do paciente e a presença das restaurações provisórias bem adaptadas e polidas, com contorno e forma corretos que permitam um fácil acesso interproximal e uma fácil higienização, contribuem para a redução do processo inflamatório já instalado e facilitam o trabalho do periodontista durante a cirurgia, assim como o processo de recuperação dos tecidos.

Restauração provisória com tratamento periodontal

A melhor ocasião para a realização do tratamento periodontal costuma ser confundida por protesistas e periodontistas. O paciente é erroneamente encaminhado para tratamento cirúrgico periodontal no início do tratamento protético, quando ainda apresenta próteses antigas com recidivas de cárie ou desajuste marginal, restaurações com excesso ou falta, contornos deficientes, placa bacteriana e cálculo generalizados. Não raro, o paciente também está desmotivado em virtude das tentativas frustradas de manter seus dentes saudáveis.

A realização de um tratamento prévio que elimine próteses deficientes e restabeleça a oclusão, a fonética, a estética e a função mastigatória; a instituição de sessões de profilaxia, o aprendizado de técnicas de higienização e a eliminação de restaurações com deficiências marginais podem gradativamente restabelecer a autoconfiança do paciente, à medida que aumentam sua confiança no CD.

Assim, o momento ideal para encaminhar um paciente ao tratamento periodontal é quando ele já é capaz de fazer uma boa higienização e seus dentes foram preparados, receberam tratamento endodôntico, núcleos intrarradiculares (se necessário) e coroas provisórias. Nessa situação, sua oclusão e desoclusão estão adequadas, sua mastigação é efetiva e sua estética é satisfatória.

O tratamento periodontal por necessidade protética é realizado em duas situações: quando é necessário tratar uma patologia existente em tecido mole e/ou ósseo e quando há exigência estética ou mecânica. Na primeira situação, procedimentos cirúrgicos como gengivoplastia, gengivectomia, osteotomia e enxerto ósseo são feitos para restabelecer a saúde do tecido periodontal; na segunda, procedimentos cirúrgicos como aumento de coroa clínica, aumento do espaço interproximal, enxerto de tecido conjuntivo e enxerto de mucosa ceratinizada buscam melhorar as relações estético/funcionais da prótese.

Orientação dos procedimentos cirúrgicos

A prótese provisória auxilia o periodontista a obter mais facilmente os requisitos estéticos e funcionais durante os procedimentos cirúrgicos. Tais requisitos incluem, por exemplo, o correto posicionamento do retalho na região cervical, sem prejudicar a estética; a necessidade de colocação de enxerto conjuntivo em área desdentada, para melhorar o contorno estético do pôntico; o aumento do espaço interproximal, para facilitar a higienização; e o aumento de coroa clínica, necessário para melhorar a retenção da prótese sem comprometer a estética. Esses são alguns exemplos de como a presença da prótese provisória pode aprimorar o relacionamento periodontista/protesista e melhorar a qualidade do trabalho definitivo (Fig. 6.6).

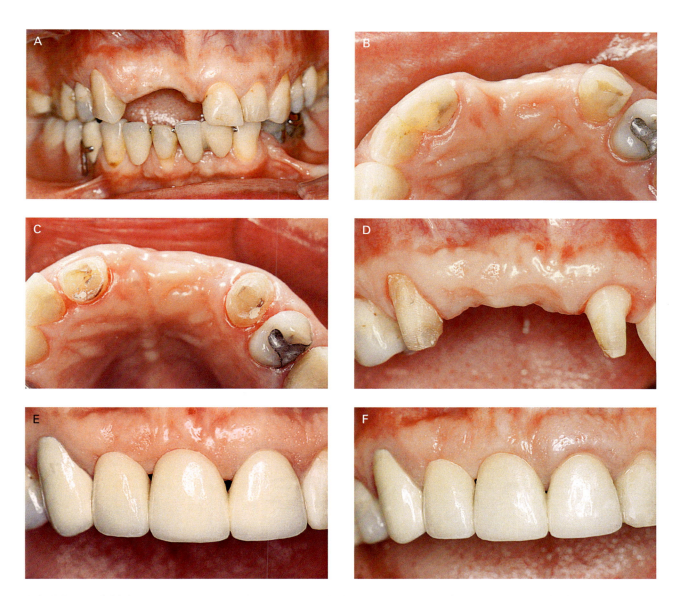

FIGURA 6.6 (A) (B) Vistas mostrando desnivelamento gengival acentuado entre os dentes 13 e 21 e perda de estrutura óssea na área desdentada no sentido vestibulopalatino. (C) Vistas após a cicatrização do enxerto de conjuntivo. (D) Condicionamento do tecido gengival para melhorar a relação de contato entre os pônticos e o tecido gengival. (E) Vista após a cimentação. (F) Vista dois anos após a cimentação.

Controle da posição definitiva da margem gengival

Após a cirurgia periodontal, é preciso aguardar a formação do sulco gengival, que ocorre em 60 a 90 dias, para fazer com segurança a margem do preparo subgengival. Se necessário, deve-se aguardar um período maior, pois a formação completa do sulco gengival é muito importante para ter certeza do posicionamento definitivo da margem gengival.

O trauma mecânico causado pela ponta diamantada no epitélio sulcular durante o preparo subgengival não trará graves consequências para o periodonto, desde que a extensão intrassulcular não seja excessiva e a prótese provisória seja reembasada, bem adaptada, com contorno correto e bem polida. De qualquer modo, é aconselhável esperar 2 a 3 semanas para realizar a moldagem, para ter certeza da localização definitiva da margem gengival. Esse cuidado é extremamente importante nas próteses envolvendo dentes anteriores.

Avaliação do grau de mobilidade dos dentes pilares

O planejamento de uma PPF deve ser feito de acordo com as características dos dentes pilares e, em particular, daqueles com doença periodontal avançada. A diminuição, o aumento ou a estabilidade da mobilidade dos dentes pilares devem ser avaliados durante a fase da prótese provisória, que, nesses casos, assume uma posição extremamente valiosa como elemento de diagnóstico. Uma mobilidade progressiva nessa fase de tratamento indica a necessidade de alteração no planejamento, que pode ser obtida com o aumento do número de dentes pilares ou a indicação de outro tipo de prótese, como prótese parcial removível ou colocação de implantes.

Nesses casos, o objetivo principal da prótese provisória é estabilizar os dentes que apresentam mobilidade. Embora os procedimentos básicos iniciais do tratamento periodontal possam diminuir esse problema por meio do controle da inflamação e da oclusão, a mobilidade pode persistir mesmo após o tratamento periodontal definitivo, em consequência da perda do suporte ósseo.

Se houver uma relação desfavorável entre o tamanho da coroa clínica e a inserção óssea da raiz, a ação das forças laterais será mais intensa na movimentação dos dentes. Na ausência de doença periodontal, a mobilidade indica apenas que o dente não está capacitado a receber isoladamente forças com frequência e duração normais. Assim, o dente pilar nessas condições deve ser unido a outro(s) dente(s), para melhor resistir às forças laterais que vão incidir sobre a prótese. A extração de dentes com perda óssea para a colocação de implantes deve ser criteriosamente avaliada. Os critérios para esse tipo de avaliação estão descritos no Capítulo 1.

Essa união mecânica entre vários dentes pilares aumenta a área superficial do periodonto de sustentação e reorienta o fulcro de rotação de cada dente, minimizando o efeito negativo da ação das forças laterais.

Quando se planeja uma PPF em dentes que necessitam ser unidos por deficiência de implantação óssea e/ou por ausência de vários dentes, deve-se considerar que a posição que os dentes ocupam na arcada é mais importante que sua quantidade. Assim, o sentido de movimentação vestibulolingual dos dentes posteriores (plano sagital), dos caninos (plano lateral) e dos incisivos (plano frontal) é um fator determinante no planejamento, pois o envolvimento da prótese em dois ou mais planos reduz a mobilidade de cada dente (Figs. 6.7 e 6.8).

Contatos oclusais simultâneos, guia anterior personalizado, cúspides baixas, fossas rasas e diminuição da mesa oclusal são aspectos que também devem ser observados para a preservação da saúde periodontal, pois favorecem o direcionamento das forças oclusais no sentido mais próximo do longo eixo dos dentes.

Após o término do tratamento periodontal, o paciente deve permanecer algum tempo com a prótese provisória antes do início dos procedimentos de moldagem, para que se possa avaliar o comportamento dos dentes pilares em relação ao planejamento executado até então. Deve-se observar cada um dos dentes pilares em relação à presença, à diminuição, ao aumento ou à estabilização da mobilidade.

Se forem necessárias alterações no planejamento, como aumento do número de dentes pilares ou indicação de outro tipo de prótese, elas

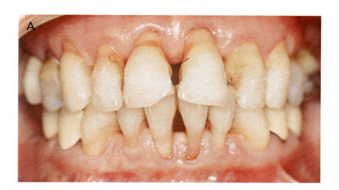

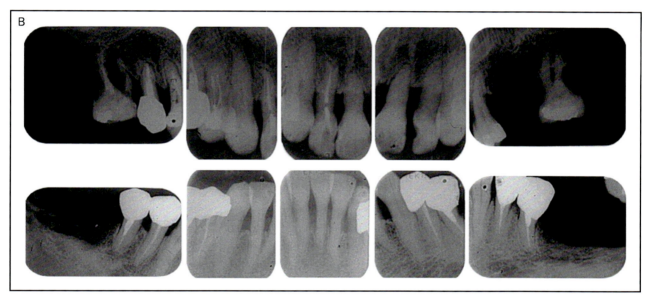

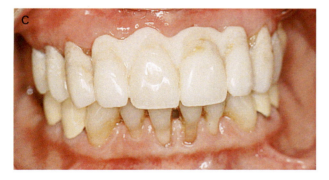
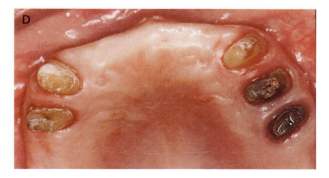

FIGURA 6.7 (A) Vista inicial mostrando recessão acentuada do tecido gengival e ausência de contatos proximais entre os incisivos superiores decorrente da movimentação anterior por falta de suporte ósseo. (B) Radiografias iniciais mostrando perda acentuada de suporte ósseo nos incisivos superiores e lesão de furca nos molares. Esses dentes foram extraídos. (C) Próteses provisórias instaladas após extração dos dentes. (D) Dentes pilares remanescentes que apresentavam mobilidade de grau 2. A disposição desses dentes no arco envolvendo os três planos de movimentação possibilitou sua estabilização com a confecção da PPF.

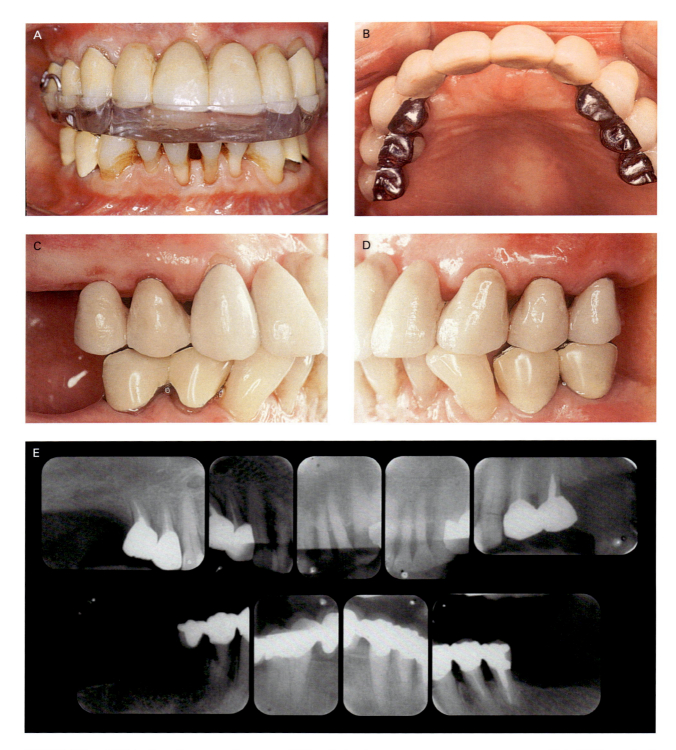

FIGURA 6.8 (A) Vista da prótese com placa de estabilização (paciente apresentava apertamento dentário). (B) Vista oclusal da prótese. A opção em fazer a oclusal em metal deveu-se à presença de hábito parafuncional e foi aceita pelo paciente. (C) (D) (E) Vistas laterais e das radiografias após cinco anos.

devem ser feitas nessa fase. Dentes com prognósticos duvidosos do ponto de vista endodôntico ou periodontal já foram eliminados ou aproveitados, e somente nesta ocasião é que se podem executar o planejamento e o orçamento definitivos. Quando o CD decide realizar os procedimentos de moldagem, não pode haver dúvidas relacionadas ao planejamento do número de dentes pilares e/ou implantes, à oclusão e à estética.

Oclusão

A determinação das características oclusais da prótese provisória ou definitiva deve preencher os seguintes requisitos para a obtenção da oclusão fisiológica: relação maxilomandibular (posição de trabalho) adequada, contatos oclusais uniformes, guia anterior e dimensão vertical de oclusão (DVO) corretos. Nessas condições, o paciente deve apresentar função mastigatória eficiente, conforto, saúde periodontal e ausência de problemas na ATM e nos músculos da mastigação. Preferencialmente, ele não deve apresentar hábitos parafuncionais, como bruxismo ou apertamento dentário. O planejamento desses aspectos deve começar com o enceramento diagnóstico, do qual as coroas provisórias são réplicas e apresentam, entre as funções já discutidas, a de confirmar o acerto dessas decisões que serão estendidas para a prótese definitiva.

Relação maxilomandibular (posição de trabalho)

Como comentado anteriormente, o alinhamento maxilomandibular no sentido posteroanterior pode ocorrer de três maneiras: posições de relação cêntrica (RC), de máxima intercuspidação habitual (MIH) e de oclusão em relação cêntrica (ORC).

Relação cêntrica

Esta é uma posição craniomandibular e, portanto, independe da presença dos dentes. Ela deve ser usada basicamente em duas situações:

Para diagnóstico:

Modelos de estudo montados em ASA para análise oclusal, diagnóstico ou planejamento devem sempre ser realizados na posição de RC. Dessa posi-

ção, é possível deslocar os modelos para a posição de MIH e, assim, avaliar a presença de contatos deflectivos entre essas duas posições.

As análises clínica, radiográfica e dos modelos de estudo montados em ASA na posição RC são requisitos mínimos para o diagnóstico e o planejamento de qualquer procedimento em prótese.

Como posição de trabalho:

Como posição de trabalho, a RC deve ser empregada quando houver sinais e sintomas de trauma oclusal, independentemente da extensão da prótese. Assim, deve-se inicialmente ajustar os dentes com a mandíbula na posição de RC e, a seguir, iniciar os procedimentos para a confecção da prótese. Esse novo relacionamento maxilomandibular, em que os côndilos estão na posição de RC e os dentes estão em contato, é denominado oclusão em relação cêntrica (ORC). A ORC é reproduzível, funcional, bem-aceita pelo paciente e oportuna para o CD, pois serve como ponto de partida para a reabilitação.

A posição de RC deve também ser usada nos casos em que a estabilidade oclusal estiver comprometida pela ausência de vários dentes, como na reabilitação dos quatro quadrantes posteriores, com ou sem envolvimento dos dentes anteriores. É praticamente impossível manter a posição de MIH nesse caso, pois não se consegue reproduzir os mesmos contatos deflectivos que o paciente apresentava da RC para a MIH, tanto nas coroas provisórias quanto nas PPFs definitivas. Isso torna necessário o ajuste oclusal prévio e a obtenção da ORC.

Portanto, a RC deve ser sempre usada quando existe algum tipo de patologia oclusal e/ou a MIH não apresenta estabilidade dentária suficiente para a reabilitação do paciente.

Máxima intercuspidação habitual

A MIH é uma posição dentária fisiológica, não coincidente com a RC em aproximadamente 90% dos pacientes, e sua localização é anterior à RC (média de 0,2 mm). A MIH deve sempre ser preservada nos tratamentos protéticos, desde que os dentes propiciem estabilidade oclusal e não apresentem sinais e sintomas de trauma oclusal.

Contatos oclusais simultâneos

O fechamento da mandíbula deve ocorrer com contatos simultâneos de todos os dentes posteriores, o que garante maior eficiência mastigatória e estabilidade oclusal. Esses fatores são importantes no direcionamento das forças oclusais para o periodonto de sustentação e a proteção da ATM.

Os dentes são sustentados por fibras periodontais que apresentam direção oblíqua em 80% de sua totalidade, o que os torna aptos a resistir a forças de grande intensidade no sentido axial. Interferências oclusais e contatos prematuros favorecem a incidência de forças no sentido oblíquo ou horizontal, que podem promover alterações no posicionamento dos dentes no arco ou no suporte ósseo.

A incidência de uma força traumática em dentes com sustentação normal pode causar pequena mobilidade, espessamento do ligamento periodontal e reabsorção óssea em forma de relógio de areia (**trauma primário**). Se não houver processo inflamatório, esses efeitos são eliminados por meio de ajuste oclusal.

Quando há redução do periodonto de sustentação, uma força de intensidade normal pode causar mobilidade dentária (**trauma secundário**). Essa mobilidade pode ser adaptativa ou progressiva e determinará o número de dentes que deverá ser unido para melhor distribuir as forças mastigatórias.

Desse modo, a instalação da prótese provisória tem como objetivo diagnosticar, avaliar a qualidade dos dentes pilares e o direcionamento das forças oclusais e, assim, balizar o planejamento da prótese definitiva em relação ao número final de dentes pilares e ao tipo de prótese. Dentes com suporte ósseo reduzido e com mobilidade exigem, além dos cuidados já mencionados, uma oclusão com contatos uniformes, cúspides baixas e fossas rasas, diminuição da mesa oclusal e guia anterior efetivo, para permitir que as forças sejam dirigidas o mais axialmente possível, evitando um movimento de torque nos dentes pilares.

Guia anterior

O controle no ajuste do guia anterior é um dos aspectos mais importantes para o sucesso da prótese definitiva e pode ocorrer por meio dos caninos (**desoclusão pelo canino**) ou pela participação também dos dentes posteriores (**função em grupo**), que pode ser parcial ou total.

O guia anterior deve proteger os dentes posteriores durante os movimentos excursivos. Isso significa que, durante o ciclo mastigatório, os dentes anteriores dirigem toda a movimentação mandibular, impedindo que os dentes posteriores entrem em contato. Isso só ocorre no final do ciclo mastigatório, durante a deglutição. Essa dinâmica é conhecida como **oclusão mutuamente protegida**.

Um guia anterior correto elimina a possibilidade de interferências oclusais nos dentes posteriores, preservando-os dos efeitos negativos. Já uma conformação incorreta do guia anterior na prótese definitiva pode alterar o envelope de movimento da mandíbula e restringir seus movimentos, eventualmente causando distúrbios funcionais de dor e desconforto, mobilidade dentária e deslocamento dos côndilos.

O ajuste correto do guia anterior é essencial para a obtenção da estética e da fonética, a diminuição do estresse oclusal, a melhora da eficiência funcional, o conforto do paciente e a longevidade dos dentes e das próteses. Os movimentos laterais, protrusivos e lateroprotrusivos devem ocorrer sem qualquer tipo de restrição e ser capazes de manter um espaço de cerca de 1 mm entre os dentes posteriores que desocluem.

A fase de restauração provisória permite o controle, a determinação e a avaliação do guia anterior. Além dos pontos já comentados, o padrão de desoclusão do guia anterior deve determinar a altura das cúspides dos dentes posteriores que, em casos extensos e cujos dentes pilares apresentem perda de suporte ósseo, devem ser baixas para minimizar o desenvolvimento das forças laterais, direcionando-as o mais próximo do longo eixo dos dentes.

Após a instalação das coroas provisórias na DVO e a determinação da estética (comprimento *versus* largura, posicionamento anteroposterior das coroas anteriores e vestibulolingual das coroas posteriores) e do plano oclusal, busca-se a obtenção de estabilidade oclusal. Essa estabilidade depende da existência de contato entre os dentes posteriores e da ausência de contatos entre os dentes anteriores (os dentes anteriores devem estar suficientemente separados para permitir a passagem de uma fita com aproximadamente 15 μm de espessura para detectar contatos dentários). A seguir, faz-se o ajuste do guia anterior.

Para realizar o ajuste do guia anterior, avalia-se inicialmente o grau de separação entre os dentes posteriores desde o início do movimento da mandíbula para os lados de trabalho, de não trabalho ou balanceio e no movimento protrusivo. Esse aspecto está diretamente relacionado ao grau de sobrepasse vertical dos dentes anteriores (*overbite*). Se esse sobrepasse for acentuado, a separação dos dentes posteriores é maior e mais rápida do que em situações em que ele é menor. Em situações clínicas em que dentes posteriores e/ou anteriores são restaurados, o objetivo é sempre obter um guia anterior em que a forma da concavidade palatina dos dentes superiores (maior ou menor concavidade) propicie uma mínima e rápida separação entre os dentes posteriores desde o início do movimento.

Quando a separação dos dentes posteriores é rápida e o espaço interoclusal é acentuado, há possibilidade de aumentar a concavidade palatina dos caninos para que a separação entre os dentes posteriores seja a menor possível, o que é feito desgastando a concavidade palatina. Contudo, se a fita interposta entre os dentes mantém-se presa, mesmo que somente no início do movimento, existe interferência entre os dentes durante o movimento lateral, sendo necessário acrescentar resina na concavidade para deixá-la menos côncava e permitir a rápida e mínima separação dos dentes posteriores. Após o ajuste nos lados de trabalho, os mesmos procedimentos são feitos no lado de balanceio e movimento protrusivo.

Uma vez determinada a morfologia dos dentes anteriores de acordo com o ajuste dos guias laterais e posteriores, o próximo passo consiste em reproduzi-la e transferi-la para o articulador (Figs. 6.9 a 6.11). Esse procedimento é conhecido como **personalização do guia anterior** e é realizado moldando-se os arcos com as coroas provisórias devidamente ajustadas e montando o modelo superior em ASA por meio do arco facial. O modelo inferior será montado por justaposição ou acomodação contra o antagonista, na posição de ORC.

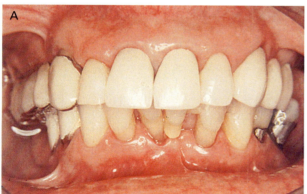
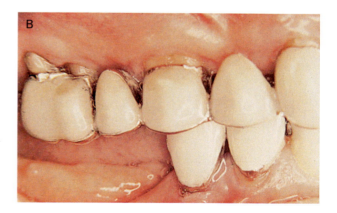
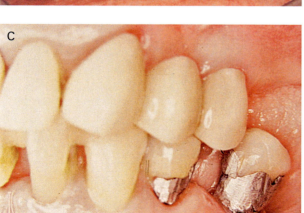
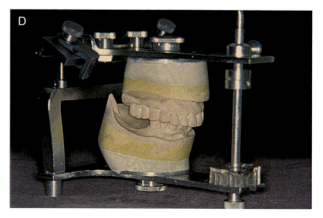

FIGURA 6.9 (A) (B) (C) Vistas iniciais. (D) Montagem em ASA para confecção do enceramento diagnóstico, para posterior inclusão e prensagem das próteses provisórias.

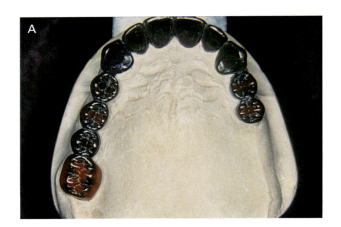
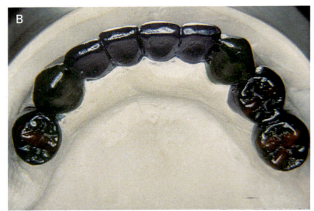

FIGURA 6.10 Vistas do enceramento diagnóstico.

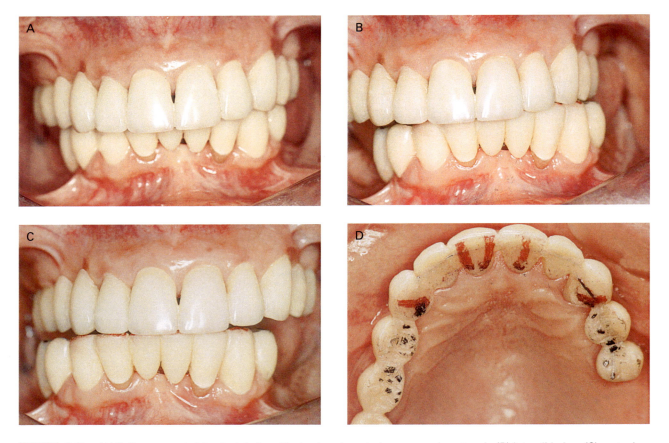

FIGURA 6.11 (A) Próteses provisórias instaladas. Ajuste do guia anterior nos movimentos de (B) lateralidade e (C) protusivo. (D) Observe os traçados laterais e protrusivos na concavidade palatina dos dentes anterossuperiores.

Para a reprodução do guia anterior das coroas provisórias na mesa incisal do articulador, procede-se da seguinte forma:

a) Cobre-se a mesa incisal de plástico do articulador com uma camada de papel-alumínio, para evitar a aderência da resina acrílica, e envolve-se a mesa com fita adesiva (± 10 mm de altura), para contê-la.
b) Ergue-se o pino guia incisal em 4 a 5 mm e coloca-se resina de rápida polimerização sobre a mesa incisal; então fecha-se o articulador até que ocorra contato do pino com a resina plástica e executam-se os movimentos laterais e protrusivos no ASA, guiados pela concavidade palatina dos dentes anteriores. O percurso traçado na mesa incisal corresponde ao arco gótico de Gysi.
c) Após polimerização da resina, refinam-se os traçados com Duralay, erguendo-se o pino incisal ± 1,0 mm e repetindo-se os movimentos (Figs. 6.12 e 6.13).

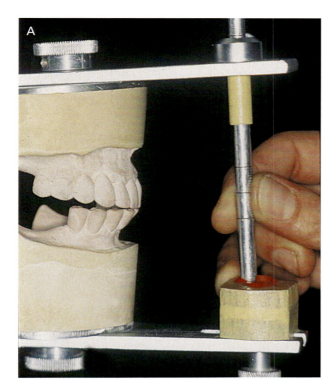

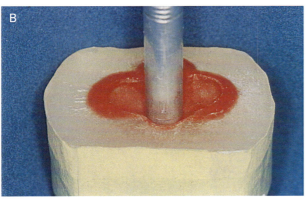

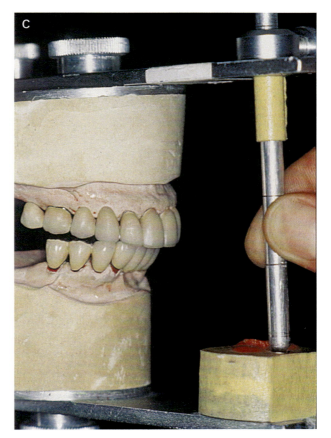

FIGURA 6.12 (A) Montagem dos modelos das próteses provisórias para personalização do guia anterior no ASA. (B) Vista aproximada da mesa incisal com o guia personalizado. A forma das concavidades dos dentes que participam dos movimentos laterais e protrusivo estão impressas na mesa incisal. (C) Ajuste do guia anterior da prótese definitiva no ASA.

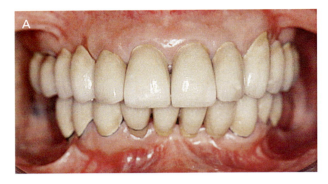

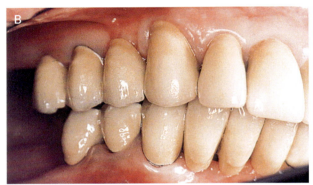

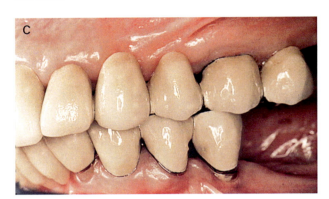

FIGURA 6.13 Vistas frontal (A) e laterais (B) (C) do trabalho concluído.

O guia anterior assim personalizado será usado na fabricação do guia anterior da prótese definitiva e ainda tem a função complementar de compensar algumas das limitações do ASA, como será comentado no Capítulo 8. O profissional deve conhecer essas limitações para saber como compensá-las e, assim, realizar trabalhos que protejam o sistema estomatognático. Esse aspecto da oclusão é conhecido como **determinantes da morfologia oclusal**.

Dimensão Vertical (DV)

A diminuição da DV só ocorre quando a oclusão dos dentes posteriores entra em colapso por causa de extrações, migrações e desgaste excessivo, com consequências graves aos dentes anteriores, como desgaste incisal/palatino e/ou migração para vestibular. Alterações na fonética, na tonicidade muscular, na estética e umedecimento acentuado nos ângulos da boca (queilite angular) são outros sinais sugestivos de perda da DV. Se uma oclusão é estável e os desgastes superficiais dos dentes são compatíveis com a idade do paciente, certamente não houve perda de DV. Mesmo uma oclusão acentuadamente desgastada pode não ter sofrido perda da DV e ter sua altura mantida pelo processo de erupção dentoalveolar ou erupção contínua. Dessa forma, muito mais do que nos dentes, a perda da DV deve ser avaliada na face do paciente, mais especificamente no seu terço inferior. O envelhecimento por si só não altera a DV. As alterações faciais presentes nos idosos são decorrentes do processo natural do envelhecimento e dificilmente estão relacionadas com perda da DV. Se há dúvida de alteração da DV, deve-se analisar se o paciente está confortável com a estética, a fonética e a função. Se a resposta for positiva, a única justificativa para aumentar a DV deve ser a falta de espaço interoclusal para a confecção da prótese.

As técnicas mais usadas para o restabelecimento da DV empregam testes fonéticos e estéticos. Um dos métodos mais conhecidos para sua obtenção é a determinação da **dimensão vertical de repouso** (DVR), feita com compasso de Willis, régua ou espátula de madeira ou outro instrumento. Subtraindo-se 3 a 4 mm da DVR, obtém-se a **dimensão vertical de oclusão** (DVO) (Fig. 6.14).

Qualquer uma dessas técnicas necessita de avaliações clínicas para confirmar se a DV determinada está fisiologicamente compatível com as características do paciente. Isso deve ser analisado

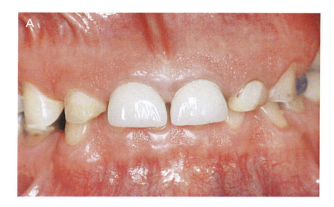
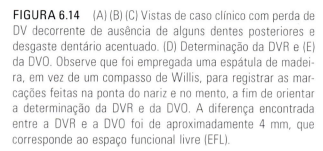
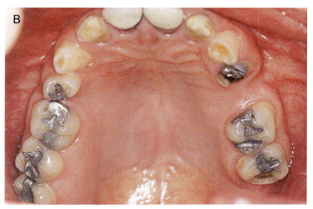
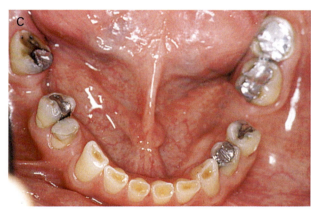
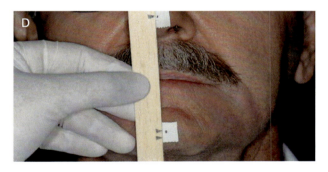
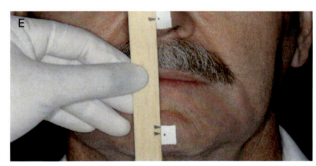

FIGURA 6.14 (A) (B) (C) Vistas de caso clínico com perda de DV decorrente de ausência de alguns dentes posteriores e desgaste dentário acentuado. (D) Determinação da DVR e (E) da DVO. Observe que foi empregada uma espátula de madeira, em vez de um compasso de Willis, para registrar as marcações feitas na ponta do nariz e no mento, a fim de orientar a determinação da DVR e da DVO. A diferença encontrada entre a DVR e a DVO foi de aproximadamente 4 mm, que corresponde ao espaço funcional livre (EFL).

antes do início da fase de preparo dentário e confecção das restaurações provisórias. O Departamento de Prótese da Faculdade de Odontologia de Bauru tem como prática para o restabelecimento da DV o uso de um aparelho removível conhecido como **placa de restabelecimento da dimensão vertical** (PRDV). A seguir, são descritos os passos para a confecção desse tipo de aparelho.

Determinação da DVO

Após a determinação da DVO por uma das técnicas mencionadas ou pela combinação delas, o passo seguinte é transferi-la para o ASA. Como os modelos devem ser montados na posição de RC, emprega-se um desprogramador oclusal (p. ex., o JIG) confeccionado em resina nos incisivos centrais superiores, como descrito no Capítulo 8. Nos pacientes com perda de DV, esse procedimento também deve ser feito na DVO. Para isso, o desprogramador oclusal deve ser modificado (JIG modificado) e envolver os dentes anteriores, deixando-os aproximadamente na sua altura ideal. O restabelecimento da anatomia desses dentes (comprimento e posicionamento anteroposterior) facilitará a análise estética e a realização dos testes fonéticos.

O teste fonético consiste na leitura rápida de textos contendo palavras com as letras "s", "f" e "v". Se os dentes esculpidos no desprogramador estiverem posicionados corretamente e na DVO adequada, as bordas incisais dos dentes anteroinferiores se aproximam de 0,5 a 1,0 mm das bordas incisais dos incisivos superiores na pronúncia de palavras com sons sibilantes. Se esses dentes fizerem contato durante a pronúncia, a concavidade do desprogramador deve ser desgastada, para que os sons sibilantes possam ocorrer naturalmente. Isso mostrará a presença de um espaço livre funcional de pronúncia adequado.

Como o posicionamento dos dentes anteriores no sentido anteroposterior também é importante na realização dos testes fonéticos, usa-se a pronúncia de palavras com as letras "f" e "v" para essa finalidade. Durante a pronúncia, a borda incisal dos dentes superiores deve tocar levemente o lábio inferior entre a parte seca e molhada, conferindo-lhes o posicionamento correto no sentido anteroposterior. Após a realização desses testes, aceita-se essa DVO como ponto de partida. É importante que o paciente não saiba o que se busca, para não tornar consciente sua pronúncia. Após a determinação da DVO, desgasta-se a concavidade do desprogramador, deixando apenas um ponto de contato com o dente antagonista para facilitar a determinação da RC. Em seguida, faz-se o registro em cera, que será usado na montagem do modelo inferior na posição verticocêntrica (DVO + RC), sendo que o modelo superior é posicionado no ASA por meio do arco facial (Fig. 6.15).

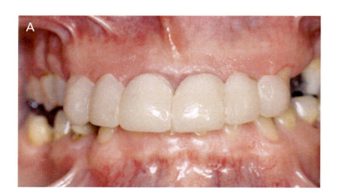
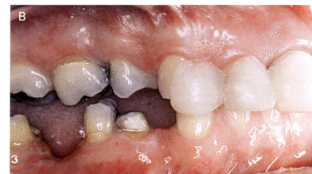
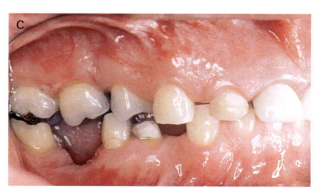
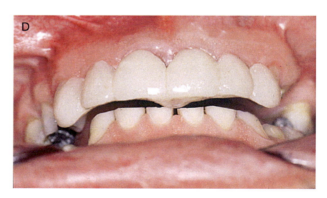
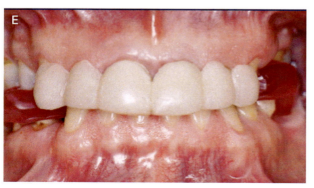

FIGURA 6.15 (A) Vista do JIG modificado envolvendo os dentes anteriores usado na determinação da DV para facilitar a realização dos testes fonéticos e estéticos. (B) Vista lateral com o JIG em posição mostrando o espaço interoclusal após o restabelecimento da DV. (C) Vista lateral em MIH. (D) A concavidade do JIG modificado é desgastada, mantendo-se um ponto de contato com um dente antagonista para facilitar a determinação da RC. (E) Registro em cera da RC na DVO e com o JIG em posição.

Enceramento e inclusão

O enceramento é feito reconstruindo-se a porção desgastada dos dentes e substituindo-se os dentes ausentes, procurando determinar corretamente o plano oclusal, os contatos simultâneos nos dentes posteriores e o guia anterior.

A inclusão e a polimerização dos modelos são feitas da maneira convencional. Após sua desinclusão, os modelos devem voltar ao articulador para os ajustes necessários em razão da alteração dimensional da resina para, assim, preservar a DVO originalmente obtida (Fig. 6.16).

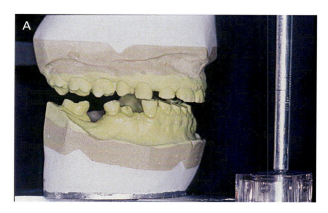

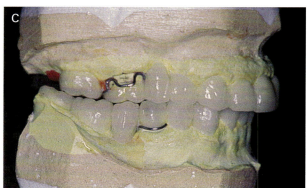

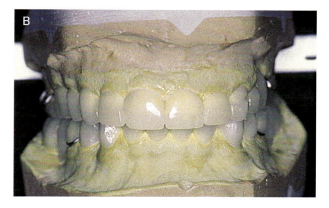

FIGURA 6.16 Modelos montados em ASA na nova dimensão e enceramento das placas.

Instalação e controle

Inicialmente deve-se avaliar a estabilidade da placa para, em seguida, realizar os ajustes oclusais. O profissional deve avaliar cuidadosamente se essa nova DV é semelhante à determinada anteriormente. O paciente deve usar esse aparelho durante três semanas, período em que são avaliados a estética, a fonética, o conforto, a oclusão e a função mastigatória. Se ocorrer aumento ou diminuição da DV, devem ser feitos ajustes por meio de desgaste ou acréscimo de resina à placa. Essa técnica, além de auxiliar na determinação da DV, é simples, de baixo custo e reversível (Fig. 6.17).

Após o término dessa fase de avaliação, os próximos procedimentos seguem a sequência normal de qualquer tipo de PPF – montagem em ASA, enceramento diagnóstico, preparos, próteses provisórias e definitivas (Fig. 6.18).

Em vez da PRDV, o profissional também pode usar restaurações provisórias para o restabelecimento da DV. Neste caso, após a confecção dessas restaurações em ASA, os dentes são preparados e as próteses provisórias são instaladas. O problema dessa técnica está no trabalho exigido para os ajustes estético e funcional das restaurações provisórias caso haja algum erro na determinação da DV. Desse modo, a PRDV é o instrumento ideal para o diagnóstico da DV.

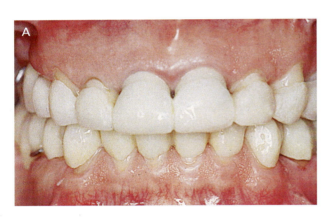

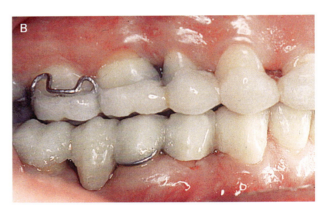

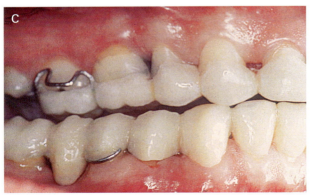

FIGURA 6.17 (A) (B) Vistas frontal e lateral das placas instaladas. (C) Desoclusão pelo canino.

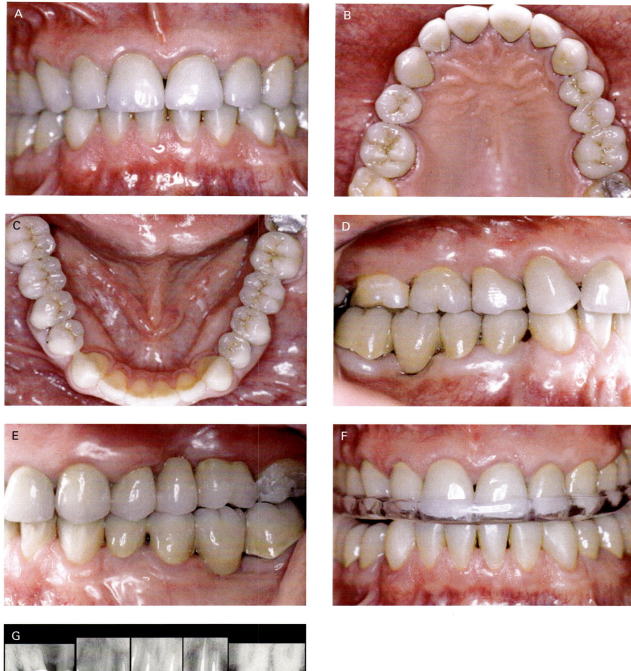

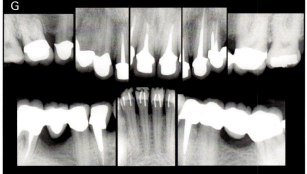

FIGURA 6.18 (A) (B) (C) (D) (E) (F) Vistas das próteses cimentadas e com a placa em posição. Foi indicado uso da placa durante o sono em virtude de o paciente apresentar parafunção. (G) Radiografias.

Restauração provisória e estética

As maiores dificuldades para o CD são as dúvidas que eventualmente surgem durante o ajuste estético ou funcional da prótese definitiva. Nessa fase do tratamento, não pode haver qualquer tipo de dúvida a respeito desses aspectos por parte do CD ou do paciente. Para isso existe a fase das restaurações provisórias.

Após os ajustes estético e funcional das restaurações provisórias, estas devem ser moldadas com alginato, e os modelos que foram usados para a personalização do guia anterior devem ser enviados ao técnico com os modelos de trabalho, para servir como orientação na confecção da prótese definitiva. Modelos de trabalho com troquéis não permitem a identificação do sexo, da idade e do tipo físico, que poderiam auxiliar o técnico na obtenção de uma reconstrução individual para cada paciente.

Comprimento, largura, contorno, forma das coroas provisórias, linha média, plano oclusal, assimetria gengival entre os dentes pilares e também na área edêntula e relação dos pônticos com tecido gengival são alguns dos aspectos que devem ser analisados cuidadosamente na fase das restaurações provisórias. O tecido gengival também deve fazer parte do planejamento estético (estética vermelha), e sua integração com a prótese (estética branca) muito irá contribuir para o sucesso do tratamento.

A relação correta do pôntico com o tecido gengival, principalmente na região dos dentes anteriores e mesmo dos pré-molares superiores, é muito importante na determinação da estética para a eliminação dos chamados buracos negros entre os pônticos. Isso é denominado condicionamento gengival e é conseguido com o remodelamento do rebordo gengival por meio das coroas provisórias.

O condicionamento gengival exige os seguintes requisitos:

- A superfície lingual do pôntico deve ser totalmente convexa e polida.
- É imprescindível que o paciente higienize corretamente essa área.
- O tecido gengival deve apresentar espessura suficiente para permitir o condicionamento. Frequentemente é necessária a realização de enxertos de tecido conjuntivo e/ou osso para criar uma espessura adequada de mucosa, visto que nessas áreas o processo de reabsorção óssea ocorre de forma bastante acentuada em virtude da natureza da perda dentária (trauma, fratura ou doença periodontal).
- A área condicionada não deve apresentar-se ulcerada após o condicionamento. Para isso, a pressão deve ser realizada lentamente e em várias sessões clínicas.
- Antes do início do condicionamento, a forma que se deseja dar às papilas deve ser determinada na prótese provisória, abrindo-se as ameias gengivais na extensão pretendida nos sentidos mesiodistal e gengivoincisal.

O condicionamento gengival pode ser feito de maneira gradativa, por meio da pressão exercida pelos pônticos ou do desgaste do tecido com pontas diamantadas. O condicionamento realizado pela pressão dos pônticos é preferível para os profissionais inexperientes, por ser menos radical e invasivo. A resina é colocada na superfície gengival do pôntico, e este é pressionado contra o tecido gengival, que sofrerá uma ligeira isquemia. Após a polimerização da resina, realizam-se a remoção dos excessos, o acabamento, o polimento e a cimentação da prótese.

A avaliação inicial deve ocorrer após duas semanas. Se não houve ulceração, e se houver necessidade, realiza-se novo condicionamento. Caso tenha ocorrido ulceração, significa que a pressão inicial foi exagerada e, portanto, deve-se promover um ligeiro desgaste do pôntico. A moldagem não deve ser realizada enquanto o tecido gengival não estiver saudável, já que a forma da IE do pôntico deve seguir a orientação proporcionada pelo rebordo condicionado.

Às vezes são necessárias três ou quatro sessões incrementais de resina para se obter o efeito estético desejado, isto é, áreas côncavas epitelizadas no rebordo, com papilas gengivais entre elas. Embora a superfície remodelada do rebordo seja côncava, ela deve estar inteiramente coberta com ceratina, e o pôntico deve ser inteiramente convexo para possibilitar contato do fio dental em todas as direções, condição necessária para a manutenção da saúde gengival da área. A cerâmica é o material eleito para estabelecer esse contato, e nunca o metal. Vale lembrar que a vitrificação da cerâmica permite que sua superfície retenha menor quantidade de placa bacteriana que qualquer superfície metálica, por mais polida que seja.

A segunda maneira de promover condicionamento é pela remoção de tecido, que pode ser feita com eletrobisturi ou ponta diamantada. Essa remoção é mais bem controlada com o uso de uma ponta diamantada em forma de pera, em alta rotação e sob irrigação. O inconveniente do uso do eletrobisturi está no desenvolvimento acentuado de calor, que pode comprometer a cicatrização dos tecidos.

Após a conclusão da prótese provisória, a área correspondente aos pônticos é delimitada com lápis cópia, e realiza-se a remoção do tecido gengival em forma côncava, correspondente à forma convexa de cada pôntico. A seguir, os pônticos são reembasados em sua região cervical, acabados e polidos, e seu contato com o tecido gengival deve ser feito por justaposição e sem pressão (Figs. 6.19 e 6.20).

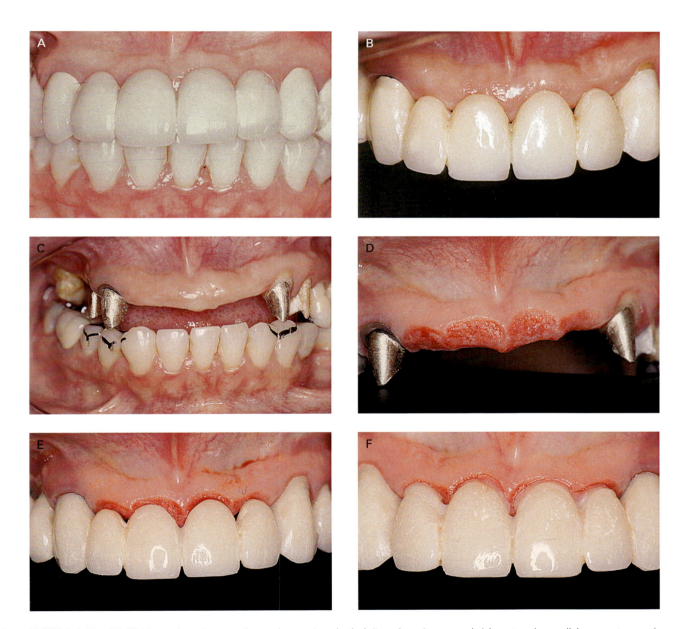

FIGURA 6.19 (A) (B) Vistas da prótese antiga e vista após substituição pela prótese provisória antes do condicionamento gengival. (C) Dentes preparados. Observe a ausência de papilas na área desdentada. (D) Remoção do tecido gengival com ponta diamantada. (E) Controle da remoção do tecido com prótese provisória em posição. (F) Reembasamento da área gengival dos pônticos.

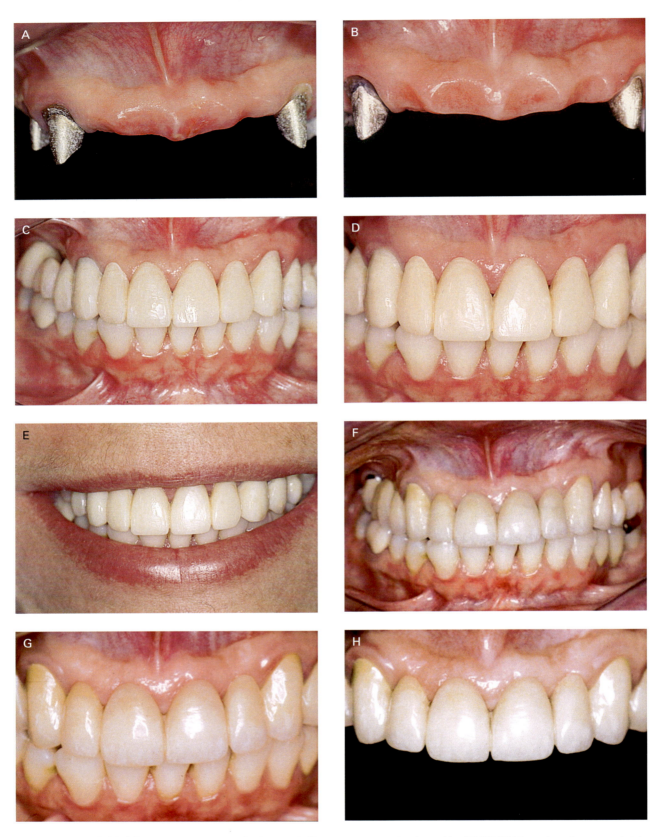

FIGURA 6.20 (A) (B) Condicionamento gengival 15 e 30 dias após a remoção do tecido. (C) (D) (E) Vista da prótese provisória após condicionamento. (F) (G) Vistas da prótese cimentada e (H) após 7 anos.

Restauração provisória e implante

Uma prótese provisória colocada sobre implantes tem função semelhante à desempenhada por uma prótese provisória cimentada em dentes naturais: restabelecer a função, orientar a determinação da estética branca (posicionamento anteroposterior, forma e contorno das coroas) e vermelha (arquitetura gengival entre implante/implante e implante/dente, presença de papila e contato do pôntico com o rebordo) e avaliar a fonética. Do mesmo modo, o enceramento diagnóstico possibilita direcionar a confecção do guia cirúrgico, a fim de que o cirurgião possa colocar implantes em número e posição suficientes para atender aos requisitos funcionais exigidos pela prótese e aos anseios estéticos do paciente.

A prótese provisória também é importante quando usada como prótese transitória entre as fases de extração dos dentes remanescentes e de colocação da prótese provisória sobre os implantes. Alguns pacientes relutam em usar prótese total ou parcial enquanto ocorre a cicatrização dos dentes extraídos ou a osseointegração dos implantes. Nesses casos, é importante avaliar a possibilidade de preservar alguns dentes que possam servir como pilares da prótese provisória enquanto se aguarda a colocação e a cicatrização dos implantes. Esse procedimento é fácil de ser realizado e importante para o paciente do ponto de vista psicológico, pois ele estará usando uma PPF provisória que restabelece a função, a estética e a fonética, além de servir como orientação aos procedimentos subsequentes. O caso clínico mostrado a seguir exemplifica essa situação (Figs. 6.21 a 6.24).

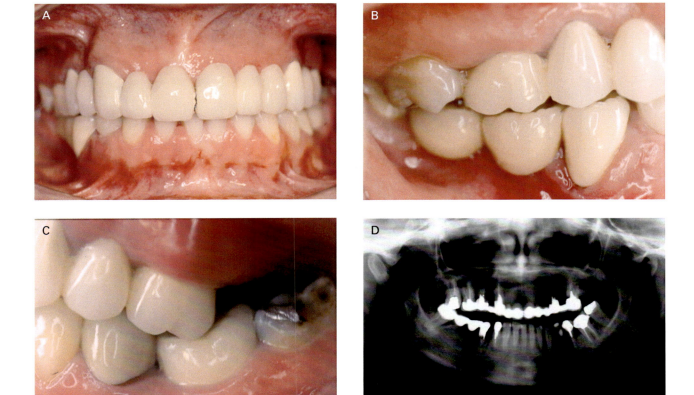

FIGURA 6.21 (A) (B) (C) Vistas das próteses que precisam ser substituídas em decorrência de fratura entre os incisivos centrais e da necessidade de extração dos dentes 16, 15, 13, 24, 27, 35 e 45 por problemas periodontais. (D) Radiografia.

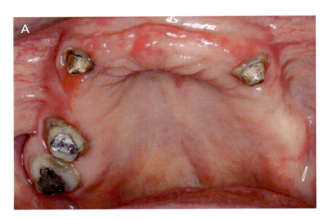
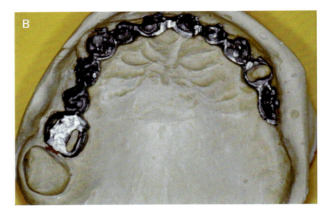
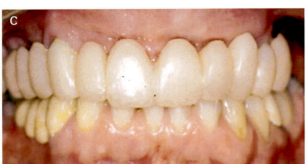
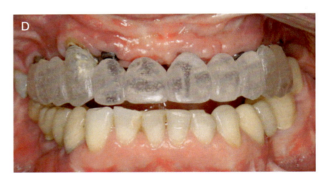
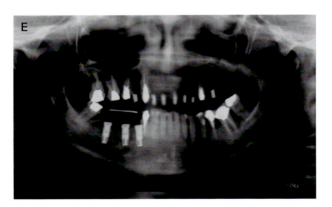

FIGURA 6.22 (A) Vista dos dentes que foram mantidos para servirem como pilares da prótese provisória. Após a colocação dos implantes e da nova prótese provisória, os dentes 13 e 24 foram extraídos. (B) IE metálica em posição no modelo de trabalho antes da colocação da resina. A estrutura metálica tem a função de reforçar a resina, visto que os espaços edêntulos são extensos. (C) Vista da prótese provisória instalada. (D) Guia cirúrgico em posição. A confecção do guia foi feita por meio da reprodução da prótese provisória. Antes da colocação dos implantes, foi feito enxerto ósseo na região anterior. (E) Radiografia com o guia em posição.

PRÓTESE FIXA 207

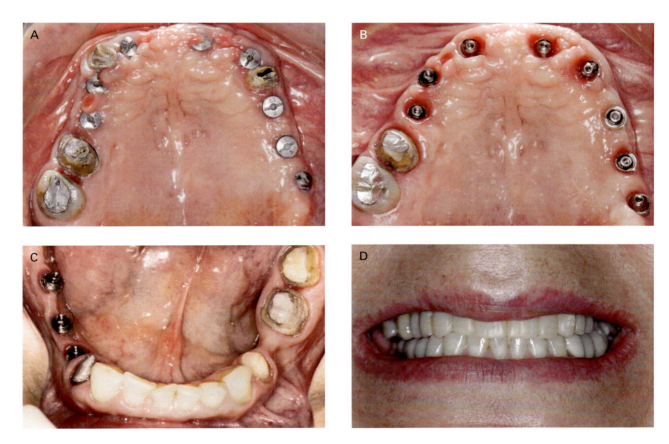

FIGURA 6.23 (A) Vista oclusal dos dentes pilares e dos implantes com os cicatrizadores. (B) Vista dos implantes com os intermediários após a extração dos dentes 13 e 24. (C) Vistas dos dentes pilares e dos implantes. (D) Próteses provisórias instaladas.

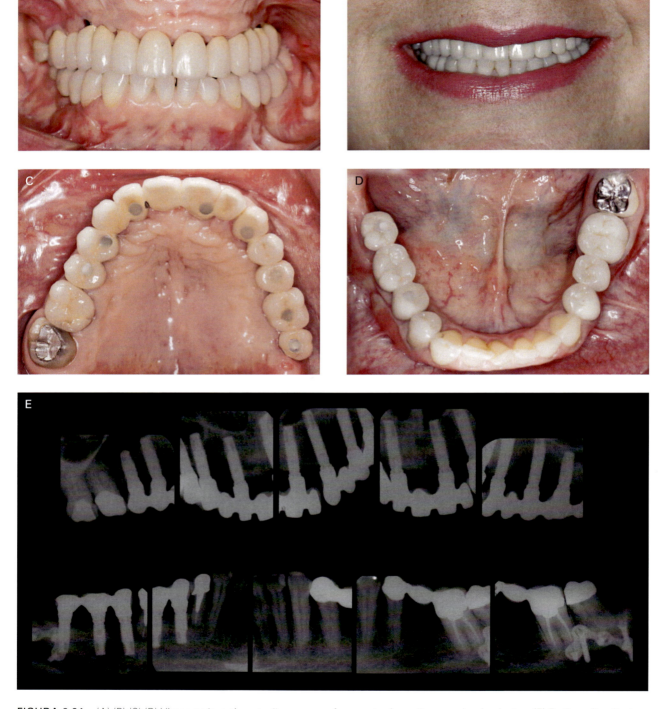

FIGURA 6.24 (A) (B) (C) (D) Vistas após a cimentação e o aparafusamento das próteses sobre implantes. (E) Radiografias finais.

TÉCNICAS PARA A CONFECÇÃO DAS RESTAURAÇÕES PROVISÓRIAS

Com molde de alginato (Figs. 6.25 e 6.26)

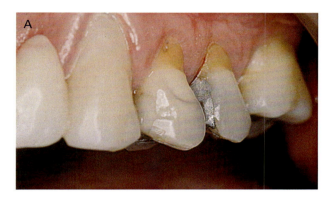
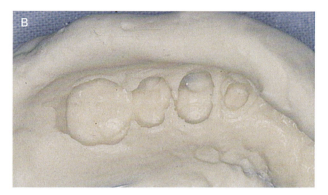
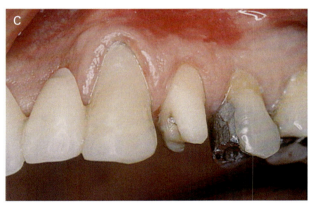
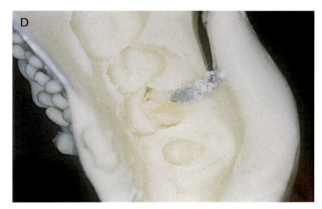
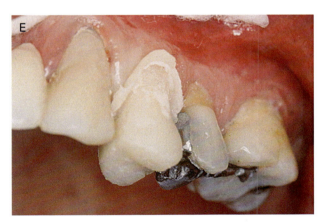

FIGURA 6.25 (A) Vista do dente 21 indicado para receber coroa metalocerâmica. (B) Molde de alginato obtido com uma moldeira parcial. (C) Dente preparado. (D) A resina é preparada e, quando atinge a fase arenosa, é levada ao interior do molde. A moldeira é levada à boca e, após a polimerização da resina, a coroa provisória é removida do molde. Nessa fase, o molde deve ser mantido sob refrigeração, para minimizar o efeito da reação térmica da resina sobre o órgão pulpar e o tecido gengival. (E) Após a polimerização da resina, a coroa é removida do molde e os excessos são desgastados. Realiza-se então o reembasamento cervical da restauração, que é feito levando-se a resina em consistência cremosa sobre o término cervical do preparo. Em seguida, a restauração é levada em posição à boca.

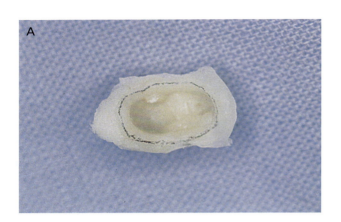
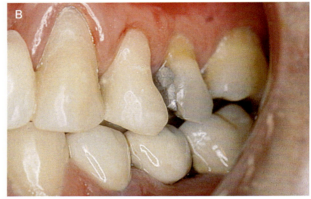
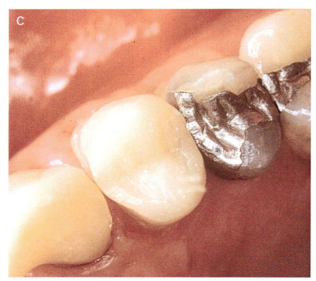

FIGURA 6.26 Após a polimerização da resina, a restauração é removida do dente, e o término cervical é delimitado com grafite. A presença de solução de continuidade na linha marcada pelo grafite significa que o término cervical não foi reembasado corretamente e/ou que o término cervical do preparo não está nítido. Os excessos são eliminados, e a coroa é polida.

Com molde de silicona (Figs. 6.27 e 6.28)

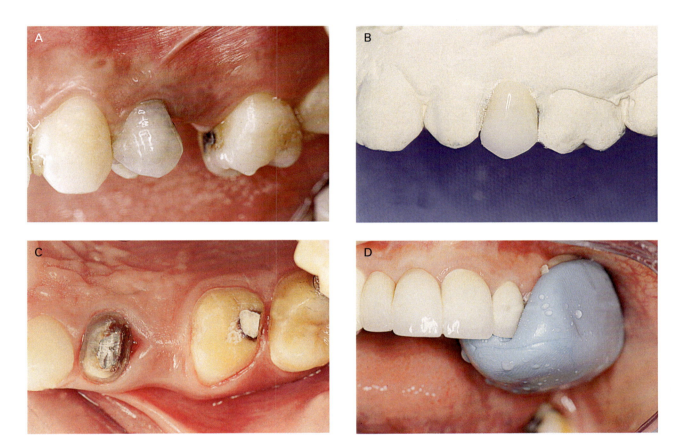

FIGURA 6.27 (A) Vista inicial da área que receberá uma PPF tendo os dentes 24 e 26 como pilares. (B) Modelo de estudo com dente de estoque posicionado no espaço desdentado. O dente de estoque pode ser substituído pelo enceramento do dente ausente. (C) Dentes preparados. (D) Matriz de silicona pesada confeccionada no modelo de estudo e posicionada na boca para testar sua adaptação.

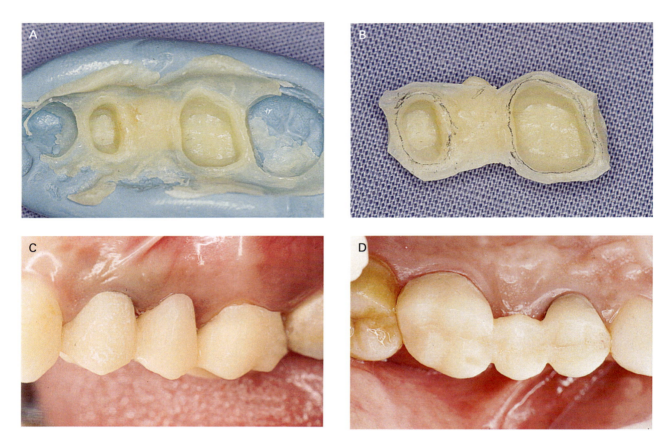

FIGURA 6.28 (A) A resina preparada é levada ao interior do molde, que, em seguida, é posicionado na boca. Os procedimentos subsequentes são os mesmos descritos na técnica anterior. (B) Delimitação do término cervical com grafite. (C) (D) Vistas vestibular e oclusal da prótese provisória.

Com molde de alginato – técnica da casca de ovo (*egg shell*) (Figs. 6.29 a 6.31)

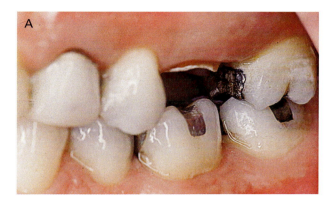
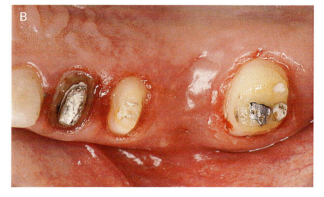
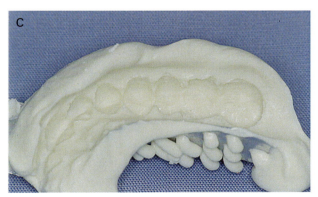

FIGURA 6.29 (A) Vista da área que receberá tratamento com PPF. O dente 24 apresenta uma coroa metaloplástica que será substituída, e o dente 26 será extraído por razões periodontais. (B) Vista dos dentes preparados após a extração do dente 26. (C) Molde de alginato feito a partir do modelo de estudo no qual se realizou o enceramento diagnóstico.

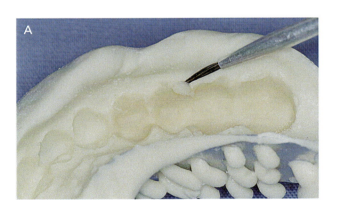
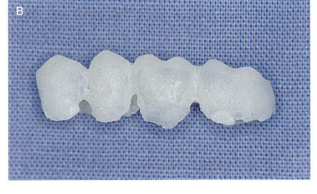
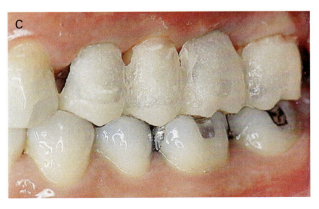

FIGURA 6.30 (A) Aplicação com pincel de uma fina camada de resina em toda a superfície do molde correspondente à prótese. (B) Após sua polimerização, a "casca" de resina é removida do molde e posicionada na boca para testar sua adaptação. (C) Nesta fase, é indicado já realizar o ajuste da oclusão.

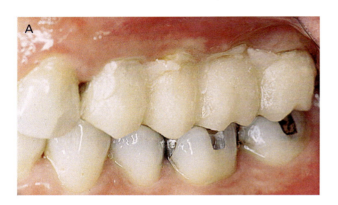
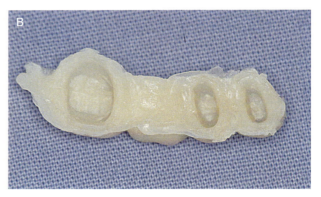
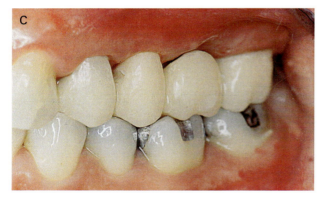

FIGURA 6.31 (A) Reembasamento da prótese provisória. (B) Prótese provisória reembasada e pronta para o acabamento e o polimento. (C) Prótese provisória terminada.

Com matriz de plástico (Figs. 6.32 e 6.33)

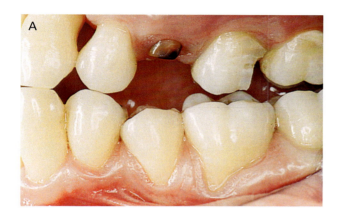

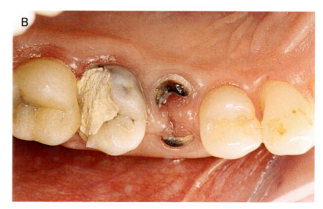

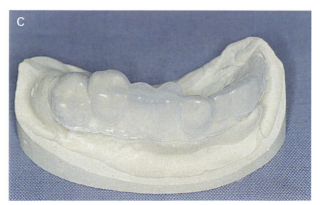

FIGURA 6.32 (A) (B) Vistas iniciais da região que irá receber PPF tendo os dentes 24 e 27 como pilares. Os dentes 25 e 26 serão extraídos em decorrência de cárie e lesão periodontal. (C) Após a montagem dos modelos de estudo em articulador, faz-se o enceramento diagnóstico, que em seguida é duplicado em gesso. Sobre o modelo de gesso obtém-se uma matriz de plástico em plastificador a vácuo.

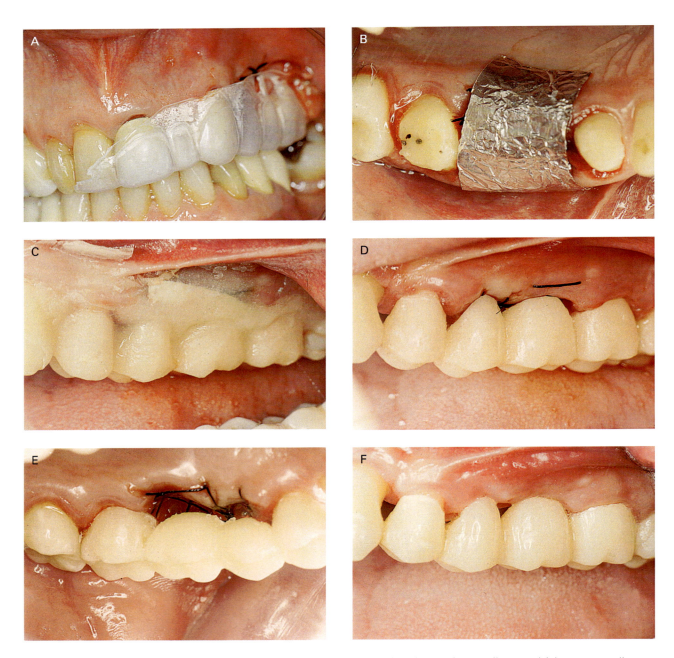

FIGURA 6.33 Após separar a matriz do modelo, ela é recortada e levada sobre os dentes pilares e vizinhos para avaliar sua adaptação. (A) A ferida cirúrgica é protegida com papel-alumínio. (B) A matriz é preenchida com resina em consistência cremosa e posicionada sobre os dentes pilares. (C) Durante a polimerização da resina, a matriz deve ser mantida sob refrigeração, para impedir que a reação térmica da resina promova qualquer tipo de reação ao órgão pulpar dos dentes pilares e ao tecido gengival circunvizinho. Após a polimerização da resina, a matriz é removida da boca, a prótese provisória é separada da matriz e os excessos são recortados. Em seguida faz-se o reembasamento, sempre levando a resina sobre o término dos dentes preparados. O término cervical da prótese é delimitado com grafite, e os excessos são desgastados com fresas e discos de lixa apropriados. A oclusão é ajustada, e então realiza-se o acabamento e o polimento. (D) (E) Vistas vestibular e palatina da prótese provisória instalada. (F) Vista vestibular 15 dias após a extração dos dentes.

Com dentes de estoque (Figs. 6.34 a 6.36)

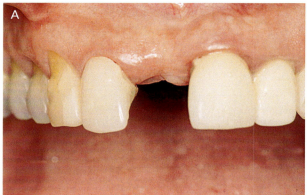

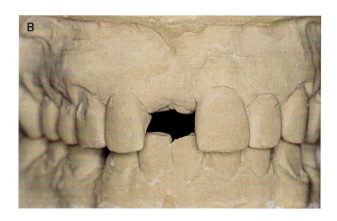

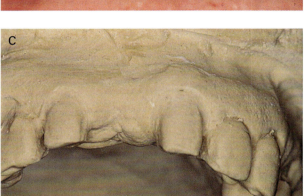

FIGURA 6.34 (A) (B) Vistas vestibulares do caso clínico e do modelo de estudo nas quais os dentes 12 e 21 apresentam coroas metaloplásticas que serão removidas para a confecção da PPF metalocerâmica. (C) Preparo superficial dos dentes pilares no modelo de gesso.

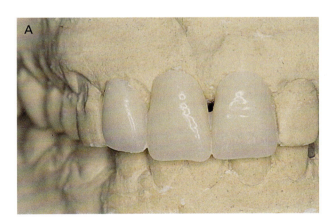

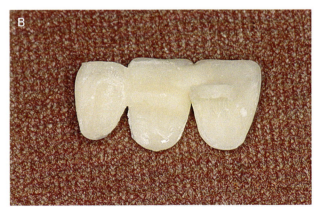

FIGURA 6.35 (A) Os dentes de estoque são selecionados conforme a cor, o tamanho e a forma dos dentes naturais e, posteriormente, desgastados em sua face lingual, cervical e/ou incisal, até serem completamente adaptados sobre os dentes preparados no modelo de gesso. (B) As facetas são unidas entre si com resina para serem posteriormente reembasadas na boca.

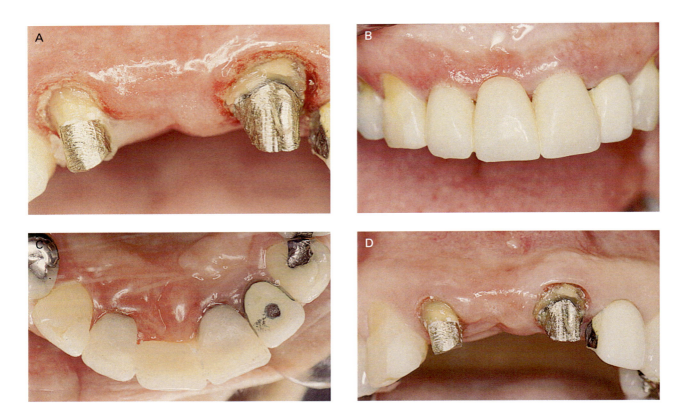

FIGURA 6.36 (A) Dentes preparados imediatamente após a remoção das coroas metaloplásticas. (B) (C) Vistas vestibular e incisal da prótese provisória após ajustes estéticos e funcionais, acabamento e polimento. (D) Dentes preparados 15 dias após a instalação da prótese provisória.

PRÓTESE FIXA 219

Restaurações provisórias prensadas (Figs. 6.37 a 6.40)

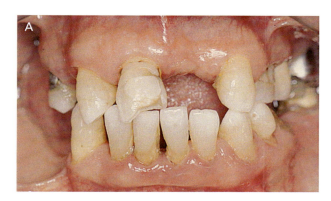
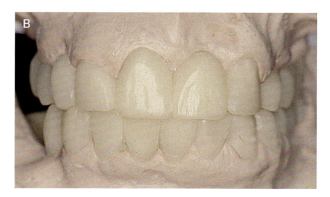
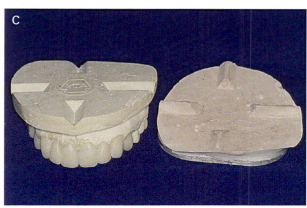
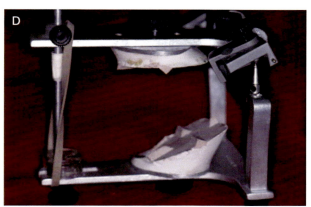

FIGURA 6.37 (A) Vista inicial de paciente que receberá tratamento com PPF nos arcos superior e inferior. (B) Após a montagem dos modelos de estudo em ASA, os dentes são preparados superficialmente, e faz-se o enceramento com cera branca. O uso dessa cera é importante para evitar que a resina apresente manchas após sua polimerização, o que pode ocorrer quando se usa cera colorida. (C) (D) Observe que as bases dos modelos são divididas (*split cast*), para que os modelos possam voltar ao articulador e ter a oclusão ajustada após a polimerização da resina. Essa técnica evita o aumento da dimensão vertical decorrente de alteração dimensional da resina.

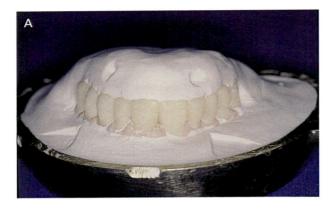
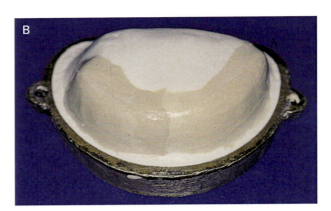
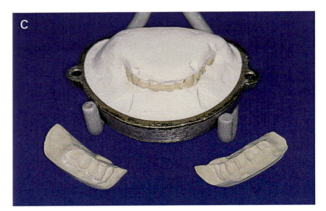

FIGURA 6.38 (A) O modelo encerado é incluído na mufla da maneira convencional, e (B) é feita uma matriz em gesso-pedra dividida em duas partes na região correspondente aos dentes. Essa matriz tem a finalidade de facilitar as várias inclusões das resinas de corpo, colo e incisal. Todo o conjunto é isolado, e faz-se o vazamento da contramufla. (C) Após a presa do gesso, a contramufla se separa das duas matrizes da mufla, possibilitando a inclusão da resina.

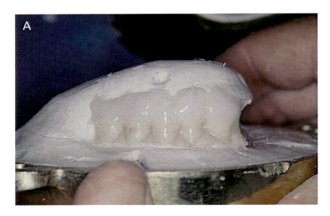
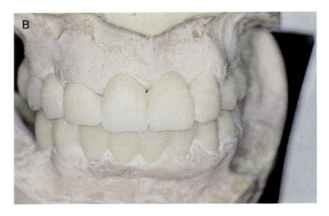
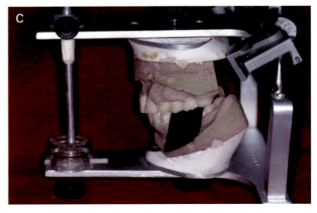

FIGURA 6.39 (A) Inicialmente faz-se a inclusão da resina de corpo, que é prensada com um papel-celofane interposto entre a resina e as matrizes, para facilitar a sua separação e permitir a colocação das resinas de colo e incisal. Após a realização desse processo, a polimerização da resina é feita pelos métodos convencionais. (B) (C) O modelo é desincluído da mufla e levado ao ASA para o ajuste oclusal, que é feito até que o pino incisal toque na mesa incisal para não alterar a DV.

PRÓTESE FIXA 221

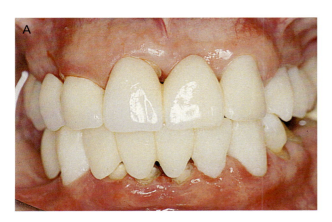
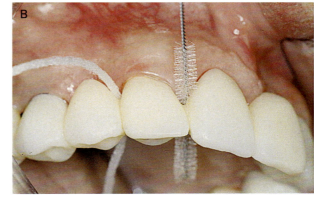
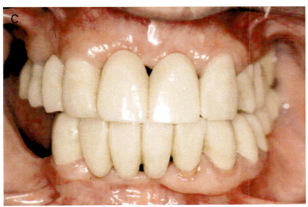

FIGURA 6.40 Após a remoção das provisórias do modelo, faz-se o reembasamento na boca, os ajustes estético, da oclusão e do guia anterior, o acabamento e o polimento. (A) Vista da prótese instalada e (B) da colocação de fios e escovas interproximais nas ameias gengivais. (C) Vista das próteses cimentadas.

Próteses provisórias prensadas com estrutura metálica

Esta técnica é indicada para pacientes que apresentam hábitos parafuncionais de apertar ou ranger os dentes ou nos tratamentos em que a prótese provisória permanecerá na boca por um longo período. Para esses pacientes, próteses provisórias confeccionadas somente em resina poderão apresentar fraturas e/ou desgaste acentuado, com consequente alteração do tecido gengival e/ou da dimensão vertical (Figs. 6.41 a 6.44).

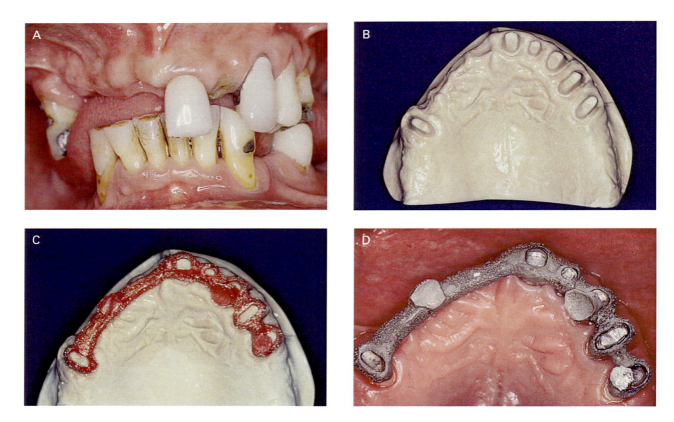

FIGURA 6.41 (A) Vista de um caso clínico que irá receber tratamento combinado de PPF e PPR com encaixe. (B) (C) Após o preparo dos dentes pilares na boca, obtém-se um modelo que é montado em ASA, para confeccionar uma estrutura metálica em ouro, liga semipreciosa ou cobre-alumínio. A escultura é feita com resina Duralay e deve envolver as faces axiais das coroas e parte de suas faces oclusais ou incisais. É importante que a estrutura metálica tenha alguns pontos de contato com os dentes antagonistas, para manter a dimensão vertical de oclusão já determinada anteriormente. Não há necessidade de cobrir todo o término do preparo, pois as coroas provisórias serão reembasadas diretamente na boca. (D) Após a fundição, a estrutura é testada nos dentes pilares e transferida para o modelo de trabalho para a confecção da prótese provisória. Essa prótese pode ser prensada, como descrita na técnica anterior, ou realizada com facetas de dentes de estoque, como será mostrado a seguir.

PRÓTESE FIXA 223

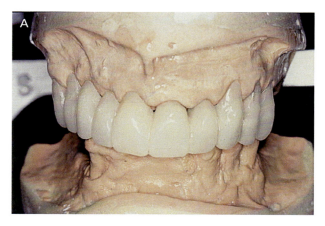
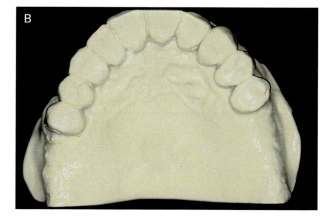
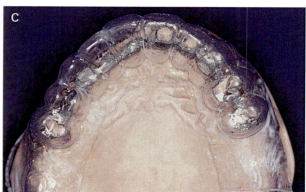

FIGURA 6.42 (A) Após a seleção dos dentes, faz-se a montagem das facetas sobre a estrutura metálica e, em seguida, complementa-se com o enceramento e a escultura das restaurações provisórias. (B) (C) A seguir, faz-se a duplicação do modelo encerado em gesso e obtém-se uma matriz de plástico, que é adaptada ao modelo de trabalho com a estrutura metálica em posição.

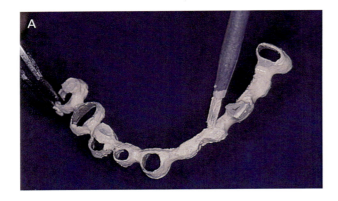
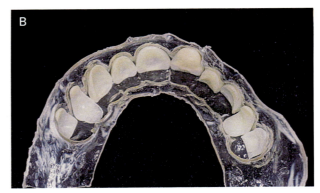
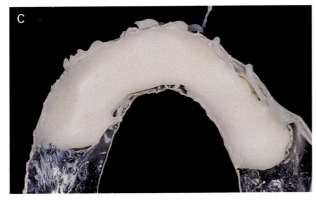

FIGURA 6.43 (A) A estrutura metálica é coberta com resina opaca, (B) os dentes são posicionados na matriz e (C) faz-se o preenchimento da mesma com resina. A matriz é posicionada sobre o modelo e o conjunto levado para polimerização a vácuo.

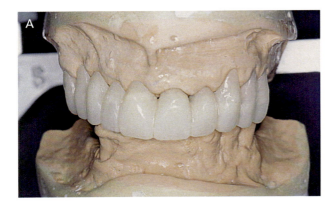
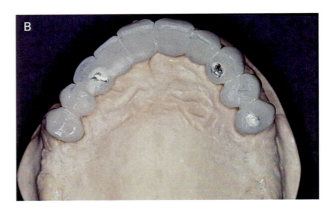
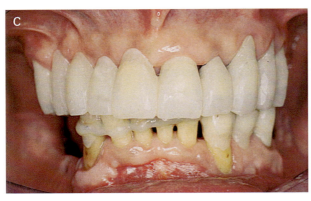
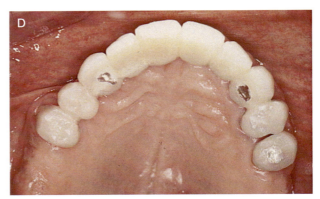

FIGURA 6.44 (A) (B) Após a polimerização da resina, os excessos são recortados e faz-se o ajuste oclusal no articulador. Observe pequenos contatos em metal nas faces oclusais dos pré-molares e caninos que foram pré-molarizados para melhorar a estabilidade oclusal, visto que a prótese se estende até o segundo pré-molar (arco dentário curto). (C) (D) Vistas da prótese provisória.

LEITURAS SUGERIDAS

Aull AE. Condilar determinants of occlusal patterns. J Prosthet Dent. 1965;15(5):826-49.

Balkenhol M, Ferger P, Mautner MC, Wöstmann B. Provisional crown and fixed partial denture materials: mechanical properties and degree of conversion. Dent Mater. 2007;23(12):1574-83.

Balkenhol M, Knapp M, Ferger P, Heun U, Wöstmann B. Correlation between polymerization shrinkage and marginal fit of temporary crowns. Dent Mater. 2008;24(11):1575-84.

Beuer F, Schweiger J, Edelhof D, Sorensen JA. Reconstruction of esthetics with a digital approach. Int J Periodontics Restorative Dent. 2011;31(2):185-93.

Bloom DR, Padayachy JN. Increasing occlusal vertical dimension: why, whem and how. Br Dent J. 2006;200(5):251-6.

Bottino MA, Faria R, Valandro LF. Percepção: estética em próteses livres de metal em dentes naturais e implantes. São Paulo: Artes Médicas; 2009.

Bruggers KJ. Long-term provisional restorations: indication and fabrication. QFT, 124-130, 1990/1991.

Burns DR, Beck DA, Nelson SK; Committee on Research in Fixed Prosthodontics of the Academy of Fixed Prosthodontics. A review of selected dental literature on contemporary provisional fixed prosthodontic treatment: report of committee on research in fixed prosthodontics of the academy of fixed prosthodontics. J Prosthet Dent. 2003;90(5):474-97.

Cardoso AC. Oclusão para mim e para você. São Paulo: Santos; 2003.

Carrlsson GE, Ingervall B, Kocak G. Effect of increasing vertical dimension on the masticatory system in subjects with natural teeth. J Prosthet Dent. 1979;41(3):284-9.

Chiche G, Pinault A. Esthetics of anterior fixed prosthodontics. St. Louis: Quintessence; 1994.

Cox CF, Sübay RK, Suzuki S, Suzuki SH, Ostro E. Biocompatibility of various dental materials: pulp healing with a surface seal. Int J Periodontics Restorative Dent. 1996;16(3):240-51.

D'Amico A. Functional occlusion of the natural teeth in man. J Prosthet Dent. 1995;11:899-915.

Dawson PE, Rossetti PHO. Oclusão funcional: da ATM ao desenho do sorriso. São Paulo: Santos; 2008.

Fradeani M. Análise estética: uma abordagem sistemática para o tratamento protético. São Paulo: Quintessence; 2006.

Gomes JC. Estética em clínica odontológica. Curitiba: Maio; 2004.

Hammond BD, Cooper JR 3rd, Lazarchik DA. Predictable repair of provisional restorations. J Esthet Restor Dent. 2009;21(1):19-24.

Hansen PA, Sigler E, Husemann RH. Making multiple predictable single-unit provisional restorations using an indirect technique. J Prosthet Dent. 2009;102(4):260-3.

Harper RP. Clinical indications for altering vertical dimension of occlusion. Functional and biologic considerations for reconstruction of the dental occlusion. Quintessence Int. 2000;31(4):275-80.

Janson WA, Pandolfi, RF, de Freitas H. Manual de preparos de dentes: finalidade protética. 5. ed. Bauru: FOB; 1985.

Kina S, Bruguera A. Invisível: restaurações cerâmicas. Maringá: Dental Press; 2008.

Lindhe J. Tratado de periodontologia clínica. Rio de Janeiro: Interamericana/discos Cbs; 1985.

Lindhe J, Nyman S. The effect of plaque control and surgical pocket elimination on the stablishment and maintenance of periodontal health. A longitudinal study of periodontal therapy in cases of advanced disease. J Clin Periodontol. 1975;2(2):67-79.

Lulic M, Brägger U, Lang NP, Zwahlen M, Salvi GE. Ante's (1926) law revisited: a systematic review on survival rates and complications of fixed dental prostheses (FDPs) on severely reduced periodontal tissue support. Clin Oral Implants Res. 2007;18 Suppl 3:63-72.

Lundgren D, Rylander H, Laurell L. To save or to extract, that is the question. Natural teeth or dental implants in periodontitis-susceptible patients: clinical decision-making and treatment strategies exemplified with patient case presentations. Periodontol 2000. 2008;47:27-50.

Mack MR. Vertical dimension: a dynamic concept based of facial form and oropharyngeal function. J Prosthet Dent. 1991;66(4):478-85.

Manns A, Miralles R, Guerrero F. The changes in electrical activity of the postural muscles of the mandible upon varying the vertical dimension. J Prosthet Dent. 1981;45(4):438-45.

Mays KA. Reestablishing occlusal vertical dimension using a diagnostic treatment prosthesis in edentulous pacient: a clinical report. J Prosthodont. 2003;12(1):30-6.

McLean JW. The science and art of dental ceramics. Chicago: Quintessence; 1979.

McNeill C. Ciência e prática da oclusão. São Paulo: Quintessence; 2000.

Mezzomo E, Suzuki RM. Reabilitação oral contemporânea. São Paulo: Santos; 2009.

Misch CE. Clinical indications for altering vertical dimension of occlusion. Objective vs subjective methods for determining vertical dimension of occlusion. Quintessence Int. 2000;31(4):280-2.

Misch CE. Prótese sobre implantes. São Paulo: Santos; 2006.

Nocchi CE. Restaurações estéticas: compósitos, cerâmicas e implantes. Porto Alegre: Artmed; 2005.

Nyman S, Lindhe J, Lundgren D. The role of occlusion for the stability of fixed bridges in patients with reduced periodontal tissue support. J Clin Periodontol. 1975;2(2):53-66.

Okeson JP, Miranda ME. Fundamentos da oclusão e desordens temporomandibulares. 2. ed. São Paulo: Artes Médicas; 1992.

Paiva HG. Oclusão: noções e conceitos básicos. São Paulo: Santos; 1997.

Pashley EL, Comer RW, Simpson MD, Horner JA, Pashley DH, Caughman WF. Dentin permeability: sealing the dentin in crown preparations. Oper Dent. 1992;17(1):13-20.

Pegoraro LF, Bonfante G, Valle AL, Pandolfi RF. Fracassos em prótese fixa. In: Bottino MA, Feller C. Atualização na clínica odontológica. São Paulo: Artes Médicas; 1992.

Pleasure MA. Correct vertical dimension and freeway space. J Am Dent Assoc. 1951;43(2):160-3.

Rosenberg MM, Kay HB, Keough BE, Holt RL. Periodontal and prosthetic management for advanced cases. Chicago: Quintessence; 1988.

Rufenacht CR. Principles of esthetic integration. London: Quintessence; 2000.

Shillingburg HT, Hobo S, Whitsett LD, Jacob R, Brackett SE. Fundamentals of fixed prosthodontics. 3rd ed. Chicago: Quintessence; 1997. p. 225-56.

Silverman MM. The speaking method in measuring vertical dimension. 1952. J Prosthet Dent. 2001;85(5):427-31.

Telles D. Prótese total: convencional e sobre implantes. São Paulo: Santos; 2011.

Wills FM. Features of the face involved in full denture prosthesis. Dent Cosmos. 1935;77:851-854.

Wise MD. Failure in the restored dentition management and treatment. London: Quintessence; 1996.

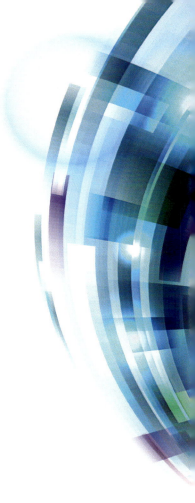

7

MOLDAGEM E MODELO DE TRABALHO

ACCÁCIO LINS DO VALLE

A moldagem é definida como um conjunto de procedimentos clínicos usados para a reprodução negativa dos preparos dentários e das regiões adjacentes por meio de materiais e técnicas adequadas. Após a polimerização do material e a remoção da moldeira da boca, tem-se o molde, que é vazado em gesso para a obtenção do modelo de trabalho.

O surgimento de novos materiais de impressão com melhores propriedades tornou possível a obtenção de moldagens unitárias e múltiplas com redução do tempo de trabalho e com maior fidelidade de reprodução de detalhes, propiciando ao cirurgião-dentista (CD) próteses cada vez mais precisas.

Os primeiros materiais de moldagem com grande aceitação no mercado foram os elastômeros, e os primeiros relatos sobre as mercaptanas foram apresentados na década de 1950. Ainda nessa época, surgiram as siliconas de condensação, e somente 10 anos depois apareceram os materiais de borracha à base de poliéter. Por volta de 1975, surgiram as siliconas de adição, que tinham grande capacidade de reprodução de detalhes e estabilidade por não apresentarem subprodutos durante a reação de polimerização.

A boa qualidade dos materiais de moldagem e dos gessos possibilitou a obtenção de modelos mais fiéis e a realização de trabalhos com maior exatidão. Outros materiais para modelos, como revestimentos, resinas epóxicas e metalização pelo cobre e pela prata, também são utilizados com excelentes resultados.

Além do material, a execução de uma boa moldagem depende de três requisitos básicos: extensão do preparo dentro do sulco gengival, nitidez do término cervical e saúde do tecido gengival (Fig. 7.1).

A extensão subgengival do preparo deve preservar a saúde periodontal, pois a presença de inflamação gengival com sangramento e exsudato inflamatório impede a obtenção de moldes precisos. Além disso, a maioria dos materiais de moldagem apresenta alteração de suas propriedades na presença de umidade, o que resulta em dificuldades técnicas para a obtenção de um bom molde.

O término cervical deve ser liso, polido e bem definido, para que possa ser copiado em seus detalhes durante a moldagem. As coroas provisórias devem ser bem adaptadas e ter contornos corretos, para manter a saúde gengival.

MÉTODOS DE RETRAÇÃO GENGIVAL

Como o material de moldagem não tem capacidade para promover o afastamento lateral do tecido gengival, torna-se necessário o emprego de técnicas de retração gengival. Com o uso dessas técnicas, é possível expor a região cervical do dente preparado e criar espaço para que o material de moldagem tenha espessura suficiente e não se rasgue durante a remoção, permitindo a reprodução dos detalhes dessa área.

O afastamento gengival pode ser realizado por meios mecânicos, químicos, mecânico-químicos e cirúrgicos, os quais são descritos a seguir.

Meios mecânicos

Até o aparecimento dos materiais de moldagem à base de borracha, meios mecânicos de retração como guta-percha, anéis de couro e de cobre, grampos para dique de borracha e coroas provisórias cimentadas sem remoção dos excessos foram usados indiscriminadamente, causando grandes danos ao tecido periodontal.

Com o advento das mercaptanas, pesquisadores e profissionais buscaram técnicas de afastamento gengival e de moldagem que preservassem a saúde periodontal e facilitassem a realização dos procedimentos clínicos. Na década de 1960, surgiram as técnicas de afastamento gengival

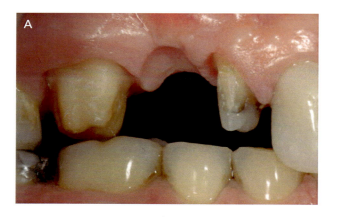 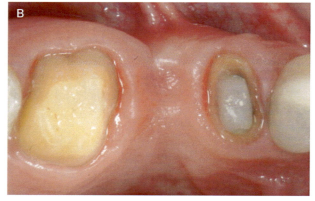

FIGURA 7.1 (A) (B) Vistas vestibular e oclusal mostrando a localização correta e nitidez do término cervical e a saúde do tecido gengival.

com fios de algodão e casquetes de resina, que causavam menor trauma do que as técnicas utilizadas até então.

Meios químicos

Com o objetivo de eliminar a iatrogenia causada pelos fios, os meios mecânicos de afastamento foram substituídos por meios químicos, como o uso de cloreto de zinco de 2 a 40%, alúmen e até ácido sulfúrico diluído, entre outros. Essas substâncias também causavam sérios traumatismos ao tecido gengival, como proliferação e descamação epitelial, hiperemia, necrose do epitélio sulcular e recessão gengival, sendo tão ou mais traumáticos que os meios mecânicos.

Meios mecânico-químicos

Para contornar os problemas causados ao tecido gengival pelos meios mecânicos e químicos, foram desenvolvidos fios de algodão impregnados com substâncias químicas vasoconstritoras para promover o afastamento gengival e controlar a umidade e o sangramento no sulco gengival. Esse método de retração gengival mecânico-químico é conhecido como técnica de retração gengival com fios retratores, e as substâncias químicas utilizadas nos fios são epinefrina, sulfato de alumínio, cloreto de alumínio e sulfato férrico.

Epinefrina: disponível em soluções a 0,1 e 8%, é a substância encontrada na maioria dos fios retratores. A concentração varia de 0,2 a 1 mg de epinefrina racêmica por polegada de fio, dependendo do diâmetro e da marca. A dose máxima por sessão recomendada é de 0,2 mg/polegada para pacientes saudáveis e 0,04 mg para pacientes cardiopatas, o que corresponde a 10 e 2 tubetes de anestésico com epinefrina 1/100, respectivamente. Desse modo, pode-se verificar que 1 polegada (2,54 cm) desse fio contém mais do que a dose máxima recomendada para um paciente saudável e 12 vezes mais do que a dose recomendada a um paciente cardiopata. Um erro comum é preocupar-se muito com o número de tubetes de anestésico aplicados durante um ato cirúrgico e não observar a quantidade de fios usados para conseguir um bom afastamento gengival. Quantidades exageradas de epinefrina podem resultar na síndrome da epinefrina, principalmente quando usadas em tecido gengival ulcerado. Os sintomas dessa síndrome incluem taquicardia, aumento da pressão arterial, aumento da respiração, aumento da pressão sanguínea, nervosismo e dor de cabeça. O tempo de permanência de um fio retrator com epinefrina dentro do sulco não deve ultrapassar 8 minutos, para evitar danos ao tecido gengival.

Adstringentes: os mais usados em fios retratores são sulfato de alumínio, cloreto de alumínio e sulfato férrico. Em relação à epinefrina, os adstringentes apresentam algumas vantagens, pois podem ser usados em tecidos ulcerados, são mais hemostáticos e não causam distúrbios em pacientes com problemas sistêmicos. Contudo, podem deixar resíduos presos aos dentes durante sua remoção e não afastam o tecido gengival tão bem quanto os fios impregnados com epinefrina.

- Sulfato de alumínio: os fios empregados com sulfato de alumínio são menos efetivos que aqueles com epinefrina e não devem permanecer dentro do sulco por mais de 10 minutos. Como apresentam enxofre em sua composição, esses fios não devem ser usados com as siliconas de adição, para não alterar sua reação de polimerização.
- Cloreto de alumínio: é encontrado em várias marcas comerciais, e seu tempo de permanência dentro do sulco deve ser de 5 a 10 minutos.
- Sulfato férrico: é um adstringente bastante popular nos fios retratores, mas não deve ser usado em concentrações maiores do que 15%, pois causa uma irritação tecidual que leva dias para cicatrizar. O tempo ideal de permanência dentro do sulco varia de 1 a 3 minutos, de acordo com sua concentração. Quando houver sangramento, o fio deve ser umedecido antes de sua remoção, para que o coágulo não adira ao fio e cause irritação acentuada no epitélio sulcular. Não deve também ser usado com siliconas de adição, para não alterar sua reação de polimerização. A técnica de utilização dos fios de afastamento será descrita quando se abordar a técnica de moldagem com fios.

Atualmente os fios de retração mais empregados não apresentam substâncias químicas em sua composição. Quando há sangramento, podem-se empregar fios embebidos com uma substância adstringente, mas a qualidade do afastamento gengival está mais relacionada à qualidade e consistência do fio e à técnica de inserção do que à substância hemostática utilizada.

Outros meios empregados para a retração gengival, como o cirúrgico, que envolve eletrocirurgia ou curetagem gengival com ponta diamantada, podem causar sequelas como necrose óssea e recessão gengival acentuada. Por não serem muito utilizados, tais métodos não serão descritos neste capítulo.

MATERIAIS DE MOLDAGEM

Características dos materiais de moldagem

A maioria das falhas e distorções que ocorrem em moldes de prótese parcial fixa (PPF) decorrem da falta de conhecimento por parte do CD das propriedades dos materiais de moldagem e dos cuidados que devem ser tomados para preservá-las. O material de moldagem supostamente ideal deve apresentar as seguintes propriedades:

- Ser atóxico, evitando reações à mucosa durante a moldagem.
- Ter uma cor que facilite a identificação dos detalhes do molde com precisão após a polimerização final.
- Permitir um tempo de trabalho satisfatório, especialmente para os casos com múltiplos preparos. Para esses casos, os aparelhos automisturadores e pistolas manuais autodosadoras facilitam os procedimentos de moldagem, proporcionam uma mistura mais homogênea e livre de bolhas e tornam a moldagem mais econômica por evitarem desperdício de material.
- Ter uma consistência adequada e ser suficientemente preciso para reproduzir detalhes de até 25 µm (a maioria dos materiais de moldagem disponíveis no mercado atende esse requisito).
- Ser hidrofílico: com exceção dos hidrocoloides reversíveis, que são totalmente hidrofílicos e por isso podem ser empregados em ambientes úmidos, os demais, por serem hidrofóbicos, devem ser colocados no sulco gengival seco.
- Não se deformar ao ser removido da boca. Nenhum material de moldagem recupera totalmente sua elasticidade após ser removido da

boca. Quanto maior a quantidade de retenção existente na área que vai ser moldada, maior será a distorção do molde. Se a moldagem envolve uma PPF com pônticos e/ou dentes que apresentam ameias gengivais amplas, deve-se colocar cera utilidade nessas regiões para não reter o material e dificultar a remoção da moldeira e, consequentemente, causar alteração dimensional do molde e risco de descimentação da prótese.

- Apresentar estabilidade dimensional diante de variações de umidade e de temperatura.
- Não ter cheiro e gosto exagerados.
- Ter boa adesão à moldeira. O adesivo deve ser compatível com o material de moldagem e cobrir toda a superfície interna e as bordas da moldeira. Se o material de moldagem estiver adequadamente aderido à moldeira, a tendência é que a contração ocorra em direção à moldeira, o que é desejável.
- Ser compatível com os materiais de modelos, como gessos, revestimentos para modelos, resinas epóxicas, etc.
- Não apresentar distorção durante o vazamento do molde. Todo material de moldagem apresenta contração, e todo gesso apresenta expansão durante o processo de endurecimento. A precisão da moldagem está diretamente relacionada à uniformidade de espessura do material, para que a contração do material possa ocorrer uniformemente em toda a extensão do molde e ser compensada pela expansão do gesso. A espessura dos elastômeros deve ser de aproximadamente 2 a 4 mm. Para os casos de PPFs extensas (mais de quatro elementos), a melhor opção é confeccionar moldeiras individuais em resina acrílica, que, além de proporcionarem uma camada de material mais uniforme, são mais econômicas por empregarem menor quantidade de material e mais confortáveis para o paciente. Alguns materiais devem ser vazados o mais rapidamente possível para evitar a formação de subprodutos durante a reação de presa. Esses subprodutos, água ou álcool, são voláteis e tendem a evaporar da superfície do molde, resultando em distorção. Outros, como poliéter e silicona de adição, devem ser vazados no mínimo 1

hora após a moldagem, em virtude da liberação de hidrogênio que ocasiona bolhas na superfície do modelo de gesso.

- Ser passível de desinfecção antes do vazamento sem que suas propriedades sejam alteradas. Os microrganismos presentes na cavidade oral podem ser transmitidos para o técnico de laboratório pelo molde ou pelo modelo. Para que isso não ocorra, deve-se lavá-los com água corrente e em seguida com solução desinfetante.

Os materiais disponíveis para moldagens são os hidrocoloides reversíveis, os polissulfetos, as siliconas de condensação e adição e os poliéteres. Como nenhum material apresenta todas essas propriedades, o profissional deve selecionar aquele que melhor se adapte à técnica empregada.

A maioria dos materiais de moldagem disponíveis no mercado apresenta propriedades físicas e químicas adequadas para reproduzir os detalhes necessários dos dentes preparados para a confecção de próteses bem adaptadas. Portanto, a escolha deve ser feita levando-se em consideração a melhor relação custo/benefício, a preferência que o CD tem por um determinado tipo e marca de material e a técnica empregada para a retração da gengiva. O melhor material de moldagem é aquele que propicia ao CD uma ótima moldagem. De maneira geral, esse objetivo está mais relacionado à experiência adquirida com o uso contínuo de um determinado material do que a uma marca comercial em especial. Outro aspecto que determina a escolha do material é a técnica empregada para o afastamento gengival. A melhor técnica de moldagem, com ou sem fio retrator, é aquela que propicia a obtenção de uma ótima moldagem.

A Tabela 7.1 apresenta algumas propriedades dos vários grupos dos materiais de moldagem.

TABELA 7.1 Propriedades e características dos materiais de moldagem

	HIDROCOLOIDE REVERSÍVEL	POLISSULFETO	POLIÉTER	SILICONA DE CONDENSAÇÃO	SILICONA DE ADIÇÃO
Estabilidade dimensional	Regular	Regular	Muito boa	Regular	Excelente
Deformação após a presa	Alta	Alta	Baixa	Alta	Baixa
Tempo de vazamento	Imediato	1 hora	7 dias mantido seco	Imediato	Após 1 hora até 7 dias
Reprodução de detalhes	Regular	Boa	Excelente	Boa	Excelente
Resistência ao rasgamento	Muito baixa	Alta	Média	Baixa	Baixa
Tempo de trabalho	Curto	Longo	De curto a médio	De médio a longo	De médio a longo
Facilidade de uso	Técnica difícil	Regular	Boa	Boa	Boa
Facilidade de remoção	Muito fácil	Fácil	Moderada a difícil	Regular	Regular
Odor	Excelente	Pobre	Regular	Excelente	Excelente
Esterilização	Regular	Regular	Regular	Excelente	Excelente
Custo	Baixo	Baixo	Muito alto	Regular	Muito alto

Hidrocoloide reversível

Seus principais componentes são água (80 a 86%) e um coloide hidrofílico orgânico de polissacarídeo chamado de ágar-ágar (8 a 15%). Também fazem parte de sua composição outros componentes, como bórax, sulfato de potássio, benzoatos alquílicos e traços de agentes para proporcionar cor e sabor agradáveis.

Os hidrocoloides são apresentados em bisnagas para uso em moldeiras e em seringas. À temperatura ambiente, o hidrocoloide encontra-se na *fase gel* e precisa ser transformado na *fase sol*, por meio de um aparelho especial chamado de condicionador de hidrocoloide.

Como os hidrocoloides podem perder água por evaporação muito facilmente através do processo conhecido por sinérese, o que alteraria significativamente sua estabilidade dimensional, os moldes devem ser vazados imediatamente.

Polissulfeto

Conhecidos também como mercaptanas, os polissulfetos apresentam uma reação de polimerização que ocasiona aumento de viscosidade, quando então ganham propriedades tixotrópicas.

São apresentados em duas versões: pasta base e pasta catalisadora. A pasta base é composta de um polímero de polissulfeto, agentes de carga (dióxido de titânio e sílica) e plastificantes, que controlam sua viscosidade. Já a pasta catalizadora é composta de dióxido de chumbo, enxofre e óleo de rícino. Como todo material de borracha, sua embalagem inclui um adesivo especial composto de borracha butílica ou estireno diluído em acetona, que promove a união entre material e moldeira.

Os polissulfetos podem ser encontrados nas consistências pesada, regular e leve, sendo cada uma indicada para diferentes técnicas. Uma de suas vantagens é o tempo de trabalho, pois sua polimerização final ocorre em cerca de 9 minutos. Aspectos como baixo custo, alta resistência ao rasgamento, bom tempo de trabalho e boa reprodução de detalhes tornam os polissulfetos uma boa opção de material à base de borracha. Contudo, eles apresentam algumas desvantagens, como odor desagradável, capacidade de manchar e memória elástica deficiente.

Poliéter

É encontrado comercialmente em bisnagas. A pasta base contém um polímero de poliéter, sílica coloidal como agente de carga e um plastificante, que pode ser um éter glicólico ou um ftalato. A pasta catalisadora é composta pelos mesmos agentes de carga e plastificantes, somados a um sulfonato alquílico aromático. A mistura das duas pastas não forma subprodutos voláteis, o que dá a esse material uma excelente estabilidade dimensional (0,15% durante sua polimerização e de 0,3 a 0,4% nas primeiras 24 horas).

Os poliéteres permitem a obtenção de excelentes modelos, pois são mais precisos que os polissulfetos e as siliconas de condensação e têm um bom adesivo. Desde que em ambiente seco, os moldes feitos com poliéter podem ser armazenados por até 7 dias, segundo os fabricantes. Contudo, por serem hidrofílicos, tendem a absorver água e não podem ser trabalhados em ambiente de alta umidade. Além disso, rasgam-se facilmente, seu tempo de trabalho é reduzido, seu gosto é desagradável e difíceis de desinfectar. Por esses motivos, o molde deve ser vazado imediatamente.

Silicona de condensação

A formação do elastômero ocorre por meio de uma reação cruzada entre o polímero de silicona (grupamentos terminais) e um silicato alquílico. O subproduto dessa reação é o álcool etílico, que, ao evaporar-se, confere ao material maior alteração dimensional. É encontrada na forma de uma pasta base e de um catalisador de baixa viscosidade, que pode ser líquido ou pastoso.

As siliconas de condensação são muito utilizadas pelos profissionais pela facilidade de trabalho e da técnica de moldagem. Porém, aspectos como baixa resistência ao rasgamento, maior deformação que outros elastômeros e distorção exagerada quando armazenada para posterior vazamento estão contribuindo atualmente para sua substituição pelas siliconas de adição.

Silicona de adição

É conhecida também como polivinil siloxana ou polissiloxana vinílica. Tanto a pasta-base, chamada de silicona híbrida, como a pasta catalisadora contêm uma silicona vinílica, sendo que a pasta catalisadora apresenta também platina. A ligação cruzada ocorre por meio de uma reação de adição sem a formação de subprodutos, graças ao equilíbrio de reação entre as siliconas vinílica e híbrida, o que lhe confere uma excelente estabilidade dimensional. Essa reação continua ocorrendo mesmo após a remoção do molde da boca, por isso deve-se esperar pelo menos 1 hora para o seu vazamento; do contrário, podem ocorrer alterações na textura superficial do gesso e formação de bolhas na superfície do modelo.

As siliconas de adição podem ser encontradas em diferentes embalagens, como potes plásticos, bisnagas e cartuchos. Estes últimos podem ser adaptados a um dispositivo especial tipo pistola, cuja ponta apresenta um sistema de espiral que libera e mistura as pastas base e catalisadora em quantidades exatamente iguais, à medida que são pressionadas através do êmbolo. Por sua pouca alteração dimensional (0,05 a 0,016%), são os materiais mais precisos do mercado, com excelente resistência ao rasgamento, bom tempo de trabalho e ótima recuperação elástica. Além disso, o molde pode ser vazado em até 48 horas após sua obtenção, sem qualquer tipo de alteração.

Como desvantagem, esse material tem seu processo de polimerização alterado na presença de enxofre. Assim, o profissional não pode manipular esse tipo de silicona quando estiver usando luvas, pois ocorrerá uma alteração de sua consistência rígida para uma consistência borrachoide.

TÉCNICAS DE MOLDAGEM

Ainda que a literatura apresente uma grande variedade de materiais e técnicas de moldagem, as diferenças ocorrem apenas nas adaptações individuais que cada autor propõe e podem ser denominadas de acordo com o material utilizado e sua forma de execução. As três técnicas mais utilizadas são as de reembasamento ou dupla impressão e de dupla mistura ou de um único tempo, que necessitam da colocação de fio retrator, e a técnica com casquetes individuais, que dispensa o uso de fio retrator.

Moldagem com fio retrator

Após a remoção das coroas provisórias e a limpeza dos dentes preparados, faz-se a seleção do fio retrator, que deve apresentar um diâmetro compatível com as características do sulco gengival. É necessário que o fio proporcione um afastamento mínimo do sulco de 0,2 mm, para que o material de moldagem não se rasgue durante a remoção do molde. Em seguida, faz-se o isolamento do campo com rolos de algodão e seleciona-se um comprimento de fio suficiente para circundar todo o dente preparado. Com a ponta de uma espátula para inserção, o fio é introduzido no sulco com uma leve pressão, mediante um movimento de deslizamento a partir da ponta do fio. A colocação do fio deve ser iniciada pela face lingual/palatina ou proximal e contornar todo o dente, até encontrar a outra ponta. Como o tecido gengival nessas áreas é mais fibroso, o trauma causado pela pressão exercida pelo instrumento para sobrepor as duas extremidades do fio será menor.

Para introduzir o fio no sulco gengival, deve-se iniciar pressionando uma de suas extremidades com a ponta do instrumento; após sua completa introdução, ele deve ser mantido em posição pelo tempo determinado pelo fabricante. A remoção do fio deve ser feita com muito cuidado, após umedecê-lo com água, para evitar que haja adesão ao epitélio sulcular e, consequentemente, lesões no tecido. Toda a área deve ser lavada com água e seca, e o material de moldagem é injetado no sulco gengival com uma seringa (Fig. 7.2).

Na técnica de **retração gengival com dois fios**, um fio mais fino (de 0,5 mm) é inicialmente inserido na base do sulco, para manter o afastamento da gengiva no sentido vertical. A seguir, um segundo fio com diâmetro maior (os fios da marca Ultrapak®-Ultradent têm tamanhos de 0, 00 e 000 com espessuras aproximadas de 1,2, 0,8 e 0,5 mm, respectivamente) é inserido para promover o afastamento lateral da gengiva, mantendo o primeiro no sulco durante a moldagem. O primeiro fio deve ficar localizado abaixo da margem do preparo, e o segundo deve ficar exposto, ou seja, no nível da gengiva marginal. Essa técnica deve ser empregada com muito cuidado para não traumatizar o epitélio sulcular, em razão do excesso de

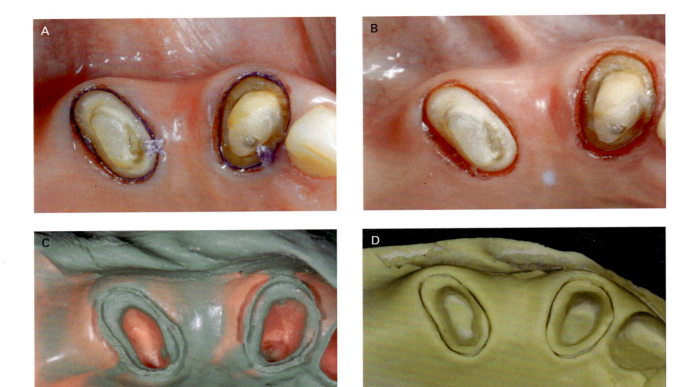

FIGURA 7.2 (A) Fio colocado no sulco gengival. (B) Após a remoção do fio. (C) Molde. (D) Modelo de trabalho. Observe na imagem (B) que o epitélio sulcular ficou ligeiramente ulcerado em decorrência do trauma causado pela colocação do fio. O profissional deve avaliar se a posição da margem gengival se alterou após sua cicatrização (retração gengival). Se as coroas provisórias estiverem bem adaptadas, o tecido cicatrizará em um período de 10 dias, sem alteração de posição da margem gengival.

pressão mecânica que pode ser causada pela inserção de ambos os fios. Por isso, a seleção do diâmetro do fio é muito importante e deve ser feita de acordo com as características do tecido gengival.

Como comentado anteriormente, a obtenção de um bom molde está diretamente relacionada à qualidade da saúde do tecido gengival, que, por sua vez, depende do nível do término cervical no interior do sulco, da qualidade de adaptação das coroas provisórias e da qualidade da higiene oral do paciente. Se o término estiver localizado minimamente dentro do sulco e o tecido estiver saudável, a colocação de um único fio já será suficiente para a obtenção de um afastamento vertical e lateral da gengiva marginal. Entretanto, vale a pena lembrar, mais uma vez, que a melhor técnica de moldagem é aquela com a qual o CD consegue excelentes resultados preservando a saúde gengival, independentemente do método de afastamento gengival e do material empregados.

A sequência mostrada nas Figuras 7.3 a 7.5 foi feita com afastamento gengival com dois fios e **moldagem pela técnica da dupla mistura**, também conhecida como técnica de um único tempo. Essa técnica é assim denominada porque os materiais pesado e leve são manipulados e usados simultaneamente: as pastas base e catalizadora do material pesado (massa) são dosadas de acordo com as instruções dos fabricantes, manipuladas até a obtenção de uma mistura homogênea e levadas a uma moldeira de estoque ou individual. As pastas base e catalizadora do material leve são dosadas em comprimentos iguais e misturadas até a obtenção de uma mistura homogênea. Em seguida, carrega-se a seringa e aplica-se uma fina camada do material leve sobre a superfície do material pesado já colocado na moldeira. O tempo de mistura, em média, é 30 a 40 segundos, e a manipulação deve ser realizada a uma temperatura aproximada de 25 °C. Não se devem usar luvas ao trabalhar com siliconas de adição, pois o látex inibe a polimerização do material.

A seguir, o segundo fio de afastamento é removido, a região é lavada com água e depois seca, a ponta da seringa é posicionada próximo ao sulco gengival e injeta-se o material com movimentos circulares, preenchendo toda a região do sulco gengival e envolvendo os dentes preparados. Então leva-se a moldeira à boca sem pressioná-la, procurando centralizá-la para conseguir uma impressão com espessura uniforme do material em volta dos dentes e nas regiões adjacentes. Aguarda-se o tempo de polimerização estipulado pelo fabricante e remove-se a moldeira da boca em um movimento único. Com as siliconas de condensação, o molde deverá ser vazado imediatamente; com as de adição, deve-se esperar pelo menos 1 hora.

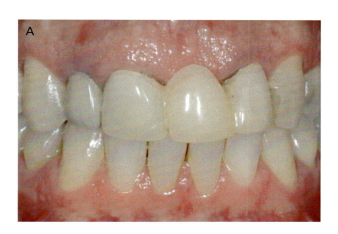
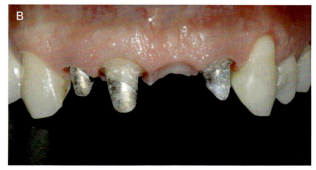
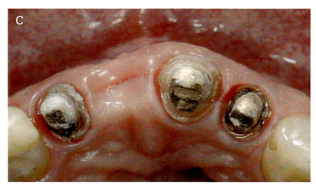

FIGURA 7.3 (A) Vista da PPF insatisfatória. (B) (C). Vistas após o preparo dos dentes pilares e o condicionamento gengival.

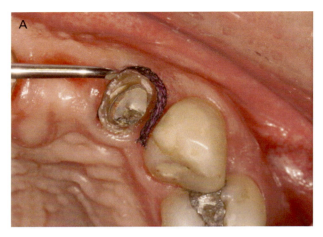
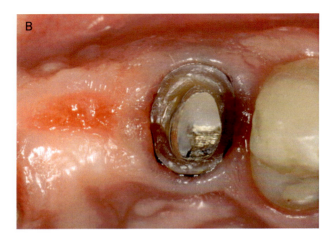
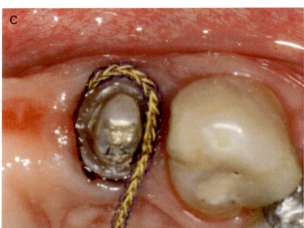
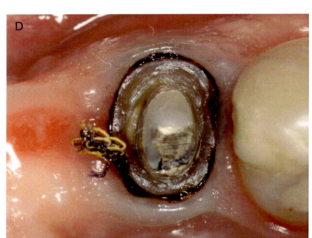
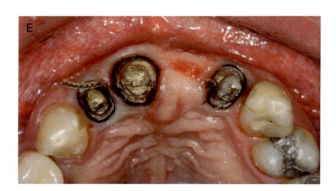

FIGURA 7.4 (A) Início da inserção do primeiro fio pela face proximal. (B) Vista após a inserção do primeiro fio, que deve permanecer totalmente acomodado no interior do sulco e abaixo do término do preparo. (C) Início da colocação do segundo fio, também pela face proximal, que deve ter um diâmetro maior que o do primeiro. (D) Vista após a colocação do segundo fio. Observe que parte do fio fica inserida no sulco e parte fica exposta para promover o afastamento da gengiva no sentido lateral. (E) Vista após a colocação dos fios.

PRÓTESE FIXA 237

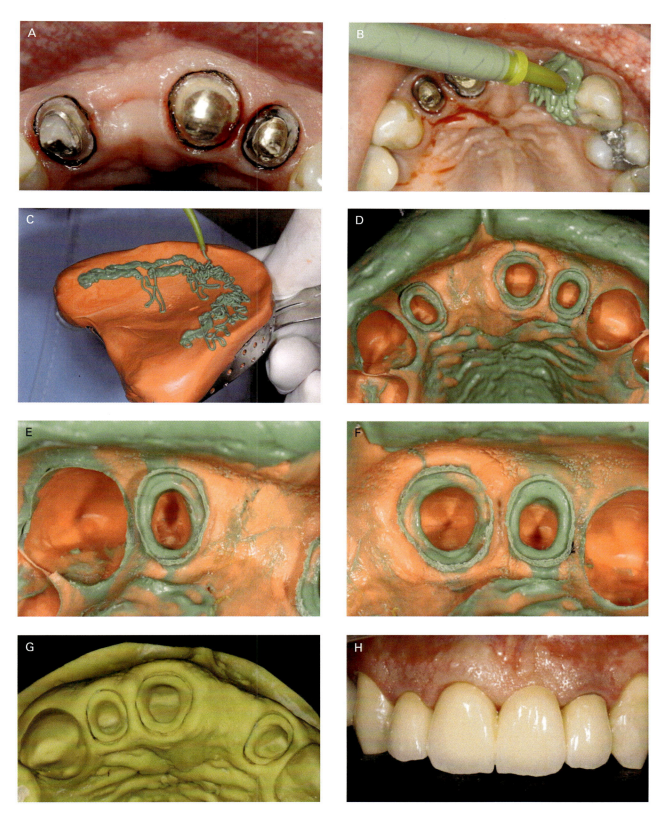

FIGURA 7.5 (A) Vista após a remoção do segundo fio. Deve-se observar se o primeiro fio permaneceu no interior do sulco e distante do término do preparo, pois ele pode ter se deslocado durante a remoção do segundo fio. (B) Introdução do material leve no sulco gengival. (C) Moldeira com o material pesado recebendo uma fina camada do material leve. (D) Molde. (E) (F) Vistas aproximadas do molde. (G) Modelo de trabalho. (H) PPF cimentada.

Na sequência clínica apresentada nas Figuras 7.6 a 7.12, o afastamento gengival foi feito com dois fios, e a moldagem foi feita pela **técnica do reembasamento**.

Essa técnica consiste em realizar uma moldagem preliminar com o material pesado para, em seguida, fazer a segunda moldagem com o material de consistência mais fluida. As pastas base e catalizadora do material pesado (massa) são manipuladas, colocadas na moldeira de estoque e introduzidas na boca. Aguarda-se o tempo de polimerização estipulado pelo fabricante e remove-se a massa da boca com um movimento único. Um pequeno alívio é proporcionado por meio do uso de pontas diamantadas na região dos dentes, para criar espaço para a colocação do segundo material de moldagem. Desse modo, obtém-se uma impressão que servirá de guia para o reembasamento com o material de consistência leve.

Para o reembasamento, as pastas base e catalizadora de consistência leve são misturadas e carregadas na seringa, e a área aliviada do molde é coberta com uma fina camada do material leve. O segundo fio de afastamento é então removido, e injeta-se lentamente o material no sulco gengival e nos dentes preparados. Em seguida, leva-se a moldeira em boca.

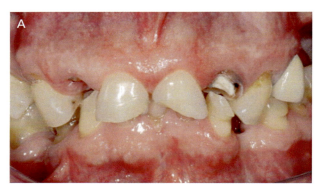

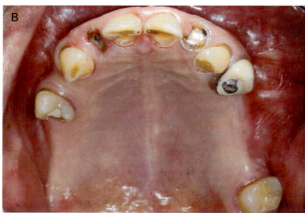

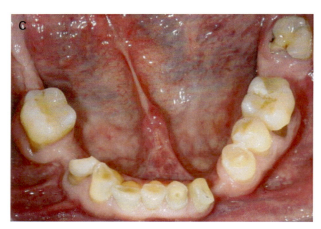

FIGURA 7.6 Vistas iniciais de caso clínico de reabilitação oral com perda de dimensão vertical.

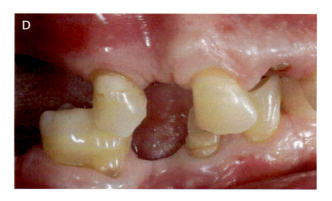

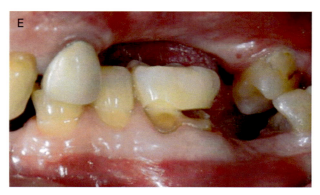

PRÓTESE FIXA 239

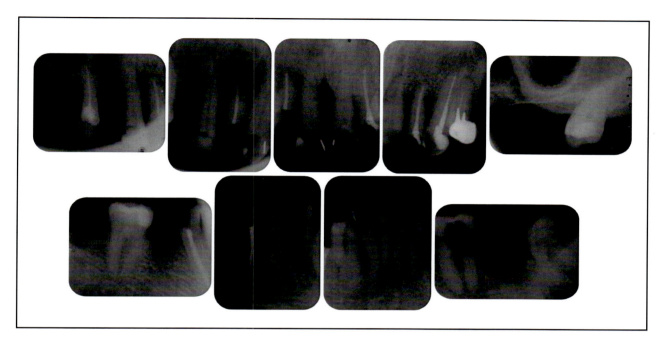

FIGURA 7.7 Radiografias iniciais.

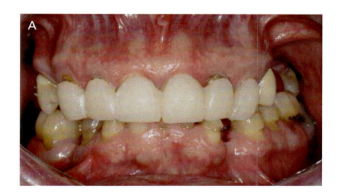

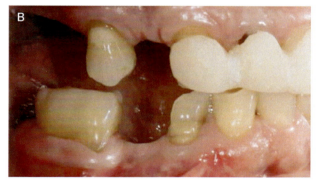

FIGURA 7.8 (A) (B) Avaliação da nova dimensão vertical de oclusão com JIG modificado. (C) Enceramento diagnóstico.

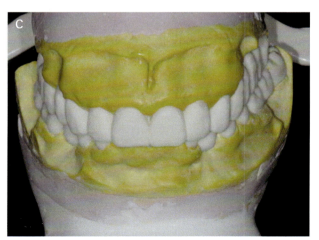

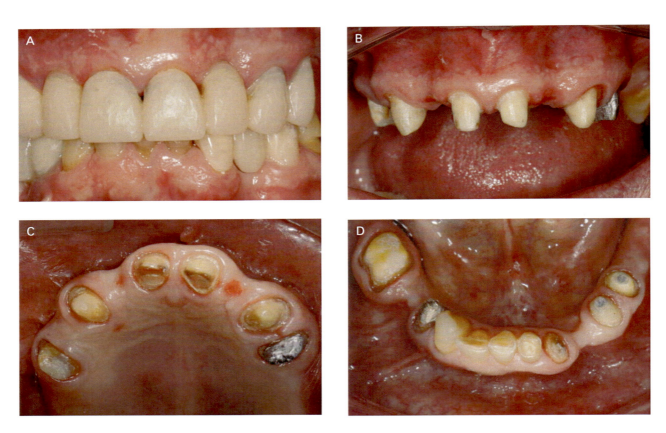

FIGURA 7.9 (A) Prótese provisória confeccionada a partir do enceramento. (B) (C) (D) Dentes preparados.

PRÓTESE FIXA   241

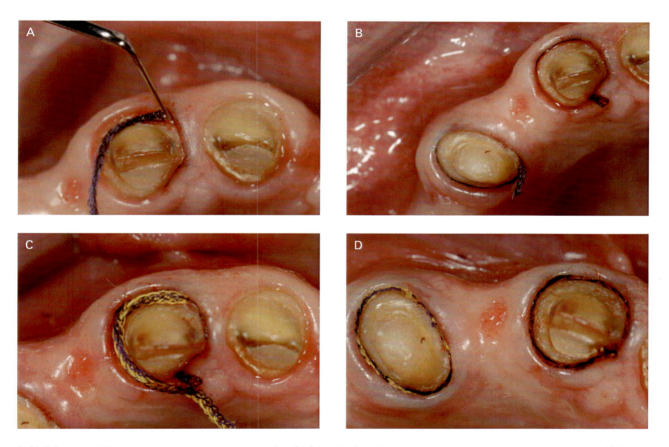

FIGURA 7.10   (A) Início da colocação do primeiro fio. (B) Primeiro fio colocado no sulco além do término do preparo. (C) Início da colocação do segundo fio mais fino. (D) Segundo fio colocado. Observe que parte do fio fica exposta.

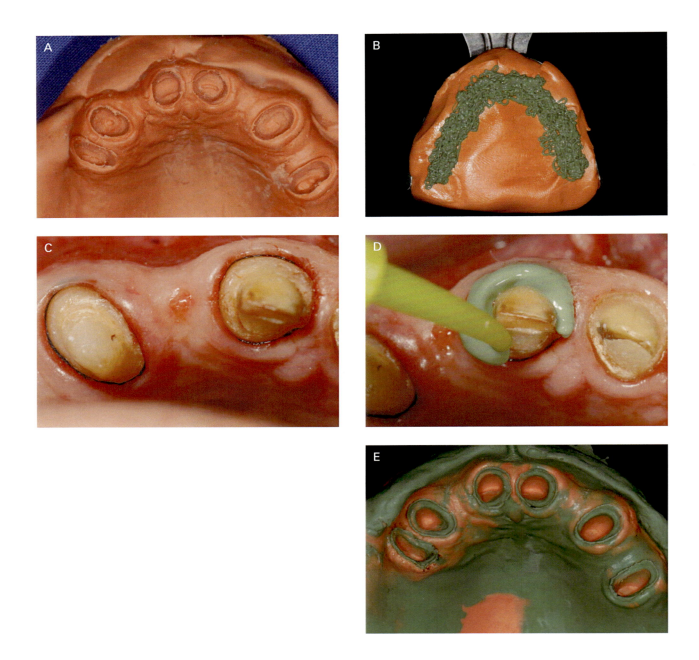

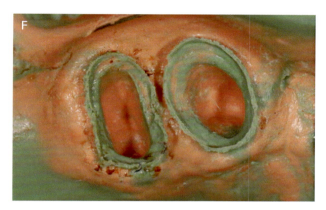

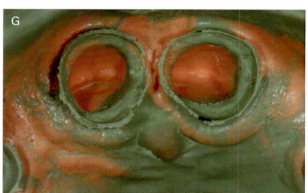

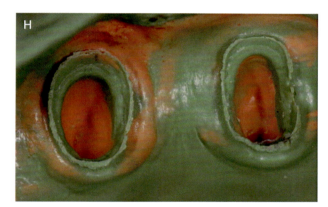

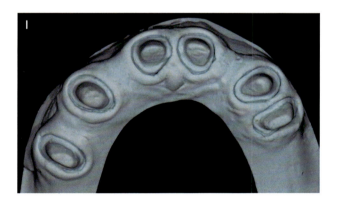

FIGURA 7.11 (A) Vista do molde de silicona aliviado na região dos dentes para a realização da técnica do reembasamento. (B) Colocação do material leve sobre o material pesado na moldeira. (C) Vista após a remoção do segundo fio. (D) Início da colocação do material leve com seringa na região do término do preparo. Observe que o primeiro fio permanece em posição. (E) Vista do molde. (F) (G) (H) Vistas aproximadas do molde nas quais se pode observar a qualidade do afastamento gengival obtido. (I) Modelo de gesso.

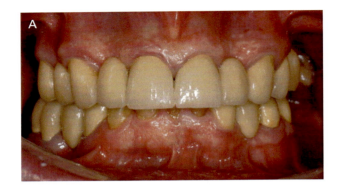
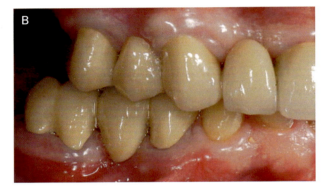
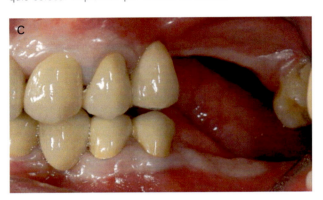

FIGURA 7.12 Vistas das próteses cimentadas e das radiografias. Observe que as próteses superiores e inferior esquerda terminaram em arco dentário curto, pois o paciente não quis colocar implantes por razões de saúde.

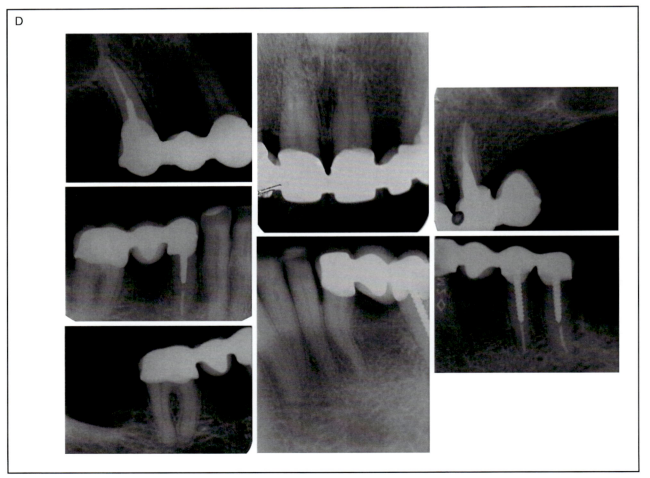

Para realizar a **moldagem com hidrocoloide reversível**, é indispensável o uso de um condicionador com controle de temperatura, para a fluidificação e a armazenagem do material e das moldeiras especiais (Fig. 7.13). O condicionador de hidrocoloide tem três compartimentos preenchidos com água e regulados por controles de temperatura de acordo com cada fase de tratamento do material.

A primeira etapa consiste na fluidificação do gel, que é feita com água na temperatura de 100 °C por um tempo mínimo de 10 minutos. Após a fluidificação, o material deve ser armazenado no segundo compartimento do condicionador a uma temperatura entre 63 e 69 °C. Se for submetido a uma temperatura inferior, pode ocorrer geleificação prematura, que é caracterizada por viscosidade excessiva e indesejável. Após o preenchimento da moldeira, esta deve ser mantida no terceiro compartimento, a uma temperatura regulada em 46 °C. Nessa fase, faz-se a colocação do fio retrator no sulco gengival (Fig. 7.11C). A moldeira e a seringa com seus respectivos materiais de moldagem devem permanecer no compartimento do condicionador a uma temperatura de 46 °C. Com

essa técnica, emprega-se somente um fio de retração gengival.

A seguir, o fio é removido, e toda a superfície é lavada, porém não pode ser seca, em razão de o hidrocoloide reversível ser hidrofílico. O material é então injetado no sulco gengival (Fig. 7.11D). Nesse momento, a moldeira carregada com o hidrocoloide é posicionada sobre os preparos, permitindo que a água seja conduzida para seu interior através da borracha condutora, para que ocorra o resfriamento e a geleificação do hidrocoloide.

Após essa geleificação, que leva de 5 a 8 minutos, a moldeira é removida com um movimento único e rápido, e o molde é avaliado em relação à reprodução de todos os detalhes dos dentes preparados (Fig. 7.11E). Após a remoção da moldeira, o molde deve ser mergulhado em solução de sulfato de potássio a 2% por um tempo de 5 minutos, para que a presença do bórax no hidrocoloide não retarde a presa do gesso. Devido à baixa estabilidade dimensional desse material de moldagem, o molde deve ser vazado imediatamente, prevenindo-se assim alterações dimensionais dos modelos de gesso (Fig. 7.11F).

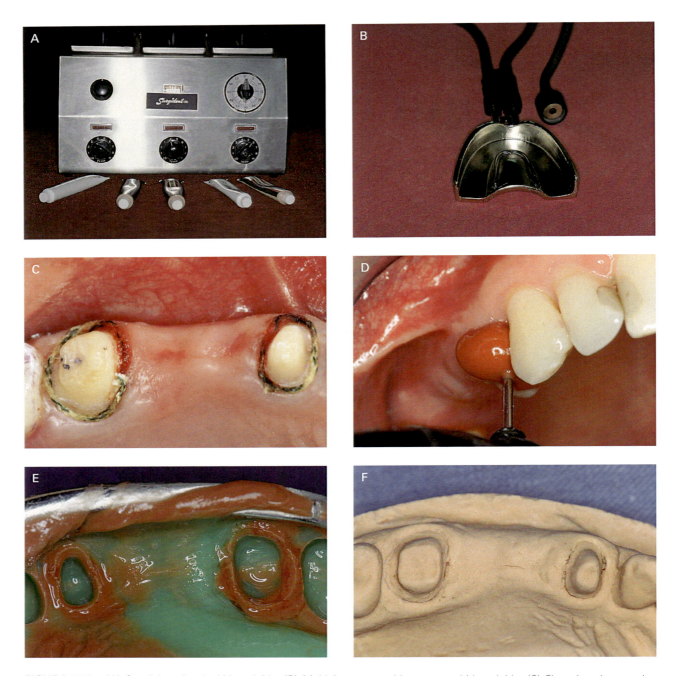

FIGURA 7.13 (A) Condicionador de hidrocoloide. (B) Moldeira para moldagem com hidrocoloide. (C) Fio colocado no sulco gengival. (D) Colocação do hidrocoloide com seringa. (E) Molde de hidrocoloide. (F) Modelo de trabalho.

Moldagem sem fio retrator – com casquetes individuais

Esse tipo de moldagem é um método mecânico de afastamento gengival que não causa trauma ao periodonto de proteção. Baseia-se na utilização de um casquete de resina acrílica com alívio interno e reembasado na região cervical, que promove o afastamento gengival por ação mecânica imediata sem ação de meios mecânicos (fios) ou químicos (vasoconstritores).

Obtenção dos casquetes

Os casquetes individuais de resina acrílica são confeccionados diretamente sobre modelos de gesso, obtidos preferencialmente a partir de uma moldagem preliminar com alginato. Pode-se também duplicar as coroas provisórias em situações em que há premência de tempo para obter os casquetes.

Confecção dos casquetes em modelos de gesso

Após a preparação dos dentes (Figs. 7.14A e B), recomenda-se realizar uma moldagem parcial ou total com alginato, para a avaliação do paralelismo dos dentes pilares e das características finais dos preparos. O molde é vazado com gesso, e é aconselhável adicionar sal de cozinha ou raspas de gesso caso se queira fazer a correção dos pre-

paros na mesma sessão clínica, para acelerar a presa do gesso. A partir desse modelo, procede-se à confecção dos casquetes individuais de resina, que envolve os seguintes passos:

- Delimita-se com grafite uma linha contínua entre a junção do término cervical e as paredes axiais, em volta de todos os dentes preparados (Fig. 7.14C).
- A partir dessa linha, toda a superfície do dente é recoberta com cera em uma espessura aproximada de 0,5 mm, para promover um alívio uniforme no casquete que será preenchido posteriormente com o material de moldagem (Fig. 7.14D).
- O término cervical do dente preparado e a cera são isolados com vaselina sólida e recobertos com resina acrílica ativada quimicamente, deixando maior espessura no sentido vestibulolingual para facilitar o manuseio do casquete durante os procedimentos de reembasamento e moldagem. Após a polimerização da resina, os excessos externos são desgastados, dando ao casquete uma forma arrendondada ou facetada. É importante identificar a face vestibular dos casquetes para evitar dúvidas no momento da inserção, principalmente quando há casquetes múltiplos (Fig. 7.14E).

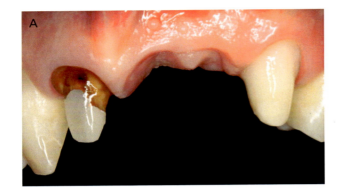
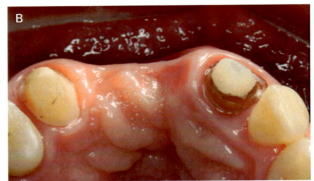
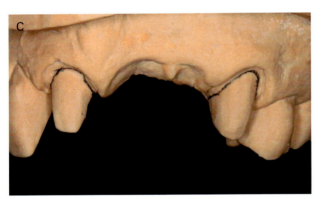
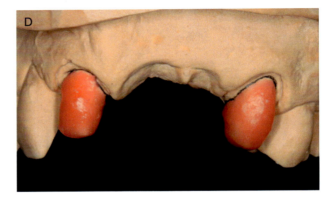
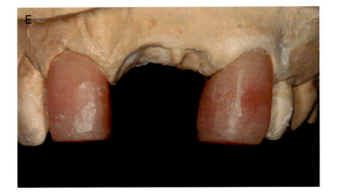

FIGURA 7.14 (A) (B) Preparos finalizados. (C) Modelo de gesso com os preparos delimitados com grafite na junção do término com as paredes axiais. (D) Alívio em cera. (E) Casquetes.

Obtenção dos casquetes por meio das coroas provisórias

A duplicação das coroas provisórias constitui um meio bastante prático para a obtenção dos casquetes individuais de resina acrílica. Além da vantagem de não ser necessária a obtenção de um modelo de gesso para a sua confecção, como comentado anteriormente, os casquetes serão uma réplica das coroas provisórias, pois suas margens já estarão relativamente ajustadas às margens dos dentes preparados, o que vai facilitar o processo de reembasamento cervical.

Os casquetes são obtidos a partir dos seguintes passos:

- Após a remoção das coroas provisórias, é feita a limpeza de sua superfície interna, removendo totalmente o cimento provisório.
- Coloca-se o alginato em um pote Dappen ou outro recipiente com tamanho suficiente para receber as coroas provisórias. Essas coroas devem ser preenchidas com o alginato e introduzidas

no recipiente com o material de moldagem, deixando as faces incisais ou oclusais visíveis.
- Ocorrida a geleificação do alginato, as coroas provisórias são removidas, e o molde é preenchido com resina até atingir a face incisal/oclusal, deixando um ligeiro excesso em altura para facilitar seu manuseio.
- Ocorrida a polimerização da resina, as réplicas das coroas provisórias são removidas do molde de alginato, e procede-se à remoção dos excessos e acabamento. O alívio interno do casquete é realizado com uma broca esférica grande, mas sem desgastar as margens (Fig. 7.15).

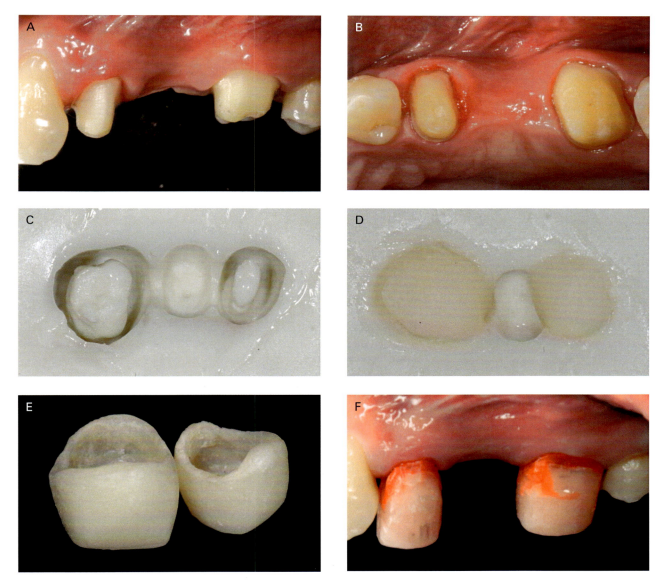

FIGURA 7.15 (A) (B) Preparos concluídos. (C) Molde de alginato da prótese provisória. (D) Molde preenchido com resina. (E) Casquetes finalizados. Antes de se fazer o reembasamento da região cervical dos casquetes, é necessário que as superfícies internas, correspondentes às faces axiais e oclusal/incisal, sejam aliviadas em aproximadamente 0,5 mm. Para tanto, pode ser necessário acrescentar resina em todas as superfícies externas, a fim de dar resistência aos casquetes. (F) Casquetes reembasados.

Reembasamento dos casquetes

Para a realização desse procedimento, normalmente não é necessário anestesiar os dentes preparados. O afastamento mecânico do tecido gengival é conseguido pelo reembasamento com resina das margens dos preparos. Embora qualquer marca de resina possa ser usada para a confecção dos casquetes, o reembasamento deverá ser realizado com uma resina que tenha boa estabilidade dimensional, como Duralay ou similar, e de cor vermelha, para facilitar a visualização dos detalhes do término cervical.

Os dentes preparados devem ser isolados com vaselina sólida, e a resina é levada sobre todo o término cervical com um pincel fino ou uma espátula de inserção (Fig. 7.16A).

Após a perda superficial do brilho da resina, o casquete é posicionado lentamente no dente até encontrar resistência (Fig. 7.16B). A pressão exercida pelo casquete contra a resina mais fluida depositada no término do preparo vai promover um afastamento mecânico lateral imediato nessa área, razão pela qual é comum haver algum grau de isquemia do tecido gengival durante esse procedimento.

Aguarda-se a fase plástica da resina e, com uma espátula de inserção nº 2, pressiona-se o excesso de resina para o interior do sulco, buscando um maior afastamento do tecido gengival e uma melhor reprodução dos detalhes do término cervical do dente preparado. Esse instrumento deve ser manuseado com delicadeza, evitando movimentos bruscos ou intempestivos que possam traumatizar o tecido gengival (Fig. 7.16C).

Enquanto se aguarda a polimerização da resina, é aconselhável movimentar ligeiramente o casquete, deslocando-o e retornando-o para sua posição original, para evitar que retenções mecânicas existentes além do término cervical dos dentes preparados e nas faces proximais dos dentes vizinhos possam dificultar ou até impedir sua remoção após a polimerização final da resina.

Após a remoção do casquete, analisa-se todo o término cervical reembasado, verificando a nitidez de toda a margem do preparo e a existência de um pequeno excesso além do término marginal, que corresponde à resina que foi pressionada para dentro do sulco gengival. Esse excesso, de no mínimo 0,2 mm, vulgarmente chamado de "saia", será o responsável pelo afastamento do tecido gengival (Fig. 7.16D).

Para desempenhar a função do fio retrator, a "saia" tem que estar presente em toda a volta do casquete. Muitas vezes observa-se a presença da "saia" no molde, mas não se obtém o mesmo afastamento gengival no modelo de gesso, o que dificulta o recorte do troquel. Isso pode ocorrer porque a "saia" foi obtida em decorrência de o material de moldagem ter penetrado no sulco gengival, devido à sua fluidez. Como o gesso é mais denso que o material de moldagem, a "saia" presente nesse material é "eliminada", ou seja, é dobrada pela ação do gesso quando este é introduzido no molde. É imprescindível, portanto, a presença da "saia" em resina para dar suporte ao material de moldagem. Se esses detalhes não são obtidos, torna-se necessária a realização de outro reembasamento após remoção dos excessos externos e internos de resina do casquete.

Os procedimentos de reembasamento são prejudicados somente quando o tecido gengival está inflamado ou está sobre o término do preparo, como ocorre quando as faces axiais da coroa provisória estão com subcontorno e não preenchem toda a região do término cervical do preparo. Nesses casos, recomenda-se primeiro a recuperação da saúde gengival, para depois proceder-se ao reembasamento dos casquetes, como está mostrado nas Figuras 6.1 e 6.2, no Capítulo 6.

Outra dificuldade para se obter a "saia" durante o reembasamento pode estar relacionada com a diminuição da espessura do casquete na região cervical. Quando o casquete é confeccionado

PRÓTESE FIXA

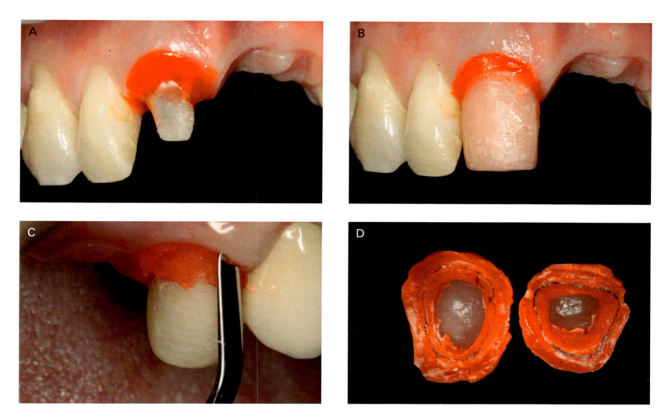

FIGURA 7.16 (A) Resina colocada na região do sulco gengival. (B) Introdução do casquete. (C) Acomodação do excesso de resina no sulco gengival com espátula de inserção. (D) Vista dos casquetes reembasados com a presença da "saia" em todo o término.

em um modelo de gesso feito com alginato, o término do preparo não é copiado completamente por causa das deficiências do próprio material, o que torna mais finas as paredes do casquete nessa região. Caso isso ocorra, deve-se acrescentar uma fina camada de resina nas faces externas do casquete, para que ele possa pressionar a resina colocada no término do preparo em direção ao interior do sulco.

Após a polimerização da resina, as margens externas do casquete, correspondentes à moldagem do sulco gengival ("saia"), e as internas, correspondentes ao término cervical do preparo, são delimitadas com grafite. Os excessos externos e internos localizados além dessas linhas devem ser removidos. Assim, tem-se um casquete aliviado internamente e com a área correspondente ao término cervical intacta. Essa área não deve ser desgastada, pois servirá de *stop* durante a inserção do casquete (Fig. 7.17).

A qualidade do reembasamento dos casquetes tem influência direta na qualidade da moldagem: não existe reembasamento deficiente e molde preciso. Após a eliminação dos excessos, a verificação da adaptação dos casquetes pode ser feita com uma sonda exploradora, embora a qualidade do reembasamento possa ser avaliada visualmente pela nitidez da "saia" em toda a extensão do término cervical. Os casquetes não devem estabelecer contatos com seus vizinhos, pois isso pode dificultar seu posicionamento durante a moldagem (Fig. 7.18).

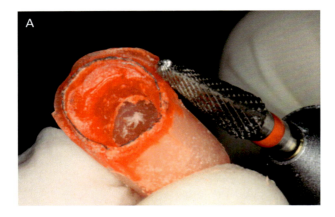
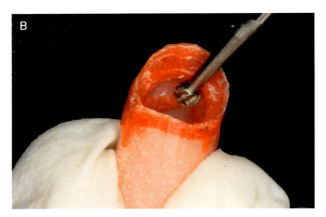
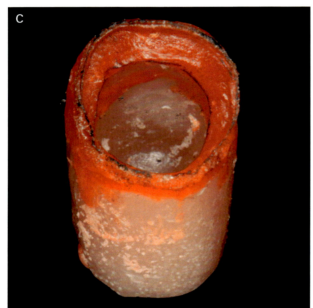

FIGURA 7.17 (A) Remoção do excesso externo sem desgastar a linha demarcada com grafite. (B) Remoção dos excessos internos nas faces axiais. (C) Casquete concluído. Observe a presença do término cervical com a "saia" em toda a volta do casquete.

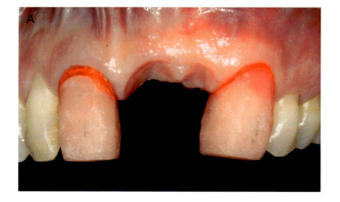
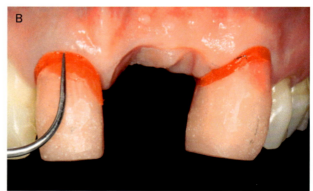

FIGURA 7.18 (A) Vista dos casquetes reembasados. (B) Avaliação da adaptação dos casquetes com sonda.

Moldagem

Essa técnica tem como vantagem a garantia de uma boa moldagem, obtida sempre que o casquete é reembasado corretamente. Outra vantagem é a economia, visto que a quantidade de material necessária para preencher o casquete é muito pequena e, consequentemente, a alteração dimensional é reduzida.

Qualquer material de moldagem de consistência regular pode ser usado nessa técnica.

Independentemente do material de moldagem utilizado, é indispensável a aplicação do adesivo próprio em toda a superfície interna do casquete e externamente em aproximadamente 2 mm, deixando-o secar pelo tempo determinado pelo fabricante. É importante que o adesivo forme uma camada fina. Quando necessário, ele deve ser diluído em solvente. O adesivo estabelece uma sólida união entre o casquete e o material de moldagem, evitando que este se desloque ou rasgue, o que deformaria o molde (Fig. 7.19A).

Como as mercaptanas e os materiais à base de poliéter não se comportam bem na presença de umidade, a região que vai ser moldada deve ser isolada com rolos de algodão. Caso haja fluido sulcular, este deve ser controlado com um fio de algodão embebido em solução hemostática, que é acomodado no término cervical e no sulco gengival. Convém lembrar que os materiais de moldagem especialmente indicados para essa técnica são hidrófobos; portanto, após a remoção do fio, o dente preparado e o sulco gengival devem estar secos.

As pastas base e catalizadora são dosadas igualmente e distribuídas em um bloco de espatulação ou uma placa de vidro. A espatulação deve ser realizada de acordo com o tempo especificado pelo fabricante, até que se obtenha uma massa homogênea. Com o auxílio da espátula de inserção nº 2 ou similar, preenche-se o casquete, evitando a inclusão de bolhas de ar (Fig. 7.19B).

O casquete é posicionado lentamente sobre o dente para evitar a inclusão de bolhas. Após seu assentamento completo, é preciso certificar-se de que ocorreu extravasamento do material de moldagem ao redor do casquete. Quando o processo de polimerização tiver início, o CD deve umedecer os dedos em saliva e pressionar suavemente todo o excesso do material de moldagem contra o tecido gengival, para promover sua regularização em torno do casquete (Fig. 7.19C). O casquete deve ser mantido em posição sob leve pressão, até que ocorra a polimerização final do material de moldagem.

O deslocamento prévio dos casquetes após a polimerização do material para avaliação do molde é absolutamente contraindicado, assim como o reposicionamento ou reembasamento com uma nova camada de material de moldagem quando a primeira não foi capaz de reproduzir com exatidão todos os pormenores desejados. Uma vez deslocados, os casquetes são incapazes de retornar completamente ao seu local de origem, o que resulta em alterações dimensionais e de posicionamento que comprometerão em maior ou menor grau a qualidade da moldagem e da técnica.

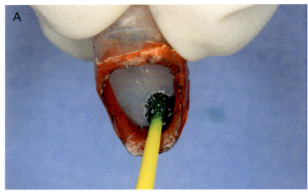
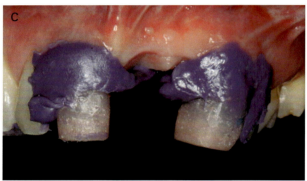
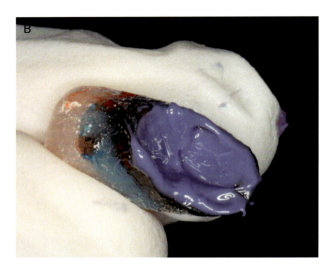

FIGURA 7.19 (A) Aplicação do adesivo. (B) Preenchimento do casquete com material de moldagem. (C) Casquetes posicionados nos dentes. Observe a regularização do excesso de material em torno dos casquetes.

Remoção dos casquetes

A remoção dos casquetes pode ser feita por meio de duas técnicas: com moldeira de estoque e com moldeira individual.

Com moldeira de estoque

O uso da moldeira de estoque com alginato é indicado para elementos isolados, PPFs pequenas uni ou bilaterais, anteriores ou posteriores, e que não envolvam todo o arco. Sua aplicação tem razões econômicas e exige cuidados e procedimentos especiais. Se não for possível remover os casquetes com alginato, eles terão que ser removidos individualmente e posicionados corretamente no interior do molde. Por esse motivo, devem apresentar superfícies facetadas sem qualquer tipo de retenção externa, para facilitar seu posicionamento no molde de alginato.

Os casquetes também podem ser removidos com moldeiras de estoque preenchidas com silicona de condensação. Para isso, emprega-se a técnica da dupla mistura, na qual a moldeira é carregada com o material pesado e os casquetes e os dentes vizinhos são cobertos com o material mais fluido. A seguir, leva-se a moldeira em posição à boca. Essa técnica está indicada para casos de próteses extensas com vários dentes preparados (Fig. 7.20).

PRÓTESE FIXA 255

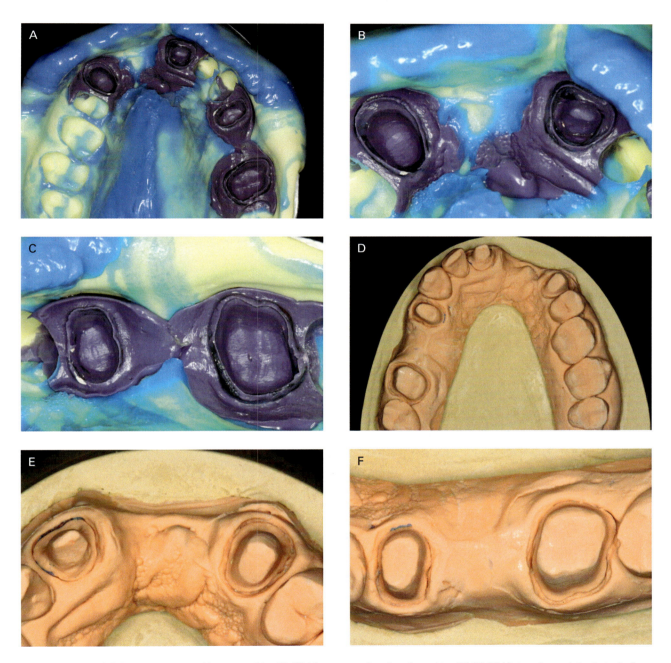

FIGURA 7.20 (A) Casquetes removidos no molde. (B) (C) Vistas aproximadas do molde. (D) (E) (F) Vistas do modelo de trabalho.

Com moldeira individual

A remoção dos casquetes com moldeira individual é indicada quando há múltiplos dentes preparados. A moldeira é confeccionada no mesmo modelo em que foram obtidos os casquetes. Com os casquetes em posição no modelo, promove-se um alívio com uma lâmina de cera nº 7 envolvendo os casquetes e os dentes vizinhos, a fim de prover espaço para o material de moldagem.

Concluída a confecção da moldeira com resina acrílica ativada quimicamente, sua superfície interna deve receber uma fina camada de cera liquefeita. Após a presa do gesso e antes de separar o modelo da moldeira individual, o conjunto é levado em água quente para amolecer a cera e facilitar o deslocamento da moldeira. Assim, não há risco de fratura dos troquéis, principalmente daqueles correspondentes aos dentes incisivos, fato comum quando não se toma esse cuidado.

Após a introdução dos casquetes nos dentes e enquanto ocorre a polimerização do material de moldagem, aplica-se adesivo sobre as superfícies externas dos casquetes, sobre a cera que cobre a superfície interna da moldeira e em 4 a 5 mm além de suas bordas. Após a secagem do adesivo, o material de moldagem é manipulado em quantidade suficiente para preencher a moldeira, que a seguir é levada à boca.

Ocorrida a polimerização do material, remove-se a moldeira e avalia-se criteriosamente o molde obtido, verificando a fidelidade da cópia de todos os detalhes dos dentes preparados (Figs. 7.21 e 7.22).

PRÓTESE FIXA 257

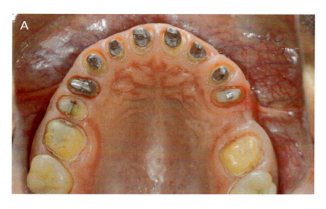
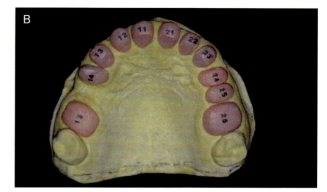
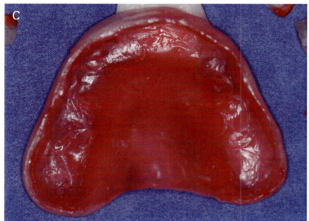
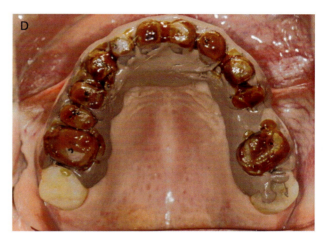
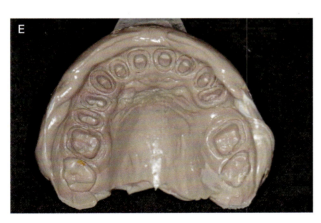
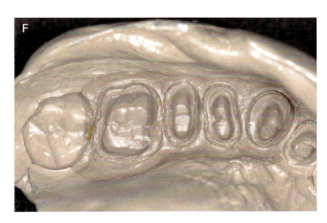
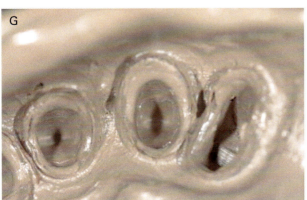

FIGURA 7.21 (A) Preparos prontos para moldagem. (B) Vista dos casquetes confeccionados. (C) Moldeira individual com alívio em cera. (D) Vista dos casquetes após terem recebido uma camada de adesivo em suas superfícies externas. (E) Os casquetes foram removidos com moldeira individual. (F) (G) Vistas aproximadas do molde.

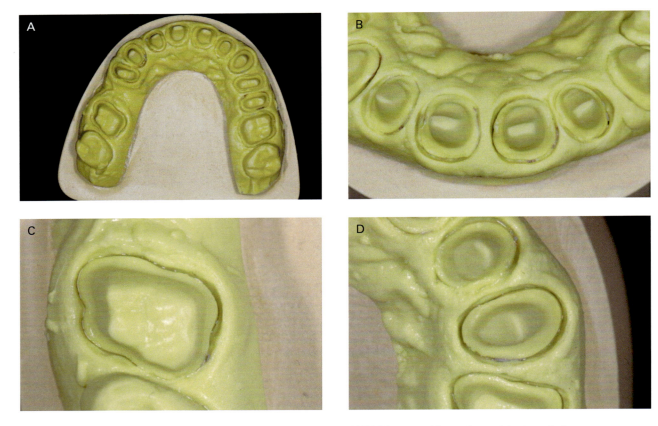
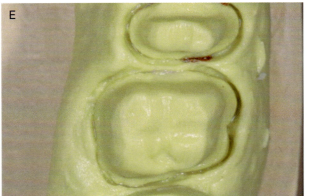

FIGURA 7.22 Vistas do modelo de trabalho.

A sequência clínica mostrada a seguir envolve a moldagem de PPF sobre dentes e implantes (Figs. 7.23 a 7.28). Os passos sugeridos para a moldagem são:

- Reembasamento dos casquetes.
- União dos componentes de transferência dos implantes com resina.
- Moldagem dos dentes preparados com casquetes.
- Transferência dos implantes com remoção dos casquetes.

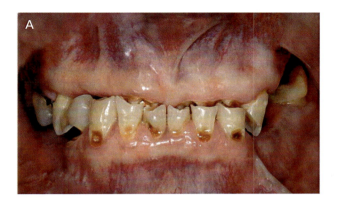
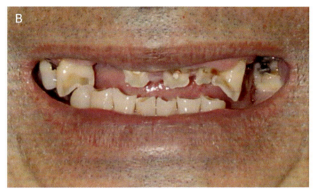
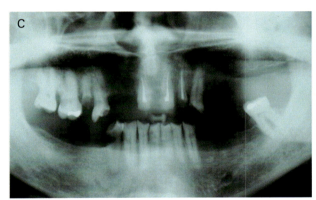
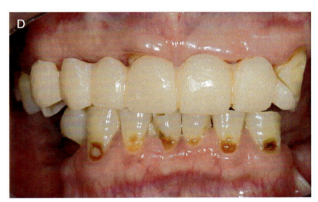
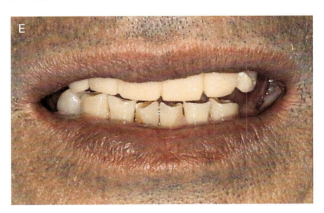

FIGURA 7.23 (A) Vista frontal de caso clínico com perda de DVO. (B) Os contatos entre os pré-molares na posição de RC foram utilizados como ponto de partida para a avaliação da nova DVO. (C) Radiografia panorâmica. (D) (E) JIG modificado em posição para a realização dos testes fonéticos e estéticos para a determinação da DVO, conforme descrito anteriormente.

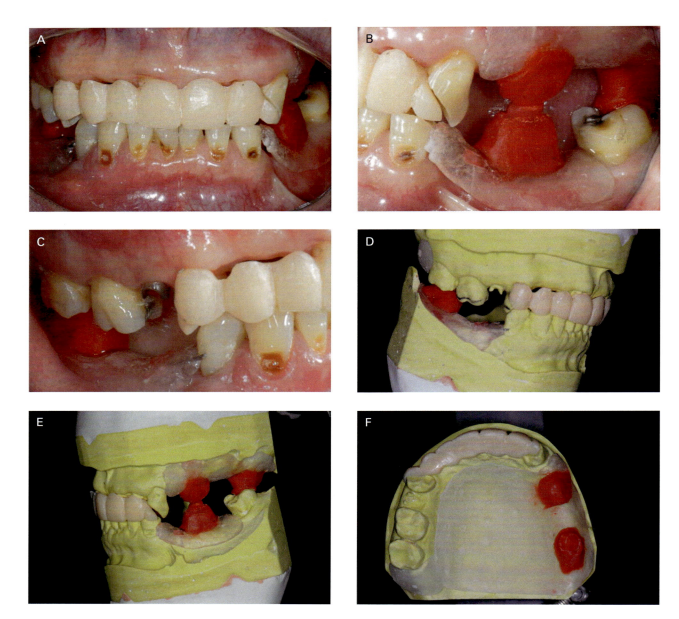

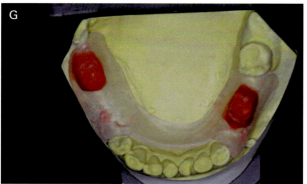

FIGURA 7.24 (A) (B) (C) Registros da RC e DVO. (D) (E) Modelos montados no ASA. O modelo superior foi montado no articulador por meio do arco facial e o inferior por meio dos registros. (F) (G) Vistas dos registros nos modelos. Mais informações sobre registros são apresentadas no Capítulo 8.

PRÓTESE FIXA 261

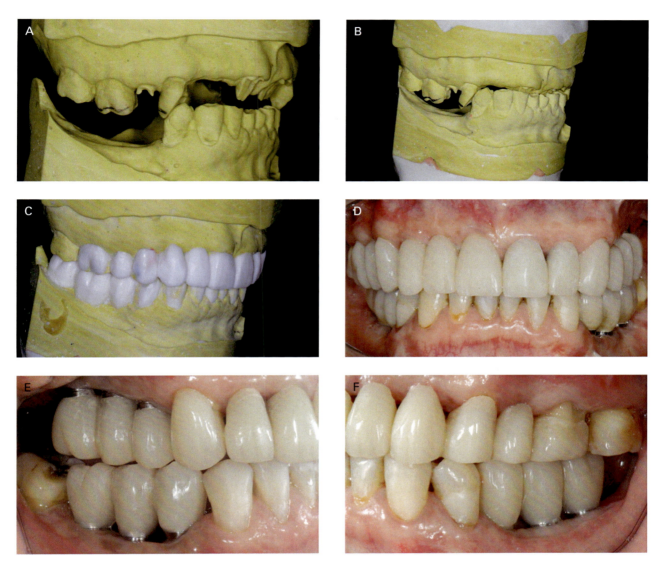

FIGURA 7.25 (A) Vistas dos modelos montados em ASA em RC. (B) Observe a diferença do espaço interoclusal com os modelos na posição de MIH. (C) Vista do enceramento diagnóstico que foi utilizado para a confecção das próteses provisórias. (D) (E) (F) Vistas das próteses provisórias. Para a maxila, o planejamento foi de PPFs metalocerâmicas sobre dentes (47 a 45 e 21 a 23) e sobre implantes (13 a 11 e 24 a 26). Na mandíbula, foram feitas PPFs sobre implantes. Os dentes anteroinferiores foram reconstruídos em resina acrílica.

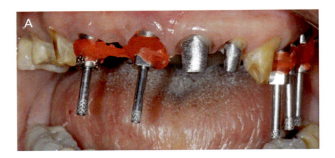
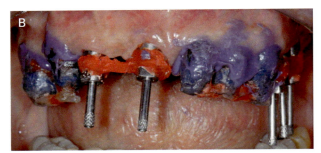
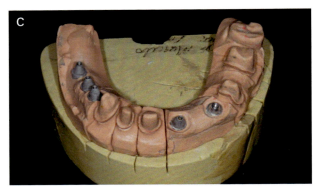
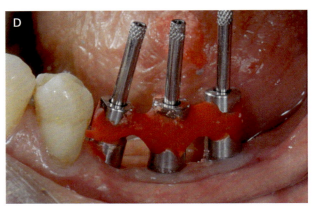
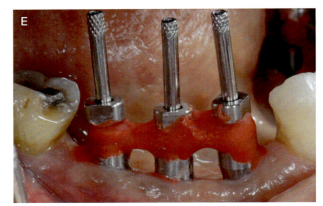
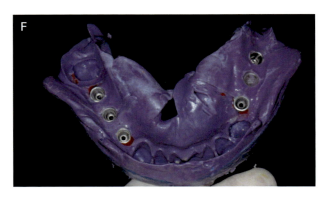
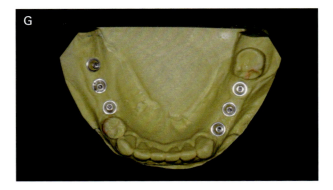

FIGURA 7.26 (A) Após o reembasamento dos casquetes nos dentes preparados, faz-se a união dos componentes de moldagem com fio dental, que deve ser envolvido com resina. (B) Após a moldagem dos casquetes, estes são removidos com os componentes de moldagem dos implantes com moldeira individual. (C) Modelo de trabalho. (D) (E) Vistas dos componentes de moldagem unidos com resina. (E) Molde. (F) Modelo de trabalho. (G) Após a montagem dos modelos no ASA, a confecção das IEs, a prova em boca e a soldagem, as IEs devem ser registradas na posição de trabalho (ORC) e na DVO das coroas provisórias, para posterior remontagem e aplicação da cerâmica.

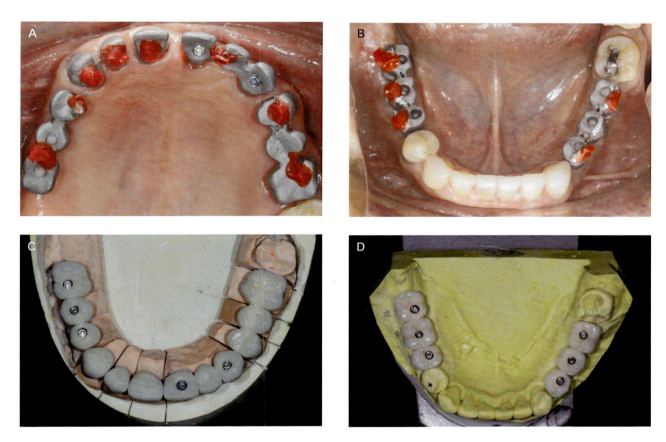

FIGURA 7.27 (A) (B) Vistas oclusais dos registros em resina Duralay. (C) (D) Em seguida, faz-se a remontagem e a fixação dos modelos em ASA para a aplicação da cerâmica.

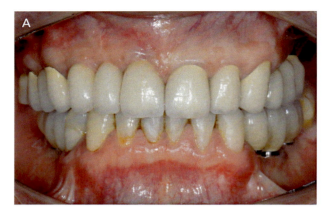
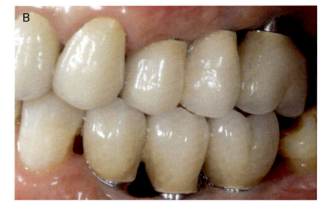
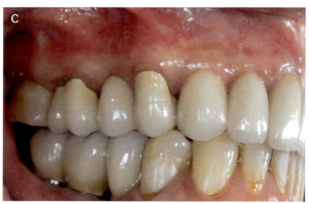
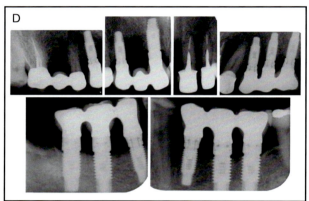

FIGURA 7.28 Vistas das próteses concluídas e das radiografias.

DESINFECÇÃO DO MOLDE

Como profissional da área da saúde, o CD deve se preocupar em prevenir a transmissão de doenças infectocontagiosas, tais como a aids e a hepatite B. Portanto, é importante realizar a desinfecção do molde previamente ao vazamento do gesso ou antes de enviar ao técnico de laboratório, já que este pode agir como veículo de transferência de agentes patogênicos.

Dentre os desinfetantes usados para essa finalidade estão o glutaraldeído a 2% e o hipoclorito de sódio a 0,5 ou a 1,0%. Ao selecionar um desinfetante, é importante considerar sua compatibilidade com o material de moldagem, para evitar uma possível influência desse procedimento sobre a reprodução de detalhes, a estabilidade dimensional e o grau de umedecimento dos materiais de moldagem.

O protocolo descrito a seguir pode variar de acordo com o tipo de material de moldagem utilizado:

- Lavar o molde em água corrente para a limpeza prévia do sangue e da saliva e remover o excesso de água.
- Colocar o desinfetante em uma cuba de vidro ou de plástico com tampa.
- Deixar o molde imerso na solução por 10 minutos.
- Lavar o molde em água corrente.
- Secar o molde.

O glutaraldeído pode ser empregado para a desinfecção de moldes de polissulfeto e silicona; já o hipoclorito de sódio é indicado para alginato, polissulfeto, silicona, poliéter, hidrocoloide reversível e godiva. Para o alginato e o poliéter, recomenda-se que o hipoclorito de sódio seja aspergido na superfície do molde, que é então coberto com papel-toalha umedecido com o mesmo desinfetante e mantido em saco plástico por 10 minutos. A seguir, o molde é lavado em água corrente, seco e vazado.

MODELO DE TRABALHO

O modelo de trabalho, além de ser uma cópia fiel dos dentes preparados e dos tecidos vizinhos, deverá facilitar ao técnico de laboratório o acesso à área cervical dos preparos. Assim, será possível a execução correta dos procedimentos laboratoriais de recorte de troquéis, enceramento e selamento marginal, mantendo o relacionamento espacial vertical e horizontal dos dentes preparados em relação aos dentes vizinhos e antagonistas.

Os troquéis devem ser individualizados, removidos e recolocados no modelo de trabalho, mantendo assim suas relações oclusais e de contato com os dentes adjacentes. Eles devem apresentar as seguintes características:

- Ser feitos com material duro, resistente e estável.
- Permitir uma reprodução precisa do preparo, incluindo todas as suas margens.
- Ser facilmente removidos e reinseridos no modelo de trabalho.
- Permitir que as margens do preparo sejam recortadas.
- Permitir que as margens sejam demarcadas com grafite.

Várias são as técnicas descritas na literatura para a obtenção de troquéis individualizados. A seguir são descritas três delas, selecionadas por sua precisão e sua facilidade de execução.

Obtenção dos troquéis com pinos metálicos

Colocação dos alfinetes

Sobre o molde de cada dente preparado, colocam-se dois alfinetes de cabeça, trespassando o material de moldagem da face vestibular para a lingual ou palatina, distantes cerca de 3 mm um do outro (Fig. 7.29A).

Colocação dos pinos para troquel

Os pinos para troquéis podem ser encontrados em plástico e metal. Os pinos plásticos devem ser evitados devido à sua pouca resistência, pois se deformam e fraturam quando a separação dos troquéis exige uma força maior. Os pinos metálicos, por sua vez, suportam relativamente bem as ligeiras "batidas" que às vezes são necessárias para promover a separação do troquel do modelo, sendo então os mais indicados.

Os troquéis podem ser encontrados em três tamanhos:

- Pequenos: são relativamente finos e indicados para os incisivos anteroinferiores.
- Médios: indicados para caninos, pré-molares e incisivos centrais superiores.
- Grandes: são mais resistentes e volumosos e estão indicados para dentes de diâmetro maior, como os molares.

O pino metálico é fixado entre os alfinetes com cera pegajosa ou cola de cianoacrilato, de modo que sua extremidade retentora permaneça a cerca de 2 mm da margem do preparo (Figs. 7.29B e 7.29C).

Quando o molde apresenta vários dentes preparados, os pinos devem ser posicionados mantendo uma relação de paralelismo, para facilitar a remoção dos troquéis sem desgastar as faces proximais dos dentes vizinhos, o que comprometeria a reprodução dos pontos de contato e inclusive a forma anatômica do retentor.

Vazamento do gesso especial

O gesso tipo IV é o mais indicado para a confecção dos troquéis do modelo de trabalho, por ter características superiores aos demais gessos. Ele é manipulado de forma convencional, mas, na fase final, o processo deve ser feito sobre um vibrador, para auxiliar na eliminação de bolhas de ar.

Nas moldagens com materiais à base de borracha, aconselha-se pincelar toda a superfície do molde com um agente umectante (antibolhas) antes do vazamento do gesso, para reduzir a tensão superficial e facilitar o contato íntimo do gesso com o material de moldagem.

Inicia-se o vazamento do molde pelo lado próximo aos dentes preparados sob vibração leve, fazendo que o gesso escoe da face distal para a mesial sempre em um único sentido, prestando atenção para que não ocorra a formação de bolhas de ar. Utiliza-se um pincel com a moldeira inclinada para auxiliar o escoamento do gesso.

Acrescenta-se gesso apenas na região correspondente aos dentes e até cobrir as extremidades retentoras dos pinos metálicos, sem atingir os alfinetes (Fig. 7.29D). Nessa fase, o gesso especial deve apresentar um textura lisa e uniforme, limitar-se à região dos dentes e não se estender em direção ao palato ou à região lingual. Quando o gesso começa a atingir sua presa inicial, retenções feitas em metal (fio ortodôntico ou clipes de

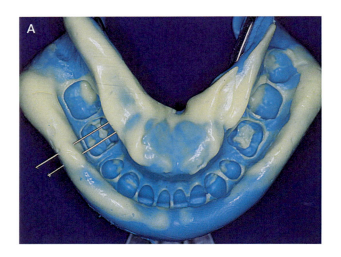
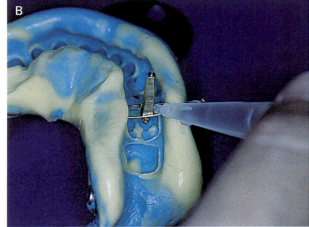
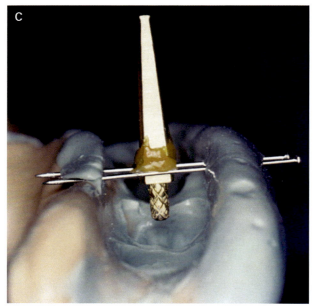
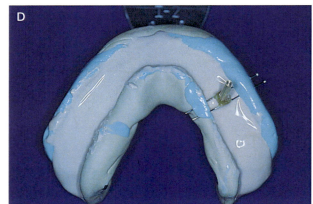

FIGURA 7.29 (A) Vista dos alfinetes colocados sobre o molde dos dentes preparados. (B) Fixação do pino metálico nos alfinetes com cola. (C) Distância correta do pino em relação à margem cervical. (D) Vazamento com gesso.

papel dobrados) são introduzidas no gesso para permitir a união com gesso-pedra, que será vazado em seguida. As retenções devem ser colocadas próximas dos pinos metálicos, assim como entre eles, nos locais onde serão esculpidos os pônticos (Figs. 7.30A e B).

Vazamento do gesso-pedra

Após a cristalização do gesso especial, que ocorre em aproximadamente 30 minutos, removem-se os alfinetes. Caso estes estejam cobertos com gesso, as irregularidades deixadas após sua remoção devem ser uniformizadas. Após isolar com vaselina o gesso na região dos dentes preparados, espatula-se uma quantidade suficiente de gesso-pedra para cobrir toda a camada de gesso especial. É importante que as extremidades dos pinos metálicos não sejam cobertas pelo gesso, para facilitar a remoção dos troquéis do modelo (Figs. 7.30C e D).

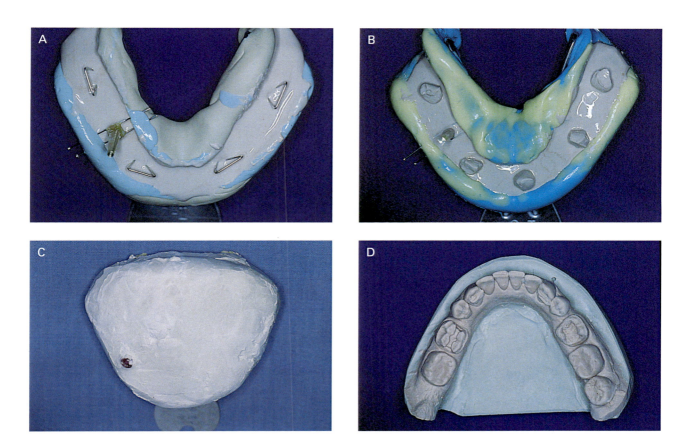

FIGURA 7.30 (A) Retenções metálicas. (B) Retenções com gesso. (C) Molde vazado com gesso pedra. (D) Modelo de trabalho.

Com moldeiras para troquelização

Nesta técnica, emprega-se uma moldeira especial com retenções internas que serão copiadas pelo gesso, permitindo o retorno do troquel à sua posição original. Existem vários tipos dessas moldeiras, com pequenas diferenças entre si, porém todas seguem o mesmo princípio de funcionamento e precisão e podem ser facilmente encontradas no mercado. As vantagens desse sistema sobre os outros está na facilidade com que se separa o modelo do interior da moldeira e a praticidade de sua montagem no articulador. Algumas marcas podem apresentar um ímã em sua parte central, que permite que o modelo seja removido e recolocado no articulador semiajustável (ASA) sempre na mesma posição e com boa fixação magnética. A sequência de utilização dessa técnica é a seguinte:

- Vaza-se o molde com gesso especial.
- O modelo é recortado em forma de "ferradura", correspondente ao formato interno da moldeira (Fig. 7.31A).
- Criam-se retenções na base do modelo.
- Coloca-se gesso especial dentro da moldeira até o nível dos braços de travamento (Fig. 7.31B).
- Posiciona-se o modelo sobre o gesso vazado na moldeira, alinhando-o o máximo possível (Fig. 7.31C).
- Após a presa do gesso, removem-se os braços de travamento da moldeira (Fig. 7.31D).
- Inverte-se a base da moldeira e faz-se pressão no seu centro, de forma a ejetar o modelo de gesso. As saliências do lado oposto da base servem para empurrar o modelo, separando-o da moldeira (Figs. 7.32A e B).
- Os troquéis são serrados e individualizados. A presença de retenção em suas laterais permite que voltem para a moldeira na mesma posição, sendo fixados com os braços de travamento. Em seguida, a moldeira com o modelo é montado no ASA (Figs. 7.32C e D).

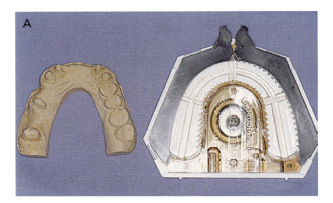
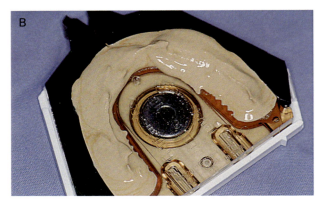
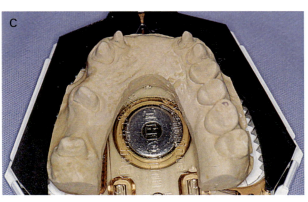
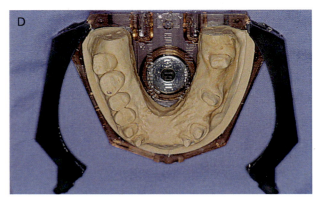

FIGURA 7.31 (A) Modelo recortado em forma de ferradura para ser colocado dentro da moldeira Accu-trac (Coltene/Whaledent, EUA). (B) Moldeira preenchida com gesso tipo IV. (C) Modelo posicionado na moldeira. (D) Remoção dos braços de travamento da moldeira após a presa do gesso.

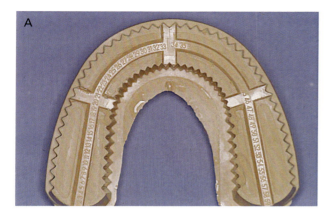
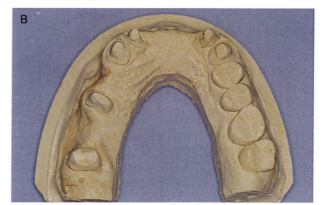
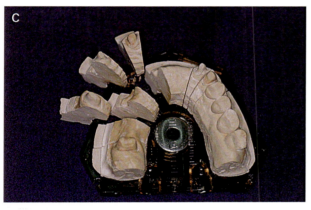
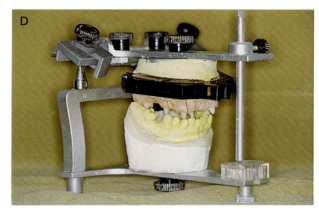

FIGURA 7.32 (A) Modelo removido da moldeira mostrando as retenções em sua base. (B) Modelo removido da moldeira. (C) Troquéis separados do modelo. (D) Moldeira montada no ASA.

Com o sistema Pindex

A sequência para troquelização com o sistema Pindex é a seguinte:

- Após a obtenção do modelo, faz-se a remoção de toda região correspondente ao palato ou língua, deixando o modelo com forma de ferradura e com altura mínima de 15 mm. O plano oclusal deve ficar paralelo à base do aparelho, na qual serão feitos os orifícios para a fixação dos pinos metálicos (Fig. 7.33A).
- Posiciona-se a coroa que será troquelizada na direção do feixe de luz emitido na haste superior do aparelho e que corresponde à localização da broca no centro da base (Fig. 7.33B). Pressiona-se o modelo contra a base do aparelho, o que aciona automaticamente a broca. Durante esse movimento, a luz se apaga e a broca realiza uma perfuração com uma profundidade preestabelecida. No caso de troquelização de vários dentes, esse sistema possibilita que os orifícios fiquem paralelos (Fig. 7.33C).
- Os orifícios devem ser limpos com jatos de ar, e os pinos são fixados nos orifícios com cola à base de cianocrilato. Todas as superfícies do gesso e dos pinos devem ser isoladas. As partes expostas dos pinos podem também ser recobertas com capas plásticas, denominadas separadoras, que ficarão presas à segunda camada de gesso que envolverá os pinos. Antes de vazar o gesso, as pontas dos pinos podem ser cobertas com uma lâmina de cera para facilitar sua visualização durante o seccionamento dos troquéis (Fig. 7.33D).
- O vazamento da segunda camada de gesso é feito colocando o modelo em uma matriz pré-fabricada de plástico ou envolvendo o modelo com cera. O gesso deve cobrir toda a base do modelo e ter uma espessura aproximada de 10 mm (Fig. 7.33E).

- Após a presa do gesso, o modelo é removido da matriz (Fig. 7.33F), e faz-se a individualização dos troquéis com disco ou serra. Para cada troquel são realizados dois cortes, um na face mesial e outro na distal, paralelos ou ligeiramente convergentes em direção à ponta do pino, para facilitar sua remoção (Fig. 7.34). Deve-se tomar cuidado durante o uso do disco ou da serra para que as margens do preparo não sejam danificadas.

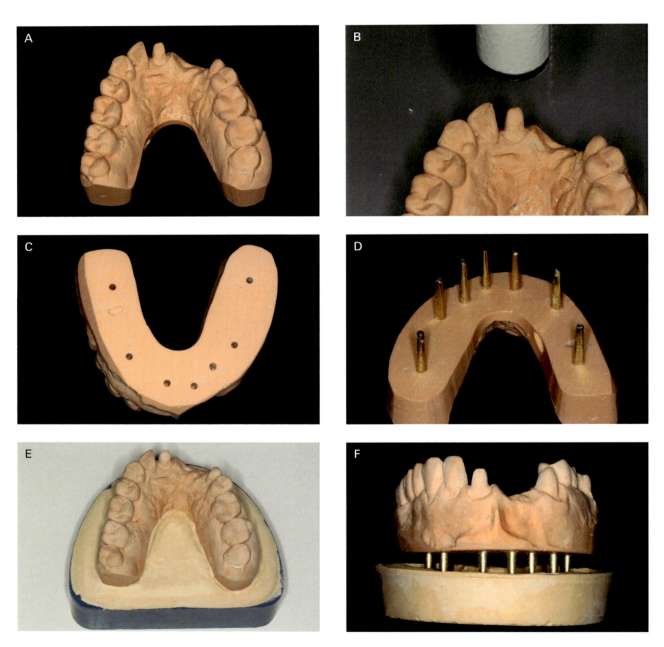

FIGURA 7.33 (A) Vista do modelo após recorte da região correspondente ao palato. (B) O dente que será troquelizado é posicionado em direção ao feixe de luz que é emitido da haste superior do aparelho e que vai orientar a perfuração na base do modelo. (C) A broca localizada no centro da base é acionada automaticamente quando esta é movimentada manualmente para baixo, perfurando o gesso em uma profundidade preestabelecida. As perfurações devem ser realizadas em todas as regiões correspondentes aos dentes que serão troquelizados, no centro das áreas edêntulas de pônticos e pelo menos uma perfuração nas regiões dentadas próximas aos dentes preparados. (D) Vista dos pinos fixados no modelo. (E) Vista do modelo na matriz de plástico. (F) O paralelismo entre os pinos permite a remoção e a introdução do modelo na mesma posição.

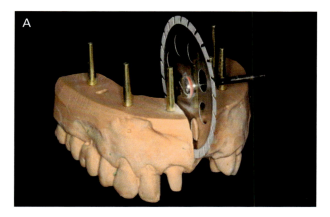
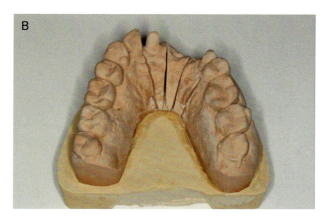
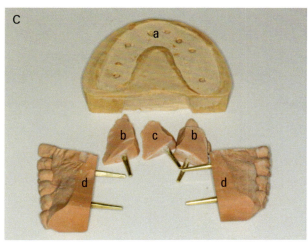

FIGURA 7.34 (A) Seccionamento do troquel com disco. (B) Vista após seccionamento. (C) Vista das peças separadas: (a) base, (b) troquéis, (c) área edêntula, (d) dentes posteriores.

EXPOSIÇÃO DAS MARGENS

Uma adaptação marginal correta da IE começa a ser visualizada no próprio troquel. Este idealmente deve ser recortado pelo CD com o objetivo de expor o término cervical, e não pelo técnico de laboratório. Contudo, essa tarefa é normalmente realizada pelo técnico, que não deve ter qualquer tipo de dúvida a respeito da localização do término cervical do preparo. Um troquel corretamente recortado, decorrente de um molde corretamente obtido com material de moldagem confiável, irá possibilitar uma adaptação marginal adequada se for trabalhado por um técnico de laboratório competente. A sequência de procedimentos descrita a seguir, se for criteriosamente executada, não exigirá grandes esforços para a obtenção de uma adaptação correta quando se realizar a prova dos retentores.

Os passos para a exposição das margens são os seguintes:

- Desgastar com uma fresa Maxicut ou uma broca esférica grande (nº 8) o máximo da camada de gesso que está em volta do término do preparo (Fig. 7.35A a C).
- Expor as margens do preparo, desgastando o gesso com fresa ou cinzel reto (Fig. 7.35D).
- Delimitar a margem do preparo com grafite fino ou de cera colorida (Fig. 7.35E).

Após seccionar os troquéis, é possível que ocorra alguma instabilidade quando eles forem recolocados no modelo de trabalho. Isso acontece quando se empregam pinos para a conformação dos troquéis. Para essa técnica, é aconselhável realizar o recorte dos troquéis após o enceramento, para que as relações proximais com os dentes vizinhos e antagonistas não sejam alteradas. Pequenas alterações de posicionamento dos troquéis podem ser compensadas nas próteses metalocerâmicas na fase da soldagem. Não é aconselhável usar esse sistema de troquelização em PPF em cerâmica, pelo fato de esse tipo de material não permitir soldagem.

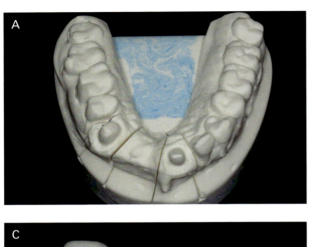
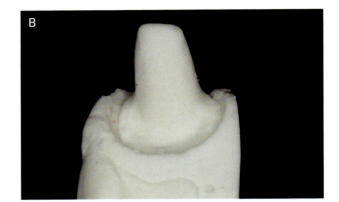
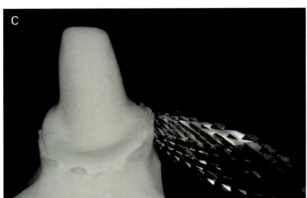
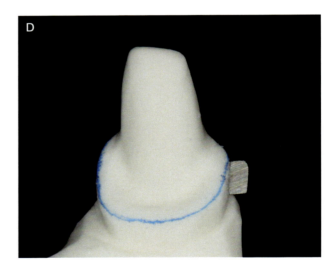
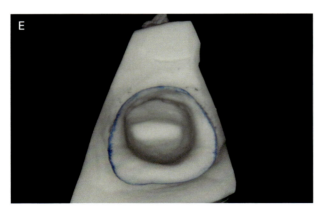

FIGURA 7.35 (A) (B) Vistas do modelo e do troquel. (C) Remoção da camada externa do gesso com broca esférica ou fresa Maxicut, procurando eliminar o máximo de gesso para facilitar o desgaste posterior com cinzel para expor a margem. (D) Exposição da margem com cinzel. (E) Troquel recortado. Observe que, abaixo da linha do término, a área desgastada deve ficar retentiva para facilitar a remoção de excessos de cera da margem.

LEITURAS SUGERIDAS

Abuasi HA, Wassell RW. Comparison of a range of addition silicone putty-wash impression materials used in the one-stage technique. Eur J Prosthodont Restor Dent. 1994;2(3):117-22.

Akca EA, Yildirim E, Dalkiz M, Yavuzyilmaz H, Beydemir B. Effects of different retraction medicaments on gingival tissue. Quintessence Int. 2006;37(1):53-9.

Al Hamad KQ, Azar WZ, Alwaeli HA, Said KN. A clinical study on the effects of cordless and conventional retraction techniques on the gingival and periodontal health. J Clin Periodontol. 2008;35(12):1053-8.

Almortadi N, Chadwick RG. Disinfection of dental impressions: compliance to accepted standards. Br Dent J. 2010;209(12):607-11.

Andritsakis DP. The Pindex system in the construction of removable dies. Odontostomatol Proodos. 1990;44(6):427-36.

Azzi R, Tsao TF, Carranza FA Jr, Kenney EB. Comparative study of gingival retraction methods. J Prosthet Dent. 1983;50(4):561-5.

Baharav H, Kupershmidt I, Laufer BZ, Cardash HS. The effect of sulcular width on the linear accuracy of impression materials in the presence of an undercut. Int J Prosthodont. 2004;17(5):585-9.

Baharav H, Laufer BZ, Langer Y, Cardash HS. The effect of displacement time on gingival crevice width. Int J Prosthodont. 1997;10(3):248-53.

Bell JW, von Fraunhofer JA. The handling of elastomeric impression materials: a review. J Dent. 1975;3(5):229-37.

Bennani V, Schwass D, Chandler N. Gingival retraction techniques for implants versus teeth: current status. J Am Dent Assoc. 2008;139(10):1354-63.

Bomberg TJ, Goldfogel MH, Hoffman W Jr, Bomberg SE. Considerations for adhesion of impression materials to impression trays. J Prosthet Dent. 1988;60(6):681-4.

Buchanan WT, Thayer KE. Systemic effects of epinephrine impregnated retraction cord in fixed partial denture prosthodontics. J Am Dent Assoc. 1982;104(4):482-4.

Cannistraci AJ. Newer techniques and impression materials in restorative dentistry. Odont Bull. 1962;42:17-9.

Chee WW, Donovan TE. Polyvinyl siloxane impression materials: a review of properties and techniques. J Prosthet Dent. 1992;68(5):728-32.

Cloyd S, Puri S. Using the double-cord packing technique of tissue retraction for making crown impressions. Dent Today. 1999;18(1):54-9.

Coelho DH, Cavallaro J, Rothschild EA. Gingival recession with electrosurgery for impression making. J Prosthet Dent. 1975;33(4):422-6.

Craig RG. Evaluation of an automatic mixing system for an addition silicone impression material. J Am Dent Assoc. 1985;110(2):213-5.

Csillag M, Nyiri G, Vag J, Fazekas A. Dose-related effects of epinephrine on human gingival blood flow and crevicular fluid production used as a soaking solution for chemo-mechanical tissue retraction. J Prosthet Dent. 2007;97(1):6-11.

Donovan TE, Chee WW. A review of contemporary impression materials and techniques. Dent Clin North Am. 2004;48(2):vi-vii, 445-70.

Donovan TE, Gandara BK, Nemetz H. Review and survey of medicaments used with gingival retraction cords. J Prosthet Dent. 1985;53(4):525-31.

Ferrari M, Cagidiaco MC, Ercoli C. Tissue management with a new gingival retraction material: a preliminary clinical report. J Prosthet Dent. 1996;75(3):242-7.

Gargiulo AW, Wentz FM, Orban B. Dimensions and relations of the dentogingival junction in humans. J Periodontol. 1961;32(2):261-7.

Giordano R 2nd. Issues in handling impression materials. Gen Dent. 2000;48(6):646-8.

Gordon GE, Johnson GH, Drennon DG. The effect of tray selection on the accuracy of elastomeric impression materials. J Prosthet Dent. 1990;63(1):12-15.

Hung SH, Purk JH, Tira DE, Eick JD. Accuracy of one-step versus two-step putty wash addition silicone impression technique. J Prosthet Dent. 1992;67(5):583-9.

Infection control recommendations for the dental office and the dental laboratory. ADA Council on Scientific Affairs and ADA Council on Dental Practice. J Am Dent Assoc. 1996;127(5):672-80.

Jokstad A. Clinical trial of gingival retraction cords. J Prosthet Dent. 1999;81(3):258-61.

Kamansky FW, Tempel TR, Post AC. Gingival tissue response to rotary curettage. J Prosthet Dent. 1984;52(3):380-3.

Kellam SA, Smith JR, Scheffel SJ. Epinephrine absorption from commercial gingival retraction cords in clinical patients. J Prosthet Dent. 1992;68(5):761-5.

Kimoto K, Tanaka K, Toyoda M, Ochiai KT. Indirect latex glove contamination and its inhibitory effect on vinyl polysiloxane polymerization. J Prosthet Dent. 2005;93(5):433-8.

Kina S, Bruguera A. Invisível: restaurações cerâmicas. Maringá: Dental Press; 2008.

Kotsiomiti E, Tzialla A, Hatjivasiliou K. Accuracy and stability of impression materials subjected to chemical disinfection: a literature review. J Oral Rehabil. 2008;35(4):291-9.

La Forgia A. Mechanical-chemical and electrosurgical tissue retraction for fixed Prosthetesis. J Prosthet Dent. 1964;14:782-8.

Löe H, Silness J. Tissue reactions to string packs used in fixed restorations. J Prosthet Dent. 1963;13(2):318-23.

Martignoni M, Schönenberger A. Precision fixed prosthodontics: clinical and laboratory aspects. Chicago: Quintessence; 1990.

Mezzomo E, Suzuki RM. Reabilitação oral contemporânea. São Paulo: Santos; 2009.

Mizrahi B. Modified complete-arch impression technique for facilitating esthetic and biomechanical precision in complete-arch rehabilitation. J Prosthodont. 2011;20(6):474-87.

Nemetz EH, Seibly W. The use of chemical agents in gingival retraction. Gen Dent. 1990;38(2):104-8.

Polat NT, Ozdemir AK, Turgut M. Effects of gingival retraction materials on gingival blood flow. Int J Prosthodont. 2007;20(1):57-62.

Reiss R. Modified technic for fixed bridge impressions. Dent Surv. 1973;49(10):38-9.

Schelb E, Mazzocco CV, Jones JD, Prihoda T. Compatibility of type IV dental stones with polyvinyl siloxane impression materials. J Prosthet Dent. 1987;58(1):19-22.

Serrano JG, Lepe X, Townsend JD, Johnson GH, Thielke S. An accuracy evaluation of four removable die systems. J Prosthet Dent. 1998;80(5):575-86.

Shillingburg HT, Hobo S, Whitsett LD, Jacobi R. Fundamentos de prótese fixa. 3. ed. São Paulo: Quintessence; 1983.

Wassell RW, Barker D, Walls AW. Crowns and other extra-coronal restorations: impression materials and technique. Br Dent J. 2002;192(12):679-84, 687-90.

Weir DJ, Williams BH. Clinical effectiveness of mechanical-chemical tissue displacement methods. J Prosthet Dent. 1984;51(3):326-9.

Wilson EG, Werrin SR. Double arch impressions for simplified restorative dentistry. J Prosthet Dent. 1983;49(2):198-202.

Wise MD. Failure in the restored dentition management and treatment. London: Quintessence; 1996.

Zuckerman GR. Dies with resin copings for accurate registrations. J Prosthet Dent. 1992;67(1):37-40.

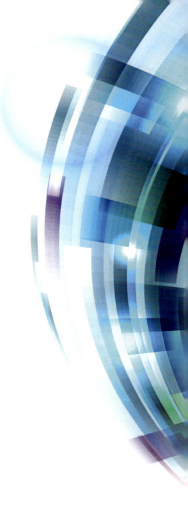

8

REGISTROS OCLUSAIS E MONTAGEM EM ARTICULADORES SEMIAJUSTÁVEIS

ACCÁCIO LINS DO VALLE
PAULO CÉSAR RODRIGUES CONTI

Quando se realiza a montagem dos modelos em articuladores, tem-se como objetivo a reprodução do relacionamento oclusal do paciente com duas finalidades básicas: a) estudo da oclusão, no caso de presença de patologias oclusais e planejamento para confecção de próteses; b) confecção de próteses fixas (PPFs) totais ou removíveis ou de aparelhos interoclusais (placas). Em ambos os casos, o objetivo principal é a reprodução o mais fiel possível das posições estáticas e dinâmicas da mandíbula em relação à maxila.

Com esses objetivos, vários tipos de instrumentos têm sido idealizados e podem ser classificados em articuladores não ajustáveis (ANAs), semiajustáveis (ASAs) ou totalmente ajustáveis (ATAs).

Entre os ANAs, encontram-se a charneira e o verticulador, que apresentam movimentos e características incapazes de reproduzir todos os movimentos da mandíbula. A charneira apresenta como limitação uma incapacidade de movimentação lateral, associada a um arco de abertura e fechamento incorreto em relação ao realizado pela mandíbula, o que determina uma alteração no posicionamento das cúspides e resulta em uma restauração "alta" na boca. O verticulador apresenta movimento apenas no sentido vertical e deve ser utilizado somente com modelos parciais e para confecção de próteses posteriores.

Para qualquer tipo de prótese, a montagem dos modelos deve ser feita em um articulador com dimensões semelhantes às do crânio, para que não ocorra alteração significativa no **arco de fechamento**, que é a trajetória de uma cúspide de contenção até ocluir na superfície oclusal do dente antagonista. A forma e a localização do arco estão diretamente relacionadas com a distância da cúspide até o eixo de rotação dos côndilos. Assim, para que não haja necessidade de grandes ajustes oclusais na prótese durante a prova e/ou a instalação, essa distância idealmente deveria ser semelhante no crânio e no articulador. No ASA, isso é conseguido por meio do arco facial, que transfere o eixo de rotação dos côndilos para o articulador e, consequentemente, a distância do eixo até a coroa que está sendo confeccionada.

Quando a prótese retorna do laboratório, seja como elemento isolado, PPFs pequenas ou casos extensos, se tiver sido construída em um articulador tipo charneira, a oclusão pode apresentar-se aparentemente correta no articulador mas o paciente informará que ela está "alta". Como a cúspide de contenção é posicionada e esculpida conforme a localização da fossa antagonista, esse procedimento depende do arco de fechamento do articulador. Se a prótese foi esculpida em um articulador com dimensões reduzidas em relação às do crânio (como ocorre quando se emprega ASAs, como a charneira), o arco de fechamento no articulador será diferente do arco que a mandíbula realiza quando o paciente fecha a boca. Como a distância do eixo de rotação localizado na charneira até a coroa é menor que a do eixo de rotação dos côndilos até o dente que está sendo restaurado, a cúspide, ao ocluir com a fossa do antagonista, "bate" inicialmente em uma vertente antes de contatar a fossa do antagonista, o que resulta em uma restauração "alta" (Fig. 8.1).

Os instrumentos não ajustáveis podem ser utilizados para montagens de elementos isolados, nos quais as eventuais alterações oclusais incorporadas ao trabalho protético podem ser corrigidas diretamente na boca do paciente, sem grandes prejuízos ao tempo clínico e à qualidade das peças protéticas. No entanto, as limitações desse tipo de articulador reduzem sua utilização para a montagem de modelos de estudo ou modelos para confecção de próteses mais extensas. Para tais procedimentos, indica-se a utilização dos ASAs ou ATAs.

Os ATAs surgiram a partir dos conceitos da gnatologia, que considera fundamental a reprodução de todos os movimentos mandibulares para a confecção dos trabalhos protéticos. Esses articuladores conseguem reproduzir todos os chamados fatores determinantes da morfologia oclusal e, dessa forma, propiciam a construção de elementos protéticos mais compatíveis com a condição real da oclusão do paciente. O grande problema na aceitação da utilização dos ATAs é a

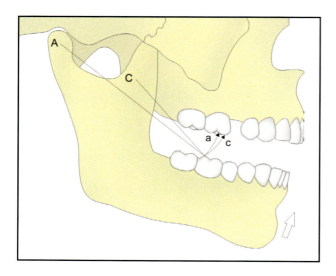

FIGURA 8.1 Diferenças entre as distâncias dos eixos de rotação de um articulador semiajustável (A) e de uma charneira (C) em relação à cúspide distovestibular do primeiro molar e entre os arcos de fechamento dessa cúspide de contenção no ASA (a) e na charneira (c). Quando o eixo de rotação da mandíbula é semelhante ao do articulador, o arco de fechamento que uma cúspide de contenção realiza durante o fechamento (a) é semelhante no paciente e no articulador. Dessa forma, a cúspide ocluirá na fossa correspondente. Contudo, quando se emprega um articulador do tipo charneira, o eixo de rotação da mandíbula não coincidirá com o do articulador e, consequentemente, o arco de fechamento da mandíbula (c) será diferente do articulador. Desse modo, a cúspide ocluirá em uma vertente – e não na fossa correspondente –, tornando a restauração "alta".

complexidade do procedimento de montagem e o seu custo. Por esse motivo e, devido ao aparecimento e à otimização dos ASAs, sua utilização tem caído em desuso.

Os ASAs conseguem reproduzir parcialmente os fatores determinantes da morfologia oclusal, mas essa limitação pode perfeitamente ser compensada, gerando trabalhos protéticos que podem ser comparados àqueles obtidos com os ATAs. Esse fato, associado à simplicidade dos procedimentos de montagem, tem tornado o ASA o instrumento de escolha para a grande maioria dos clínicos atualmente.

Os ASAs são subdivididos em articuladores do tipo ARCON (com côndilos localizados no ramo inferior, como Whip-mix, Denar, Bio-Art, Gnatus, etc.) ou não ARCON (com côndilos localizados no ramo superior, como Dentatus, Hanau). As diferenças apresentadas por esses dois tipos de articuladores não têm significado clínico importante.

Como comentado anteriormente, a montagem em ASA tem como finalidade o estudo da oclusão ou a confecção de trabalhos protéticos ou placas oclusais. Para cada uma dessas situações, a montagem dos modelos apresenta um técnica específica, sendo importante compreender as limitações do ASA e aplicar as devidas compensações para a otimização dos procedimentos. Deve-se sempre buscar a reprodução mais fiel possível da situação clínica. Assim, antes de qualquer procedimento de montagem em ASA, espera-se que os procedimentos de moldagem e a obtenção dos modelos de gesso tenham sido bem realizados.

POSIÇÃO DE TRABALHO: RELAÇÃO CÊNTRICA (RC) E MÁXIMA INTERCUSPIDAÇÃO HABITUAL (MIH)

Antes da descrição das técnicas de registro oclusal propriamente ditas, é necessário discutir a posição em que os modelos de trabalho deverão ser montados no ASA. Ou seja, o primeiro passo antes do registro oclusal para o trabalho é a definição da posição maxilomandibular.

Diferentes situações clínicas determinam a escolha por uma posição mandibular. Assim, pode-se afirmar que o fator fundamental para a seleção da posição é a presença de estabilidade oclusal e a ausência de sinais e sintomas de trauma oclusal

(SSTO), como pulpite, desgaste oclusal não compatível com a idade do paciente, fratura de cúspide, espessamento do ligamento periodontal, dor dentoperiodontal em função, etc.

Na confecção de elementos unitários ou de PPFs pequenas com presença de estabilidade oclusal e ausência SSTO, opta-se pela manutenção da MIH do paciente para o registro e a consequente confecção de trabalho protético. O registro em MIH utiliza o mecanismo de percepção neurológica do ligamento periodontal dos dentes que ocluem normalmente do lado oposto, preservando a dimensão vertical de oclusão (DVO) do paciente. Esse registro tem também a finalidade de compensar algumas das limitações dos ASAs.

Na realidade, nessas situações, o melhor registro é aquele que não precisa ser feito; ou seja, modelos de trabalho que apresentem estabilidade oclusal e não precisem de nenhum tipo de registro. O relacionamento dos modelos é feito diretamente um contra o outro, após a remoção de eventuais bolhas em sua superfície oclusal. Isso é comum quando se executam elementos isolados e PPFs unilaterais em modelos com estabilidade oclusal. Nesses casos, o modelo superior é montado da maneira convencional, com o auxílio do arco facial, e o modelo inferior é intercuspidado manualmente contra o superior.

Após a confecção da prótese e durante os ajustes na boca do paciente, deve-se ter o cuidado de verificar se não estão sendo introduzidos "novos" contatos prematuros em RC ou durante os movimentos mandibulares. Caso sejam detectados, esses contatos devem ser eliminados por meio de ajustes somente na prótese em questão.

Nas situações em que a estabilidade oclusal não está mais presente (normalmente reabilitações orais extensas ou com perda de DVO) ou a oclusão interfere na saúde do sistema estomatognático, não se deve utilizar a posição de MIH para a construção do trabalho protético, pois as patologias estão relacionadas estritamente à oclusão. Nesses casos, é necessário utilizar o posicionamento condilar (RC) para a definição da posição de trabalho.

Uma vez que a RC é assumida como posição de trabalho, ela deve manter harmonia com o relacionamento dentário. Portanto, quando a RC é utilizada como posição terapêutica, é preciso realizar o ajuste oclusal dos dentes remanescentes antes do preparo dos dentes pilares, para garantir a estabilização da oclusão. Essa nova posição maxilomandibular, na qual os contatos dentários estão em harmonia com a posição condilar em relação cêntrica, é denominada oclusão em relação cêntrica (ORC).

A RC é uma relação maxilomandibular na qual os côndilos se articulam com a porção mais fina de seus respectivos discos, posicionados contra a vertente posterior da eminência articular em uma posição anterossuperior. É uma posição independente do contato dentário e pode ser usada como posição de referência para o tratamento, pois é aceita pelo paciente e permite pequenas alterações da dimensão vertical no próprio articulador. Essa definição caracteriza o conceito anatômico tradicional e poderá ser obtida somente se as articulações temporomandibulares (ATMs) não apresentarem sinais e sintomas de qualquer tipo de patologia articular ou muscular.

Um exemplo clássico da impossibilidade de usar a RC é a presença de deslocamentos do disco articular em direção anterior, condição presente em uma parcela considerável da população. Nesses casos, em virtude da ausência de uma relação adequada entre cabeça da mandíbula, disco e fossa mandibular, o conceito de RC poderia causar a compressão de feixes vasculonervosos da região retrodiscal, provocando dor e disfunção. Sinais típicos dessa condição são estalidos articulares, desvios e travamentos na abertura bucal. Contrações musculares anormais também são fatores que frequentemente alteram a posição mandibular e sempre devem ser tratadas antes de qualquer planejamento de reabilitação oclusal.

Outro conceito de RC emprega princípios ortopédicos em que existe uma relação próxima dos côndilos com os discos articulares e fossas, determinada pelos músculos elevadores durante a função, que é considerada adequada tanto fisiológica quanto biomecanicamente. Esse conceito surgiu a partir da análise de imagens de ATMs obtidas por ressonância magnética de pacientes assintomáticos que apresentavam deslocamento de disco e função considerada normal. Tal descrição está mais próxima da realidade encontrada na clínica quando a RC está indicada para determinar a posição da relação intermaxilar.

A grande vantagem de se empregar a posição de RC é a sua reprodutibilidade. Embora essa posição conceitualmente deva ocorrer na presença do disco articular, nas situações em que o disco está deslocado e adaptado à nova função, ou seja, quando o paciente não apresenta sinais e sintomas de disfunção temporomandibular (DTM), os côndilos encontram-se também em uma posição reproduzível, o que é denominado RC adaptada. Neste capítulo, o termo RC é usado para a posição que apresenta reprodutibilidade dos contatos oclusais, independentemente da posição do disco. A RC deve ser considerada um ponto de partida para a determinação da posição intermaxilar e a realização do tratamento.

Definida a posição maxilomandibular, dois fatores devem ser considerados na realização do registro interoclusal: o material do registro e os cuidados que devem ser tomados para compensar as limitações dos ASAs.

LIMITAÇÕES DO ASA E SUAS COMPENSAÇÕES

Como visto anteriormente, os ASAs apresentam limitações que impedem a reprodução de todas as características encontradas na ATM. Desse modo, é necessário reconhecer e compensar tais limitações, a fim de otimizar o resultado oclusal final da prótese.

A influência das limitações dos ASAs é frequentemente refletida em três aspectos oclusais: direcionamento de cristas e sulcos, altura das cúspides e profundidade das fossas e conformação da concavidade palatina dos dentes anterossuperiores. Diversas limitações e compensações dos ASAs podem ser encontradas na literatura. A seguir, serão descritas as mais importantes.

Forma e angulação da eminência articular

Limitação: A parede superior da "cavidade mandibular" é reta e rígida no ASA, mas é curvilínea na ATM. Em decorrência disso, somente as posições inicial e final do movimento mandibular são registradas fielmente no ASA, havendo distorções das trajetórias reais dos côndilos. Desse modo, ao se esculpir a superfície oclusal dos dentes posteriores, aumenta-se o risco de surgirem contatos indesejáveis durante os movimentos mandibulares.

Compensação: A personalização do guia anterior realizada na fase das coroas provisórias e sua transferência para a mesa incisal no articulador reduzem a possibilidade de haver contato entre os dentes posteriores durante os movimentos excursivos da mandíbula. Essa personalização, que baliza a determinação da altura das cúspides e da profundidade das fossas, é descrita no Capítulo 6.

Registro da distância intercondilar

Limitação: Alguns tipos de ASA registram três distâncias intercondilares (pequena, média ou grande), enquanto outros são fabricados com uma distância intercondilar média fixa, desconsiderando que os pacientes podem apresentar as mais diversas variações dessas distâncias. De acordo com as regras das determinantes da morfologia oclusal, sabe-se que esse fator influencia a direção das cristas e dos sulcos dos dentes posteriores e a conformação da concavidade palatina dos dentes anteriores. Assim, interferências oclusais podem ser incorporadas aos trabalhos protéticos se esse fator não for compensado.

Compensação: Personalização do guia anterior.

Deslocamento lateral imediato

Limitação: Em algumas situações, o côndilo do lado não trabalhado apresenta uma ligeira movimentação no sentido lateral antes de contatar a parede medial da fossa mandibular e iniciar o seu movimento para baixo, para a frente e para dentro. Essa característica ocorre em aproximadamente metade da população e tem sido denominada deslocamento lateral imediato (*imediate side-shift*).

No ASA, a esfera condilar faz contato íntimo com a parede medial da "fossa mandibular" metálica e, portanto, não é possível reproduzir tais características. O deslocamento lateral imediato pode influenciar na altura das cúspides e na profundidade das fossas.

Compensação: Personalização do guia anterior para que não ocorra contato oclusal nos dentes posteriores durante os movimentos excursivos laterais. Isso significa que o guia pelo canino deve proporcionar a imediata separação dos dentes

posteriores desde o início do movimento lateral da mandíbula.

Localização do eixo de rotação da mandíbula

Limitação: O eixo de rotação transferido para o ASA por meio do arco facial não corresponde ao eixo real de rotação presente nos côndilos. Assim, podem ocorrer pequenas diferenças entre os arcos de abertura e fechamento do articulador e da mandíbula, que influenciarão no posicionamento correto das cúspides dos dentes posteriores nos trabalhos protéticos.

Compensação: Registro interoclusal na DVO para a montagem dos modelos de trabalho ou registro com espessura mínima para os casos de montagens de modelos de estudo em RC.

MATERIAIS UTILIZADOS

Vários métodos e materiais têm sido utilizados para registrar a relação maxilomandibular, e sua eficiência e estabilidade variam de acordo com a composição e a experiência do cirurgião-dentista (CD) em manuseá-los. Esses materiais devem apresentar algumas características, como baixa viscosidade, baixa resistência ao fechamento mandibular, não adesão ao dente, rigidez após presa, alto poder de cópia e fácil manuseio. Além disso, devem ser dimensionalmente estáveis e ter baixo custo.

Entre os materiais mais comumente utilizados destacam-se as ceras, as siliconas (de condensação e de adição) e a resina acrílica. Como todos eles apresentam vantagens e desvantagens, a experiência do CD e a adequação da montagem dos modelos em ASA com a situação clínica são determinantes para o sucesso do procedimento. Uma vez que o modelo superior já tenha sido posicionado e fixado no ramo superior do articulador com o auxílio do arco facial, sugere-se que o registro para a montagem do modelo inferior seja realizado com cera ou silicona nos casos de montagem para estudo e com casquetes de resina para montagens de modelos de trabalho.

Na montagem dos modelos de estudo em RC, podem ser utilizadas cera ou silicona de adição para a obtenção do registro intermaxilar, pois nesses casos é necessária uma ligeira separação entre os dentes com a finalidade de se registrar somente a posição condilar. Para a montagem dos modelos de trabalho, é preferível usar casquetes de resina para o registro intermaxilar, sempre na DVO final do caso, como será descrito posteriormente neste capítulo.

As principais causas dos erros clínicos que podem ocorrer durante a tomada do registro se relacionam com a possibilidade de intrusão do(s) dente(s) no alvéolo, compressão dos tecidos moles em áreas edêntulas (se os materiais forem muito rígidos) e variação da posição mandibular decorrente de hiperatividade muscular. Para que isso não ocorra, o material deve tornar-se rígido após sua presa, para que não haja deformação e resistência à compressão durante a tomada do registro a ponto de alterar a posição do(s) dente(s) ou dos tecidos moles. Em relação à presença de hiperatividade muscular, esta deve sempre ser tratada antes do início do tratamento reabilitador. Como comentado anteriormente, é impossível fazer um registro correto se a tonicidade dos músculos estiver alterada.

Independentemente do material empregado, é essencial que o registro apresente alguns requisitos:

- As edentações não devem ser muito profundas.
- O registro em RC não deve apresentar perfurações. Se isso ocorrer, é porque houver contato dentário e, consequentemente, o registro não foi tomado corretamente.
- O registro não pode ser muito espesso e deve ser feito o mais próximo da DVO, para compensar a limitação do ASA relativa à impossibilidade de transferir para o articulador o eixo de rotação da mandíbula. Quanto mais espesso for o registro, maior será a distância que a cúspide correspondente ao primeiro contato (contato prematuro) terá que percorrer até atingir a superfície do dente antagonista; consequentemente, maior será a diferença entre o arco de fechamento da mandíbula e o do articulador. Como comentado anteriormente, essa diferença pode causar erro na determinação de uma correta oclusão da prótese. Portanto, é importante que a interferência oclusal na posição de RC seja coincidente na boca e no articulador, o que é garantido pela verificação

do contato cêntrico na boca e nos modelos com fita evidenciadora de contato.

- O registro deve ser estável quando posicionado entre os modelos. Para isso, é conveniente utilizar registro em forma de U, envolvendo o maior número de dentes posteriores e anteriores e sem contatar tecidos moles.
- Nos casos em que o registro em cera ou silicona não propicie estabilidade aos modelos em virtude da ausência de dentes posteriores, é imperativo o uso de chapa de prova, com um plano de cera ou com resina acrílica para contatar os dentes antagonistas.

TÉCNICAS DE REGISTRO PARA MODELOS DE ESTUDO E TRABALHO

O objetivo dos ASAs é simular os movimentos mandibulares e diminuir o tempo clínico gasto no ajuste oclusal das próteses. A relevância clínica desses articuladores, no entanto, está diretamente associada à precisão da relação interoclusal dos modelos montados no articulador. Quando a montagem dos modelos em articulador não corresponde à relação oclusal do paciente, pouco benefício decorre do seu uso. Logo, a capacidade do profissional em relacionar e montar os modelos tem mais impacto na qualidade final da restauração do que a programação completa do ASA.

Além de pouparem tempo clínico, registros mais precisos diminuem a possibilidade de restaurações sem contato oclusal ou com necessidade de ajuste excessivo. Todavia, é normal que ocorra alguma discrepância nos registros interoclusais, tanto em razão dos materiais utilizados como em decorrência das várias dificuldades clínicas que são encontradas. Tais erros podem ser minimizados pela seleção e execução cuidadosa dos registros e pela remontagem das infraestruturas no ASA antes da aplicação da cerâmica, como será discutido no Capítulo 10.

Montagem em ASA dos modelos de estudo

Montagem do modelo superior – arco facial

O arco facial permite a montagem do modelo superior no ASA na mesma posição espacial que a maxila apresenta em relação ao crânio. Permite, ainda, transferir para o articulador a distância intercondilar do paciente e o eixo de rotação existente nos côndilos. Embora pesquisas tenham demonstrado que o emprego do arco facial é essencial somente quando há perda de dimensão vertical, ele sempre deve ser usado, independentemente das características do caso, pois facilita a montagem correta dos modelos no articulador.

O posicionamento do arco facial é feito por meio da colocação de um garfo na boca do paciente com três pontos de godiva de baixa fusão, um na região anterior e os outros dois na região posterior (Fig. 8.2A). A haste do garfo deve coincidir com a linha média da face do paciente, e moldam-se somente as pontas de cúspides e a face incisal dos dentes superiores (Fig. 8.2B).

Após o resfriamento da godiva, remove-se o garfo, analisam-se as impressões criadas e faz-se a remoção de todos os excessos de godiva, para que somente as pontas de cúspides e as faces incisais fiquem demarcadas, propiciando um assentamento completo do modelo de gesso. Caso isso não ocorra, pode-se fazer o refinamento dessas impressões com pasta zinquenólica ou um produto similar. Esse procedimento pode também ser feito em cera, tomando cuidado para que as pontas das cúspides e das faces incisais não toquem a superfície metálica do garfo e não interfiram na qualidade do registro. Na ausência de dentes posteriores ou anteriores, faz-se a impressão da superfície oclusal do rebordo sem pressionar a mucosa, para que o modelo possa assentar-se corretamente nas impressões presentes no garfo.

O garfo deve permanecer imobilizado durante a colocação do arco facial. Para isso, colocam-se três pontos de godiva em sua parte inferior (Fig. 8.2C). Rolos de algodão ou as próprias mãos do paciente também podem ser usados com essa finalidade. Entretanto, pacientes idosos podem ter dificuldade em manter o garfo e o arco facial ao mesmo tempo com as próprias mãos.

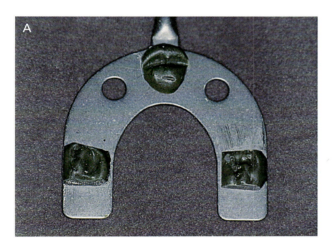

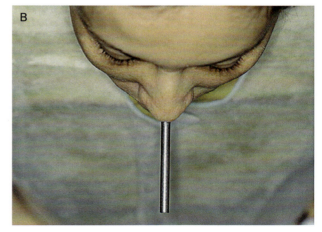

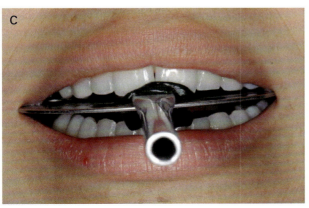

FIGURA 8.2 (A) Impressões criadas na godiva pelos dentes superiores. (B) Garfo posicionado na boca do paciente em relação à linha média da face. (C) Garfo mantido em posição pelos dentes inferiores.

O arco facial é posicionado introduzindo sua articulação na haste do garfo e mantendo-a o mais próximo da haste. Em seguida, os dispositivos plásticos existentes nas extremidades do arco facial (olivas) são introduzidos nos meatos auditivos externos do paciente, que é solicitado a manter o arco em posição com as mãos, fazendo uma leve pressão para a frente e para cima, para ficar o mais próximo possível dos côndilos. A seguir, o terceiro ponto do arco facial, denominado relator *nasion,* é posicionado na depressão existente na base do nariz, e apertam-se todos os parafusos. O relator *nasion* é fixado sobre a barra transversal do arco. Nessa fase, verifica-se a distância intercondilar, que pode ser pequena, média ou grande, determinada na parte frontal do arco pelas letras P, M ou G ou pelos números 1, 2 e 3, conforme a marca do articulador (Fig. 8.3).

É importante que a barra anterior do arco facial fique paralela à linha bipupilar, pois essa referência auxilia o técnico de laboratório a determinar corretamente o plano oclusal. Se a transferência do arco facial para o articulador estiver correta, o técnico de laboratório poderá utilizar o ramo superior do articulador como referência para determinar o plano oclusal, visto que os ramos superior e inferior do ASA devem estar paralelos após a montagem dos modelos. Esse cuidado é especialmente importante nos casos de reabilitação oral em que todos os dentes serão restaurados, sendo necessário determinar um novo plano oclusal (Fig. 8.4).

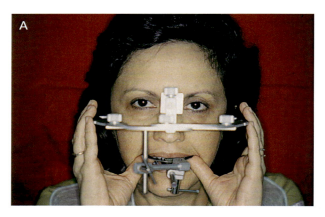
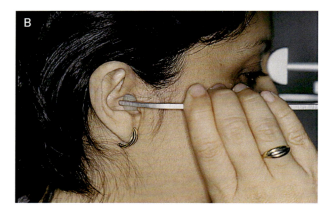
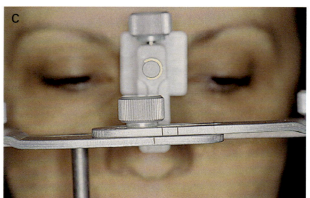

FIGURA 8.3 (A) Vista frontal do arco facial em posição. Observe o paralelismo entre a haste horizontal do arco facial e a linha bipupilar. (B) Vista lateral mostrando a oliva de plástico posicionada no meato auditivo externo e o relator *nasion*. (C) Visualização da distância intercondilar no ramo anterior do arco facial.

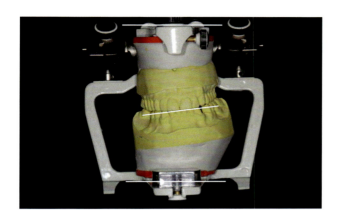

FIGURA 8.4 Montagem incorreta dos modelos no ASA. Observe a falta de paralelismo entre o plano oclusal e os ramos superior e inferior do articulador.

A remoção do arco é feita soltando-se o parafuso localizado no centro da barra transversal do arco e pedindo-se para o paciente abrir a boca lentamente. Para a montagem do modelo superior no articulador, os elementos condilares que simulam os côndilos das ATMs apresentam três posições de montagem, de acordo com a distância intercondilar determinada pelo arco. O ajuste é realizado acrescentando-se espaçadores nos guias condilares: sem espaçador para a distância intercondilar pequena, um espaçador para a média e dois espaçadores para a grande. A face chanfrada do espaçador deve ficar voltada para o guia condilar. Nessa fase, a inclinação anteroposterior do guia deve ser ajustada em 30°, e o ângulo de Benett, em 15°. Os postes condilares do ramo inferior também devem ser ajustados de acordo com a distância intercondilar já determinada no ramo superior. Alguns ASAs não necessitam de ajuste da distância intercondilar, pois são programados na distância média.

Após a placa de montagem ser parafusada no ramo superior do articulador, o arco facial é posicionado com uma das mãos contra o corpo do articulador, enquanto a outra mão encaixa os pinos situados nas faces externas dos guias condilares nos orifícios existentes nas olivas de plástico. O arco deve ser apoiado contra o corpo do operador. Introduz-se primeiro um pino, depois o outro, e então aperta-se o parafuso do arco facial. Em seguida, o conjunto arco facial/ramo superior é posicionado nas esferas condilares situadas no ramo inferior do articulador travando-as contra as paredes laterais e posteriores dos guias condilares por meio dos parafusos das hastes laterais, para impedir que o ramo superior do articulador se desloque durante o posicionamento do modelo no garfo. O conjunto arco facial/ramo superior do articulador fica apoiado na mesa incisal do ramo inferior do articulador. Para a montagem do modelo superior, o pino incisal deve ser removido do ramo superior do articulador. O modelo de gesso é posicionado nas impressões criadas no garfo, e, para se evitar seu movimento vertical, utiliza-se um acessório chamado guia telescópico expansivo (balança) para dar sustentação ao modelo. Pode-se também usar gesso interposto entre a base inferior do articulador e o garfo.

Para a fixação do modelo na placa de montagem, usa-se inicialmente uma pequena quantidade de gesso especial, que recebe uma complementação com gesso pedra após sua presa. Aguarda-se novamente a presa, remove-se cuidadosamente o arco facial do articulador e coloca-se o pino incisal com sua extremidade arredondada em contato com a mesa incisal, para manter o ramo superior contra o ramo inferior (Fig. 8.5).

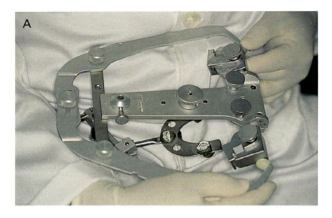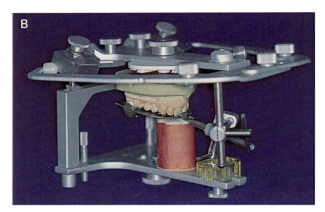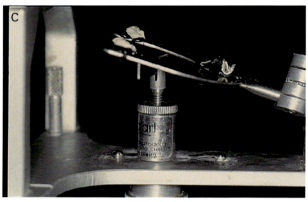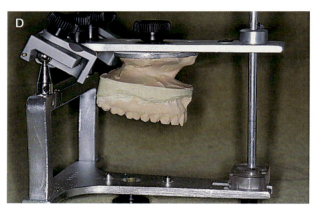

FIGURA 8.5 (A) Arco facial e ramo superior do articulador posicionados contra o corpo do operador. (B) Posicionamento do arco facial no articulador, utilizando um cilindro de gesso para dar sustentação ao garfo. (C) Guia telescópico expansivo (balança) para dar sustentação ao garfo. (D) Modelo superior fixado no ASA. O ramo superior é mantido paralelo ao inferior por meio do pino inicial.

Montagem do modelo inferior – registro da RC

A RC é uma posição craniomandibular e, portanto, independe da presença de dentes para sua determinação. Assim, seu registro deve ser obtido com os dentes separados o mínimo possível, para compensar a primeira limitação do ASA, que é a impossibilidade de se transferir para o articulador o eixo de rotação presente nos côndilos, como comentado anteriormente.

Para facilitar esse procedimento, confecciona-se um dispositivo com resina acrílica quimicamente ativada diretamente na boca, envolvendo os incisivos centrais superiores e estendendo-o aproximadamente 2 cm em direção palatina. Esse dispositivo é conhecido como guia de interferência oclusal (JIG) e tem como objetivo desprogramar a memória dos mecanorreceptores localizados no ligamento periodontal para tornar mais fácil a manipulação da mandíbula em RC. Aconselha-se isolar os dentes com vaselina ou papel-alumínio para evitar a adesão da resina. A resina deve ser colocada sobre os dentes ainda na fase plástica, e manipula-se a mandíbula na posição de RC durante sua polimerização.

Durante essa fase, deve-se ter cuidado com a reação exotérmica da resina, que pode lesionar o tecido gengival. Após o acabamento, o JIG deve apresentar estabilidade e apenas um ponto de contato com um dos dentes antagonistas, permitindo a mínima separação dos dentes posteriores (Figs. 8.6A a C). Outro método também empregado para desprogramar a mandíbula é o de Long, que consiste em colocar entre os incisivos centrais tiras "calibradoras" de plástico, em número suficiente para causar a separação dos dentes posteriores (Fig. 8.6D).

A técnica recomendada para a manipulação da mandíbula é a bilateral de Dawson, na qual os dedos polegares são colocados no mento do paciente e os outros são distribuídos na base da mandíbula. Com o paciente na posição supina, o profissional se posiciona atrás dele e estabiliza a cabeça contra seu abdome, realizando movimentos de abertura e fechamento (Fig. 8.6E). Os dedos devem pressionar levemente a mandíbula para cima, para que os côndilos assumam uma posição mais superior contra a eminência articular, com o disco interposto entre essas estruturas. O movimento deve ser lento, suave e não deve ultrapassar 2 cm, para que os côndilos realizem somente o movimento de rotação. Durante a manipulação, o paciente não deve sentir qualquer tipo de sintomatologia na região da ATM. Se isso ocorrer, deve-se primeiro tratar a patologia e depois realizar os procedimentos de obtenção de registro da RC.

Quando a mandíbula é manipulada na posição de RC sem o JIG interposto entre os dentes, o primeiro contato dentário corresponde à posição de RC. Se o operador pressionar a mandíbula além desse contato, ela deslizará para a face anterior e/ou lateral até a MIH. É importante que se saiba identificar o(s) primeiro(s) contato(s) cêntrico(s), empregando fita evidenciadora de contato, para conferir a precisão da montagem dos modelos em RC (Fig. 8.7).

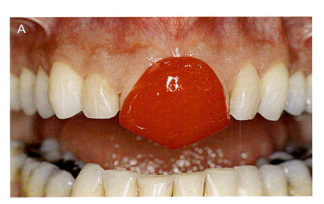
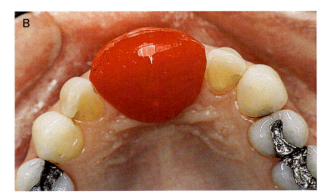
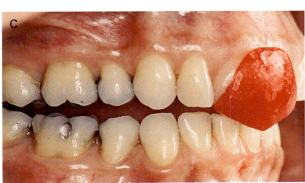
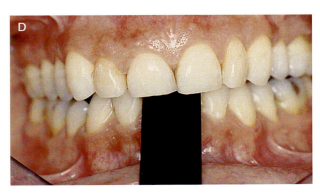
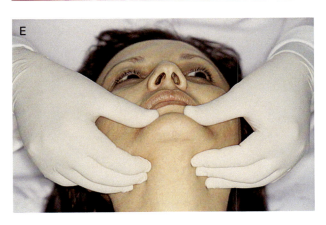

FIGURA 8.6 (A) (B) Vistas do JIG em posição. (C) Vista lateral do JIG mantendo o espaço interoclusal. (D) Tiras de Long em posição. (E) Manipulação bilateral da mandíbula para obtenção da RC, mostrando o posicionamento correto do paciente (posição supina) e a colocação dos dedos no mento e na base da mandíbula. Com pequenos movimentos de abertura e fechamento busca-se o relaxamento da mandíbula. Uma leve pressão dos dedos na base da mandíbula faz com que os côndilos sejam assentados contra o disco articular em sua posição superior/anterior, enquanto se localiza o primeiro contato em RC.

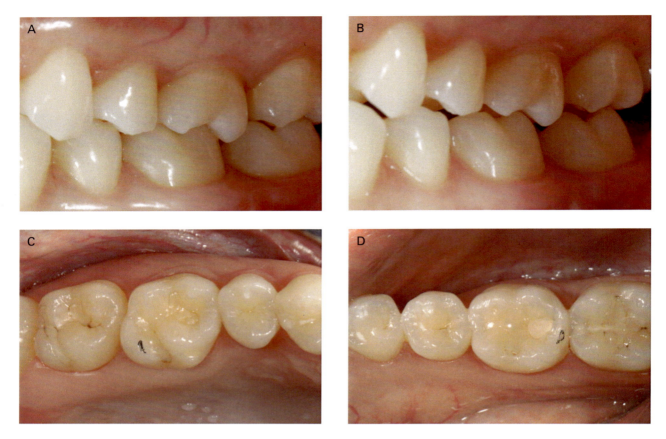

FIGURA 8.7 (A) Posição de MIH. (B) Posição de RC. Observe a separação entre os dentes posteriores devido à presença de interferência oclusal entre os primeiros molares inferior e superior. (C) (D) Vista dos contatos marcados pela fita evidenciadora.

O registro é realizado com cera plastificada ou silicona de adição. Após retirado da boca, ele é colocado sobre os dentes do modelo superior (Figs. 8.8A a C).

O modelo inferior é posicionado contra o registro com o articulador virado ao contrário, e ambos devem ser unidos com elástico ou palitos fixados nos modelos com godiva ou cera pegajosa (Figs. 8.9A e B). Nessa fase é importante que o pino incisal seja aumentado 1 a 2 mm para compensar a espessura do registro, pois ele é desparafusado após a presa do gesso para que os dentes entrem em contato na posição de RC e o ramo superior do articulador fique paralelo ao inferior.

Durante a montagem dos modelos em RC cêntrica, é importante que as esferas condilares permaneçam correta e passivamente localizadas nos guias condilares, ou seja, na intersecção das paredes lateral e posterior. Um meio prático para evitar o risco de montar modelos com as esferas condilares fora de posição é travá-las, apertando o parafuso da haste lateral do guia condilar (Bennet) movimentada totalmente ao contrário (Fig. 8.9C).

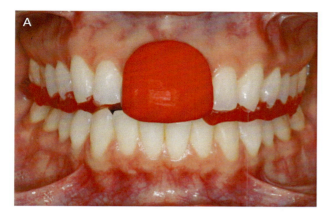
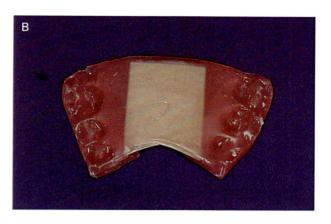
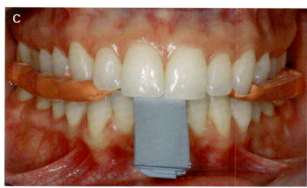

FIGURA 8.8 (A) Registro em cera com o JIG em posição. (B) Registro em cera. Observe o recorte na região anterior para não interferir com o JIG. (C) Registro em silicona com as tiras de Long em posição.

Após a presa do gesso, os guias devem ser ajustados em medidas médias, ou seja, 30° para inclinação anteroposterior e 15° para o movimento de Bennett. Não existem comprovações científicas de que a individualização dos guias condilares possa trazer mais benefícios que o ajuste em medidas médias no resultado final da prótese.

Após a montagem dos modelos no ASA, é muito importante conferir a correspondência dos contatos oclusais dos modelos com os da boca na posição de RC. Isso é feito determinando-se, com uma fita apropriada para detectar contatos oclusais, quais dentes apresentam contatos nessa posição; a seguir, os contatos são demarcados com fita evidenciadora. Esse procedimento é repetido na boca e, caso não se confirme a exatidão da montagem, deve-se realizar novo registro e nova montagem no articulador (Figs. 8.9D e E). Desse modo, tem-se a montagem dos modelos de estudo em ASA na posição de RC com o objetivo de facilitar a visualização do relacionamento maxilomandibular e analisar a presença de contatos prematuros e o desvio da mandíbula em direção lateral e/ou anterior (Fig. 8.9F).

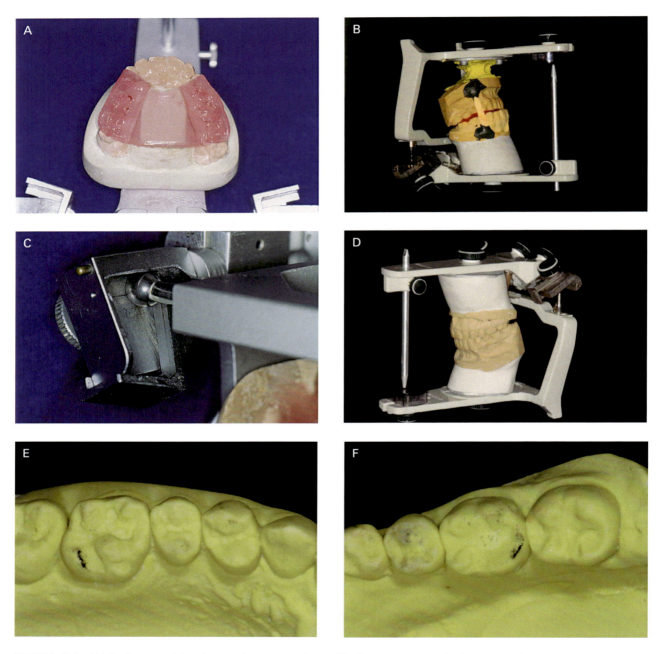

FIGURA 8.9 (A) Registro posicionado nos dentes superiores. (B) Observe que o articulador está virado ao contrário para a montagem do modelo inferior. Antes da fixação na placa com gesso, o modelo inferior é preso ao superior com palitos e godiva. (C) Travamento lateral da esfera condilar. (D) Montagem dos modelos de estudo. (E) (F) Interferências oclusais em RC marcadas pela fita evidenciadora de contato. Compare com as Figuras 8.7C e D para observar a coincidência dos contatos em RC.

Na ausência de dentes anteriores e/ou posteriores, os registros devem ser confeccionados usando bases de resina acrílica com estabilidade e retenção, sobre as quais serão confeccionados planos de cera e/ou registros em resina para contatar os dentes antagonistas (Fig. 8.10).

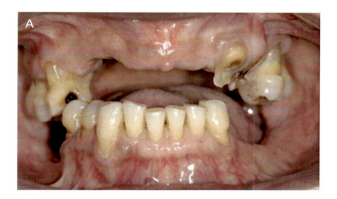
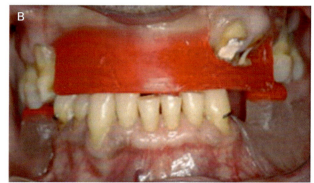
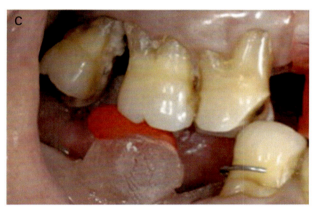
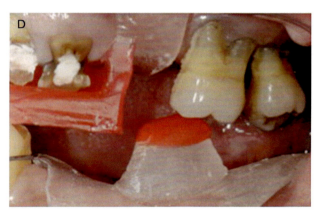
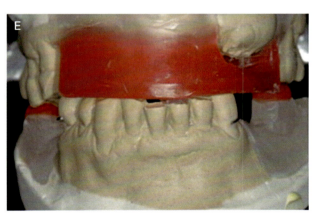

FIGURA 8.10 (A) Vista mostrando a presença de interferência oclusal entre os pré-molares do lado direito na posição de RC. (B) (C) (D) Vistas do registro da RC em um plano de cera confeccionado sobre uma chapa de prova na maxila e de extensões em resina confeccionadas sobre a chapa de prova na mandíbula para contatar os dentes antagonistas. Nesse caso, o plano de cera faz a função do JIG. (E) Modelos montados no ASA com os registros em posição.

Montagem dos modelos de trabalho

Definida a posição de trabalho, os registros oclusais para a montagem dos trabalhos protéticos em ASA podem ser realizados nas seguintes condições:

- Prótese unitária
- PPF unilateral
- PPFs bilaterais
- PPF superior e inferior no mesmo lado da boca
- Reabilitação oral
- PPF sobre implantes

Prótese unitária

No caso de prótese unitária, quando o paciente tem a maior parte dos dentes remanescentes em oclusão estável e sem SSTO, a MIH é a posição de escolha. O método mais preciso de relacionamento dos modelos superior e inferior para essa situação é sua articulação sem registro interoclusal (Fig. 8.11). Essa é a melhor forma de montar os modelos seguramente na DVO correta, compensando, assim, a limitação do registro do eixo de rotação arbitrário. Se houver necessidade de fazer registro, pode-se utilizar casquete de resina ou silicona, sem alterar a DVO.

PPF unilateral

17 16 15 14 13 12 11	21 22 23 24 26 27
47 46 45 44 43 42 41	31 32 33 34 35 36 37

Quando a PPF está sendo confeccionada em um quadrante e o outro lado apresenta-se estável, o registro intermaxilar é necessário para estabilizar os modelos durante a montagem. Esse registro deve ser feito somente sobre os dentes preparados; os outros dentes permanecem em oclusão. A MIH deve ser a posição de trabalho, desde que o paciente não apresente patologias relacionadas à oclusão.

Os registros são feitos com casquetes de resina confeccionados sobre os dentes preparados do modelo de trabalho, sem atingir a área cervical do preparo. Além disso, a superfície oclusal deve apresentar um espaço mínimo entre os casquetes e os dentes antagonistas. Uma pequena quantidade de resina é então colocada sobre os casquetes, que deverão registrar as pontas das cúspides dos dentes antagonistas. Essa marca sobre o casquete deve ser o mais rasa possível (somente a ponta da cúspide), para permitir o total assentamento do modelo de gesso no momento da montagem. Após a polimerização da resina, o casquete é transferido para o modelo, para auxiliar sua montagem no articulador (Figs. 8.12 e 8.13).

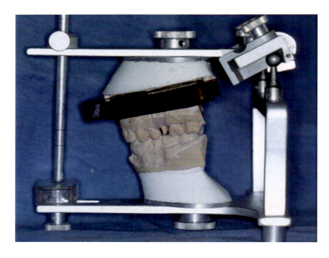

FIGURA 8.11 Modelos montados no articulador para a confecção de coroa em cerâmica no dente 15 sem a necessidade de confecção do registro.

PRÓTESE FIXA 291

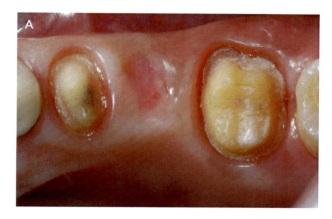
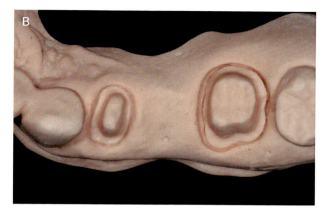
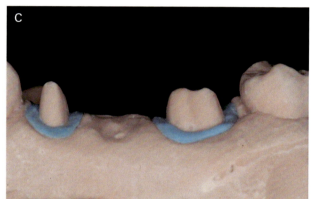
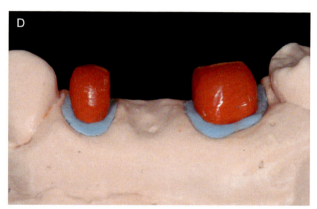
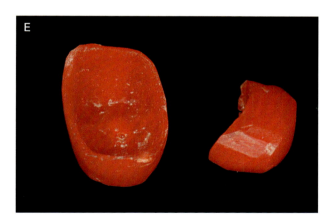

FIGURA 8.12 (A) Vista dos dentes preparados. (B) Vista dos troquéis sobre os quais serão confeccionados os casquetes de resina Duralay. (C) Antes da confecção dos casquetes, a região do término cervical deve ser protegida com cera para evitar que o contato da resina com as margens do preparo possa danificá-las. (D) Vista dos casquetes em resina e da proteção das margens com cera. Os casquetes devem ficar cervicais aproximadamente 1,5 mm distantes das margens. (E) Vista dos casquetes concluídos.

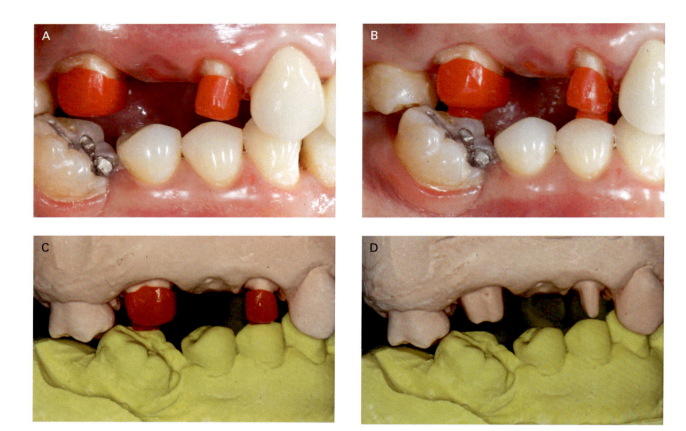

FIGURA 8.13 (A) Testa-se a estabilidade dos casquetes nos dentes preparados e observa-se a presença de espaço interoclusal entre os casquetes e os dentes antagonistas. (B) Com um pincel, acrescenta-se uma pequena quantidade de resina na face oclusal de cada casquete, e o paciente oclui na posição de MIH. É necessário que a área da impressão em resina seja pequena, para evitar que a contração da resina impeça o assentamento correto do modelo inferior durante sua montagem no articulador. (C) (D) Modelos montados no articulador com e sem os casquetes.

As Figuras 8.14 a 8.16 mostram os registros de duas PPFs feitas na posição MIH, visto que os dentes remanescentes propiciavam estabilidade oclusal e não apresentavam SSTO.

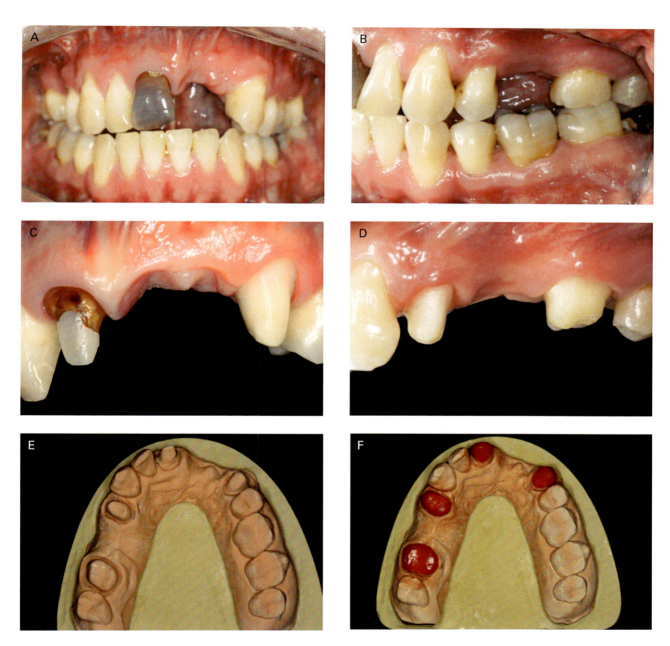

FIGURA 8.14 (A) (B) Vista antes do preparo dos dentes retentores. (C) (D) Vista dos dentes preparados. (E) Modelo de trabalho. (F) Casquetes confeccionados.

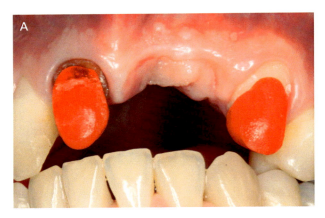
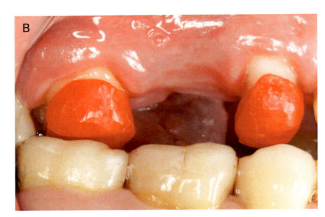
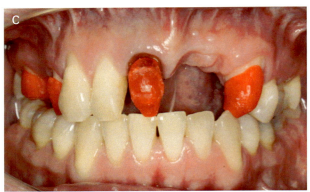
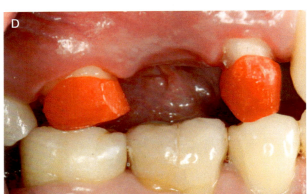
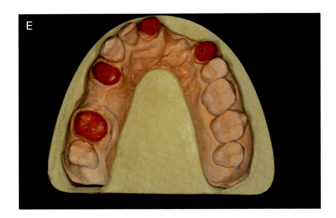

FIGURA 8.15 (A) (B) Casquetes em posição nos dentes preparados sem manter contato com os dentes antagonistas. (C) (D) Aplica-se com pincel uma pequena quantidade de resina na face oclusal/incisal de cada casquete, e o paciente oclui na posição de MIH. (E) Vista dos contatos destacados com grafite.

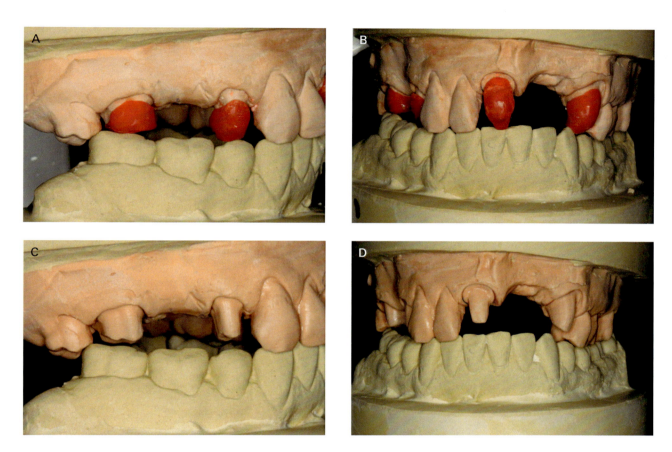

FIGURA 8.16 Modelos montados em ASA, com e sem os casquetes.

PPFs bilaterais

18 17 16 15 14 13 12 11	21 22 23 24 25 26 27 28
47 45 44 43 42 41	31 32 33 34 35 37

No caso de PPFs bilaterais em um dos arcos, muitas vezes é necessário utilizar a RC como posição de trabalho, pois a posição MIH pode não prover uma estabilidade oclusal adequada, em virtude da ausência dos dentes. Se a oclusão for estável e os dentes não apresentarem SSTO, pode-se utilizar a MIH como posição maxilomandibular. Contudo, como há possibilidade de concluir a prótese em uma posição diferente da MIH inicial (em decorrência de fraturas e/ou desgastes das coroas provisórias ou durante o processo de reembasamento), por que não empregar a RC?

A posição de RC é fisiológica, é aceita pelo paciente e permite a alteração da DVO quando necessário. Outra vantagem dessa posição é ser conveniente e prática ao profissional, pois serve como ponto de partida para a reabilitação do paciente. Se, por alguma razão, a posição de RC for alterada, a determinação dessa posição é facilmente obtida, pois é reproduzível. O mesmo não ocorre com a MIH, pois, quando se perdem os contatos oclusais mantidos pelos dentes ou pelas coroas provisórias, perde-se também a MIH original.

Definida a posição de RC para o tratamento, é necessário ajustar a oclusão dos dentes remanescentes, para eliminar as interferências oclusais e garantir a coincidência entre as posições dentária e condilar, denominada ORC. Nesses casos, a ORC já deve ser definida na fase de enceramento diagnóstico, que será também usada para a confecção das coroas provisórias.

Antes do preparo dos dentes em boca, a oclusão deve ser ajustada por meio de desgaste seletivo usando a mesma sequência de procedimentos empregada no ajuste feito previamente no articulador. A oclusão estável em ORC será usada posteriormente como orientação para o ajuste oclusal das coroas provisórias. Assim, após o preparo dos dentes retentores de um lado, confecciona-se a prótese provisória utilizando o outro lado como referência da posição de trabalho e da DVO. Em seguida, preparam-se os dentes do lado oposto e confecciona-se a prótese provisória, usando o lado da prótese provisória instalada anteriormente como referência.

Quando se obtém a posição de ORC com um arco de fechamento único, na qual a posição de maior quantidade possível de contatos dentários (MIH) coincide com o correto posicionamento dos côndilos na fossa mandibular (RC), eliminam-se contatos prematuros que desviam a mandíbula. O registro da ORC é feito com casquetes de resina, como descrito anteriormente. Assim, removem-se as coroas provisórias de um lado e obtêm-se os registros com casquetes de resina. Após a polimerização da resina, repetem-se os procedimentos para os registros do outro lado (Figs. 8.17 a 8.20).

PRÓTESE FIXA 297

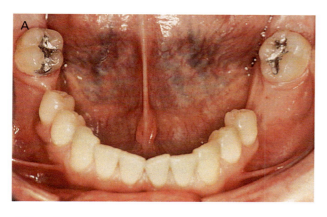
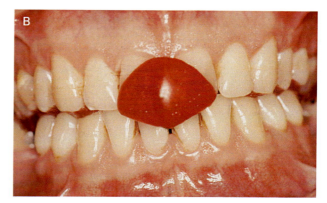
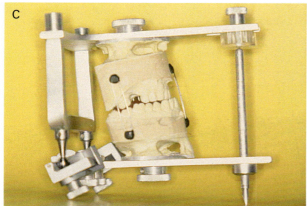
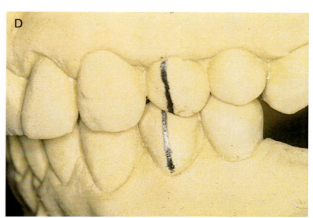
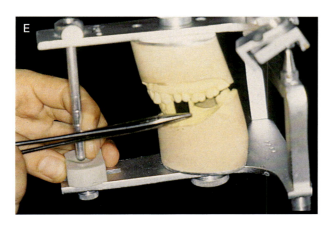
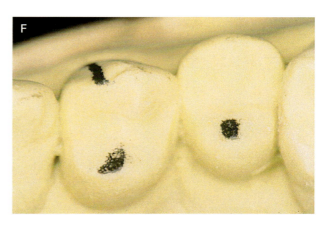
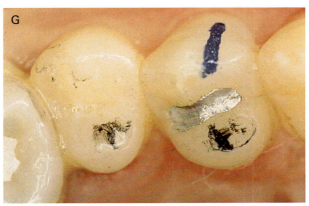

FIGURA 8.17 (A) Vista oclusal inicial do caso. Observe que, ao se prepararem os dentes posteriores inferiores, perde-se a estabilidade oclusal. (B) Vista frontal do caso, com o JIG em posição para registro e montagem dos modelos de estudo em RC. (C) Modelos de estudo montados em ASA em RC. (D) Vista lateral dos modelos de estudo em MIH. Observe a não coincidência das linhas (RC ≠ MIH), evidenciando a presença de contatos prematuros que deslocam a mandíbula em direção anterior. (E) Demarcação dos primeiros contatos dentários na posição de RC para ajuste da oclusão. (F) (G) A coincidência dos contatos prematuros no modelo e na boca é importante para que se considere correta a montagem em RC.

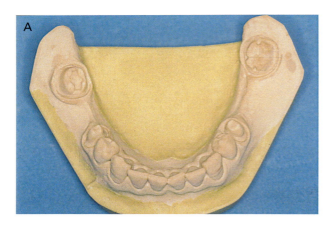
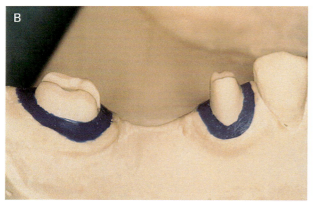
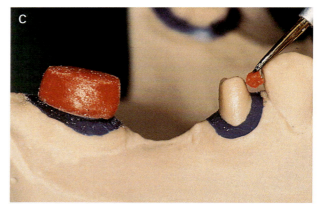
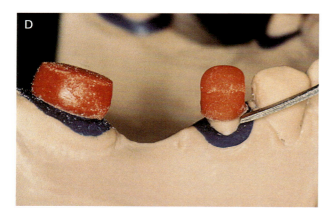
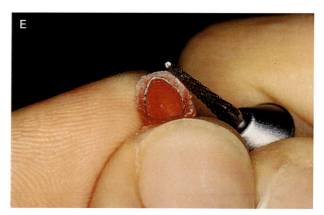
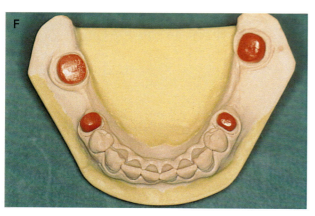

FIGURA 8.18 (A) Vista oclusal do modelo de trabalho. (B) Proteção do término cervical com cera. Após a confecção dos casquetes, essa cera deverá ser eliminada com água quente. (C) Aplicação de resina Duralay sobre os preparos, previamente isolados com vaselina. Uma camada fina de resina (de aproximadamente 0,3 mm) é suficiente para a confecção do casquete. (D) Durante a fase de polimerização da resina, recomendam-se a remoção e a inserção cuidadosa dos casquetes, para evitar danos ao modelo de gesso. (E) Acabamento e refinamento dos casquetes. (F) Vista oclusal do modelo inferior com todos os casquetes prontos para o registro na boca.

PRÓTESE FIXA 299

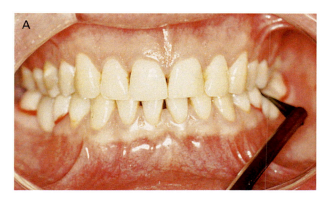
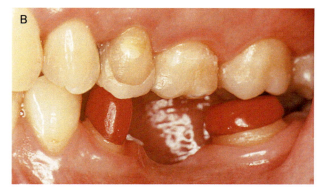
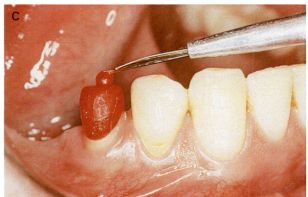
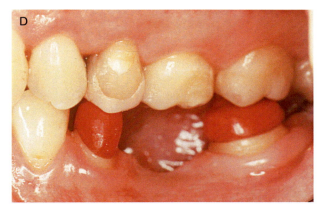
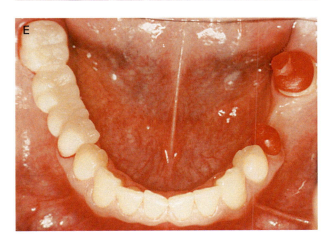
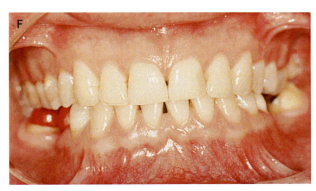
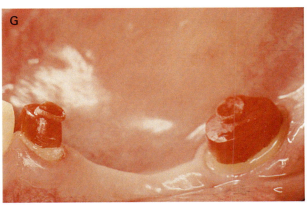

FIGURA 8.19 (A) Verificação da precisão da oclusão da prótese provisória de um dos lados da boca, antes do registro. (B) Após a retirada da prótese provisória de um dos lados, colocam-se os casquetes em posição, verificando o espaço oclusal para o registro. (C) Aplicação de pequena quantidade de resina sobre os casquetes. (D) Vista lateral do registro. Nessa fase, a posição maxilomandibular obtida (ORC) e a DVO estão sendo mantidas pela prótese provisória do lado oposto. (E) Vista oclusal dos registros realizados de um lado e prótese provisória em posição do outro lado. (F) Vista frontal dos registros em posição, mantendo a posição para a realização do registro do lado oposto (já sem a prótese provisória). (G) Vista aproximada dos registros realizados no lado oposto.

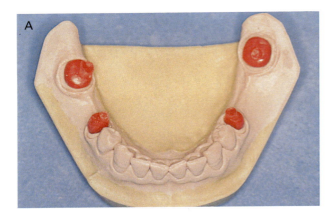
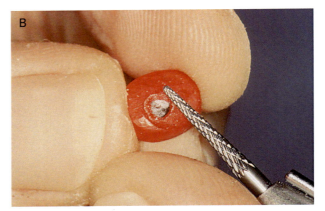
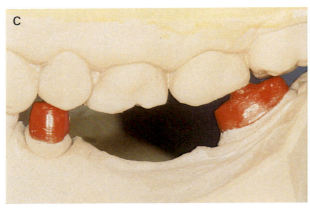
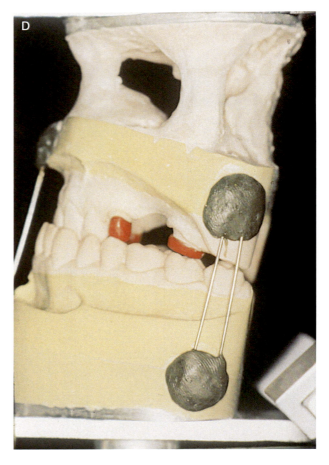
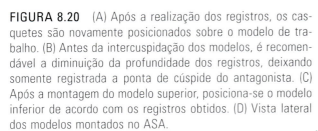

FIGURA 8.20 (A) Após a realização dos registros, os casquetes são novamente posicionados sobre o modelo de trabalho. (B) Antes da intercuspidação dos modelos, é recomendável a diminuição da profundidade dos registros, deixando somente registrada a ponta de cúspide do antagonista. (C) Após a montagem do modelo superior, posiciona-se o modelo inferior de acordo com os registros obtidos. (D) Vista lateral dos modelos montados no ASA.

Os mesmos procedimentos são realizados no caso de ausência de dentes posteriores em um hemiarco inferior e em um hemiarco posterior do lado oposto (Fig. 8.21).

16 15 14 13 12 11	21 22 23 24 26
46 44 43 42 41	31 32 33 34 35 36

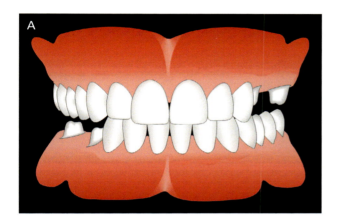 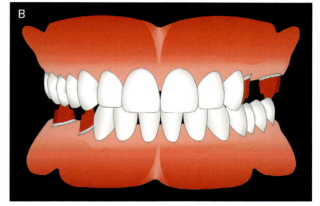

FIGURA 8.21 Esquema simulando os registros com casquetes de resina de PPF envolvendo os dentes 24 a 26 e 44 a 46.

PPF superior e inferior no mesmo quadrante

17 14 13 12 11	21 22 23 24 25 26 27
47 44 43 42 41	31 32 33 34 35 36 37

Nos casos de PPF superior e inferior no mesmo quadrante, se houver estabilidade oclusal nos dentes do lado oposto e ausência de SSTO, opta-se também pelo registro na MIH do paciente. Como é necessário que se realizem registros de dentes preparados contra dentes também preparados, pequenas variações devem ser incorporadas à técnica do registro com casquetes de resina acrílica. Assim, sugere-se que se construam cones de resina nos casquetes que serão posicionados nos dentes em uma das arcadas, com o objetivo de simular as pontas de cúspides. A seguir, esses cones entrarão em contato com a resina fluida colocada nos casquetes localizados nos dentes antagonistas (Fig. 8.22).

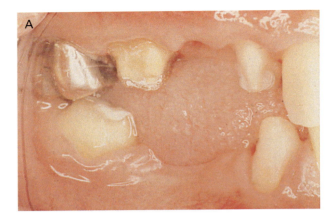
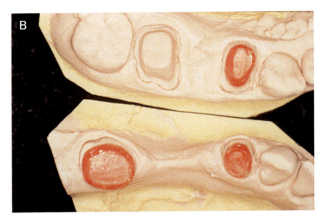
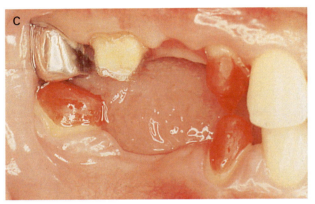
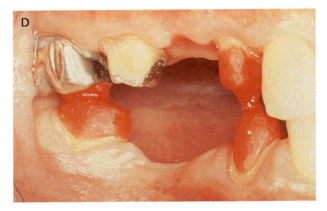
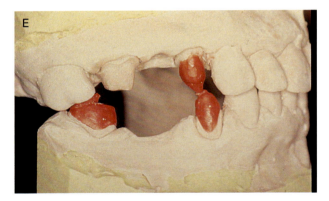

FIGURA 8.22 (A) Vista lateral dos dentes preparados. (B) Casquetes de registro nos modelos de trabalho. (C) Vista lateral anterior ao registro. Observe que foi confeccionado um cone de resina sobre um dos casquetes com a finalidade de simular uma cúspide e permitir um registro mais preciso com o casquete antagonista. (D) Aplica-se vaselina no cone para que ele não se una ao casquete inferior e acrescenta-se resina sobre os casquetes inferiores para a realização do registro. (E) Vista lateral dos modelos montados com os casquetes em posição.

Reabilitação oral

15	12 11	21 22 23	25
45 44 43 42 41		31 32 33 34 35	

Nos casos de reabilitação oral em que todos os dentes são preparados (em uma ou em ambas as arcadas), a posição de trabalho escolhida é a ORC. Assim, utilizam-se os mesmos princípios de registro com casquetes de resina acrílica descritos anteriormente, porém o registro deve ser realizado na DVO.

Para que não ocorra alteração na DVO durante os registros, recomenda-se que se mantenham as coroas provisórias em um dos lados enquanto é feito o registro do lado oposto. Após esse registro, e com os casquetes em posição, retiram-se as provisórias do lado oposto e faz-se o registro desse lado. Assim, o registro do relacionamento horizontal (ORC) e vertical (DVO) das arcadas é transferido para o articulador da maneira mais fiel possível (Figs. 8.23 e 8.24).

PRÓTESE FIXA 303

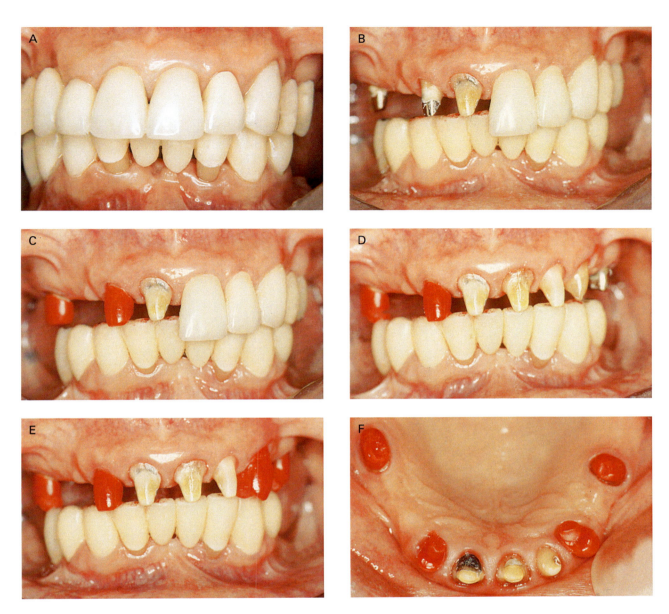

FIGURA 8.23 (A) Vista de um caso de reabilitação oral com as coroas provisórias em posição. (B) Remoção das coroas provisórias de uma hemiarcada para a realização da parte inicial do registro. (C) Casquetes de registro em posição. Observe que se utiliza apenas a quantidade de casquetes suficiente para estabilizar o registro, não havendo necessidade de utilizá-los em todos os dentes preparados. (D) Registro realizado em um dos lados e retirada das coroas provisórias do lado oposto. (E) Vista dos registros em posição, mantendo-se o relacionamento maxilomandibular obtido desde a fase das coroas provisórias. (F) Vista oclusal dos registros na boca.

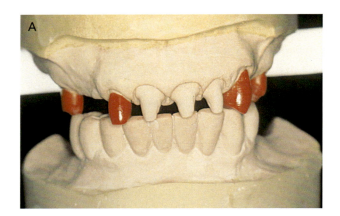
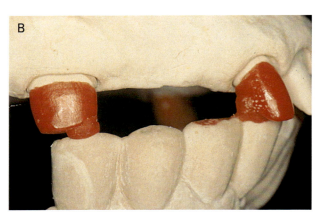
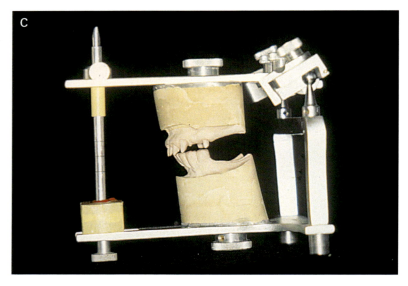

FIGURA 8.24 (A) Registros posicionados no modelo de trabalho. Observe que nessa etapa o pino incisal do ASA deve estar na posição "zero". Após a remoção dos casquetes de posição, a DVO vai ser mantida somente pelo pino incisal. (B) Vista lateral dos registros. Observe a fidelidade obtida pela resina Duralay. (C) Vista lateral dos modelos montados no ASA. Observe que nesse caso optou-se por confeccionar primeiro as próteses superiores contra as próteses provisórias inferiores. A confecção de casos extensos em segmentos possibilita ao CD planejar uma sequência de procedimentos para otimizar o tempo clínico, pois, enquanto as próteses estão sendo confeccionadas no laboratório, o CD pode repreparar e moldar os dentes inferiores. Esse método garante também mais conforto ao paciente, por não exigir a remoção de todas as coroas provisórias, o que implicaria anestesiar vários dentes, e também diminui o trabalho e riscos de fraturas ao limpar e cimentar as coroas provisórias. Entretanto, é imprescindível que as próteses provisórias preencham os requisitos oclusais (guia anterior, plano oclusal, DVO e estabilidade oclusal), estéticos e fonéticos, pois as próteses definitivas serão cópias das próteses provisórias. Após a moldagem do arco inferior, o modelo é registrado contra as coroas provisórias superiores ou, preferencialmente, contra as próteses superiores posicionadas em boca. A montagem do modelo inferior contra as próteses superiores remontadas permite obter uma oclusão mais precisa.

Em algumas situações, o CD pode optar por confeccionar as próteses superiores e inferiores ao mesmo tempo. Nesses casos, removem-se as próteses provisórias de um lado e registra-se o outro lado. Em seguida, registra-se o lado oposto, mantendo os registros iniciais em posição (Fig. 8.25).

As Figuras 8.26 a 8.32 mostram a sequência de um tratamento com reabilitação oral no qual as PPFs foram confeccionadas sobre dentes naturais na maxila e sobre implantes com carga imediata na mandíbula.

Quando as PPFs são confeccionadas somente sobre implantes, a tomada dos registros pode ser feita diretamente sobre os componentes utilizados para a confecção das próteses provisórias ou definitivas, seguindo os princípios descritos anteriormente.

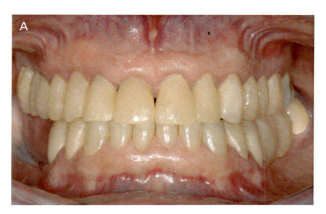
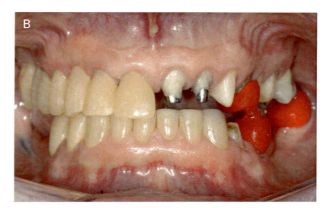
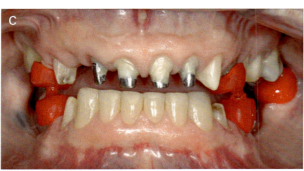
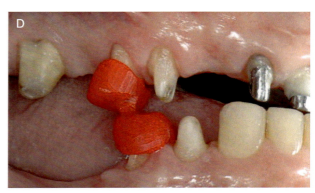
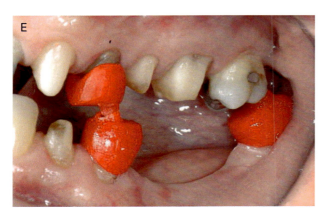
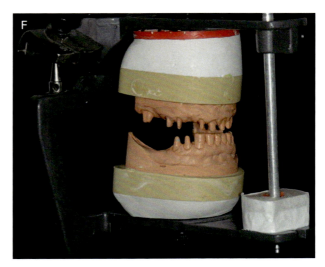

FIGURA 8.25 (A) Vista de um caso de reabilitação oral com as coroas provisórias. (B) Remoção das coroas provisórias de um lado e os registros do lado oposto. (C) Registros em posição. (D) (E) Vistas laterais dos registros. (F) Modelos montados no ASA.

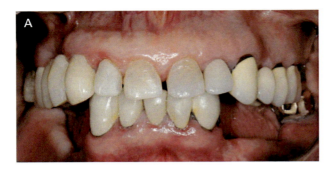
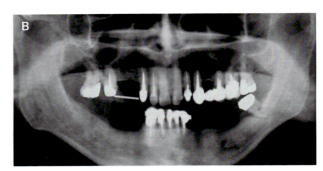
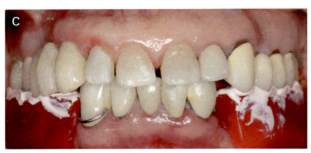
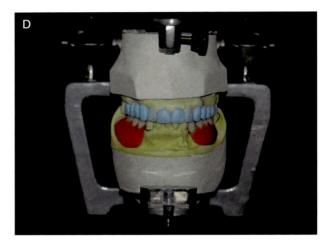

FIGURA 8.26 (A) (B) Vistas iniciais clínica e radiográfica de caso com necessidade de tratamento com reabilitação oral. Na maxila, o planejamento consistiu de PPF sobre dentes; na mandíbula, optou-se pela extração dos dentes e pela confecção de PPF sobre implantes com carga imediata. (C) Registro da RC. (D) Enceramento diagnóstico para a determinação do planejamento: o enceramento dos dentes superiores foi utilizado para a confecção das próteses provisórias; o dos inferiores, para a fabricação do guia cirúrgico.

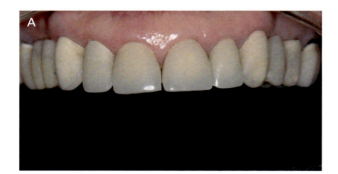
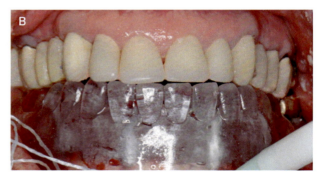
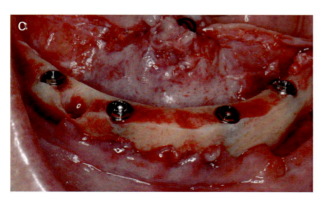

FIGURA 8.27 (A) Coroas provisórias. (B) Prova do guia cirúrgico e ajuste oclusal contra as coroas provisórias superiores. Após a extração dos dentes inferiores, procede-se à adaptação do guia cirúrgico em boca e ao ajuste da oclusão na DVO, buscando estabilizar a oclusão contra as coroas provisórias superiores. Esses procedimentos são importantes, pois o guia será empregado como moldeira na moldagem dos implantes e no registro das relações intermaxilares (RC e DVO). (C) Vista após a colocação dos implantes.

PRÓTESE FIXA 307

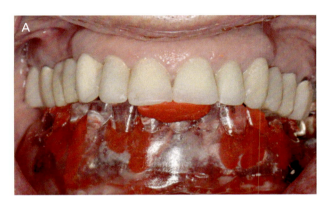
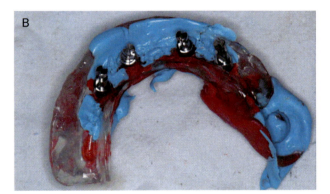
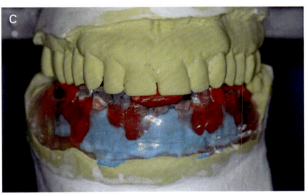
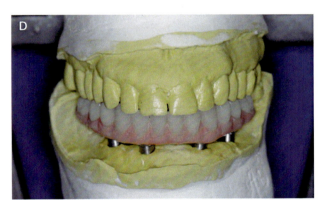
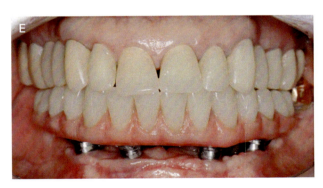

FIGURA 8.28 (A) Vista dos registros das relações intermaxilares no guia. (B) Vista interna do molde. (C) Após vazar o gesso no molde, o modelo é montado no articulador. A moldeira (guia cirúrgico) é separada do modelo após sua fixação no ASA. (D) Prótese inferior concluída. (E) Vista das próteses provisórias superiores e da prótese definitiva inferior.

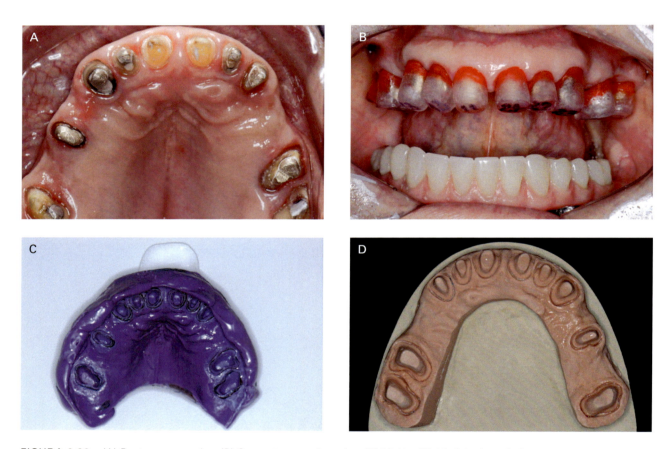

FIGURA 8.29 (A) Dentes preparados. (B) Casquetes reembasados. (C) Molde. (D) Modelo de trabalho.

PRÓTESE FIXA 309

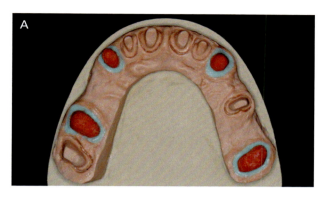
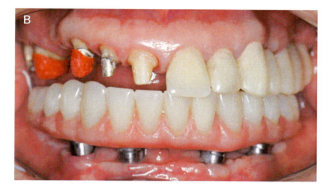
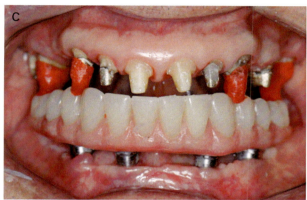
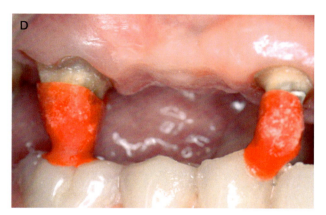
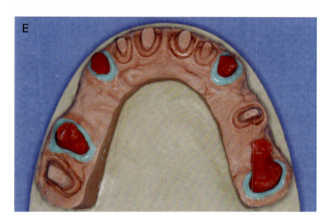
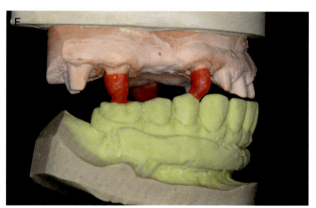
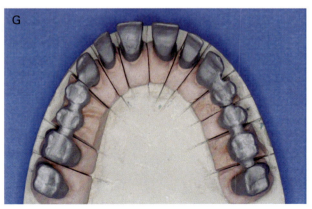

FIGURA 8.30 (A) Vista dos casquetes confeccionados. Observe a cera protegendo as margens dos preparos. (B) Vista dos casquetes em posição, sem contato com os dentes antagonistas e com as próteses provisórias no lado oposto para manter a posição de trabalho (ORC) e a DVO. (C) Após os registros com os casquetes, a prótese provisória do lado oposto é removida, e realizam-se os registros com casquetes desse lado. (D) Vista aproximada dos registros. (E) Vista oclusal dos registrados. (F) Vista lateral dos modelos montados no ASA. (G) Vista das infraestruturas.

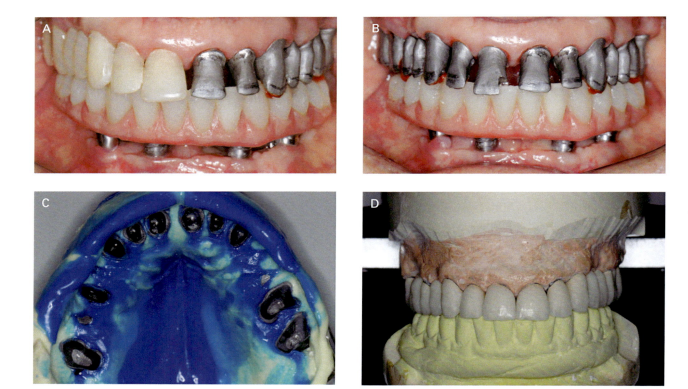

FIGURA 8.31 Prova e remontagem das infraestruturas após soldagem. (A) Para a realização dos registros antes da remontagem, mantêm-se as coroas provisórias em um dos lados e faz-se o registro colocando resina Duralay sobre as infraestruturas. (B) Em seguida, as coroas provisórias são removidas e as infraestruturas são colocadas em posição do outro lado, para a realização de seus registros. Observe as marcações feitas com grafite nas infraestruturas das regiões incisais e oclusais, que orientarão o técnico de laboratório na realização dos desgastes necessários. (C) Molde das infraestruturas para remontagem. Maiores detalhes sobre remontagem estão descritos no Capítulo 10. (D) Próteses metalocerâmicas no modelo remontado, prontas para a realização dos ajustes em boca.

PRÓTESE FIXA 311

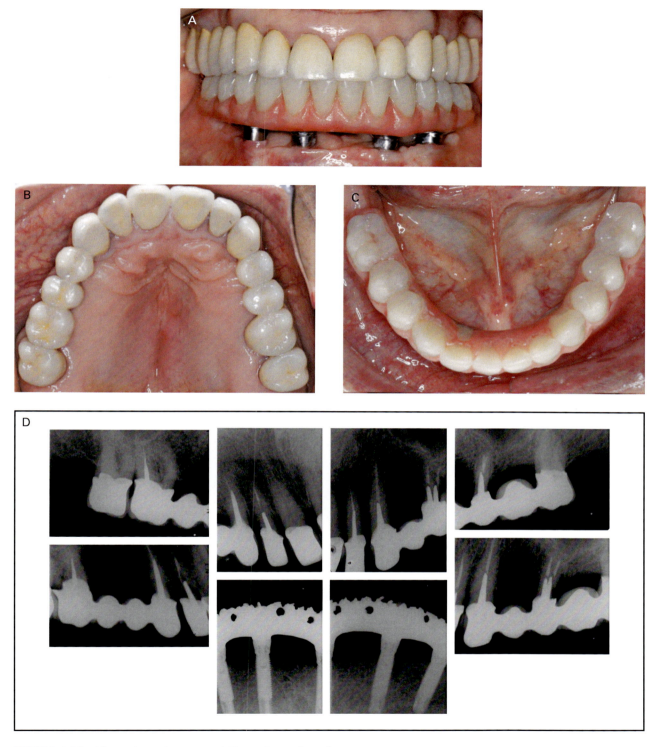

FIGURA 8.32 Vistas das próteses concluídas e das radiografias.

A sequência apresentada nas Figuras 8.33 a 8.44 mostra a realização de registros de PPF sobre implantes na mandíbula usando cilindros metálicos para coroas provisórias.

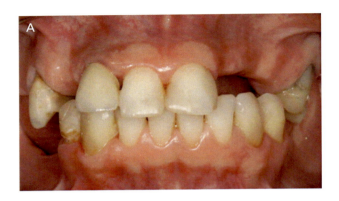
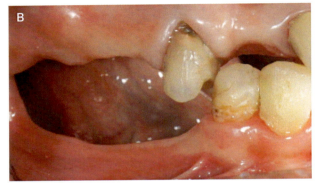
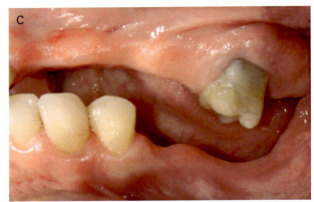
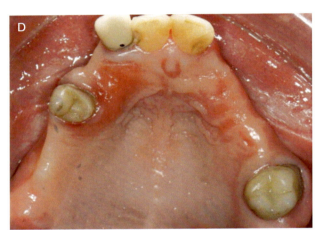
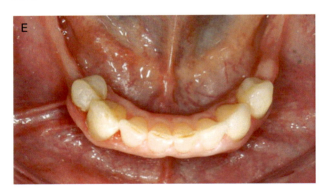

FIGURA 8.33 Vistas iniciais de caso com perda de dimensão vertical por ausência de contenção em dentes posteriores, o que causou a migração dos dentes anteriores em direção vestibular. O paciente usava prótese removível na maxila que causava compressão exagerada nos tecidos moles por falta de contenção em dentes naturais posteriores.

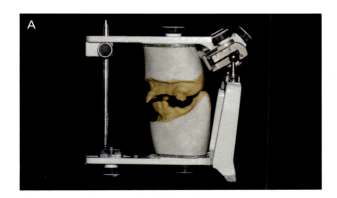
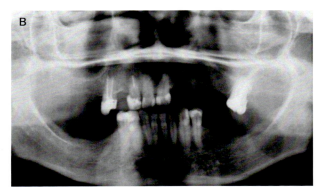

FIGURA 8.34 (A) Modelos de estudo montados em ASA e (B) radiografia panorâmica. O planejamento proposto consistia na extração dos dentes superiores e na confecção de PPF sobre implantes na maxila. Optou-se por este plano pelas seguintes razões: número insuficiente de dentes para a PPF, que era o desejo do paciente; o aproveitamento os dentes remanescentes exigiria movimentação ortodôntica no sentido anteroposterior e preparos para coroas metalocerâmicas para restaurar a DVO; a quantidade insuficiente de osso para colocar implantes nas regiões edêntulas exigiria a realização de cirurgias extensas. Analisando esses aspectos e levando em consideração a relação custo/benefício, optou-se pela extração dos dentes remanescentes e pela confecção de PPF sobre implantes (protocolo). Para a mandíbula, foi proposta a colocação de três implantes no lado esquerdo e um no direito.

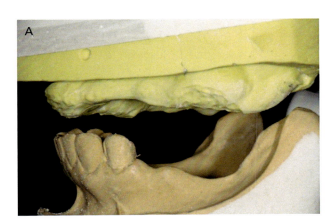
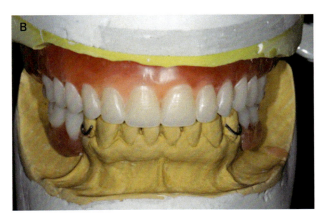
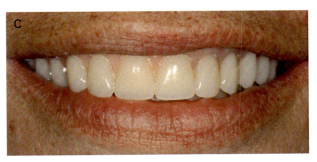

FIGURA 8.35 (A) Vista do modelo superior após a extração dos dentes superiores para a confecção da prótese total imediata. (B) Enceramento das próteses total superior e removível inferior. Os enceramentos foram duplicados para a confecção dos guias cirúrgicos para realização das tomografias e cirurgias. (C) Prótese total superior instalada.

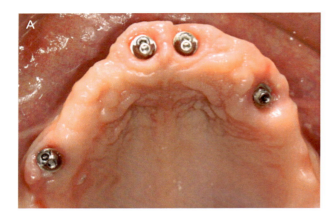
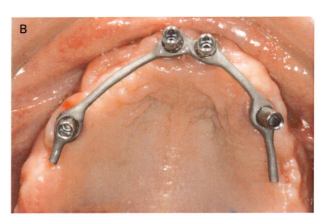

FIGURA 8.36 (A) Vista após a instalação dos pilares. Sobre os pilares foram confeccionadas coroas provisórias, tranformando a prótese total em PPF provisória. Entretanto, como havia necessidade de cirurgias de levantamento de seio e de enxerto ósseo nas áreas do 16 e 23, respectivamente, foi confeccionada uma prótese provisória com reforço metálico para aumentar sua resistência e em função durante pelo menos 8 meses, até a confecção da prótese definitiva. Foi confeccionada uma barra metálica unindo os pilares, sobre a qual foi confeccionada nova prótese provisória. (B) Vista da barra metálica parafusada nos intermediários. Com a barra no modelo, é feita a colocação dos dentes, o enceramento e a prensagem da prótese.

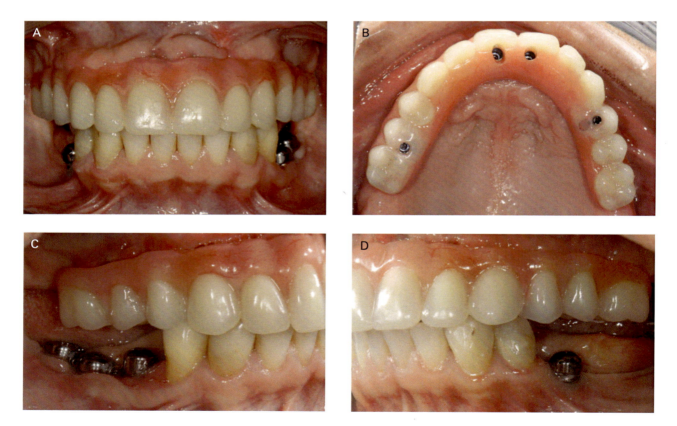

FIGURA 8.37 (A) (B) Vistas da prótese provisória no arco superior em posição. (C) (D) Vistas laterais da prótese superior e dos implantes inferiores. Foram colocados três implantes no lado esquerdo e um no direito, em virtude da quantidade insuficiente de osso para a colocação de mais implantes, o que exigiria a colocação de enxerto ósseo. Com a presença do dente 44, optou-se por deixar esse lado em arco dentário curto.

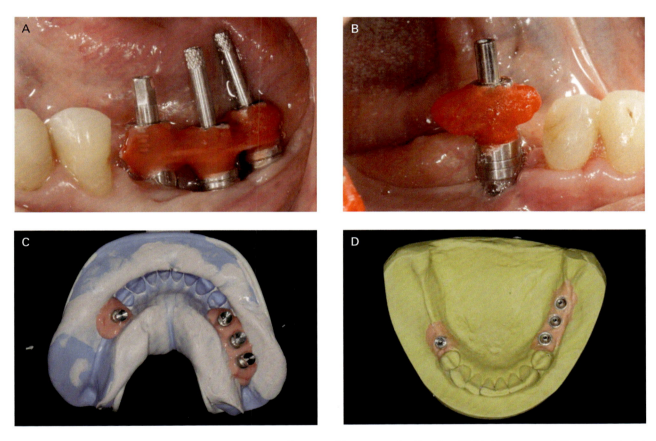

FIGURA 8.38 (A) (B) Vista dos componentes para moldagem unidos com resina Duralay. (C) Molde com as réplicas e o material empregado para a confecção de gengiva artificial. (D) Modelo de trabalho.

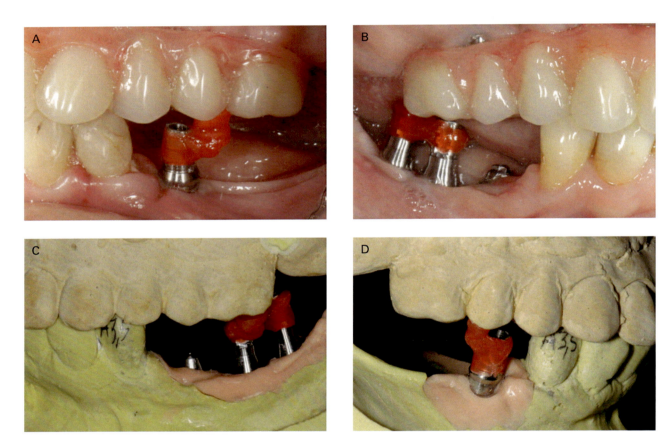

FIGURA 8.39 Enquanto se aguardava a cicatrização das cirurgias de levantamento de seio e enxerto ósseo na maxila, foram confeccionadas as próteses inferiores. (A) (B) Registros em resina na DVO, confeccionados nos cilindros de titânio para coroas provisórias. Os cilindros devem ser cortados aquém da superfície dos dentes antagonistas antes de se fazer os registros em resina. (C) (D) Modelos montados em ASA com os registros em posição.

PRÓTESE FIXA 317

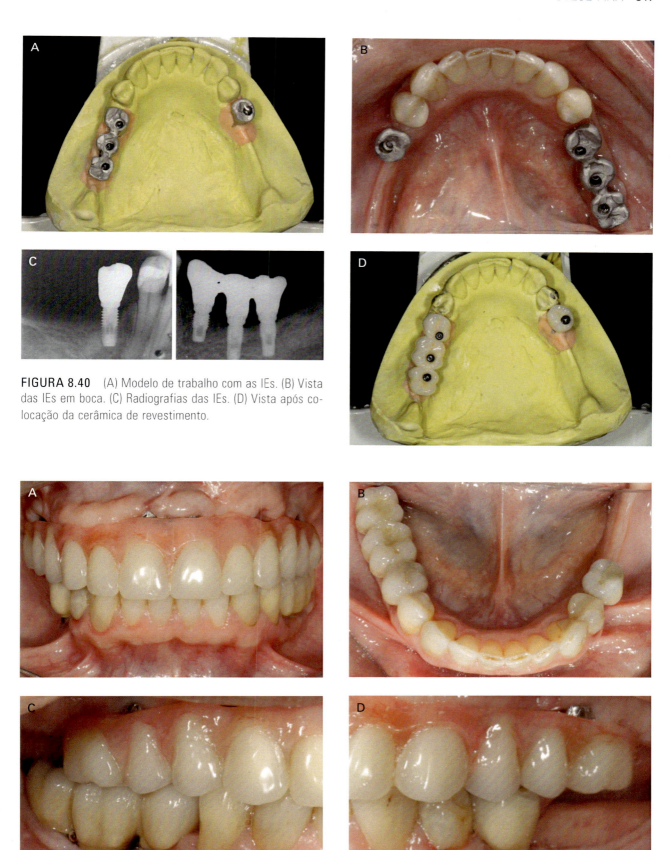

FIGURA 8.40 (A) Modelo de trabalho com as IEs. (B) Vista das IEs em boca. (C) Radiografias das IEs. (D) Vista após colocação da cerâmica de revestimento.

FIGURA 8.41 Vistas das próteses inferiores concluídas.

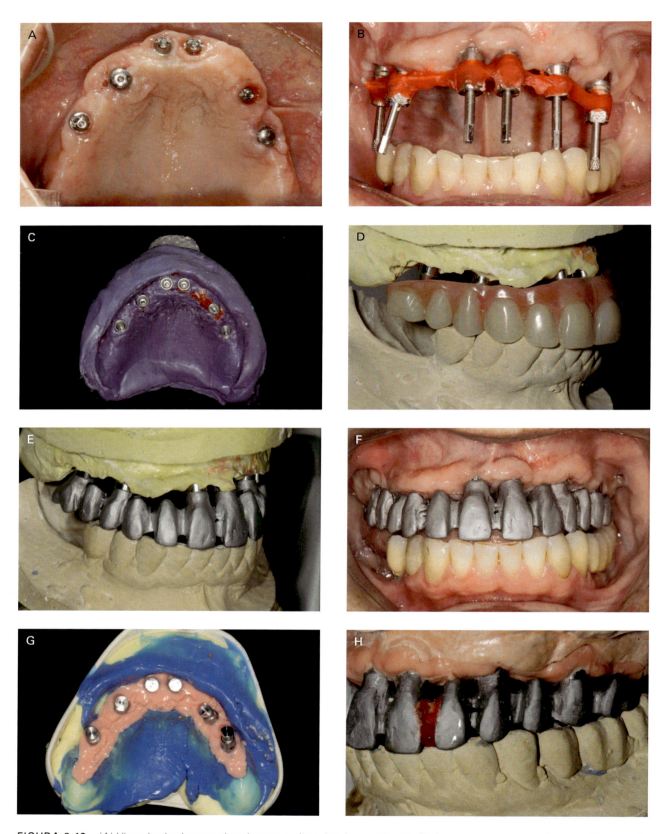

FIGURA 8.42 (A) Vista dos implantes colocados nas regiões dos dentes 13 e 26. (B) Componentes para moldagem unidos com fio dental e resina. (C) Vista do molde. (D) Vista dos modelos montados no ASA empregando a prótese provisória como registro da DVO e ORC. (E) Vista das IEs no modelo de trabalho. (F) Vista das IEs adaptadas e prontas para remontagem. (G) Molde com as IEs após a colocação de material para simular gengiva artificial. (H) Modelo remontado no articulador.

PRÓTESE FIXA 319

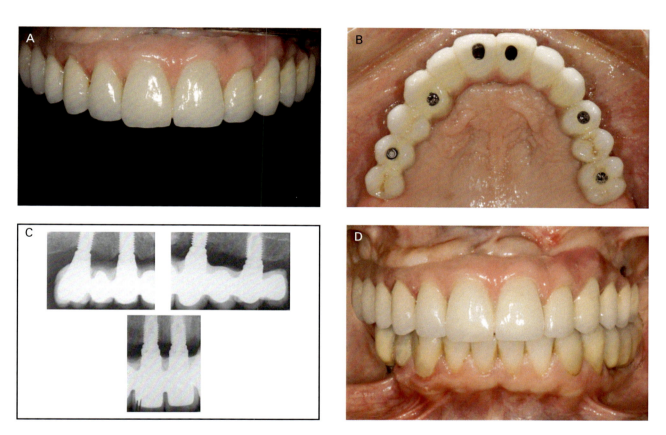

FIGURA 8.43 (A) (B) (C) Vistas da prótese superior e das radiografias. (D) Vista frontal da prótese superior e das próteses inferiores concluídas.

VERTICULADOR

O verticulador é um instrumento que permite a montagem de modelos parciais para a confecção de elementos unitários e de PPFs de até três elementos, todos localizados na região posterior da boca. Seu uso exige que o paciente tenha um guia anterior efetivo, e suas vantagens incluem economia de material, rapidez e simplicidade.

O verticulador é constituído por duas hastes horizontais que permitem movimentação somente no sentido vertical. Esse instrumento contém um parafuso que controla a abertura das hastes, as quais, quando em contato, devem reproduzir a posição de DVO do paciente. O registro intermaxilar é obtido com silicona de adição, em virtude de sua excelente estabilidade dimensional. As Figuras 8.44 e 8.45 mostram a sequência de confecção de uma prótese adesiva em verticulador.

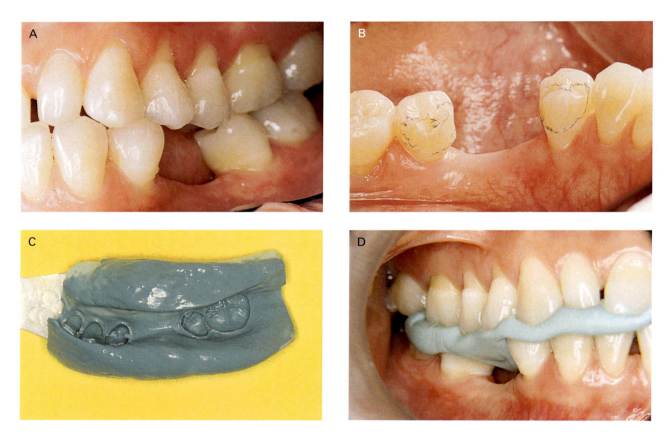

FIGURA 8.44 (A) Vista do caso antes dos preparos para prótese adesiva. (B) Vista após a realização dos preparos. (C) Moldagem parcial realizada com silicona de adição. (D) Na mesma sessão, faz-se o registro oclusal com o material pesado da silicona de adição. Um rolete de silicona é colocado sobre a região preparada, e solicita-se ao paciente que oclua sobre ele. Assim, obtém-se o registro do relacionamento estático dos dentes preparados com os antagonistas.

PRÓTESE FIXA 321

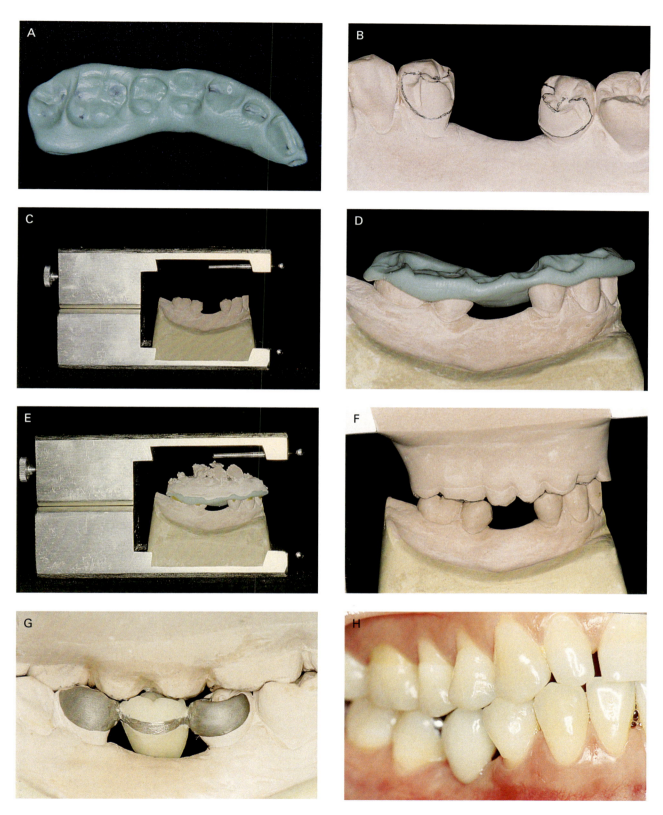

FIGURA 8.45 (A) Registro em silicona mostrando a cópia dos dentes antagonistas. No lado oposto, tem-se a impressão dos dentes preparados. (B) Modelo de trabalho. (C) Modelo de trabalho fixado no ramo inferior do verticulador. (D) Registro posicionado sobre os dentes e fixado com cera pegajosa. (E) Pequena quantidade de gesso especial tipo IV é vazada sobre o registro, gerando a cópia dos dentes antagonistas. (F) Após a presa do gesso especial, se completa a montagem com gesso pedra. (G) Vista do verticulador mostrando a oclusão da prótese adesiva com os dentes antagonistas. (H) Vista da prótese adesiva cimentada.

LEITURAS SUGERIDAS

Anselm Wiskott HW, Nicholls JI. A fixed prosthodontics centric relation registration technique using resin copings. Int J Prosthodont. 1989;2(5):447-52.

Antonelli J, Hottel TL, Siegel SC, Darnell L. The acrylic resin transfer coping technique for making accurate interocclusal records. J Tenn Dent Assoc. 2011;91(2):17-21.

Ash MM, Ramfjord SP. Occlusion. 4th ed. Philadelphia: WB Saunders; 1995.

Ash MM Jr. Philosophy of occlusion: past and present. Dent Clin North Am. 1995;39(2):233-55.

Aull AE. Condilar determinants of occlusal patterns. J Prosthet Dent. 1965;15(5):826-49.

Balthazar-Hart Y, Sandrik JL, Malone WF, Mazur B, Hart T. Accuracy and dimensional stability of four interocclusal recording materials. J Prosthet Dent. 1981;45(6):586-91.

Bellanti ND. The significance of articulator capabilities. I. Adjustable vs semiadjustable articulators. J Prosthet Dent. 1973;29(3): 269-75.

Beyron H. Optimal occlusion. Dent Clin North Am. 1969;13(3):537-54.

Bonfante G. Estudo comparativo dos registros do eixo terminal de rotação, determinado por técnicas arbitrária e cinemática, no articulador Whip-Mix [dissertação]. Bauru: FOB; 1973.

Campos AA, Nathanson D. Compressibility of two polyvinyl siloxane interocclusal record materials and its effect on mounted cast relationships. J Prosthet Dent. 1999;82(4):456-61.

Cardoso AC. Oclusão para mim e para você. São Paulo: Santos; 2003.

Celenza FV. The theory and clinical management of centric positions: II. Centric relation and centric relation occlusion. Int J Periodontics Restorative Dent. 1984;4(6):62-86

Celenza FV. The theory and management of centric positions: I. Centric occlusion. Int. Int J Periodontics Restorative Dent. 1984;4(1):8-26.

Christensen GJ. Improving interocclusal records for crowns and fixed prostheses. J Am Dent Assoc. 2011;142(4):441-4.

Christensen LC. Preserving a centric stop for interocclusal records. J Prosthet Dent. 1983;50(4):558-60.

Crispin B. Acrylic resin copings: an adjunct to fixed restorative dentistry. J Prosthet Dent. 1978;39(6):632-6.

Dawson PE. Avaliação diagnóstico e tratamento dos problemas oclusais. 2. ed. São Paulo: Artes Médicas; 1993.

Dawson PE. Centric Relation. Its effect on occluso-muscle harmony. Dent Clin North Am. 1979;23(2):169-80.

Eriksson A, Ockert-Eriksson G, Lockowandt P, Eriksson O. Clinical factors and clinical variation influencing the reproducibility of interocclusal recording methods. Br Dent J. 2002;192(7):395-400.

Freilich MA, Altieri JV, Wahle JJ. Principles for selecting interocclusal records for articulation of dentate and partially dentate casts. J Prosthet Dent. 1992;68(2):361-7.

Ghazal M, Albashaireh ZS, Kern M. The ability of different materials to reproduce accurate records of interocclusal relationships in the vertical dimension. J Oral Rehabil. 2008;35(11):816-20.

Ghazal M, Kern M. Influence of loading forces on the vertical accuracy of interocclusal records. Quintessence Int. 2010;41(2):e31-5.

Gregory WA, Kaplan MD. A comparison of the accuracy of two articulating methods: the double-arch impression technique vs hand-articulated full-arch casts. Quintessence Int. 1988;19(9):631-4.

Lassila V, McCabe JF. Properties of interocclusal registration materials. J Prosthet Dent. 1985;53(1):100-4.

Lassila V. Comparison of five interocclusal recording materials. J Prosthet Dent. 1986;55(2):215-8.

Lucia VO. Modern gnathological concepts. St. Louis: Mosby; 1961.

McNeill C, editor. Temporomandibular disorders: guidelines for evaluation, diagnosis, and management. 2nd ed. Chicago: Quintessence; 1993.

McNeill C. Science and practice of occlusion. Chicago: Quintessence; 2000.

Mezzomo E, Suzuki RM. Reabilitação oral contemporânea. São Paulo: Santos; 2009.

Millstein PL, Clark RE. Determination of the accuracy of laminated wax interocclusal wafers. J Prosthet Dent. 1983;50(3):327-31.

Misch CE. Prótese sobre implantes. São Paulo: Santos; 2006.

Moghadam M, Moghadam B. A simplified technique for making an interocclusal record in fixed prosthodontics. N Y State Dent J. 2005;71(4):24-6.

Morneburg TR, Pröschel PA. Impact of arbitrary and mean transfer of dental casts to the articulator on centric occlusal errors. Clin Oral Investig. 2011;15(3):427-34.

Müller J, Götz G, Hörz W, Kraft E. Study of the accuracy of different recording materials. J Prosthet Dent. 1990;63(1):41-6.

Okeson JP. Management of temporomandibular disorders and occlusion. 6th ed. St. Louis: Mosby; 2008.

Paiva HJ. Noções e conceitos básicos em oclusão, disfunção temporomandibular e dor orofacial. São Paulo: Santos; 2008.

Passon C, Goldfogel M. Transfer copings made of a visible light-cured resin. J Prosthet Dent. 1991;66(5):611-3.

Payne J. An alternate light-cured transfer coping material. J Prosthet Dent. 1993;70(4):372-3.

Pegoraro LF, Ramos MB, Lanza MD, Vidoti HA, Pegoraro TA. Registros intermaxilares em prótese parcial fixa e reabilitação oral. Pró-odonto prótese. 2010;1(4):77-112.

Peregrina A, Reisbick MH. Occlusal accuracy of casts made and articulated differently. J Prosthet Dent. 1990;63(4):422-5.

Pereira AH. Limitações do articulador WHIP-MIX: procedimentos técnicos para suas compensações [dissertação]. Bauru: FOB; 1976.

Pokorny PH, Wiens JP, Litvak H. Occlusion for fixed prosthodontics: a historical perspective of the gnathological influence. J Prosthet Dent. 2008;99(4):299-313

Postol IM. Interocclusal registration at the vertical dimension of occlusion using acrylic resin copings. J Prosthet Dent. 1982;48(1):39-43.

Rufenacht CR. Principles of esthetic integration. London: Quintessence; 2000.

Santos JR. Oclusão: princípios e conceitos. 5. ed. São Paulo: Santos; 1998.

Schweikert EO. Anterior guidance. Quintessence Int. 1987;18(4):253-60.

Shanahan TEJ. Physiologic vertical dimension and centric relation. J Prosthet Dent. 1956;6(6):741-7.

Squier RS. Jaw relation records for fixed prosthodontics. Dent Clin North Am. 2004;48(2):vii, 471-86.

Stamoulis K. Intraoral acrylic resin coping fabrication for making interocclusal records. J Prosthodont. 2009;18(2):184-7.

Stamoulis KS, Koidis PT, Vitsentzos SI. Safe resin records using plastic copings. J Prosthet Dent. 1997;78(2):223-4.

Tteruck WR, Lundeen HC. The accuracy of an ear face-bow. J Prosthet Dent. 1966;16(6):1039-46.

Vergos VK, Tripodakis AP. Evaluation of vertical accuracy of interocclusal records. Int J Prosthodont. 2003;16(4):365-8.

Warren K, Capp N. A review of principles and techniques for making interocclusal records for mounting working casts. Int J Prosthodont. 1990;3(4):341-8.

Warren K, Capp NJ. Occlusal accuracy in restorative dentistry: the role of the clinician in controlling clinical and laboratory procedures. Quintessence Int. 1991;22(9):695-702.

Williamson EH, Steinke RM, Morse PK, Swift TR. Centric relation: a comparison of muscle determined position and operator guidance. Am J Orthod. 1980;77(2):133-45.

Wise MD. Failure in the restored dentition management and treatment. London: Quintessence; 1996.

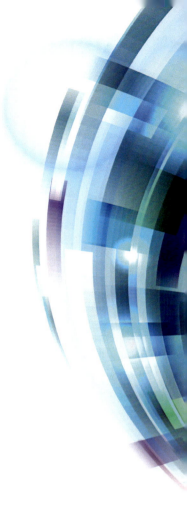

9

FORMAS E CARACTERÍSTICAS DAS INFRAESTRUTURAS PARA PRÓTESES METALOCERÂMICA E TOTALMENTE CERÂMICA

CARLOS DOS REIS PEREIRA DE ARAUJO

O advento das próteses metalocerâmicas na metade da década de 1950 diminuiu substancialmente as deficiências mecânicas e estéticas presentes nas próteses metaloplásticas, até então as únicas disponíveis para restaurar áreas edêntulas com próteses parciais fixas (PPFs). As deficiências nas propriedades mecânicas da resina, bem como a exposição de grandes áreas metálicas, motivaram a substituição das próteses metaloplásticas pelas metalocerâmicas. Estas, embora apresentem ótimas propriedades mecânicas e estéticas, também têm deficiências estéticas decorrentes da presença de áreas metálicas. Ainda que tais áreas sejam menores do que as existentes nas próteses metaloplásticas, a presença da cinta metálica na face vestibular pode alterar a cor da cerâmica e tornar-se exposta como consequência da recessão gengival que pode ocorrer ao longo do tempo.

A busca por materiais cada vez mais estéticos e com propriedades mecânicas semelhantes às das próteses metalocerâmicas estimulou pesquisadores e indústrias a desenvolver novas cerâmicas reforçadas com o objetivo de substituir as infraestruturas (IEs) metálicas. Esses materiais apresentam excelentes propriedades mecânicas, biológicas e estéticas, porém alguns cuidados devem ser tomados antes de sua aplicação em PPFs. Embora apresentem grande resistência à compressão, as novas cerâmicas não têm adequada resistência à tração e ao cisalhamento, o que pode comprometer a longevidade da prótese.

Este capítulo discutirá as características que as IEs das próteses metalocerâmicas e das próteses confeccionadas somente em cerâmica devem apresentar para resistir às forças oclusais e dar sustentação à cerâmica de revestimento em dentes anteriores e posteriores.

INFRAESTRUTURAS PARA PPF METALOCERÂMICA

A prótese metalocerâmica é seguramente o sistema mais utilizado nas modalidades de tratamento com PPF. Sua versatilidade permite que ela possa ser usada em elementos unitários anteriores e posteriores, em PPFs pequenas e extensas, em combinações de próteses fixas e removíveis, por meio de encaixes e em próteses sobre implantes.

As características que tornam as restaurações metalocerâmicas tão versáteis são a estética, a grande resistência mecânica – que possibilita as mais variadas utilizações clínicas –, sua fácil confecção e a previsibilidade clínica.

O sucesso clínico das restaurações metalocerâmicas, no entanto, depende fundamentalmente da obediência a uma série de aspectos técnicos necessários à preservação da resistência da estrutura conjunta de metal e cerâmica.

A utilização das cerâmicas fundidas sobre estruturas metálicas aumentou bastante sua resistência, principalmente em relação ao cisalhamento e à tração. Contudo, para que isso ocorra, é necessário que a cerâmica seja fundida sobre uma estrutura metálica, obedecendo a uma série de requisitos, principalmente aqueles relacionados aos coeficientes de expansão térmica da liga metálica e da cerâmica, que devem ser semelhantes. Assim, durante o processo de queima da cerâmica, o aquecimento da liga causará uma natural dilatação térmica, e a cerâmica deverá apresentar aproximadamente o mesmo grau de dilatação. Do mesmo modo, no ato inverso, durante o resfriamento, a contração de ambos os materiais deverá ser semelhante. Caso isso não aconteça, tensão poderá ser incorporada à massa cerâmica, provocando trincas imediatas ou tardias. Por esta razão, a seleção adequada da combinação metal/cerâmica é um dos fatores primordiais no sucesso das restaurações metalocerâmicas (Fig. 9.1).

Outro aspecto, mais complexo, diz respeito à construção adequada da infraestrutura metálica. Quando apresentam uma espessura constante, as cerâmicas têm sua resistência aumentada. Portanto, as características da estrutura metálica devem possibilitar a manutenção de uma homogeneidade na espessura do revestimento cerâmico em todas as suas superfícies.

Com base em uma série de trabalhos científicos, foi possível estabelecer parâmetros médios para a espessura da cerâmica usada em próteses metalocerâmicas, que deve oscilar entre 1 e 2,5 mm para permitir uma maior versatilidade de planejamento nas superfícies oclusais. Nos fundos de sulcos, por exemplo, onde o espaço é menor, o preparo dental deve possibilitar uma espessura mínima de 1 mm de cerâmica; já nas pontas de cúspides, muitas vezes deve-se buscar uma compensação por meio da estrutura metálica para manter a espessura da cerâmica entre 1 e 2,5 mm.

Assim, é fundamental que o cirurgião-dentista (CD) conheça as características da infraestrutura metalocerâmica, para que possa avaliar sua

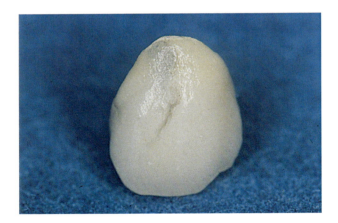

FIGURA 9.1 A combinação inadequada da liga metálica com a cerâmica pode provocar trincas tardias resultantes das diferenças nas curvas de expansão e contração térmica dos dois materiais, com consequente manchamento e perda da restauração.

forma e espessura na prova clínica das estruturas metálicas e nos procedimentos de posicionamento para soldagem para prever o sucesso no trabalho definitivo. Delegar ao técnico toda a responsabilidade pelas IEs nas próteses metalocerâmicas é uma prática comum; todavia, é muito importante que haja uma inter-relação profunda entre o técnico e o CD, para que este possa verificar os fatores que podem comprometer o sucesso da prótese.

Este capítulo resume uma série de itens relacionados às características das IEs metalocerâmicas em uma lista denominada *checklist* das IEs. Essa lista será bastante útil tanto na fase de enceramento, em que as correções são mais fáceis de ser realizadas, quanto na fase metálica, durante a prova das IEs e seu posicionamento para a solda. Assim, é importante que o técnico e o CD tenham um protocolo clínico para analisar a escultura das IEs na fase de cera, confrontando-o com os itens relacionados no *checklist* e, posteriormente, com a IE metálica. É interessante salientar que, na fase metálica, poucas correções podem ser realizadas na IE, todas elas na forma de desgastes laboriosos ou de cortes. A avaliação na fase de cera permite sugerir ao técnico uma série de acréscimos e correções que não são possíveis após a fundição.

Para auxiliar o CD na elaboração de seu *checklist*, este capítulo está dividido em quatro subitens que constituem as situações clínicas mais frequentemente encontradas durante a confecção de trabalhos metalocerâmicos:

- IE para elemento unitário anterior.
- IE para elemento unitário posterior.
- IE para PPF anterior.
- IE para PPF posterior.

As infraestruturas metalocerâmicas podem ser construídas a partir da escavação da versão definitiva da escultura da prótese (Fig. 9.2). No entanto, essa técnica de escavação dificilmente permite um controle adequado da espessura da liga metálica, principalmente nas regiões em que o metal apresentar uma espessura muito fina. Em

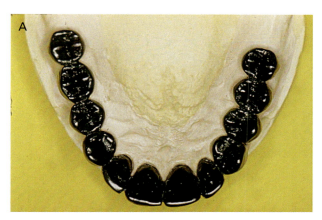

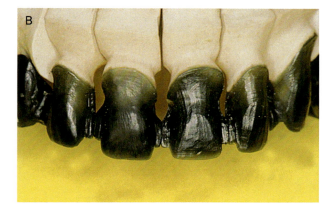

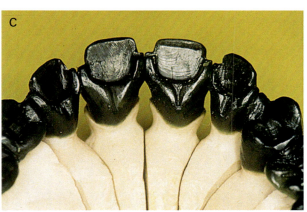

FIGURA 9.2 (A) Escultura anatômica completa para posterior escavação. (B) Vista vestibular do enceramento das IEs já escavadas. (C) Vista da escavação mostrando a altura ideal de 2,5 mm para a cinta metálica lingual. A diminuição do contorno anatômico final e das conexões com suas áreas para higiene pode comprometer a resistência da IE.

geral, o procedimento de escavação incorre em trabalho excessivo e, constantemente, na perfuração do enceramento. Assim, na maioria dos laboratórios de prótese, as IEs metalocerâmicas são construídas de forma progressiva, resultando imediatamente na forma final da estrutura. A escultura anatômica, no entanto, pode e deve ser usada em casos mais extensos ou em situações estéticas complexas, como as que envolvem dentes apinhados ou remontados por conveniência protética.

Com o advento dos sistemas que utilizam tecnologia CAD-CAM (*Computer Aided Design – Computer Aided Manufacturing*), surgiu uma terceira e promissora maneira de esculpir IEs, tanto em cera quanto em acrílico, para serem fundidas ou diretamente torneadas em um material definitivo, como liga metálica, zircônia, etc. A escultura anatômica, no entanto, pode e deve ser usada em casos mais extensos ou em situações estéticas complexas, como as que envolvem dentes apinhados ou remontados por conveniência protética.

INFRAESTRUTURA PARA ELEMENTO UNITÁRIO ANTERIOR

Talvez o desenho mais simples das IEs metalocerâmicas seja de um elemento unitário anterior. Esse tipo de trabalho deve apresentar as seguintes características:

- Dimensão anatômica aproximada de dois terços do trabalho definitivo (Fig. 9.3A).
- Extensão próximo-incisal para dar suporte à cerâmica (Figs. 9.3B e C).
- Presença de cinta metálica lingual obedecendo às características estéticas (Fig. 9.3D).

Como a cerâmica representa aproximadamente um terço da restauração concluída, é muito importante observar que a estrutura metálica deverá, eventualmente, compensar áreas como ângulos incisais fraturados ou outras superfícies em que a estrutura do preparo dental subjacente esteja deficiente. A extensão próximo-incisal na infraestrutura também é importante para que se mantenha uma espessura homogênea de cerâmica nessa região. A cinta metálica na face lingual é importante para manter a integridade do padrão de cera durante sua remoção do troquel e, posteriormente, nas fases de aplicação da cerâmica, si-

tuação em que a liga metálica será levada a temperaturas muito próximas de sua zona de fusão. Assim, garante-se uma resistência da liga metálica contra distorções provocadas pelo resfriamento da cerâmica. A cinta metálica poderá não estar presente na face vestibular por razões estéticas, porém deve ter 2,5 mm na face lingual, sempre que possível, produzindo um arco de abraçamento no diâmetro final da margem da IE de 180°, tanto em ligas nobres quanto em ligas de níquel-cromo. Embora haja divergências em relação a esse aspecto, a diferença de resistência entre as ligas de níquel-cromo, de paládio-prata e de alto teor de ouro é irrelevante no que diz respeito à altura da cinta metálica.

Quanto à estética, alguns cuidados devem ser observados em relação à presença da cinta metálica nas superfícies lingual e proximais. A extensão dessa cinta nas superfícies proximais é bastante crítica, e por isso deve restringir-se basicamente à porção lingual do preparo (Fig. 9.3E), para propiciar uma ótima qualidade de transmissão de luz nas superfícies proximais e, assim, um efeito estético bastante semelhante ao de um dente natural.

Outro aspecto a ser considerado é a extensão metálica dessas cintas em direção incisal, nos casos em que o espaço interincisal possa estar diminuído em decorrência de características clínicas e haja necessidade de que o ponto de contato com o dente antagonista ocorra na superfície metálica. Diferentes desenhos poderão ser utilizados na infraestrutura, de forma que o ponto de contato fique mais próximo da região cervical ou da região incisal (Fig. 9.4A). É muito importante que a cerâmica sobrepasse o bordo incisal em pelo menos 1 mm, terminando na superfície lingual a pelo menos 0,5 mm de distância do contato com o dente antagonista. Não é adequado que o contato oclusal aconteça na interface metal/cerâmica (Fig. 9.4B), muito embora se saiba que essa área é utilizada, principalmente nos dentes superiores durante os movimentos laterais e protrusivos. Nesses casos, minimiza-se a chance de possíveis problemas na cerâmica colocando o ponto de contato exclusivamente em metal ou em cerâmica.

Todas as superfícies da IE que serão revestidas pela cerâmica deverão ser completamente

PRÓTESE FIXA 329

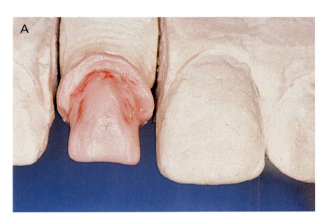
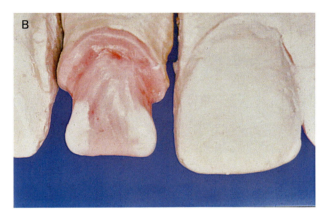
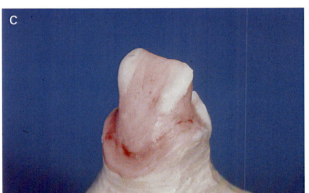
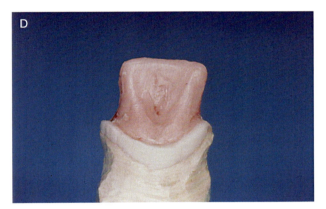
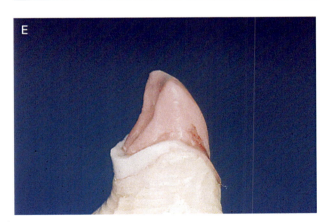

FIGURA 9.3 (A) Enceramento da IE comparada à dimensão original do dente vizinho, mostrando a redução necessária de um terço do tamanho final da restauração. (B) (C) As áreas em cera branca mostram o aumento necessário nas porções mesial e distal do bordo incisal para manter a espessura uniforme da cerâmica, especialmente nessas áreas. (D) Aspecto da cinta metálica lingual em cera branca, mostrando sua extensão adequada de 2,5 mm e as bordas em ângulos vivos, que farão contato com a cerâmica. (E) A extensão proximal da cinta metálica nos casos unitários estéticos deve diminuir a medida que se aproxima da face vestibular, para não interferir na estética nem atrapalhar a transmissão de luz nessa área.

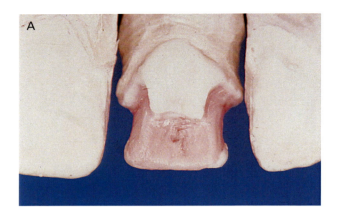

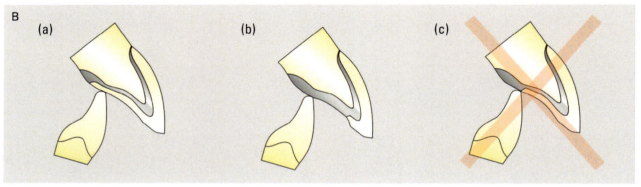

FIGURA 9.4 (A) Desenho ideal de uma IE anterior unitária, em que o contato com o dente antagonista deve acontecer em metal. Observe que a área metálica se restringe estritamente à face lingual, não se estendendo em direção às proximais, o que poderia prejudicar a transmissão de luz, diminuindo a translucidez natural dos dentes anteriores. (B) Contato adequado exclusivamente em cerâmica (a), contato adequado exclusivamente em metal (b) e situação incorreta: o contato na interface metalocerâmica favorece a presença de fraturas na cerâmica (c).

arredondadas e não apresentar quaisquer ângulos vivos. Arestas internas concentram tensões e podem criar condições para o início de trincas na cerâmica. As superfícies nas quais o metal se limita externamente com a cerâmica deverão ser esculpidas em ângulos vivos ou refinadas após a fundição, de forma que a interface entre o metal a cerâmica seja bastante nítida nessas bordas, para impedir que a cerâmica se afine em contato com o metal, produzindo áreas de exposição de opaco, manchamento e, principalmente, infiltração, diminuindo a resistência final da restauração.

O *checklist* das características da IE de um elemento unitário resume-se aos seguintes itens:

- Os ângulos internos da IE que serão recobertos pela cerâmica devem ser completamente arrendodados.
- Os ângulos das bordas da cinta metálica nos quais ocorrerá o contato com a cerâmica devem ser vivos e de preferência em 90°.
- A IE deve ter espessura mínima de 0,3 a 0,5 mm e dimensão aproximada de dois terços da restauração final, com compensação na espessura em todas as áreas em que o preparo for deficiente.
- A cinta metálica deve restringir-se à superfície lingual, com a altura ideal de aproximadamente 2,5 mm.

INFRAESTRUTURA PARA ELEMENTO UNITÁRIO POSTERIOR

Os elementos unitários posteriores devem idealmente ser recobertos por uma camada uniforme de cerâmica com espessura entre 1 a 2,5 mm, como citado anteriormente, pois isso cria uma configuração de abraçamento e, portanto, de resistência mecânica máxima. Desse modo, a espessura mínima ideal para uma IE é 0,3 a 0,5 mm, correspondendo também à forma aproximada da anatomia final da coroa em cerâmica, reduzida de aproximadamente um quarto. Para a confecção dessas estruturas posteriores, é fundamental que se desenvolva um contorno de escultura que compense qualquer eventual perda de substância do dente preparado. A cerâmica deve ter uma espessura uniforme, e o metal poderá variar de espessura, sendo maior nas áreas em que houver excesso de desgaste no preparo dental, de forma a preservar as características anatômicas de espessura uniforme da cerâmica.

Assim como nas estruturas unitárias anteriores, as estruturas posteriores devem apresentar também uma cinta metálica na região lingual com altura ideal de 2,5 mm, estendendo-se para as faces proximais (Fig. 9.5A) em direção à face vestibular, que deverá ter aproximadamente 0,5 mm de altura. As faces proximais apresentarão essa cinta metálica de acordo com os requisitos oclusais.

Nos casos em que a crista marginal for coberta em cerâmica, é interessante que a cinta metálica invada a face proximal (Fig. 9.5B) e tenha uma elevação nessa área, para manter a crista marginal em cerâmica perfeitamente suportada por uma base metálica. Tais elevações proximais deverão apresentar uma suave concavidade voltada para a face oclusal, a fim de dar sustentação à cerâmica. Isso evita que sua espessura chegue a 4 ou 5 mm, o que pode torná-la altamente suscetível à fratura, principalmente nas situações em que o contato oclusal ocorre sobre a crista marginal.

Nem sempre, porém, é possível construir IEs posteriores completamente revestidas por cerâmica. Quando há pouco espaço na superfície oclusal, fato muito comum na região dos segundos e terceiros molares inferiores e superiores, é preciso confeccionar a superfície oclusal ou parte dela em metal. Diversas opções de configuração para IE metalocerâmica podem ser utilizadas nesses casos. É interessante, então, levar em consideração alguns princípios que deverão ser usados para a criação das mais diferentes combinações de

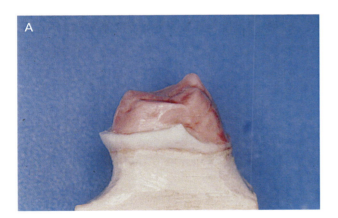 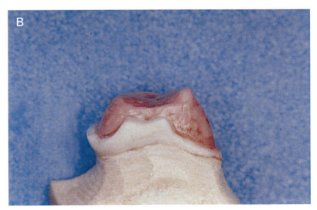

FIGURA 9.5 (A) Aspectos básicos de uma IE metalocerâmica de um elemento unitário posterior. Observe a redução do tamanho anatômico da infraestrutura com áreas adequadas de suporte para as cúspides e a presença da cinta metálica em toda a face lingual e proximal com altura de 2,5 mm, diminuindo para 0,5 mm em toda a face vestibular. (B) Em situações em que o contato da cerâmica com o dente antagonista ocorrerá nas cristas marginais, é importante que a IE apresente uma elevação proximal em direção oclusal com forma côncava para dar sustentação à cerâmica.

acordo com a situação oclusal apresentada. À semelhança do que foi comentado para as IEs unitárias anteriores, todos os ângulos externos de contato do metal com a cerâmica deverão ser vivos e de aproximadamente 90°. Diferentemente do que se pratica nas facetas estéticas metaloplásticas, a cerâmica não deve ficar restrita a uma janela escavada na superfície da estrutura metálica, pois isso contraria os princípios de resistência mecânica descritos no início deste capítulo. As áreas especificamente carentes de espaço oclusal poderão ser substituídas por superfícies metálicas totais ou parciais. A seguir, são apresentadas as três situações em que isso normalmente ocorre.

Superfície oclusal em metal: neste caso, somente a face vestibular será revestida por cerâmica, de forma semelhante à usada em trabalhos metaloplásticos. Convém salientar, no entanto, que essa janela vestibular deve ser expulsiva, e seus ângulos internos obtusos e arredondados devem terminar no mínimo a 1 mm de distância das pontas de cúspides funcionais no nível oclusal. Isso evita que o contato oclusal sobre as cúspides metálicas provoque a flexão do metal e, eventualmente, cause a trinca ou até mesmo a expulsão da faceta estética vestibular (Fig. 9.6).

Face vestibular e cúspides vestibulares em cerâmica: neste caso, toda a face vestibular que passa pela cúspide vestibular e entra pela superfície oclusal será construída em cerâmica (Figs. 9.7A e B). É importante salientar que a cerâmica deverá invadir a face oclusal, ultrapassando as pontas de cúspides em pelo menos 1 mm, para que haja a ação de abraçamento e apoio. Isso permite que as linhas de forças que atravessarem tangencialmente as pontas de cúspides, criando esforços de cisalhamento e tração, encontrem o substrato metálico subjacente provendo apoio mecânico à cerâmica (Figs. 9.7C a E).

Maior parte da superfície oclusal em cerâmica e com "ilhas" de metal: nesta situação, tanto a superfície vestibular quanto a lingual e suas pontas de cúspides serão construídas em cerâmica, com eventuais "ilhas" metálicas constituídas de elevações da estrutura metálica, com ângulos externos vivos e arredondamento interno. Essas "ilhas" podem apresentar recobrimento parcial da superfície oclusal, à semelhança de restaurações metálicas em dentes naturais, ou podem se estender em direção lingual, reconstruindo toda a cúspide lingual a partir do sulco mesiodistal ou de parte das cúspides. Diversas combinações são possíveis a partir dessa situação, dependendo apenas da imaginação do profissional e das diferentes situações mecânicas que a oclusão e os eventuais planejamentos poderão exigir (Fig. 9.7F).

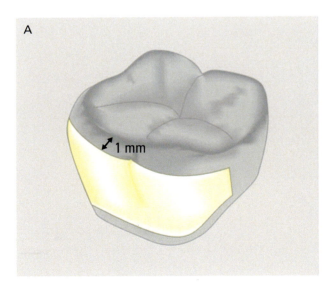 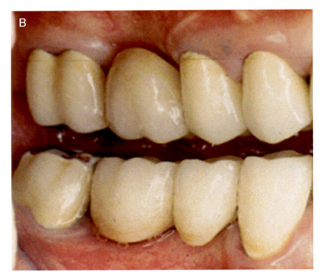

FIGURA 9.6 (A) Faceta estética em cerâmica. A área externa das cúspides funcionais deve ter largura de 1 mm de metal. (B) PPF metalocerâmica inferior mostrando a face vestibular da coroa do segundo molar em cerâmica e a superfície oclusal em metal. Observe a cinta metálica cobrindo as áreas funcionais das cúspides de contenção.

PRÓTESE FIXA 333

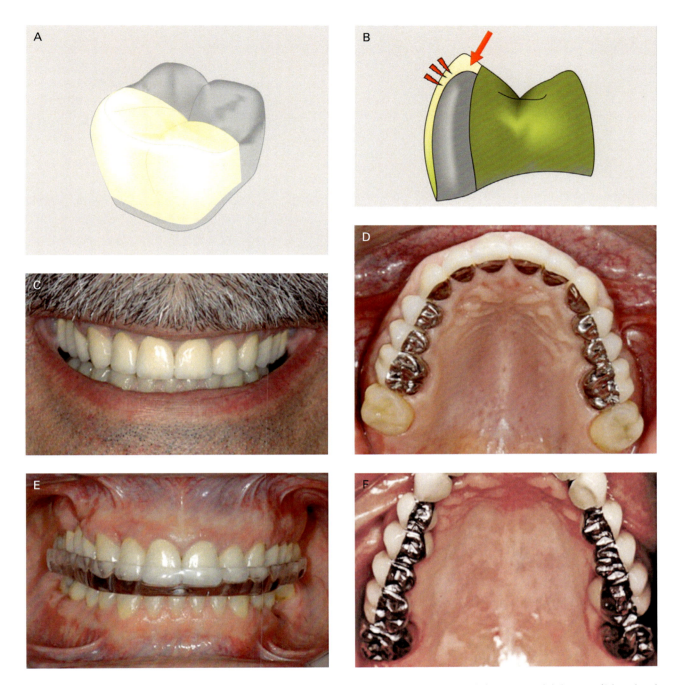

FIGURA 9.7 (A) Face vestibular e cúspides funcionais em cerâmica. (B) Nos casos de recobrimento parcial da superfície oclusal em metal, as cúspides em cerâmica deverão invadir a face oclusal 1 mm além de suas pontas, para que as linhas de forças (seta) que atravessam tangencialmente as pontas de cúspides encontrem um suporte metálico subjacente. (C) Vista após cimentação. (D) Vista oclusal de PPF com as faces vestibulares e parte das cúspides em cerâmica. O motivo de empregar esse tipo de desenho foi o paciente apresentar parafunção. Por esse mesmo motivo, as faces palatinas dos dentes anteriores foram também mantidas em metal, mas sem envolver as faces incisais para não interferir com a estética e a transmissão de luz nessas áreas. (E) Vista da placa. O paciente deve usar a placa à noite para proteger a prótese das possíveis consequências do hábito parafuncional (bruxismo). (F) PPFs metalocerâmicas posteriores com "ilhas" metálicas nos pré-molares e primeiros molares em virtude da falta de espaço oclusal.

Basicamente, as características das IEs metalocerâmicas unitárias para dentes posteriores podem ser resumidas nos seguintes requisitos:

- A IE deverá idealmente ser completamente revestida por cerâmica.

- A IE deverá apresentar uma espessura mínima de 0,3 a 0,5 mm e uma dimensão aproximada de três quartos do tamanho anatômico final da restauração.

- A IE posterior obrigatoriamente deverá apresentar cinta metálica lingual com altura mínima de 2,5 mm. Essa cinta metálica deverá se estender pelas faces proximais, elevando-se em direção à superfície oclusal sempre que contatos oclusais incidirem sobre as cristas marginais. Quando a estética permitir, a cinta metálica deverá se estender também para superfícies vestibulares, com uma altura mínima de 0,5 mm, para permitir uma melhor remoção do padrão de cera do troquel de gesso e para suportar adequadamente os procedimentos de cocção da cerâmica.

INFRAESTRUTURA PARA PPF ANTERIOR

As IEs para elementos múltiplos anteriores devem ter uma configuração exatamente igual à usada em elementos unitários anteriores quando se pretende unir dentes contíguos. A diferença fundamental acontecerá nos casos de PPF, pois a extensão e o número de pônticos criarão situações mecânicas bastante complexas. Para uma melhor compreensão desse fator, é interessante observar o comportamento de uma barra metálica quando submetida à ação de forças mecânicas, o que é conhecido como "lei das barras".

Considere uma barra metálica medindo três unidades de altura e uma unidade de largura que é submetida à ação de uma força "F" em seu centro. Essa força exigirá uma resistência "R" no sentido oposto, para que haja equilíbrio (Fig. 9.8A). Se a barra tiver sua largura (extensão vestíbulo-lingual/palatina no sentido perpendicular à incidência da força) aumentada de uma para duas unidades, a mesma força "F" que incidia sobre o centro da barra será agora contraposta pelo dobro da resistência original, ou seja, 2 vezes "R". Assim, o aumento da largura é diretamente proporcional ao aumento da resistência de uma barra (Fig. 9.8B). Caso uma barra de uma unidade de altura e uma unidade de largura tenha sua altura (extensão gêngivo-incisal/oclusal no sentido da incidência da força) dobrada, em vez de sua largura, o aumento da resistência não será mais equivalente ao dobro da resistência anterior, mas será proporcional à altura elevada à terceira potência. Desse modo, a resistência final contra a mesma força "F" aumentará 8 vezes. O inverso também é verdadeiro: quando se reduz a altura de uma barra, sua resistência diminui proporcionalmente ao cubo da redução da altura da barra (Figs. 9.8C e D). Como as PPFs comportam-se como barras, esses mesmos conceitos podem ser aplicados a elas: dobrando a altura do conector, a resistência dessa área é aumentada em oito vezes (Fig. 9.9).

Há ainda outro importante fator a ser considerado com relação à extensão da barra: se seu comprimento for dobrado, ocorrerá uma diminuição da resistência à deflexão pela metade, ou seja, o aumento da extensão da barra é diretamente proporcional à diminuição de sua resistência (Fig. 9.10).

No planejamento das IEs com múltiplas unidades, esses fatores mecânicos deverão ser cuidadosamente observados. Assim, conforme a posição em que os esforços oclusais incidirem sobre as PPFs, diferentes efeitos ocorrerão em consequência da diminuição da largura e da altura dos componentes correspondentes aos pônticos.

Em uma PPF anterossuperior, frequentemente é necessário diminuir a escavação das superfícies vestibulares para deslocar a estrutura metálica o mais para palatino possível no sentido vestibulo-palatino, para possibilitar um volume adequado da cerâmica na face vestibular e criar uma condição estética mais favorável. Deve-se, entretanto, tomar cuidado para não deixar a IE muito fina nessa região.

PRÓTESE FIXA 335

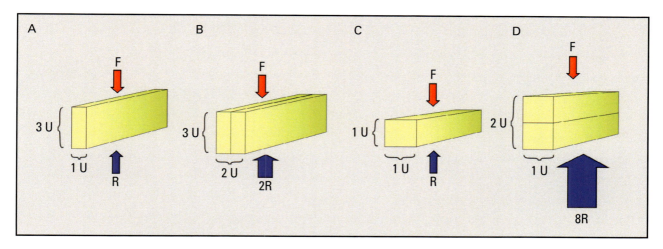

FIGURA 9.8 Lei das barras. (A) (B) Se uma barra tiver sua largura aumentada duas unidades, a força que incide sobre o centro da barra é contraposta por uma resistência igual ao dobro da resistência original, ou seja, 2 "R". Assim, tem-se que para uma barra o aumento da largura é diretamente proporcional ao aumento da resistência original, ou seja, 2 "R". (C) (D) Se a mesma barra tiver sua altura dobrada, a resistência terá um aumento equivalente ao cubo da altura final. O inverso também é verdadeiro: uma barra que tiver sua altura reduzida, terá sua resistência diminuída proporcionalmente ao cubo (F, força; R, resistência; U, unidade).

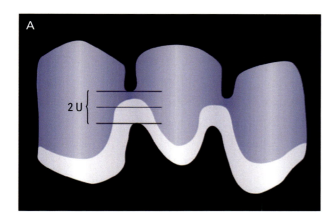

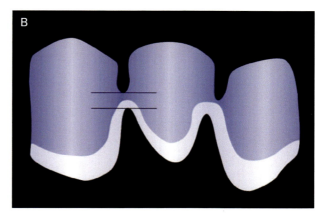

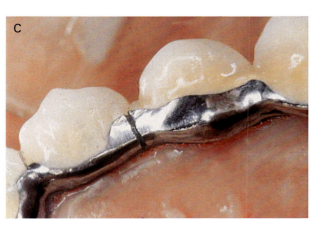

FIGURA 9.9 Muitas vezes é necessário realizar redução vertical nas áreas de conexões entre pônticos e retentores para facilitar a higienização. Uma IE com área de conexão com 2 U de altura (A), quando reduzida para 1 U (B), tem sua resistência diminuída em 8 vezes. (C) A não obediência à lei das barras quando a conexão entre pônticos ou entre pôntico e retentor apresentar altura menor do que 2,5 mm, tanto em metais nobres quanto em metais não nobres, poderá provocar fraturas na IE metálica. Nesse exemplo, a fratura ocorreu porque a estrutura metálica não foi suficiente para suportar as cargas oclusais.

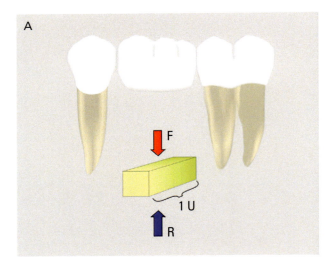 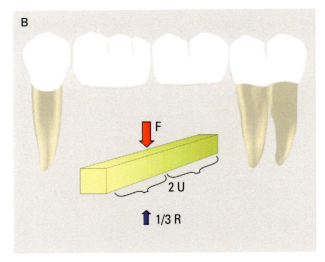

FIGURA 9.10 De acordo com a lei das barras, o aumento na extensão de uma PPF produz uma diminuição de sua resistência em 8 vezes.

Já nas PPFs anteroinferiores, é muito importante a diminuição das conexões no sentido cervicoincisal, a fim de criar espaços adequados para as papilas gengivais e para os instrumentos usados na higiene oral. Desse modo, tais conexões deverão apresentar uma configuração adequada para criar condições de estética e de higiene bucal, sem diminuir a resistência da estrutura metálica (Figs. 9.11A e B).

Para obedecer à lei das barras, as cintas metálicas nos elementos pilares devem se estender também para os pônticos (Figs. 9.11C e D), criando uma barra ao longo da face lingual de toda a prótese. Se essa barra tiver secções horizontais e verticais, suas características mecânicas serão melhoradas. Assim, as elevações proximais verticais poderão conferir uma resistência bastante elevada à estrutura metálica. O desenho dessa estrutura deve representar o de uma barra corrugada na forma de sucessivas letras "U" unidas umas às outras, ao longo de toda a superfície lingual da prótese (Fig. 9.12), para permitir espaços para as papilas sem, contudo, diminuir a resistência da estrutura metálica.

As características das IEs para PPFs anteriores podem ser resumidas nos seguintes itens:

- Cada elemento retentor deve ter uma espessura mínima de 0,3 a 0,5 mm e uma cinta metálica lingual ao longo de toda a superfície com a altura ideal de 2,5 mm. A cinta deve estender-se em direção à face proximal e estar presente também na conexão entre cada retentor e cada pôntico na forma de um "U", a fim de aumentar a resistência nessas áreas.
- Cada pôntico deve ter sua anatomia básica reduzida em aproximadamente 25%, que corresponde à área que será ocupada pela cerâmica.
- A conexão de cada pôntico com cada retentor é feita na superfície proximal. A cinta metálica lingual deve prosseguir pela superfície lingual do retentor e estender-se para os pônticos, podendo ser interrompida ou continuar uniformemente ao longo de todas as faces linguais dos pônticos.
- É muito importante lembrar que o volume dos pônticos deverá ser cuidadosamente observado, de forma que sua superfície vestibular esteja no mesmo plano das superfícies vestibulares dos retentores e sua dimensão incisogengival também seja proporcional às dimensões dos elementos retentores. Todos os elementos deverão ter as dimensões de aproximadamente dois terços do tamanho correspondente à anatomia final da prótese. Um erro frequentemente cometido com as próteses metalocerâmicas é a construção de pônticos com tamanho reduzido com o objetivo de economizar metal. Isso resulta em um

PRÓTESE FIXA 337

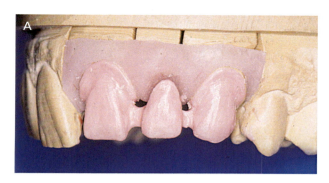
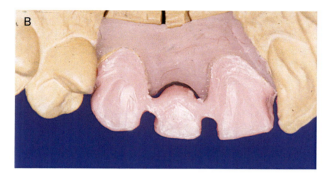
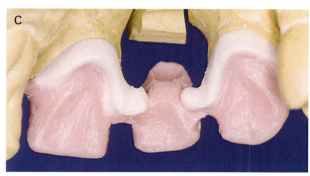
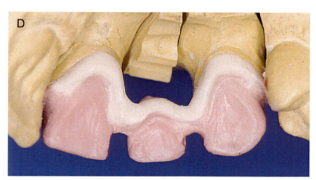

FIGURA 9.11 (A) IE metalocerâmica em cera de PPF anterior. Observe a separação entre pôntico e retentores na região vestibular, criando uma condição estética adequada devido à individualização dos elementos. (B) Observe por lingual a pequena espessura das conexões e a necessidade de reforçá-la para aumentar a resistência mecânica da prótese. Isso será conseguido com a criação da cinta metálica. (C) O reforço em cera branca mostra as áreas onde a estrutura metálica deverá ser mais espessa. Assim, a cinta metálica se estende dos retentores, passando pelas conexões proximais em direção ao pôntico. Se este for volumoso, não é necessário que a barra palatina ou lingual atravesse toda sua superfície, entretanto, é necessário que sempre esteja presente nas áreas das conexões. (D) Em casos de pônticos menos volumosos, a cinta metálica palatina ou lingual ou barra corrugada deverá se estender ao longo de toda a superfície palatina dos pônticos.

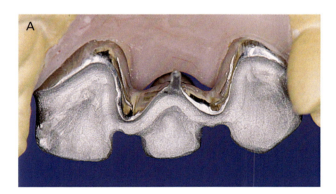
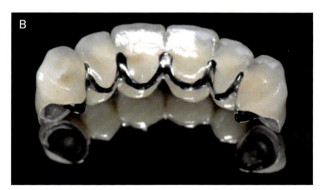
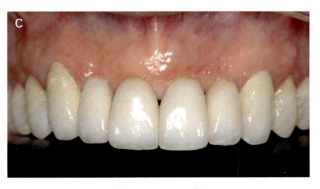

FIGURA 9.12 (A) Estrutura metálica com a cinta metálica com forma de uma barra corrugada, ou seja, secções horizontais na região lingual ou palatina dos retentores que gradualmente aumentam no sentido vertical quando atingem as conexões, criando uma forma semelhante a sucessivas letras "U". Observe que a espessura vertical das conexões é mais volumosa do que a das outras áreas, deixando-as mais reforçadas para atender às exigências criadas pela lei das barras. (B) Vista das características da barra lingual ou palatina de uma PPF envolvendo os pilares 13 e 23. (C) PPF cimentada.

volume excessivo de cerâmica, ocasionando prejuízo mecânico e, principalmente, alteração de cor em razão de uma espessura maior de cerâmica nos pônticos do que nos retentores (Fig. 9.13).

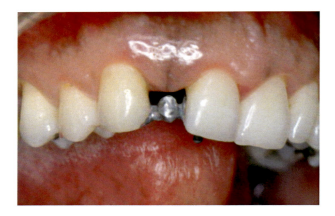

FIGURA 9.13 Deslocamento da cerâmica de uma PPF adesiva devido à dimensão incorreta da IE.

INFRAESTRUTURA PARA PPF POSTERIOR

Nos elementos múltiplos posteriores, os esforços mecânicos são maiores do que em todas as situações apresentadas anteriormente. Assim, os pônticos serão submetidos a grandes esforços em decorrência de cargas oclusais consideráveis que ocorrem nessa região, e as características das IEs devem obedecer ao mesmo padrão das descritas anteriormente.

A forma dos pônticos deve corresponder à forma anatômica da restauração finalizada reduzida em 25%. Assim, haverá espaço adequado para a colocação da cerâmica inclusive na superfície gengival, de forma a permitir um suave contato da cerâmica com o rebordo ou uma distância adequada entre a cerâmica e o rebordo para facilitar a realização da higiene. A confecção de IEs com pônticos de dimensões reduzidas resultará em um volume excessivo de cerâmica, que pode causar fratura ou deslocamento (Figs. 9.14A a C).

As conexões dos pônticos com os retentores são confeccionadas nas faces proximais de ambos. Os retentores devem apresentar uma cinta metálica lingual com uma altura ideal de 2,5 mm, que continuará ao longo dos pônticos, melhorando a resistência da estrutura metálica (Fig. 9.14D).

Quando o espaço interoclusal na região dos pônticos for reduzido, a resistência das áreas de conexões poderá ficar extremamente crítica pela necessidade de se deixar espaço para a papila gengival, principalmente no caso de próteses extensas com dois ou mais pônticos. Nesses casos, a cinta metálica poderá não se restringir exclusivamente à superfície lingual, mas estender-se também em direção gengival, sem comprometer a estética na face vestibular. Assim, a cerâmica não irá revestir essa parte da conexão (Fig. 9.14E).

As conexões também poderão ser modificadas quando for necessário aumentar espaço para a higiene, estendendo-se a elevação proximal do retentor até a superfície oclusal, deixando uma fina faixa metálica exposta na superfície oclusal entre o pôntico e o retentor, ou entre dois retentores ou entre dois pônticos. Assim, tem-se uma conexão bastante rígida e com maior espessura possível no sentido oclusogengival (Fig. 9.14F), que, de acordo com a lei das barras, é muito importante para obter uma resistência adequada nessas conexões. É importante lembrar que a redução na altura de uma conexão não provocará uma diminuição de resistência proporcional a essa redução, mas sim proporcional ao cubo do seu valor.

As características das IEs metalocerâmicas posteriores podem ser resumidas nos seguintes itens:

- Cada elemento retentor deverá ter uma espessura mínima de 0,3 a 0,5 mm e uma cinta metálica lingual ao longo de toda superfície com a altura ideal de 2,5 mm. A cinta deve estender-se em direção à face proximal e estar presente também na conexão entre cada retentor e cada pôntico na forma de um "U", a fim de aumentar a resistência nessas áreas.
- Tanto os retentores quanto os pônticos deverão apresentar uma dimensão equivalente à anatomia final da prótese reduzida em 25%. Por essa razão, se houver necessidade de correção de volume em alguma área, isso deverá ser feito por meio de aumento na estrutura metálica, e não na espessura da cerâmica.

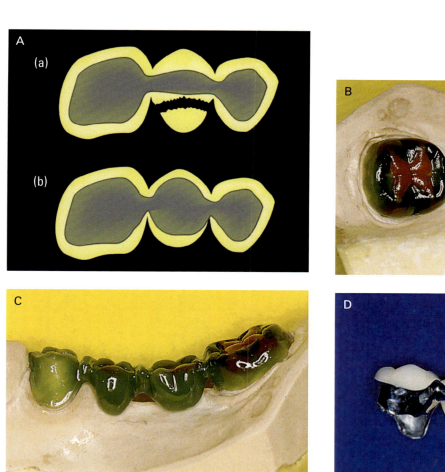
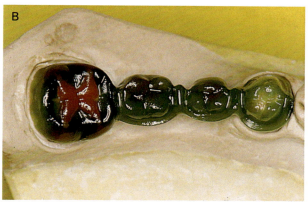
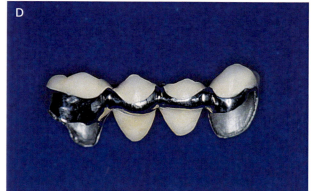
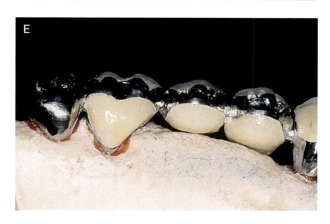
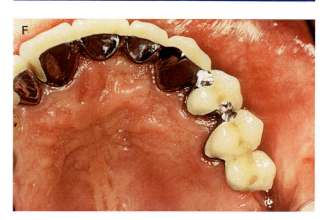

FIGURA 9.14 (A) Configuração incorreta da estrutura metálica do pôntico (a). A espessura excessiva da cerâmica cria riscos mecânico e estético. Forma correta da estrutura metálica (b). (B) (C) Vistas oclusal e vestibular de uma PPF posterior em cera, mostrando a redução de 25% dos pônticos, quando comparados com o retentor molar que será totalmente em metal. Observe também as extensões das conexões proximais no sentido oclusal para torná-las mais resistentes, de acordo com a lei das barras. (D) IE metalocerâmica típica para PPF posterior com a cinta metálica lingual dos retentores com aproximadamente 2,5 mm de altura elevando-se verticalmente em direção proximal, criando a configuração de sucessivas letras "U" (barra corrugada). (E) Prótese metalocerâmica com a superfície oclusal em metal (tipo "ilha") para compensar a ausência de espaço oclusal, mostrando também que as conexões foram mantidas em metal, tanto na área oclusal quanto na área gengival, para aumentar a resistência mecânica da prótese. (F) Área metálica com extensão para oclusal para aumentar a resistência vertical da conexão.

- As conexões são extremamente importantes na resistência da estrutura metálica e, por isso, sua forma deverá ser cuidadosamente analisada e verificada durante o enceramento. Essa análise deve definir se as superfícies gengivais das conexões poderão ser feitas em cerâmica ou em metal, para possibilitar uma área de higiene mais adequada sem prejuízo da resistência.

INFRAESTRUTURA PARA PPF TOTALMENTE EM CERÂMICA

Existem várias propostas de classificação dos sistemas cerâmicos descritas na literatura. A mais didática e simples talvez seja a que classifica as cerâmicas de acordo com sua composição: **cerâmicas vítreas, cerâmicas vítreas preenchidas por partículas** e **cerâmicas policristalinas**. Essa ordem coincide com a sequência em que foram desenvolvidas, e o CD deve considerar três aspectos fundamentais em relação à escolha de uma delas:

- As cerâmicas estéticas são aquelas com alto conteúdo vítreo.
- A evolução das cerâmicas em busca de mais resistência (para serem usadas em coroas e em PPFs posteriores) envolveu um aumento do conteúdo cristalino, o que consequentemente reduziu seu potencial estético.
- O fato de uma cerâmica apresentar propriedades mecânicas superiores não significa necessariamente que seu desempenho clínico será adequado. Além disso, os vários fatores que influenciam a longevidade das restaurações em cerâmica estão relacionados aos procedimentos realizados pelo CD e pelo técnico de laboratório. Assim, é importante que o CD faça um acompanhamento clínico de longo prazo, pois os trabalhos de avaliação clínica das cerâmicas recentemente lançadas no mercado são ainda escassos.

Cerâmicas vítreas: Conhecidas também como cerâmicas feldspáticas ou convencionais, são compostas principalmente por feldspato, quartzo (óxido de silício) e alumina (óxido de alumínio) e, por isso, pertencem a um grupo chamado vidros de alumínio-silicato. Como apresentam excelente capacidade de mimetizar esmalte e dentina, essas cerâmicas são utilizadas como material de revestimento estético de IEs metálicas de próteses metalocerâmicas e de IEs em cerâmica, na confecção de *inlays*, *onlays* e facetas laminadas. Existem também as cerâmicas feldspáticas para ombro, que melhoram a estética de coroas metalocerâmicas pela eliminação da cinta metálica da face vestibular, sendo indicadas para elementos isolados ou PPFs em dentes anteriores. As cerâmicas vítreas também são encontradas na forma de blocos que são desgastados em sistemas mecânicos automatizados (CAD/CAM).

Cerâmicas vítreas reforçadas por partículas: O acréscimo de partículas de carga na estrutura vítrea, normalmente de natureza cristalina, e que também podem ser partículas vítreas de alta fusão que são estáveis nas temperaturas de queima da cerâmica, é feito pelos fabricantes com o intuito de melhorar as propriedades mecânicas (principalmente resistência) e o comportamento de contração e de expansão térmica. Alguns exemplos representativos dessas cerâmicas para uso em infraestruturas de coroas e PPFs são os cristais adicionados de dissilicato de lítio (Ivoclar-Vivadent), a adição de partículas de espinélio de alumínio-magnésio (In-Ceram Spinel, Vita), alumina (InCeram Alumina, Vita), ou a combinação de alumina ($\cong$70%) com zircônia ($\cong$30%) (InCeram Zirconia, Vita). Estes últimos são fabricados pela aplicação e sinterização de uma mistura contendo a partícula desejada (p. ex., alumina) sobre um troquel refratário, com posterior infiltração de vidro na estrutura porosa formada (*slip casting*). Blocos contendo esses materiais já sinterizados também estão disponíveis para usinagem (CAD/CAM). Essas cerâmicas são indicadas para a confecção de IEs de elementos isolados e de PPFs de três elementos na região anterior.

Cerâmicas policristalinas: Essas cerâmicas não apresentam componente vítreo e têm átomos densamente compactados, o que dificulta a propagação de uma trinca. Essa particularidade garante a esse tipo de cerâmica a mais alta tenacidade à fratura (capacidade de um material resistir à propagação de uma trinca), consistindo em um marco na era das restaurações cerâmicas com infraestruturas mais resistentes. No desenvolvimento desses materiais, dois importantes acontecimentos favoreceram o seu uso em PPFs: (1) o fato de essas cerâmicas serem formadas de pós que só podem ser condensados em aproximadamente 70% da sua densidade, pois elas se contraem cerca de 30% quando completamente sinterizadas; e (2) o uso de computadores no desenho e na confecção das restaurações (CAD/CAM). No caso das cerâmicas policristalinas à base de zircônia, comumente se usina uma restauração em dimensões que preveem a contração durante a sinterização posterior, a partir de um bloco parcialmente sinterizado (p. ex., Lava, 3M-ESPE; Cercon, Dentsply; ZirCAD, Ivoclar). Como as cerâmicas policristalinas à base de zircônia têm um mecanismo único de tenacidade à fratura, elas têm sido bastante indicadas para PPFs em regiões posteriores.

A zircônia pode se transformar em três estruturas alotrópicas, isto é, com diferentes formas físicas. A fase monoclínica ocorre sob pressão e temperatura ambientes. Quando aquecida a aproximadamente 1.170 °C, a zircônia se transforma na fase tetragonal e, quando chega a cerca de 2.370 °C, passa para a fase cúbica, com temperatura de fusão aos 2.716 °C. Como ocorrem expansões volumétricas durante as mudanças de fase (2,31% da cúbica para a tetragonal, 4,5% da tetragonal para a monoclínica), a ponto de torná-la inadequada para uso na condição pura, foram introduzidos óxidos estabilizadores como CaO, MgO, Y_2O_3 ou CeO_2, mantendo-a na fase tetragonal à temperatura ambiente e permitindo a ampliação de seu uso como material estrutural.

Todas as cerâmicas apresentam defeitos de superfícies, conhecidos como fendas de Griffth, que se formam em decorrência do processo de fundição e sinterização e que podem se propagar quando a cerâmica é submetida às forças mastigatórias. A incidência de uma força na superfície oclusal de uma PPF, por exemplo, desencadeia forças compressivas que flexionam a prótese em direção gengival. O resultado disso é a formação de forças de tração que se transformam em tensão em toda a cerâmica, uma vez que esta é friável e, por isso, não tem a capacidade de absorvê-las. Desse modo, as fendas podem se propagar por toda a cerâmica, formando trincas que podem causar sua fratura.

Nesse aspecto, o que difere a zircônia de outras cerâmicas é sua capacidade de transformação (da fase tetragonal para a monoclínica), que ocorre sob estresse mecânico ou via degradação em baixa temperatura. O aumento volumétrico de aproximadamente 4,5% na região da trinca se torna benéfico porque a comprime e dificulta sua capacidade de propagação, fenômeno conhecido como aumento da tenacidade por transformação. Em suma, ocorre o aumento da tenacidade à fratura como resultado direto da transformação de fases que acontece na ponta de uma trinca em desenvolvimento.

O aumento da tenacidade pela transformação de fases torna a zircônia positivamente diferente de todas as outras cerâmicas utilizadas em odontologia (vítreas e vítreas reforçadas por partículas), uma vez que estas apresentam uma relação direta entre resistência e tenacidade à fratura. A zircônia estabilizada não apresenta essa relação, pois a propagação da trinca é progressivamente dificultada pela compressão gerada na transformação para a fase monoclínica, em que sua estrutura se torna menos resistente, porém a tenacidade à fratura é aumentada. Portanto, a transformação de fase, particularmente da fase tetragonal para a monoclínica, inibe a propagação de trincas especialmente em áreas de alta concentração de estresses de tensão como, por exemplo, na área gengival dos conectores, tornando a zircônia uma cerâmica com excelentes propriedades mecânicas e com indicação para confecção de PPF de três a quatro elementos na região posterior.

Atualmente existem três tipos de cerâmicas contendo zircônia: zircônia estabilizada por ítrio (p. ex., Lava-Espe 3M, Cercon, Dentsply), zircônia parcialmente estabilizada por magnésio (p. ex., Denzir-M, Dentronic AB) e zircônia estabilizada por cério, embutida em uma matriz de alumina (67%) a ser posteriormente infiltrada por vidro (p. ex., InCeram Zirconia, Vita).

A Tabela 9.1 apresenta os valores de módulo de elasticidade, dureza, tenacidade à fratura e resistência de sistemas cerâmicos comumente utilizados e da dentina. Observa-se que as propriedades mecânicas do sistema zircônia tetragonal estabilizada por ítrio (PZT-Y) são significativamente superiores quando comparadas às demais cerâmicas odontológicas.

TABELA 9.1 Características de alguns sistemas cerâmicos

MATERIAL	NOME COMERCIAL	MÓDULO DE ELASTICIDADE (GPA)	DUREZA (GPA)	TENACIDADE À FRATURA (MPA.M1/2)	RESISTÊNCIA
Cerâmica*	Mark II	68	6,4	0,92	130
Cerâmica vítrea**	Empress II	104	5,5	2,9	320
Infiltrado de vidro (Alumina)**	InCeram Alumina	270	12,3	3	500
Infiltrado de vidro (Zircônia)**	InCeram Zirconia	245	13,1	3,5	245
Alumina**	Procera Alumina	400		4,48	687
Zircônia (PZT-Y)**	Lava	210	13,5	5 a 10	1.100
Dentina		15 – 20	0,6	3,1	
Esmalte		94	3,2	0,3	

*Cerâmica de revestimento; **cerâmica para infraestrutura.

Fonte: Adaptada de Rekow e Thompson.[1]

O uso cada vez maior dos sistemas cerâmicos atualmente trouxe o conhecimento sobre as suas limitações, sendo evidente que eles não podem ser indicados em certas situações clínicas, como espaço interoclusal limitado, hábitos parafuncionais, má oclusão, coroas clínicas curtas, dentes retentores com mobilidade, dentes muito inclinados, etc. Apesar do progressivo aumento na resistência, a fratura da cerâmica de revestimento é a complicação mais comum das próteses à base de PZT-Y. Sabe-se que a origem dessas falhas é multifatorial, estando relacionada ao trabalho do CD e do técnico do laboratório e a algumas propriedades do material, como a baixa condutividade térmica da zircônia, que afeta a taxa de resfriamento da cerâmica de revestimento. A diferença na taxa de resfriamento entre as duas cerâmicas pode gerar diferentes estados de estresse nos dois sistemas, formando alta concentração de estresses residuais na cerâmica de revestimento. Pela mesma razão é importante que o coeficiente de expansão térmica seja semelhante nas duas cerâmicas.

Indústrias e pesquisadores têm trabalhado para tentar solucionar esse tipo de problema, principalmente por meio de alterações no modo de processamento laboratorial da cerâmica de revestimento e da produção de cerâmicas com viabilidade de prensamento sobre a infraestrutura cerâmica. Entretanto, como a cerâmica de revestimento é altamente suscetível a falhas relacionadas com estresse de tensão, é possível deduzir que as IEs de PPF deveriam apresentar características mecânicas mais robustas. Nesse sentido, pesquisas laboratoriais e clínicas têm mostrado que as falhas ocorridas na cerâmica de revestimento devem-se também à falta de suporte provido pela IE, cujo desenho não acompanha a anatomia dentária e, portanto, não assegura uma melhor uniformidade de espessura, suporte e distribuição de esforços na cerâmica. Embora ainda não existam trabalhos de avaliação clínica de longo prazo confirmando ou não essa questão, parece lógico que os parâmetros empregados na confecção de IEs para PPFs metalocerâmicas devam também ser estendidos para as PPFs em cerâmica. É importante lembrar que a forma da IE depende da forma do preparo dental, da altura do dente preparado, do espaço interoclusal e da extensão da prótese.*

Existe no mercado um sistema cerâmico que possibilita a confecção de próteses em uma única camada (sistema monolítico) à base de dissilicato de lítio (IPS e.max, Ivoclar). Esse sistema é indicado para a confecção de PPFs anteriores e posteriores até segundos pré-molares. A cerâmica é fornecida na forma de pastilha, que é injetada em um molde de revestimento obtido pela técnica de cera perdida, sob alta temperatura e pressão. Após a remoção do revestimento, faz-se a caracterização extrínseca por meio de pintura ou por extratificação, que consiste na remoção de uma pequena camada da cerâmica e na aplicação de uma nova camada de cerâmica de revestimento. IEs confeccionadas em cerâmica à base de zircônia (IPS e.max, ZIRCAD, Ivoclar) podem receber a cerâmica de revestimento pela técnica da extratificação ou pela prensagem da cerâmica de revestimento. Para isso, após a confecção da IE, seu contorno final é esculpido em cera, incluída em revestimento. Depois da eliminação da cera, faz-se a prensagem da cerâmica de revestimento em um forno apropriado.

A seguir são apresentadas as características de IEs em cerâmica para PPFs anteriores e posteriores.

INFRAESTRUTURA PARA PPF ANTERIOR

Independentemente do sistema cerâmico selecionado, é importante que a IE apresente características que garantam suporte à cerâmica de revestimento, para evitar que estresses oriundos de forças oclusais causem sua fratura. Para isso, a IE deve apresentar um desenho que acompa-

nhe a anatomia dental, a fim de proporcionar apoio e uniformidade à cerâmica de revestimento, especialmente nas regiões de maior espessura, como nas faces proximais. Nessas áreas, a IE deve estender-se na direção incisal em aproximadamente 3 mm. É importante também a presença de uma cinta na face lingual ou palatina com 2 mm de altura e 1 mm de espessura, para garantir suporte à cerâmica de revestimento nessa área.

As características das IEs para PPFs anteriores podem ser resumidas nos seguintes itens:

- As áreas dos preparos com excesso de desgaste ou fraturas de ângulos devem ser compensadas por meio de aumento da IE, e não da espessura da cerâmica de revestimento.
- Cada pôntico deve ter sua anatomia básica reduzida em aproximadamente 25%, que corresponde à área que será ocupada pela cerâmica. Um pôntico com tamanho muito reduzido resultará em um volume excessivo da cerâmica de revestimento sem uniformidade de espessura e suporte adequado. Isso causará uma concentração de estresse na interface e pode resultar na fratura da cerâmica de revestimento.
- Cada elemento retentor deverá ter uma cinta ao longo de toda a superfície lingual com 2 mm de largura e 1 mm de espessura. Essa cinta deve estender-se em direção à face proximal para se unir ao conector. Na face vestibular, a cinta deve ter uma largura correspondente à espessura mínima que a cerâmica permitir.
- O conector deverá ter uma área mínima de 12 mm², sendo que a área ideal deve ficar próxima de 16 mm². A exceção se aplica às cerâmicas à base de zircônia, em que, segundo os fabricantes, essa área pode ser diminuída para 9 mm². É importante lembrar que a altura do conector é mais importante que sua largura para manter a resistência da área (Fig. 9.15).

---

* Parte do texto foi adaptada da revisão de literatura da tese de doutorado de Estevan Bonfante, com autorização do autor.

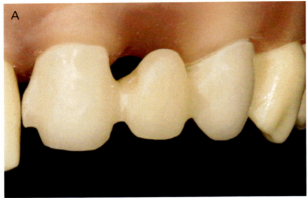
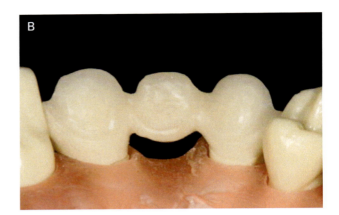
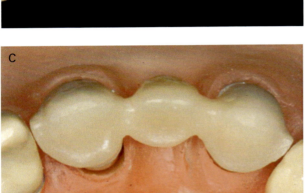
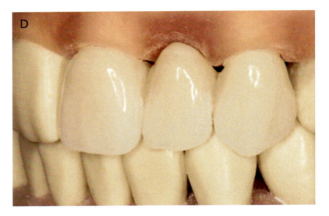
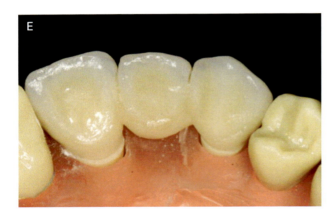

FIGURA 9.15 (A) (B) (C) Características da IE de uma PPF anterior. Observe a altura dos postes proximais e da cinta lingual que se conecta com os postes proximais. (D) (E) Vistas após a aplicação da cerâmica de revestimento.

INFRAESTRUTURA PARA PPF POSTERIOR

Na região posterior, as forças oclusais que incidem em uma PPF são bem maiores que na região anterior. Por isso, as características da IE devem obedecer ao mesmo padrão descrito no item anterior, ou seja, ter uma forma anatômica que garanta um suporte adequado à cerâmica de revestimento, especialmente nas cúspides de contenção cêntrica (vestibulares inferiores e palatinas superiores) por serem as que mais recebem os impactos da oclusão. As vertentes internas das cúspides linguais inferiores também devem receber atenção especial, pois participam do ciclo mastigatório, como ocorre em indivíduos adultos que apresentam desoclusão em grupo (41% dos indivíduos apresentam função em grupo e 26% apresentam desoclusão pelo canino) e, consequentemente, recebem tensões. As forças oclusais que atuam nas próteses posteriores são essencialmente compressivas e se concentram na interface IE/cerâmica de revestimento na forma de forças de tensão que podem causar fratura da cerâmica de revestimento.

De modo geral, uma IE para PPF posterior em cerâmica deve seguir as mesmas orientações para IEs para metalocerâmica, como descrito anteriormente, e deve apresentar as seguintes características:

- Os retentores e os pônticos devem apresentar dimensões equivalentes à anatomia final da prótese, reduzida em 25%. Áreas dos preparos com excesso de desgaste deverão ser compensadas por meio de aumento da IE, e não da espessura da cerâmica de revestimento.

- Os retentores devem apresentar uma cinta lingual com 2 mm de largura que se estenderá ao longo do pôntico, aumentando a resistência da IE. A espessura da cinta será determinada pelo contorno da prótese e ficará exposta ao meio bucal.

- As conexões são extremamente importantes para a resistência da IE; por isso, sua forma deverá ser cuidadosamente avaliada durante a confecção. Como comentado anteriormente, as IEs idealmente devem ter aproximadamente 16 mm^2, mas uma PPF de três elementos localizada na região de pré-molares pode chegar a 9 mm^2. A Figura 9.16 mostra a forma de IE para PPF inferior, e a Figura 9.17, para PPF superior.

As conexões poderão também ser modificadas quando não houver um espaço interoclusal mínimo para que os conectores tenham uma altura ideal, descontando-se o espaço para a papila e para o recobrimento de sua porção oclusal com a cerâmica de revestimento. Quando isso não for possível, a porção oclusal da conexão poderá ficar exposta na face oclusal (Fig. 9.18).

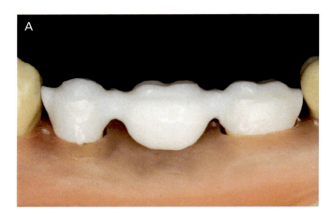
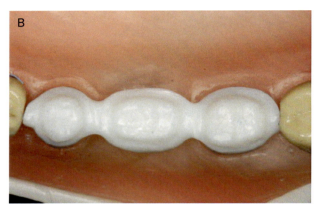
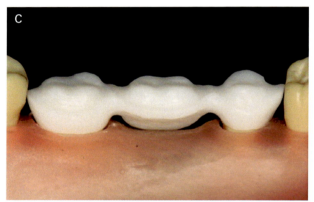
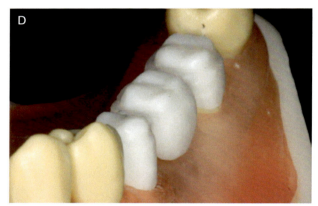
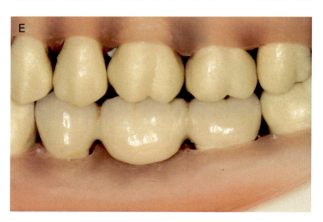

FIGURA 9.16 Características da IE de PPF posterior inferior. (A) (B) (C) Observe a altura dos postes proximais e da cinta lingual que se conecta com os postes proximais e a forma anatômica da superfície oclusal. A altura dos conectores deve sempre ser maior que a largura para propiciar resistência à IE. (D) Em situações em que as cúspides de contenção cêntrica apresentam função em grupo ou existe espaço para que a cerâmica e o revestimento tenham uma espessura maior que 2,5 mm é interessante confeccionar um ligeiro apoio na base das cúspides para sustentar adequadamente a cerâmica de revestimento. (E) Vista após aplicação da cerâmica de revestimento.

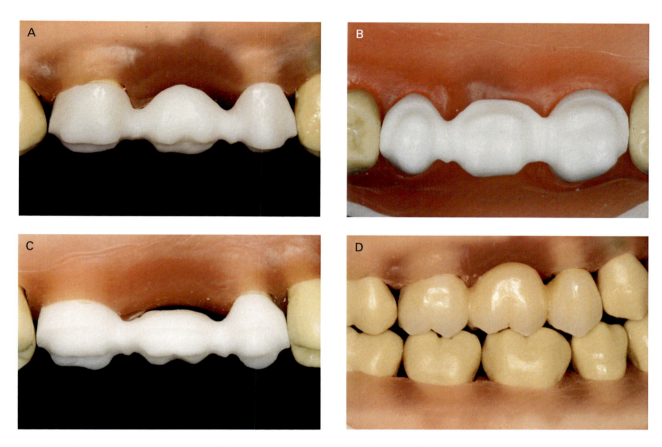

FIGURA 9.17 Características da IE de PPF posterior superior. (A) (B) (C) A IE de PPF superior deve apresentar as mesmas características da IE de PPF inferior. (D) Vista da PPF após a aplicação da cerâmica de revestimento.

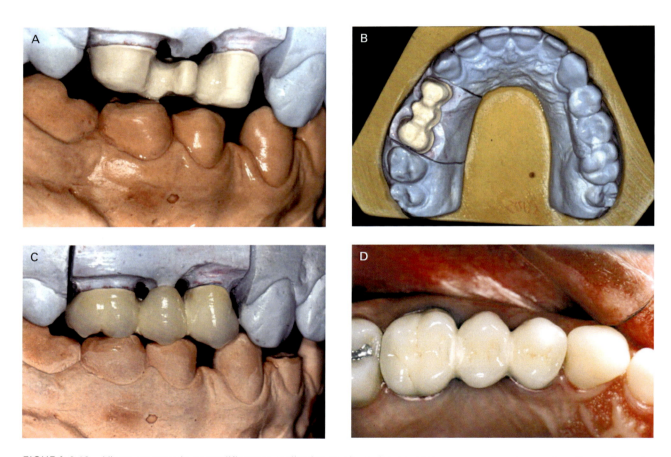

FIGURA 9.18 Vistas mostrando as modificações realizadas na altura dos conectores para que pudessem ter altura adequada. Observe que a porção oclusal dos conectores fica exposta.

REFERÊNCIA

1. Rekow D, Thompson VP. Engineering long term clinical success of advanced ceramic prostheses. J Mater Sci Mater Med. 2007;18(1):47-56.

LEITURAS SUGERIDAS

Al-Amleh B, Lyons K, Swain M. Clinical trials in zirconia: a systematic review. J Oral Rehabil. 2010;37(8):641-52.

Bonfante EA, Coelho PG, Navarro JM Jr, Pegoraro LF, Bonfante G, Thompson VP, et al. Reliability and failure modes of implant-supported Y-TZP and MCR three-unit bridges. Clin Implant Dent Relat Res. 2010;12(3):235-43.

Bonfante EA, Rafferty B, Zavanelli RA, Silva NR, Rekow ED, Thompson VP, et al. Thermal/mechanical simulation and laboratory fatigue testing of an alternative yttria tetragonal zirconia polycrystal core-veneer all-ceramic layered crown design. Eur J Oral Sci. 2010;118(2):202-9.

Bonfante EA, Sailer I, Silva NR, Thompson VP, Rekow ED, Coelho PG. Failure modes of Y-TZP crowns at different cusp inclines. J Dent. 2010;38(9):707-12.

Bottino MA, Faria R, Valandro LF. Percepção: estética em próteses livres de metal em dentes naturais e implantes. São Paulo: Artes Médicas; 2009.

Coelho PG, Bonfante EA, Silva NR, Rekow ED, Thompson VP. Laboratory simulation of Y-TZP all-ceramic crown clinical failures. J Dent Res. 2009;88(4):382-6.

Coelho PG, Silva NR, Bonfante EA, Guess PC, Rekow ED, Thompson VP. Fatigue testing of two porcelain-zirconia all-ceramic crown systems. Dent Mater. 2009;25(9):1122-7.

Coelho PG, Silva NR, Thompson VP, Rekow D, Zhang G. Effect of proximal wall height on all-ceramic crown core stress distribution: a finite element analysis study. Int J Prosthodont. 2009;22(1):78-86.

Conrad HJ, Seong WJ, Pesun IJ. Current ceramic materials and systems with clinical recommendations: a systematic review. J Prosthet Dent. 2007;98(5):389-404.

De Backer H, Van Maele G, De Moor N, Van den Berghe L, De Boever J. A 20-year retrospective survival study of fixed partial dentures. Int J Prosthodont. 2006;19(2):143-53.

Della Bona A, Kelly JR. The clinical success of all-ceramic restorations. J Am Dent Assoc. 2008;139 Suppl:8S-13S.

Donovan TE. Factors essential for successful all-ceramic restorations. J Am Dent Assoc. 2008;139 Suppl:14S-18S.

DuPont R. Large ceramo-metallic restorations. Int Dent J. 1968;18(2):288-308.

Fradeani M, Redemagni M. An 11-year clinical evaluation of leucite-reinforced glass-ceramic crowns: a retrospective study. Quintessence Int. 2002;33(7):503-10.

Guess PC, Schultheis S, Bonfante EA, Coelho PG, Ferencz JL, Silva NR. All-ceramic systems: laboratory and clinical performance. Dent Clin North Am. 2011;55(2):333-52, ix.

Guess PC, Zavanelli RA, Silva NR, Bonfante EA, Coelho PG, Thompson VT. Monolithic CAD/CAM lithium disilicate versus veneered Y-TZP crowns: comparison of failure modes and reliability after fatigue. Int J Prosthodont. 2010;23(5):434-42.

Guess PC, Zhang Y, Thompson VP. Effect of veneering techniques on damage and reliability of Y-TZP trilayers. Eur J Esthet Dent. 2009;4(3):262-76.

Huang M, Thompson VP, Rekow ED, Soboyejo WO. Modeling of water absorption induced cracks in resin-based composite supported ceramic layer structures. J Biomed Mater Res B Appl Biomater. 2008;84(1):124-30.

Kelly JR, Denry I. Stabilized zirconia as structural ceramic: an overview. Dent Mater. 2008;24(3):289-98.

Kim B, Zhang Y, Pines M, Thompson VP. Fracture of porcelain veneered structures in fatigue. J Dent Res. 2007;86(2):142-6.

Lorenzoni FC, Martins LM, Silva NR, Coelho PG, Guess PC, Bonfante EA, et al. Fatigue life and failure modes of crowns systems with a modified framework design. J Dent. 2010;38(8):626-34.

Marker JC, Goodkind RJ, Gerberich WW. The compressive strength of nonprecious versus precious ceramometal restorations with various frame designs. J Prosthet Dent. 1986;55(5):560-7.

McLean JW. Dental ceramics: proceedings of the first international symposium on ceramics. Chicago: Quintessence; 1983.

McLean JW. The science and art of dental ceramics. Chicago: Quintessence; 1979.

Mezzomo E, Suzuki RM. Reabilitação oral contemporânea. São Paulo: Santos; 2009.

Miller LL. Framework design in ceramo-metal restorations. Dent Clin North Am. 1977;21(4):699-716.

Miyazaki T, Hotta Y, Kunii J, Kuriyama S, Tamaki Y. A review of dental CAD/CAM: current status and future perspectives from 20 years of experience. Dent Mater J. 2009;28(1):44-56.

Molin MK, Karlsson SL. Five-year clinical prospective evaluation of zirconia-based Denzir 3-unit FPDs. Int J Prosthodont. 2008;21(3):223-7.

Näpänkangas R, Raustia A. Twenty-year follow-up of metal-ceramic single crowns: a retrospectives study. Int J Prosthodont. 2008;21(4):307-11.

Panek H, Matthews-Brzozowska T, Nowakowska D, Panek B, Bielicki G, Makacewicz S, et al. Dynamic occlusions in natural permanent dentition. Quintessence Int. 2008;39(4):337-42.

Pjetursson BE, Sailer I, Zwahlen M, Hämmerle CH. A systematic review of the survival and complication rates of all-ceramic and metal-ceramic reconstructions after an observation period of at least 3 years. Part I. Single crowns. Clin Oral Implants Res. 2007;18 Suppl 3:73-85.

Pogoncheff CM, Duff RE. Use of zirconia collar to prevent interproximal porcelain fracture: a clinical report. J Prosthet Dent. 2010;104(2):77-9.

Rafferty BT, Bonfante EA, Janal MN, Silva NR, Rekow ED, Thompson VP, et al. Biomechanical evaluation of an anatomically correct all-ceramic tooth-crown system configuration: core layer multivariate analysis incorporating clinically relevant variables. J Biomech Eng. 2010;132(5):051001.

Raigrodski AJ, Chiche GJ, Potiket N, Hochstedler JL, Mohamed SE, Billiot S, et al. The efficacy of posterior three-unit zirconium-oxide-based ceramic fixed partial dental prostheses: a prospective clinical pilot study. J Prosthet Dent. 2006;96(4):237-44.

Rekow ED. Dental CAD/CAM systems: a 20-year success story. J Am Dent Assoc. 2006;137 Suppl:5S-6S.

Rosentritt M, Steiger D, Behr M, Handel G, Kolbeck C. Influence of substructure design and spacer settings on the in vitro performance of molar zirconia crowns. J Dent. 2009;37(12):978-83.

Sailer I, Fehér A, Filser F, Gauckler LJ, Lüthy H, Hämmerle CH. Five-year clinical results of zirconia frameworks for posterior fixed partial dentures. Int J Prosthodont. 2007;20(4):383-8.

Sailer I, Philipp A, Zembic A, Pjetursson BE, Hämmerle CH, Zwahlen M. A systematic review of the performance of ceramic and metal implant abutments supporting fixed implant reconstructions. Clin Oral Implants Res. 2009;20 Suppl 4:4-31.

Sailer I, Pjetursson BE, Zwahlen M, Hämmerle CH. A systematic review of the survival and complication rates of all-ceramic and metal-ceramic reconstructions after an observation period of at least 3 years. Part II. Fixed dental prostheses. Clin Oral Implants Res. 2007;18 Suppl 3:86-96.

Shelby DS. Practical considerations and design of the porcelain fused to metal. J Prosthet Dent. 1962;12:542-8.

Shoher I, Whiteman AE. Reinforced porcelain system: a new concept in ceramometal restorations. J Prosthet Dent. 1983;50(4):489-96.

Silva NR, Bonfante EA, Zavanelli RA, Thompson VP, Ferencz JL, Coelho PG. Reliability of metalloceramic and zirconia-based ceramic crowns. J Dent Res. 2010;89(10):1051-6.

Studart AR, Filser F, Kocher P, Gauckler LJ. Fatigue of zirconia under cyclic loading in water and its implications for the design of dental bridges. Dent Mater. 2007;23(1):106-14.

Tan K, Pjetursson BE, Lang NP, Chan ES. A systematic review of the survival and complication rates of fixed partial dentures (FPDs) after an observation period of at least 5 years. III. Conventional FPDs. Clin Oral Implants Res. 2004;15(6):654-66.

Tinschert J, Schulze KA, Natt G, Latzke P, Heussen N, Spiekermann H. Clinical behavior of zirconia-based fixed partial dentures made of DC-Zirkon: 3-year results. Int J Prosthodont. 2008;21(3):217-22.

Walton TR. An up to 15-year longitudinal study of 515 metal-ceramic FDPs: part 1. Outcome. Int J Prosthodont. 2002;15(5):439-45.

Walton TR. An up to 15-year longitudinal study of 515 metal-ceramic FDPs: part 2. Modes of failure and influence of various clinical characteristics. Int J Prosthodont. 2003;16(2):177-82.

Weiss PA. New design parameters: utilizing the properties of nickel-chromium superalloys. Dent Clin North Am. 1977;21(4):769-85.

Wise MD. Failure in the restored dentition management and treatment. London: Quintessence; 1996.

Yamamoto M. Metal-ceramics: principles and methods of Makoto Yamamoto. Chicago: Quintessence; 1985.

Zhang Y, Song JK, Lawn BR. Deep-penetrating conical cracks in brittle layers from hydraulic cyclic contact. J Biomed Mater Res B Appl Biomater. 2005;73(1):186-93.

10

PROVA DOS RETENTORES, REMOÇÃO EM POSIÇÃO PARA SOLDAGEM E REMONTAGEM

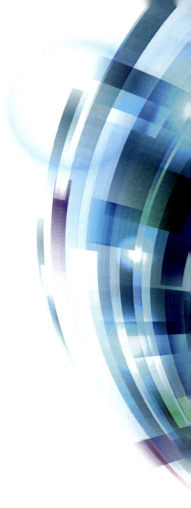

GERSON BONFANTE

A prova dos retentores nada mais é do que o reconhecimento de duas etapas bem-sucedidas do processo de obtenção das infraestuturas (IEs) das próteses metalocerâmicas ou totalmente cerâmicas. A primeira delas consiste na moldagem e na obtenção de troquéis precisos que representem nas suas formas, dimensões e posicionamentos a fiel relação do dente preparado com seus vizinhos e antagonistas no arco dentário. A segunda etapa é fruto do trabalho executado pelo técnico de laboratório, responsável pela confecção e adaptação das PPFs. Esse profissional atua como um auxiliar direto do cirurgião-dentista (CD), e sua participação tem grande influência no resultado final desse trabalho conjunto.

Ainda na fase laboratorial, as IEs são submetidas à remoção de irregularidades grosseiras, como bolhas ou asperezas superficiais, antes de serem submetidas à tentativa de adaptação nos seus respectivos troquéis. Esse passo ocorre de tal forma que, quando o CD recebe uma IE para prova em boca, esta já passou por um processo de acabamento para adequar-se à etapa de avaliação no paciente. Porém, uma boa adaptação aos troquéis não significa obrigatoriamente uma adaptação adequada ao dente preparado, pois erros ocorridos tanto no recorte do troquel quanto nas etapas técnicas podem interferir negativamente no resultado final do trabalho.

Após a remoção da prótese parcial fixa (PPF) provisória com auxílio de instrumentos ou saca-pontes, deve-se remover qualquer resíduo de cimento temporário com sondas e complementar a limpeza com solventes específicos para essa finalidade. A permanência de cimento provisório nas margens cervicais ou nas paredes axiais pode impedir ou dificultar o assentamento completo do retentor. A prova dos retentores compreende diferentes etapas, descritas a seguir.

ADAPTAÇÃO MARGINAL

A tentativa imediata de adaptar uma IE a um dente preparado pode originar, como primeira observação, a visualização de margens desajustadas. Mesmo que o troquel seja uma réplica fiel das características de forma, contorno e dimensões do dente preparado, não se pode esquecer que ele foi obtido a partir de um molde de material elástico e vazado em gesso especial, materiais esses que sofrem alterações dimensionais. O gesso aceita pressões e sofre desgastes que não ocorrem na superfície do dente preparado; portanto, uma IE adaptada perfeitamente a um troquel de gesso nem sempre estará perfeitamente adaptada ao dente preparado. Fazer essa adequação é uma função primordial do CD, a fim de oferecer ao paciente um trabalho protético próximo do ideal.

A adaptação cervical, também chamada de ajuste ou selamento, é uma etapa crucial dos preparos dentários com finalidade protética, pois é nessa fase que diferentes materiais, como liga metálica e cerâmica, se integram ao dente por meio de um agente cimentante. De maneira geral, quanto menor for a distância entre a coroa e o dente, menor será a espessura do cimento utilizado para sua fixação e, consequentemente, menor será a possibilidade de ocorrer solubilização dos cimentos, retenção de placa bacteriana, desenvolvimento de doença periodontal e recidiva de cáries nessas margens. Outro aspecto a ser considerado é o fato de a maioria das margens cervicais das coroas protéticas estar localizada dentro do sulco gengival, o que pode impedir a visão, dificultar a percepção e até mascarar um ajuste insatisfatório nessa região.

Além da consideração de todos esses fatores, um ajuste cervical adequado depende ainda da qualidade do tecido gengival, da capacidade de higienização do paciente e da longevidade da própria prótese. Para que essa etapa seja bem-sucedida, o CD dispõe de alguns recursos, como evidenciadores de contato interno, películas de elastômetro, radiografias e sondas exploradoras.

Evidenciadores de contato interno

As substâncias evidenciadoras são tintas, geralmente hidrossolúveis, aplicadas à superfície interna das IEs em finas camadas. Após sua secagem com leves jatos de ar, a IE é assentada e pressionada contra o dente preparado, também devidamente seco.

Ao serem removidos, os evidenciadores possibilitam a detecção e a visualização dos pontos da superfície interna das IEs que estão impedindo o seu assentamento completo, em decorrência do contato que estabelecem com as superfícies externas do dente preparado. É bem provável que esse recurso já tenha sido utilizado pelo técnico de laboratório com o mesmo objetivo, buscando a adaptação da IE ao seu respectivo troquel. Ao mesmo tempo que se detectam contatos na superfície interna da IE, de onde a tinta evidenciadora foi removida, é possível observar a presença da mesma tinta no local correspondente do dente preparado (Fig. 10.1).

A seguir, procede-se ao desgaste no ponto de contato da superfície interna da IE por meio de pontas diamantadas, processo que deve ser repetido até a obtenção de uma adaptação satisfatória. Deve-se evitar esse procedimento em coroas cerâmicas, pois pesquisas têm demonstrado que o desgaste com ponta diamantada pode alterar sua resistência. Portanto, para melhorar a adaptação de IEs cerâmicas, o desgaste deve ser feito, sempre que possível, no dente.

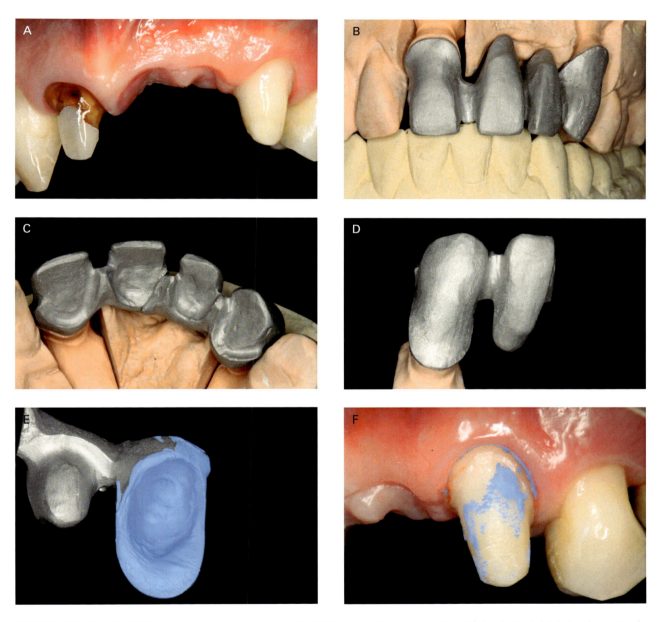

FIGURA 10.1 A a F (A) Vista dos dentes preparados. (B) (C) Vista das IEs nos troquéis. (D) Avaliação inicial da adaptação da IE no troquel. (E) Líquido evidenciador aplicado na superfície interna da IE. (F) Líquido evidenciador visível no preparo.

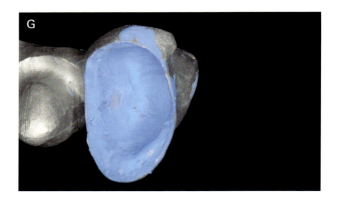
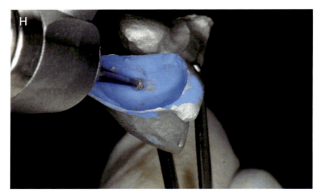
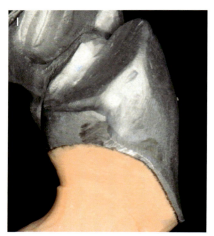

FIGURA 10.1 G a H (G) Vista dos pontos de contato internos na IE que impedem seu assentamento ou podem levar ao assentamento oblíquo da PPF na cimentação, causando desajuste cervical. (H) Desgaste do ponto de contato. (I) IE adaptada no troquel após ajustes internos.

Película de elastômero

Diferentes elastômeros, principalmente siliconas, foram especificamente desenvolvidos com a finalidade de detectar contatos internos que dificultam ou impedem o assentamento completo das IEs. Esses materiais são manipulados de acordo com as orientações do fabricante, colocados no interior das IEs e levados à sua posição no dente preparado com uma pressão de assentamento firme, que possibilite o escoamento completo de todo o excesso. Embora as coroas ajustadas com o auxílio de substâncias evidenciadoras pareçam devidamente adaptadas sobre os dentes preparados, o espaço interno pode não ser suficiente para a espessura da película de cimento. Ao simular a cimentação com as siliconas fluidas, ou mesmo com as convencionais, é possível fazer uma análise da espessura da película de cimento e criar um espaço para ela. Após a polimerização da silicona e a remoção da coroa, visualiza-se a parte do metal ou da cerâmica exposta na superfície interna da IE que estabelece contato com a superfície externa do dente preparado. Então desgasta-se o local com pontas diamantadas e repete-se o processo até atingir a adaptação desejada (Fig. 10.2).

Os procedimentos de ajuste interno da IE são essenciais para o completo assentamento e o ajuste cervical da coroa no dente preparado, mesmo quando a IE está bem adaptada ao troquel. A presença de contatos internos entre as superfícies da IE e do dente pode impedir sua adaptação e/ou promover o assentamento oblíquo da prótese na cimentação, causando desajuste e uma linha espessa de cimento que favorece a solubilização do agente cimentante e a instalação de placa e cárie.

PRÓTESE FIXA 355

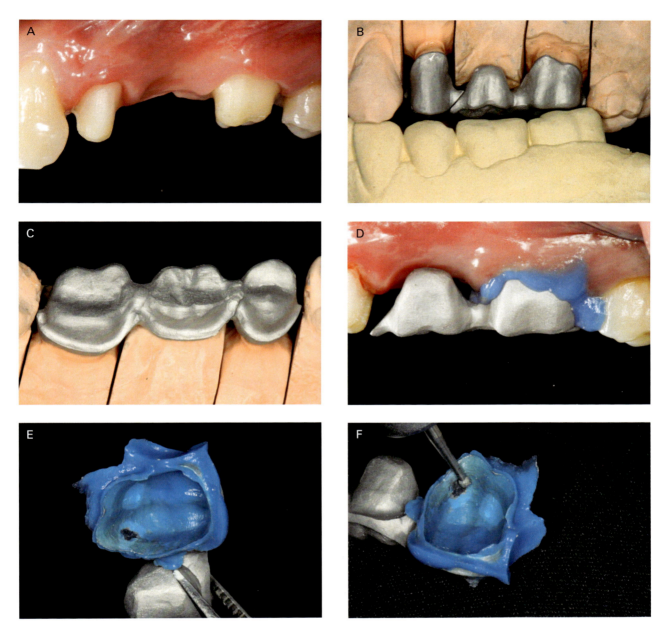

FIGURA 10.2 (A) Dentes preparados. (B) (C) Vista das IEs nos troquéis. (D) Aplicação de elastômero fluido no interior da IE. (E) Visualização do ponto de contato interno através da película de elastômero que impede o assentamento completo da IE ou que pode causar seu assentamento oblíquo durante a cimentação. Antes do desgaste com ponta diamantada, o ponto de contato deve ser demarcado com grafite para facilitar o desgaste. (F) Desgaste do contato com ponta diamantada.

Radiografia

Embora disponha de alguma popularidade, notadamente na avaliação da adaptação de intermediários protéticos sobre implantes, a radiografia não possibilita a percepção dos pontos de contato internos que impedem o assentamento completo da PPF. Com alguma sorte, é possível observar áreas proximais desajustadas, visíveis a partir de radiografias interproximais, mas isso dependerá do ângulo vertical usado durante a tomada radiográfica. Com o uso desse método, o desgaste interno para a obtenção do ajuste seria feito às cegas e dependeria totalmente da habilidade e da experiência clínica do CD.

O método radiográfico continua controvertido porque, por superpor as margens da IE por vestibular e lingual, pode mascarar desajustes acentuados, impedindo sua visualização. Assim, uma radiografia interproximal que mostre a IE ajustada não garante que ela esteja efetivamente ajustada. Por sua vez, uma radiografia que evidencie o desajuste da IE não permite a visualização do local que deve ser desgastado para realizar a correção (Fig. 10.3).

Sonda exploradora

O uso de sonda exploradora nº 5 é um método complementar que possibilita a observação dos locais corretamente adaptados e das áreas deficientes. Esse método não permite a visualização dos pontos de contato internos que impedem o assentamento completo da restauração, só perceptíveis por meio de evidenciadores de contato ou películas de elastômero.

A precisão da adaptação marginal pelo uso de sondas exploradoras é altamente subjetiva, pois depende da percepção tátil e da habilidade do profissional, do seu critério acerca do que é uma adaptação marginal adequada, do tipo sonda e da forma como ela é utilizada. Estudos evidenciam que as extremidades ativas de sondas exploradoras novas apresentam diâmetros médios de 50 a 130 μm. Portanto, é óbvio concluir que nenhum desajuste marginal menor do que essas dimensões poderá ser detectado por esse método. As sondas são suficientes para a percepção de desajustes grosseiros, mas incapazes de auxiliar a obtenção de ajustes marginais refinados (Fig. 10.4).

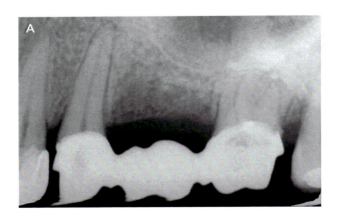
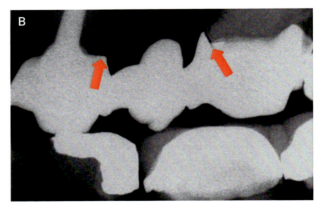

FIGURA 10.3 (A) Radiografia realizada com o objetivo de avaliar o ajuste da IE. Observe o discreto degrau negativo na margem distal do molar. (B) Radiografia interproximal mostrando desajuste cervical na margem mesial da IE do molar inferior e degrau positivo na margem distal do pré-molar. Uma pequena mudança do ângulo vertical durante a tomada radiográfica tornaria imperceptível o desajuste.

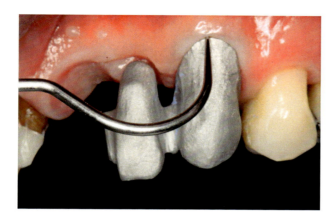

FIGURA 10.4 Sonda clínica nº 5 utilizada para a avaliação do ajuste marginal da IE.

AJUSTE IDEAL

Como o ajuste da IE no dente preparado é uma consequência direta do seu ajuste no troquel, se este for uma réplica perfeita daquele, não haverá dificuldades para se obter um ajuste ideal.

O processo de fundição por cera perdida, aperfeiçoado e viabilizado em 1908, continua exatamente com os mesmos princípios e fins, exceto talvez pela melhora de alguns materiais utilizados em sua execução. Assim, o objetivo básico do processo de inclusão e fundição continua sendo a utilização de materiais refratários capazes de sofrer expansões de diferentes tipos (de presa, higroscópica e térmica) que, somadas, devem ser capazes de compensar a contração da liga metálica ao passar do estado líquido para o estado sólido em decorrência da redução gradativa da temperatura.

Desse modo, é fácil compreender que, se uma IE do tipo coroa total for reproduzida exatamente com as mesmas dimensões do dente preparado, ela não se ajustará a ele. Para atingir esse objetivo, as coroas totais devem apresentar dimensões ligeiramente maiores que a dos próprios dentes, criando simultaneamente os espaços internos necessários para acomodar a película de cimento utilizado para a fixação definitiva, sem porém perder as características de retenção e estabilidade. Em outras palavras, as coroas totais, entre as quais se incluem as IEs para coroas metalocerâmicas ou cerâmicas, conseguem se adaptar aos dentes preparados porque são maiores do que eles. A expansão do revestimento deve, portanto, ser maior do que a contração da liga. Se esse processo todo fosse altamente preciso, não atingiria seus objetivos.

Espaço interno

Com relação aos espaços internos, uma IE bem adaptada ao dente preparado e seccionada com ele no sentido vestibulolingual apresentará as seguintes características gerais:

- Contato mínimo em alguns pontos, notadamente no terço cervical, entre a superfície interna da IE e do dente preparado. Se esse contato for acentuado, a retenção friccional será excessiva, e será impossível realizar a cimentação sem um desajuste vertical, pois não háverá espaço suficiente para acomodação da película do agente cimentante. Se ocorrer o contrário, ou seja, não houver contato nem proximidade entre as partes, a IE ficará folgada e dependerá exclusivamente do cimento para permanecer no seu lugar, o que é praticamente impossível se o local em questão tiver uma carga funcional intensa.
- Espaço interno de 30 a 50 µm nas regiões correspondentes ao terço médio e oclusal/incisal, sendo rara a ocorrência de contatos nessas regiões.
- Espaço interno de 150 a 200 µm, podendo chegar a 400 µm com ligas de metais básicos, entre a superfície oclusal do dente preparado e a superfície interna da IE.

Desse modo, os espaços internos se devem às imperfeições da técnica de inclusão e fundição de IEs metálicas decorrentes da utilização de materiais com propriedades físicas antagônicas, como a expansão e a contração, e à impossibilidade de uma compensação perfeita entre as partes. Além disso, se essa compensação perfeita existisse, não seria útil, pois geraria IEs que não se ajustariam aos dentes preparados por terem exatamente as mesmas dimensões deles.

Como o processo de inclusão e fundição para a confecção de IEs metálicas privilegia a expansão no sentido vertical, em virtude da própria forma do anel metálico e, consequentemente, do bloco de revestimento contido em seu interior, existem maiores espaços internos justamente nas áreas oclusais ou incisais dos dentes preparados e das superfícies metálicas internas. Assim, a adoção de técnicas que buscam o aumento da expansão lateral, como uso de dupla camada de amianto, inclusão em anel plástico com abertura longitudinal, expansão livre do revestimento, utilização de líquidos especiais e alívio dos troquéis, tem por objetivo básico compensar a maior contração das ligas de metais básicos utilizadas para a confecção de coroas metalocerâmicas, como as de níquel-cromo.

As próteses em cerâmica podem ser confeccionadas por diferentes técnicas, tais como a técnica da cera perdida e da fundição da cerâmica, a técnica de aplicação da cerâmica diretamente sobre um troquel refratário (*slip casting*) ou a técnica feita com o sistema CAD/CAM (*computer aided design/computer aided manufactoring*), em que a IE é obtida pelo desgaste de um bloco cerâmico. Em todas elas, a cerâmica passa por um processo de expansão e contração que exige a adaptação da IE no dente preparado mediante os mesmos procedimentos descritos anteriormente. Pesquisas têm mostrado valores de desajuste marginal de coroas cerâmicas entre 60 a 90 μm e espaços internos entre 130 a 270 μm para as regiões do terço médio das faces axiais e da face oclusal, respectivamente, independentemente do tipo de cerâmica.

Dessa forma, um ajuste ideal dependerá sempre da quantidade de retenção friccional. Se uma IE apresentar quantidade excessiva de contatos internos, possivelmente apresentará também retenção friccional acentuada, o que tornará impossível uma cimentação adequada e, consequentemente, a coroa ficará "alta" em decorrência de desajustes da oclusão. A técnica de ajuste com alívio dos contatos internos por meio de soluções evidenciadoras ou películas de elastômeros tem justamente a finalidade de reduzir esses contatos e criar um espaço adequado para a cimentação.

Uma retenção friccional adequada é aquela que permite à IE manter-se adaptada ao dente preparado sem deslocamentos (mesmo no arco superior) e ser removida por meio de pressão dos dedos e tração gêngivo-oclusal, o que gera uma carga média de 400 g. A necessidade de instrumentos para a aplicação de força acentuada de deslocamento ou mesmo de alicates ou saca-pontes para remover uma IE pode significar excesso de contatos internos, retenção excessiva e falta de espaço para o cimento.

A retenção básica e principal da IE será do tipo circunferencial, ou seja, da região correspondente ao término cervical e ao terço cervical, em razão da interposição do cimento e do preenchimento das rugosidades existentes entre as paredes dentárias e da IE.

Margem cervical

As imperfeições do processo de obtenção de IE também podem ser observadas nas margens cervicais, onde se encontra o elo frágil da corrente envolvida na confecção de uma PPF. É nesse local que diferentes materiais (IE metálica ou cerâmica e cimento) devem se integrar harmoniosamente ao tecido periodontal, mais especificamente o sulco gengival, respeitando sua biologia e sua microbiota bacteriana e possibilitando a manutenção da saúde gengival e o restabelecimento das funções pretendidas.

Se o técnico em prótese dentária fosse capaz de fazer o selamento marginal de uma coroa total metalocerâmica ou cerâmica de maneira perfeita, com junções imperceptíveis e extensão da cera precisamente até o término cervical, identificado como uma linha nítida e definida, isso resultaria em uma margem cervical mal-adaptada após a obtenção da IE fundida. Esse problema corresponderia aproximadamente a um desajuste entre as superfícies oclusais (do dente preparado e da superfície metálica interna) ou o espaço oclusal interno da ordem de 0,15 a 0,2 mm. Portanto, para alcançar um ajuste ideal, qualquer IE fundida deve apresentar um excesso marginal no sentido vertical de até 0,2 mm em média, fato esse já conhecido e preconizado desde os primórdios do processo de inclusão e fundição. Esse excesso marginal de 0,2 mm é obtido na demarcação da linha de término cervical com uma ponta de grafite ou cera.

Quando o técnico em prótese realiza o selamento marginal antes da inclusão, a cera deverá cobrir essa linha delineada com grafite na margem do troquel. Após a regularização e o acabamento do padrão de cera para inclusão, se este for removido do troquel e analisado internamente, será possível visualizar a linha do término cervical (até onde chegou a ponta diamantada) e um pequeno excesso cervical em todo o contorno, que é imprescindível para a obtenção do ajuste marginal (Fig. 10.5A). A IE deverá apresentar as mesmas características, a fim de atingir os mesmos objetivos (Fig. 10.5B). Esse tipo de "excesso" não pode existir nas coroas confeccionadas em cerâmica, pois as características do material não permitem extremidades afiladas. Desse modo, a forma do término cervical deve ser em ombro ou chanfrado largo, com desgaste entre 1,0 a 1,5 mm, para proporcionar uma espessura adequada à cerâmica e, consequentemente, uma boa resistência à restauração.

Quando o ajuste obtido está aceitável clinicamente, a avaliação realizada com sonda exploradora deve permitir a sua passagem na interface IE/dente, no interior ou fora do sulco gengival, de maneira suave e contínua. Durante essa avaliação, não devem ocorrer discrepâncias ou soluções de continuidade, como a percepção de um degrau na IE (excesso) ou no dente (falta), independentemente do sentido de movimento da sonda (do dente para a IE ou vice-versa) (Fig. 10.6). O posicionamento da sonda deve ser de aproximadamente 45° da sua ponta ativa em relação ao longo eixo da superfície analisada ou do próprio dente. É indispensável, porém, que a ponta ativa da sonda exploradora seja frequentemente afiada com discos de lixa, a fim de reduzir seu diâmetro e facilitar a percepção dos desajustes.

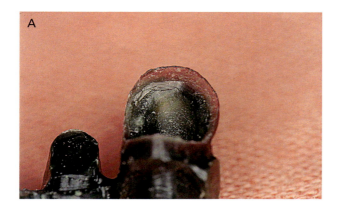 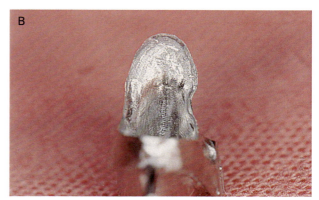

FIGURA 10.5 (A) Excesso marginal vertical de até 0,2 mm no padrão de cera preparado para inclusão. (B) O mesmo excesso marginal após fundição.

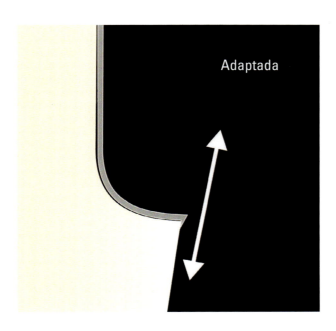

FIGURA 10.6 Esquema ilustrativo de ajuste cervical adequado. A sonda exploradora deve passar pela interface IE/dente de maneira suave e contínua, em qualquer sentido.

Por ser altamente subjetivo, o ajuste ideal ou, pelo menos, satisfatório clinicamente depende muito do grau de conhecimento do CD e dos seus critérios de julgamento.

A Figura 10.7 mostra cortes vestibulolinguais de coroas confeccionadas em ligas de ouro e em cerâmica, aprovadas clinicamente, com términos cervicais ilustrativos do ajuste ideal.

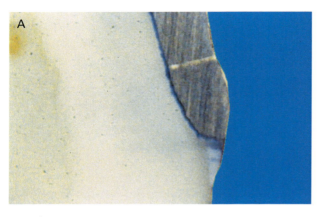
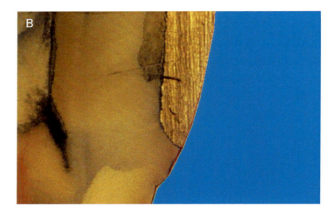
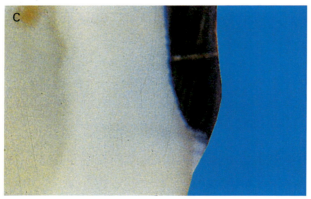
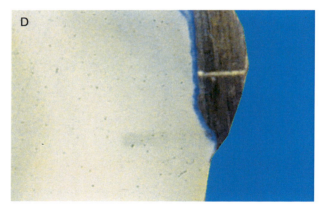
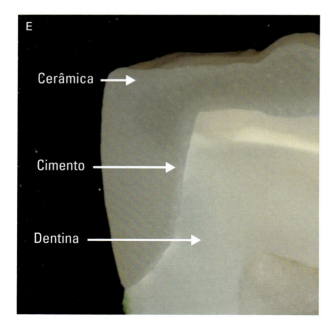

FIGURA 10.7 Cortes de coroas fundidas em liga de ouro (A) (B) (C) (D) e em cerâmica (E) mostrando ajuste ideal após cimentação com fosfato de zinco e cimento resinoso, respectivamente.

TIPOS DE DESAJUSTE MARGINAL E CORREÇÕES

Embora a adaptação marginal correta e satisfatória seja o objetivo principal de qualquer IE, existem situações que diferem do ideal, exigindo a correção e, às vezes, até a repetição do trabalho. As falhas de adaptação são consequência de moldes imprecisos, que não reproduzem corretamente os términos cervicais dos preparos. Assim, são gerados modelos e troquéis deficientes que, em vez de serem repetidos, costumam ser submetidos ao recorte por profissionais pouco qualificados para essa finalidade. Por sua importância no resultado final de um trabalho protético, o recorte dos troquéis deveria ser função do CD, e não do técnico de laboratório. Como o CD conhece as características do dente preparado, pode fazer um novo molde caso observe que a margem não está plenamente definida, minimizando acentuadamente a ocorrência desses problemas. A seguir, são descritos os principais tipos de desajuste marginal.

Degrau negativo

O degrau negativo ocorre quando a sonda exploradora, dirigida para o interior do sulco gengival, encontra parte do término cervical do dente preparado não coberta pela IE, pois o metal ou a cerâmica se encontra aquém da margem preparada do dente. A passagem da sonda evidencia uma mudança brusca de direção, correspondente ao desajuste (Fig. 10.8). Esse tipo de desajuste marginal geralmente ocorre em virtude de um recorte incorreto em que parte do término cervical foi inadvertidamente removido.

Para compensar essas deficiências de adaptação da IE, duas condutas podem ser adotadas: o desgaste do dente ou a repetição da moldagem e do troquel:

Desgaste do dente: Se o degrau negativo for pequeno, discreto e localizado em área de fácil acesso (pela face vestibular ou lingual), ele pode ser eliminado por meio do desgaste do dente. Tal desgaste pode ser feito com pontas diamantadas para acabamento de granulação fina ou multilaminadas, bem como por pontas em forma de chama. O acabamento da área corrigida pode ser realizado com instrumentos periodontais, com o objetivo de promover o alisamento superficial adequado e facilitar a ação dos meios convencionais de higienização oral.

Repetição da moldagem e do troquel: Se a realização do desgaste dentário for desaconselhável por motivo de falta de acesso, dificuldade de visualização ou qualquer outro fator, será preciso obter uma nova moldagem e um novo troquel. Feito o recorte adequado, esse troquel será utilizado exclusivamente para o selamento marginal, após a escultura e a escavação no modelo principal. Realizada a fundição, o troquel deverá passar novamente pelas etapas necessárias para a prova dos retentores. Esse procedimento é válido para IEs metálicas ou cerâmicas.

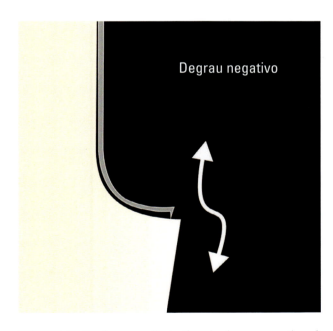

FIGURA 10.8 Esquema ilustrativo de degrau negativo. A sonda exploradora detecta parte do término cervical não coberto pela IE.

Degrau positivo

É o desajuste marginal encontrado quando a sonda exploradora desliza pela margem em excesso, em direção ao sulco gengival, sem encontrar o dente preparado no mesmo nível, ocorrendo desvio abrupto da sua trajetória (Fig. 10.9). Também pode ser consequência de um recorte incorreto do troquel, além do término cervical, e geralmente há isquemia no local afetado. Outro sinal clínico comum é o deslocamento da IE pela ação das fibras colágenas da margem gengival, que exercem pressão na IE e são capazes de deslocá-la do dente. Pode também provocar trauma gengival e pequenos sangramentos. Na presença de isquemia, é importante verificar se foi o deslocamento da coroa provisória que favoreceu a hipertrofia do tecido gengival sobre as margens do preparo, e não o excesso marginal da IE. Vale lembrar que as remoções e as reposições sucessivas das coroas provisórias, os procedimentos de limpeza do cimento provisório com instrumentos afiados, os reembasamentos e os polimentos sucessivos são fatores que contribuem para o desajuste marginal dessas coroas, permitindo a acomodação do tecido gengival sobre a margem dentária desajustada.

Pode-se corrigir o degrau positivo por meio do desgaste da IE ou pela repetição da moldagem e do troquel.

Desgaste da IE: Nesta situação, como as margens cervicais da IE estão corretamente adaptadas no seu respectivo troquel e apresentam degrau positivo no dente preparado, o recorte no troquel ocorreu além da margem cervical. Se for possível a correção no próprio troquel, ele pode ser utilizado para a eliminação do excesso cervical da IE por desgaste do degrau positivo, com discos de carborundum e/ou discos de pedras de óxido de alumínio, no caso de IE metálica, e discos diamantados e/ou pedras diamantadas, no caso de IE em cerâmica.

Se houver dificuldade de visualização do limite do término cervical e o troquel não puder ser recortado, mantém-se a IE adaptada sobre ele e faz-se o desgaste do gesso e do metal ou da cerâmica na região cervical com um instrumento rotatório apropriado. Devem ser feitas avaliações constantes no dente preparado, para evitar uma

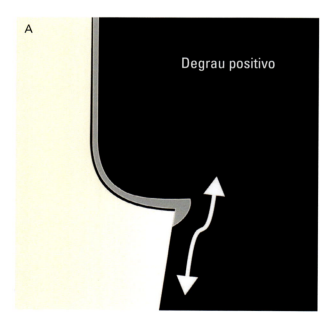
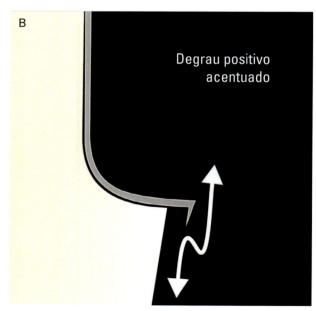

FIGURA 10.9 Esquemas ilustrativos de degrau positivo. (A) A sonda exploradora desliza pela margem em excesso sem encontrar o término cervical do preparo no mesmo nível. (B) Se for acentuado, o degrau negativo pode apresentar desvio de percurso da ponta da sonda.

remoção excessiva. Durante essas avaliações, torna-se perceptível a redução gradativa da isquemia e a eliminação do deslocamento da IE, comprovando a correção do perfil de emergência.

Repetição da moldagem e do troquel: Somente quando não se obtém resultado com o desgaste da IE é que se procede à obtenção de nova moldagem e troquel. Para as PPFs metalocerâmicas, esculpe-se novamente a IE e, após a escavação, faz-se o selamento marginal no novo troquel, agora recortado nos seus limites, e realizam-se a inclusão e a fundição. Para PPFs confeccionadas em cerâmica, também se deve reiniciar todo o processo com a realização de nova moldagem.

Espaço cervical

É o desajuste marginal encontrado quando a ponta da sonda exploradora detecta um espaço existente entre a margem da restauração e o término cervical. Significa que há uma deficiência da IE em direção vertical e que ela é incapaz de atingir a margem preparada, permitindo que a sonda penetre entre as margens da IE e do dente (Fig. 10.10).

Quando a IE está adequadamente adaptada no troquel e desajustada no dente, a falha no processo de confecção da IE está efetivamente no próprio troquel, seja por um recorte incorreto ou, como é mais comum, por uma moldagem imprecisa. A imprecisão da moldagem pode decorrer do inadequado afastamento do tecido gengival ou das dificuldades para manter o campo seco, em virtude da presença de saliva, transudato ou exsudato gengival, ou mesmo sangue, principalmente quando se utiliza material de moldagem que depende de um campo seco para a obtenção de uma reprodução fiel.

A correção desse tipo de desajuste requer a repetição da moldagem e a obtenção de novo troquel, para possibilitar repetição dos passos de obtenção da IE. Com frequência esse desajuste é percebido apenas em parte do término cervical, mas uma IE pode apresentar mais de um tipo de desajuste.

Somente após a correção de desajustes, a repetição da IE e a aprovação plena dos retentores é que se passa à próxima etapa do processo de confecção de uma PPF metalocerâmica, que é a remoção em posição para soldagem (Fig. 10.11).

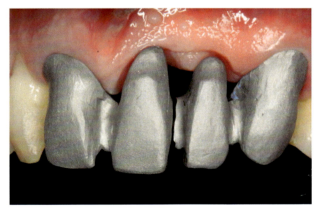

FIGURA 10.11 Adaptação dos retentores.

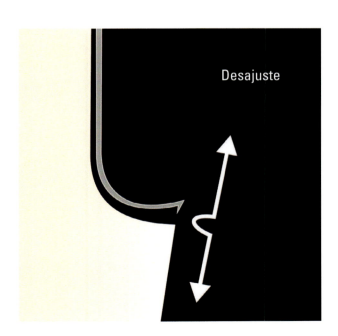

FIGURA 10.10 Esquema ilustrativo de desajuste. A ponta da sonda desliza em direção ao espaço existente entre a margem da restauração e o término cervical.

REMOÇÃO EM POSIÇÃO PARA SOLDAGEM

O processo de obtenção de uma IE de PPF metalo-cerâmica é minucioso, criterioso e exige do profissional conhecimentos e dedicação para o alcance de um bom resultado. Contudo, o uso de materiais de primeira qualidade e de técnicas precisas e sofisticadas pode não resultar em um trabalho bem–sucedido se parte dele for realizada por um técnico de laboratório pouco afeito a esse tipo de procedimento e propenso a "queimar etapas" para terminar a tarefa mais rapidamente.

Registros imprecisos das posições intermaxilares, tempo aquém do ideal para polimerização ou cristalização dos diferentes materiais, ciclo de aquecimento de revestimento insuficiente para a expansão desejada, troquéis fixos e/ou mal recortados são algumas das práticas frequentemente utilizadas para acelerar o processo de obtenção das IEs. Complementando as tentativas de reduzir o tempo clínico ou de laboratório para a produção mais rápida da estrutura metálica, tem-se o que se convencionou chamar de fundição em monobloco ou peça única.

Embora seja relativamente comum, a obtenção de IE em monobloco com o objetivo de evitar a necessidade de soldagem é um processo que incorpora inúmeros erros e contribui para um mau resultado final. A fundição das IEs em monobloco ou peça única deve ser evitada pelas seguintes razões:

- Qualquer material de moldagem apresenta contração de polimerização que varia de 0,11 a 0,45%. As siliconas de polimerização por adição são os mais estáveis dos materiais de moldagem.
- Os gessos especiais sofrem expansão de presa média de 0,9%.
- A manipulação desses materiais, a proporção e o tempo de armazenamento, entre outros fatores, não estão totalmente sob controle do CD ou do técnico; às vezes, o tempo decorrido entre a obtenção do molde, o vazamento do gesso especial e sua presa inicial estão muito além do ideal ou desejável.
- Técnicas de moldagem que incluem moldeiras parciais e casquetes e dois materiais distintos (poliéter ou mercaptana e alginato) podem apresentar deficiência de assentamento; as-

sim, os dentes preparados não se encontram no molde exatamente na mesma posição que ocupam na boca.

- Troquéis individualizados sempre apresentam algum grau de imprecisão; contudo, não individualizá-los resulta em erro ainda mais grosseiro, pois dificulta o acesso proximal para a escultura ou o acabamento do padrão de cera.
- IEs pequenas fundidas em monobloco que aparentam ter uma adaptação precisa geralmente o fazem à custa de movimento dentário, desenvolvendo áreas de pressão e tração no ligamento periodontal, princípios do movimento ortodôntico.
- A fundição em monobloco só é aplicável em pequenos espaços ou pequenas próteses; a união de próteses amplas deve ser realizada por meio de soldagem.

Independentemente do espaço protético a ser restabelecido com a PPF e do número de retentores e pônticos, aconselha-se a remoção em posição para soldagem com o objetivo de evitar ou, pelo menos, minimizar os aspectos mencionados. A remoção em posição para soldagem tem por objetivo unir duas porções de IE pela área proximal em sentido vertical ou em degrau, assim como pelos pônticos.

Solda na área proximal – sentido vertical

Esse tipo de solda é normalmente indicado quando se busca a união de dois ou mais retentores vizinhos por razões mecânicas, de suporte, de retenção ou de contenção periodontal (esplintagem). Não é o local ideal para a realização da soldagem, pois a área pode ser insuficiente para promover uma união satisfatória e duradoura, resistente aos esforços mastigatórios e sobrecargas oclusais. É indispensável manter um espaço adequado para a papila interproximal, com abertura da ameia cervical para a passagem dos meios de higienização convencionais, assim como manter um espaço suficiente para a abertura das ameias incisais ou oclusais. Dessa forma, a área de solda fica restrita aproximadamente ao terço médio da face proximal, pois o terço cervical está comprometido com o posicionamento da ameia interproximal, e o terço incisal ou oclusal, com a abertura dessas ameias (Fig. 10.12).

PRÓTESE FIXA 365

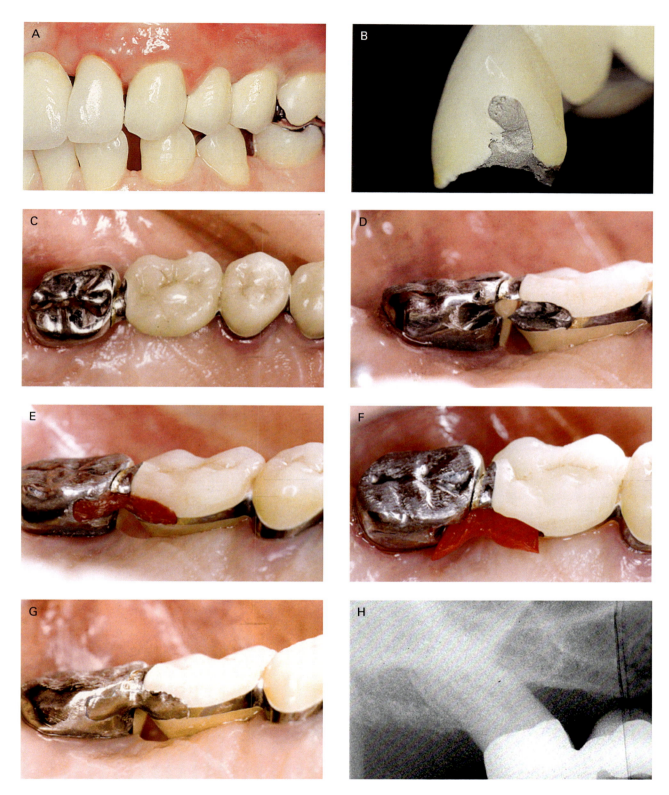

FIGURA 10.12 Vistas de PPF com fratura da área de solda proximal confeccionada no sentido vertical entre os retentores 22 e 23. (B) Vista da área soldada após fratura. Observe que a superfície soldada apresentava uma área insuficiente para resistir à ação das forças oclusais. (C) Vista de PPF com fratura proximal entre retentor e pôntico também causada por deficiência da área soldada. (D) Como as próteses estavam cimentadas e sua remoção poderia causar danos às próteses e/ou aos dentes pilares, optou-se em abrir uma caixa envolvendo parte das superfícies proximais da coroa e do pôntico. Esse procedimento foi facilitado porque a área apresentava estrutura em metal com forma e espessura adequadas. (E) (F) Vistas da caixa moldada com resina. (G) Vista após a cimentação. (H) Vista da radiografia.

O aumento da área de solda em direção cervical compromete biologicamente os tecidos periodontais, impede a passagem do fio dental na área interproximal e causa a hipertrofia dos tecidos gengivais justamente nos locais onde se iniciam os processos inflamatórios. Cria-se, assim, iatrogenicamente, uma área permanentemente inflamada, com hipertrofia dos tecidos gengivais nas faces vestibular e lingual, com uma depressão entre eles denominada "*col*" (Fig. 10.13).

Poucos pacientes compreendem que o tecido gengival sangra por que não é corretamente higienizado por fio dental. A crença mais comum é a de que o sangramento se deve a trauma gengival provocado pelo fio. Assim, diante da menor dificuldade ou mesmo de um discreto sangramento, o paciente queixa-se de que seus dentes são muito juntos e deixa de usar o fio dental. Esse aspecto ocorre com frequência quando os dentes anteroinferiores são esplintados por razões periodontais ou por necessidade protética. Como as raízes dos incisivos são próximas umas das outras, e os dentes são pequenos, avança-se a área de solda em direção cervical, comprometendo a saúde gengival pela dificuldade de higienização. Já o aumento da área de solda em direção incisal compromete a estética devido ao fechamento das ameias incisais.

Quando se tem dentes longos, como nos casos de pacientes tratados periodontalmente, a união de retentores de PPF por soldagem não apresenta dificuldades adicionais. É possível realizar conexões soldadas suficientemente resistentes para tornar a IE absolutamente rígida sob esforços mastigatórios e, ainda assim, possibilitar espaço suficiente para a abertura das ameias incisais, oclusais e cervicais. Contudo, quando é necessário unir dentes curtos por soldagem, e dependendo do tamanho do espaço protético e da sua localização, a situação pode se tornar crítica. Espaços protéticos amplos de dentes posteriores que precisam ser repostos por três pônticos, por exemplo, constituem um problema de difícil solução.

Um dos meios para contornar essa situação consiste na extensão da área da solda em direção oclusal, com cristas marginais em metal, e não em cerâmica, como é frequente. Assim, mantém-se a abertura para as ameias cervicais e ganha-se altura de solda, dobrando a área e multiplicando a resistência. A duplicação da área a ser soldada no sentido vestibulolingual dobra sua resistência. Já a duplicação da área no sentido vertical aumenta em 8 vezes a resistência, conforme os princípios da lei das barras (Fig. 10.14).

Portanto, quando é necessário aumentar a área a ser soldada, tendo em vista a obtenção de maior resistência à flexão, maior rigidez ou maior retenção em dentes curtos, deve-se privilegiar o aumento vertical em vez do horizontal, tendo em vista sua maior efetividade, mesmo à custa do comprometimento estético das cristas marginais. A solda na área proximal recebe cargas do tipo cisalhamento durante os esforços mastigatórios, e esse tipo de tensão, assim como o de tração, não é adequadamente suportado pelas áreas soldadas. Tais locais constituem áreas de união mais frágeis e mais passíveis de ruptura que as demais.

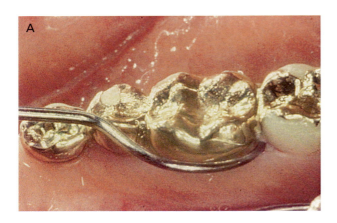 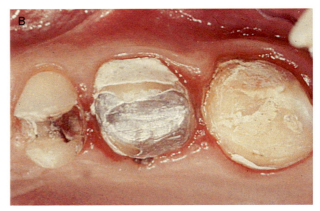

FIGURA 10.13 (A) Área de solda proximal com excesso em direção cervical, dificultando a higienização. (B) Área proximal inflamada, com hipertrofia vestibular e lingual dos tecidos gengivais e depressão (*col*) entre eles.

PRÓTESE FIXA 367

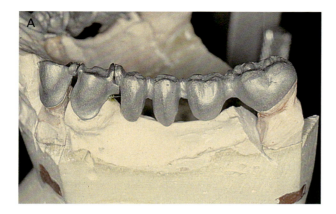 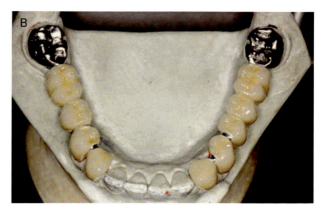

FIGURA 10.14 (A) Áreas de solda com aumento vertical entre os retentores 33 e 34, mantendo-se as cristas marginais em metal. Isso garante maior resistência às forças que incidirão sobre a prótese com amplo espaço protético. (B) Vista após a aplicação da cerâmica, mostrando as áreas soldadas expostas nas cristas marginais.

Solda na área proximal – em degrau

Esse recurso é utilizado na união que busca eliminar o efeito danoso à solda transmitido pelas cargas de cisalhamento nas áreas proximais. Consiste no preparo da área de solda em degrau, também deslocada o mais mesial possível, para o acesso, a visualização e a manutenção da maior distância possível das regiões de maior esforço mastigatório. Esse método de preparação elimina a ação de cisalhamento pelo predomínio das cargas compressivas. Dessa forma, além de reduzir as possibilidades de fratura por falha mecânica, é feito um incremento na área soldada, gerando maior resistência e rigidez (Fig. 10.15).

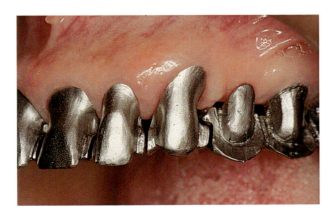

FIGURA 10.15 Solda proximal em degrau entre os dentes 23 e 24 e vertical entre os dentes 22 e 23.

Solda nos pônticos

A união de dois ou mais retentores vizinhos por meio de soldagem no pôntico é o meio ideal para obtenção de uma IE rígida e resistente. Esse método tem a grande vantagem de oferecer uma ampla área para solda, por meio de um corte vertical ou, idealmente, oblíquo dos pônticos, durante a fase de escavação da IE para fundição.

Após a escultura, os pônticos são seccionados obliquamente com um instrumento aquecido (lâmina de barbear), criando-se uma área de soldagem extensa que será a principal responsável pela efetividade da união.

Não existem diferenças mecânicas acentuadas caso a solda seja realizada no pôntico com secção no sentido vertical ou no sentido oblíquo. Embora o corte no sentido vertical ainda signifique a presença de cargas de cisalhamento atuando predominantemente sob esforços mastigatórios, como ocorre com as soldas nas áreas proximais, a quantidade de área a ser soldada e a predominância da altura sobre a largura faz com que a resistência seja extremamente acentuada, assim como a rigidez. Exceto nos casos de falhas grosseiras da solda por contaminação, excesso de óxidos, de fundentes ou quantidade insuficiente de pasta para solda, não se tem ocorrência de falhas mecânicas por ruptura da solda nos pônticos, sob cargas oclusais funcionais. Contudo, quando ocorre falha de solda por ruptura sob esforço funcional, é provável que a área soldada esteja localizada na face proximal e interproximal, e não nos pônticos.

A adoção do sentido oblíquo para o corte e a soldagem dos pônticos é uma regra extremamente salutar e interessante do ponto de vista mecânico, principalmente no caso de próteses fixas metalocerâmicas para dentes posteriores. A opção para solda na área proximal é indispensável quando as IEs apresentarem superfície oclusal metálica. Nos casos de solda nos pônticos, é aconselhável:

- Seccionar o pôntico mais próximo do retentor mesial da prótese, se houver mais do que um pôntico. É reconhecido que a conexão mais forte e mais resistente à fratura é a conexão fundida. Ao colocar para mesial a área a ser soldada que é mais frágil e passível de ruptura, aumenta-se a distância em relação à área oclusal em que ocorrem as maiores cargas mastigatórias, ou seja, a área dos molares e do segundo pré-molar. Além disso, por ser mais anterior, o acesso e a visualização é maior, facilitando os procedimentos de preparo da área e remoção para solda.

- Fazer a secção no sentido anteroposterior do pôntico. Assim, toda a área soldada receberá predominantemente cargas compressivas quando for submetida à mastigação e à deglutição, eliminando dessa forma os esforços tensionais de cisalhamento e, principalmente, de tração, caso o sentido do corte do pôntico fosse outro (Fig. 10.16).

Conexão por encaixe de semiprecisão

Menos comum que as conexões fundidas e soldadas, a conexão por encaixe de semiprecisão é um recurso utilizado quando é necessário realizar a esplintagem de dentes pilares, principalmente nos casos envolvidos periodontalmente. Esse tipo de conexão também é indicada quando há discrepância de longo eixo ou de paralelismo entre dentes anteriores e posteriores, sendo o encaixe de semiprecisão o elemento de compatibilização desses

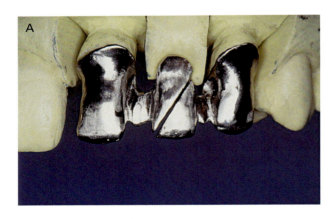
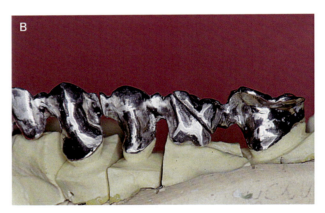

FIGURA 10.16 (A) Área de solda em pôntico anterior, com corte oblíquo. (B) Área de solda em pôntico posterior, com corte oblíquo.

dois diferentes planos de inserção. Outra indicação são os casos de aproveitamento de dentes pilares excessivamente inclinados, mesmo de próteses pequenas, pois é possível preservar a estrutura desses dentes sem comprometer o plano de inserção da prótese. Sua aplicação possibilita a união de próteses extensas nos três diferentes sentidos de mobilidade dentária, embora permaneçam sendo peças distintas.

Sabe-se que os dentes se movimentam no plano horizontal em três diferentes sentidos: os dentes posteriores em sentido sagital, os caninos em sentido lateral e os incisivos em sentido frontal. A união de dentes que se movimentam em diferentes sentidos confere estabilidade e contenção máxima à prótese, razão pela qual é utilizada quando os dentes suportes apresentam algum grau de mobilidade decorrente de perda óssea por razões periodontais. Assim, se houver mobilidade dos dentes posteriores, não adianta esplintá-los em bloco, pois todo o bloco sofrerá movimentação. Os molares devem ser esplintados no mínimo a dentes de outro plano, como os caninos, e idealmente a mais de dois planos.

A utilização dos encaixes de semiprecisão para a divisão de próteses, em substituição às conexões rígidas, apresenta as seguintes vantagens:

- Efeito de esplintagem dos diferentes segmentos do arco, em razão da mobilidade dentária.
- Transmissão dos esforços mastigatórios entre os dentes pilares, de maneira similar às conexões rígidas.
- Redução das áreas de solda e, consequentemente, da possibilidade de distorções em próteses extensas.

- Facilidade para a realização de procedimentos técnicos, em virtude da segmentação das peças, o que reduz as alterações decorrentes da contração de cocção da cerâmica.
- Facilidade de cimentação, pela possibilidade da divisão desse procedimento em duas ou três etapas, em vez de realizá-la de uma só vez, como nos casos de PPF em um único bloco.
- Vantagens em caso de necessidade de repetição decorrentes de falhas comuns (cárie, descimentação), pois apenas o segmento afetado será refeito.

O encaixe de semiprecisão pode ser obtido a partir de padrão plástico ou de escavação no próprio padrão de cera e deve apresentar as seguintes características:

- Paredes paralelas ou, idealmente, paredes com algum grau de expulsividade, para facilitar a adaptação e contribuir para a estabilidade.
- Parede gengival plana e perpendicular ao longo do eixo dentário, pois é por meio dela que as forças mastigatórias serão transmitidas aos demais segmentos.
- Altura mínima de 4 mm, para conferir estabilidade, já que a retenção nesse caso é dispensável.
- Manutenção de paralelismo com o plano de inserção do segmento da prótese em que estiver contida a porção macho.
- Colocação da porção fêmea no segmento anterior da prótese (distal dos caninos, por exemplo), com o objetivo de contribuir para a neutralização dos esforços incidentes nos dentes posteriores; o inverso não resultaria no mesmo efeito (Fig. 10.17).

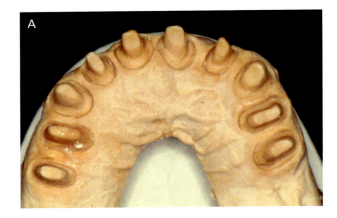
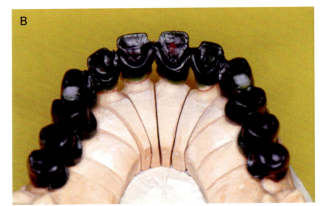
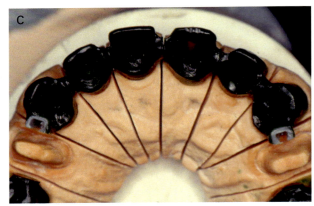
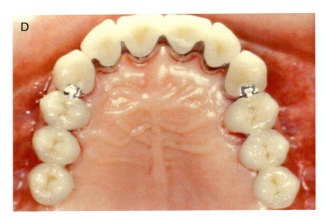
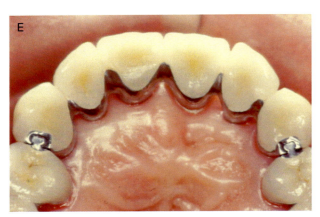

FIGURA 10.17 (A) (B) Vistas do modelo de trabalho e do enceramento. Devido à perda óssea, os dentes pilares foram esplintados. Para facilitar a obtenção de paralelismo no preparo dos dentes pilares, a aplicação da cerâmica e a cimentação, optou-se pela união dos dentes anteriores com os posteriores por meio de encaixes de semiprecisão, colocados entre os caninos e pré-molares. (C) IEs enceradas com as partes fêmeas dos encaixes posicionados nas faces distais dos caninos. (D) Próteses cimentadas. (E) Vista aproximada dos encaixes.

PREPARO DA ÁREA A SER SOLDADA

Em qualquer situação de soldagem, é indispensável que a área a ser soldada apresente características comuns imprescindíveis para uma união bem-sucedida. A seguir, são descritas as principais delas.

Obtenção de espaço para solda

Espaço reduzido. As áreas a serem soldadas frequentemente estabelecem contato entre si, que, se excessivo, pode até impedir o assentamento completo de um dos retentores. A obtenção do espaço mínimo de 0,2 a 0,5 mm para a soldagem da maioria das ligas, com exceção das áureas que exigem espaço menor (até 0,2 mm), pode ser realizada com discos ou pedras de óxido de alumínio e até pontas diamantadas. A interposição de um filme radiográfico ou papel-cartão na área a ser soldada geralmente indica que há espaço suficiente (Fig. 10.18).

Espaço excessivo. A separação com instrumento cortante aquecido e por posicionamento incorreto da IE no troquel às vezes gera um espaço excessivo para a solda. Esse espaço deve ser reduzido pelo acréscimo de "cunhas" da liga empregada na fundição da IE, geralmente porções de condutos de alimentação, nos locais com maior espaço. Dessa forma, reduzem-se a quantidade de solda e a possibilidade de distorções. É importante informar o técnico de laboratório sobre essa ocorrência, para que a soldagem seja realizada sem prejuízo de posicionamento dos retentores no bloco de revestimento.

Uniformidade do espaço para solda

É importante que o espaço mínimo seja similar em toda extensão da área a ser soldada, o que resulta em uniformidade de espessura da solda. Espaços irregulares com discrepância acentuada de espessura podem resultar no tracionamento dos retentores, que são deslocados da sua posição original no bloco de revestimento em decorrência da contração de fundição da solda.

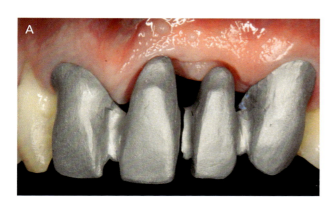

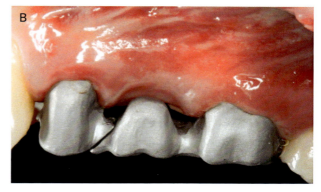

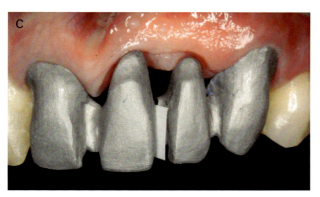

FIGURA 10.18 (A) (B) Espaço para solda proximal no sentido vertical na PPF anterior e no sentido oblíquo na PPF posterior. Não foi feita solda no sentido oblíquo no pôntico da PPF anterior em razão das dimensões das IEs (altura vs. largura) que propiciavam uma área soldada com resistência suficiente para resistir às forças mastigatórias. (C) Interposição de papel-cartão para a avaliação do espaço para solda.

Acabamento e polimento da superfície a ser soldada

A união entre duas superfícies de uma IE será mais efetiva se a área a ser soldada estiver limpa, sem irregularidades e adequadamente polida (Fig. 10.19).

Esse procedimento não só facilita a introdução da pasta para solda no espaço criado como também aumenta a superfície de contato entre a liga e a pasta de solda. Já superfícies com irregularidades, rugosidades, depressões ou concavidades, com óxidos metálicos na superfície, reduzem a capacidade de união da solda, que pode sofrer ruptura posteriormente por causa dessa falha e não por excesso de carga oclusal, como frequentemente se acredita.

Vedamento do espaço para solda com cera

Para um correto vedamento, mantém-se um dos retentores adaptado no seu respectivo dente e coloca-se cera utilidade na superfície preparada do outro retentor. A seguir, assenta-se firmemente o segundo retentor, eliminando os excessos grosseiros e certificando-se de que a cera preenche exclusivamente o espaço preparado para a solda (Fig. 10.20).

A função primordial da cera é evitar a entrada da resina acrílica no espaço da solda. Enquanto a cera pode ser facilmente removida com água quente após a inclusão da IE em bloco de revestimento, durante a preparação em laboratório das superfícies que serão soldadas, a eliminação da resina do espaço da solda só ocorre no forno, o que pode provocar uma formação excessiva de óxido de cromo e, assim, inibir a boa união das partes soldadas. Pode-se usar jato de óxido de alumínio para eliminar restos de revestimento do espaço de solda; contudo, esse recurso tem capacidade limitada ao eliminar o excesso de óxido, pois atua de forma paralela à área a ser soldada, e não perpendicular a ela, como seria ideal para a limpeza.

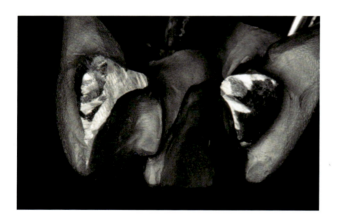

FIGURA 10.19 Áreas a serem soldadas após o acabamento e o polimento.

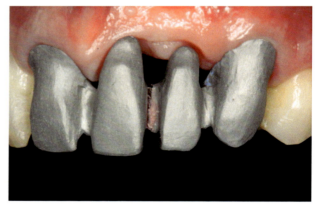

FIGURA 10.20 Interposição de cera utilidade na área a ser soldada.

União com resina acrílica

A resina Duralay ou similar tem a finalidade de promover a união entre os retentores e é mais indicada do que as resinas convencionais para esse procedimento por apresentar maior estabilidade dimensional e menor tempo de polimerização.

É aconselhável utilizar uma quantidade de resina suficiente para unir, de maneira confiável, as duas partes, pois resina em excesso pode significar maior alteração dimensional. Um meio prático de se atingir essse objetivo é aplicar a resina com pincel. Utilizam-se dois potes Dappen, com pó e líquido, e com pincel fino (nº 0) aplica-se a resina na superfície incisal ou oclusal dos pônticos, em pequenos incrementos, estendendo-se parcialmente para as faces vestibular e lingual, locais que apresentam retenção mecânica suficiente para assegurar a rigidez da fixação. É importante também que a IE seja reforçada com fio de aço preso com resina, para evitar qualquer tipo de distorção durante sua remoção da boca, seu transporte até o laboratório e seu manuseio pelo técnico (Fig. 10.21).

Em PPFs extensas que envolvem os dois lados do arco, para a remoção para a última solda entre os incisivos centrais, por exemplo, é interessante que os segmentos posteriores sejam unidos entre si com fios de aço ou hastes de brocas fixadas nas regiões dos molares e caninos, para evitar algum tipo de alteração ou mesmo fratura da área da solda preenchida em resina durante a remoção da IE (Fig. 10.22). Independentemente do tamanho da prótese, é aconselhável obter apenas um ponto de solda de cada vez. Dessa forma, reduzem-se os riscos de erros de soldagem pela realização de soldas intermediárias até completar-se o processo. Somente em casos excepcionais de premência de tempo é que se sugere a remoção de dois pontos de solda em uma mesma sessão clínica.

Após polimerização da resina, desloca-se suavemente a IE dos dentes pilares com os dedos ou com auxílio de instrumentos, exercendo pressão no sentido gêngivo-oclusal. Se for necessário usar saca-pontes para o deslocamento da IE, é muito provável que esteja ocorrendo discrepância de paralelismo ou excesso de retenção friccional, fatores

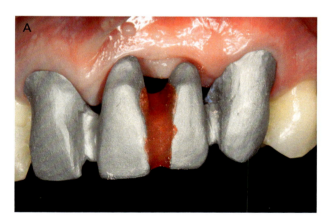

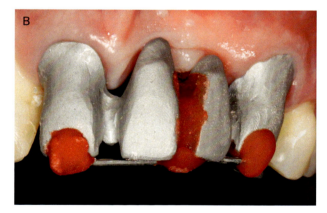

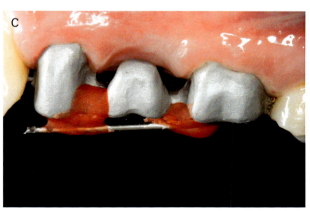

FIGURA 10.21 (A) Fixação dos dois retentores de PPF com resina acrílica Duralay para remoção para soldagem. (B) (C) Reforço com fio de aço fixado na IE com resina em PPF anterior e posterior.

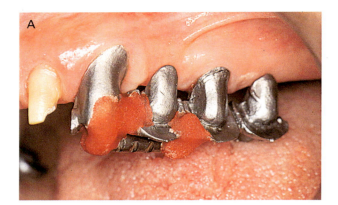
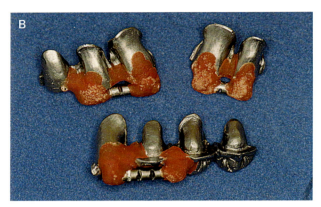
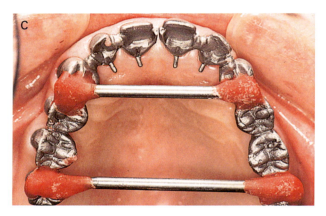

FIGURA 10.22 Remoção em posição para soldagem entre o retentor (23) e o pôntico (24). (A) Fixação entre os retentores com Duralay e reforço com broca. (B) IEs de PPFs removidas para soldagem. (C) IE em posição, faltando a remoção do último ponto de solda entre o dente 11 e o 21 de uma caso de reabilitação oral. Observe a estabilização posterior feita com brocas e resina.

que dificultam o assentamento completo da IE, principalmente durante a cimentação. É interessante, nesses casos, promover algum alívio interno adicional.

Não é aconselhável manter a IE em umidificador ou recipiente com água antes de enviá-la ao técnico de laboratório para inclusão e soldagem, pois esses procedimentos devem ser realizados tão rapidamente quanto possível.

INCLUSÃO E SOLDAGEM

Com pequenas variações de técnica e material, o procedimento a ser seguido pelo técnico de laboratório para a realização da inclusão e da soldagem é aproximadamente o seguinte:

- Inclusão da IE em revestimento, formando um bloco com aproximadamente 1,5 a 2 cm de altura. Previamente à inclusão, coloca-se um bastão de cera utilidade sob as áreas a serem soldadas, com o objetivo de permitir a visualização da área e facilitar a limpeza com jatos de óxido de alumínio, o acesso da chama e o aquecimento uniforme. Para a inclusão, utiliza-se revestimento próprio da solda empregada (Fig. 10.23).
- Após a presa, retira-se a cera utilidade, usando uma espátula ou água quente.
- Leva-se o bloco de revestimento a um forno de fundição na temperatura de ± 150 °C por 40 a 50 minutos, para a eliminação completa da resina e a desidratação do bloco.
- Remove-se o bloco do forno e permite-se o resfriamento completo na bancada, para então realizar a limpeza das áreas a serem soldadas com jatos de óxido de alumínio.
- Caso se utilize solda em pasta, ela é entulhada na área de união por meio de instrumentos, buscando-se o seu preenchimento completo, com um excesso de ± 20% sobre a área para compensar a evaporação da água e do fundente. A seguir, com chama fina de maçarico oxigênio-gás (bico de 1 mm), inicia-se o aquecimento das extremidades para o centro, até que seja visível a mudança de cor pelo aumento da temperatura e o escoamento da solda (Fig. 10.24).

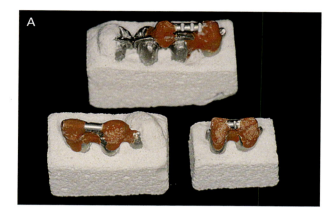
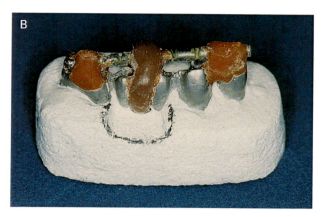
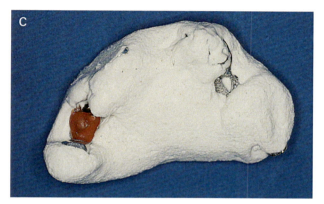

FIGURA 10.23 (A) Blocos de revestimento após inclusão das IEs para soldagem. (B) Inclusão da IE unida com Duralay em bloco de revestimento, mostrando a colocação de cera utilidade para proporcionar aquecimento uniforme durante a soldagem. (C) A inclusão da IE com revestimento em excesso dificulta o aquecimento da IE e a soldagem.

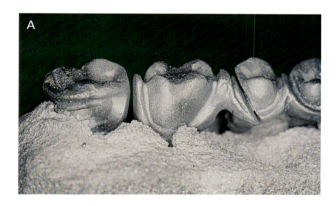
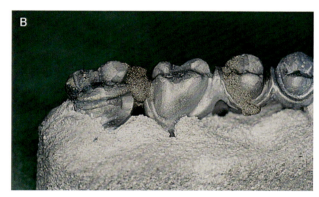

FIGURA 10.24 (A) Bloco de revestimento após a eliminação da resina, limpeza com jatos de óxido de alumínio e desidratação do revestimento; espaço vertical para solda entre molares e no pôntico do pré-molar. (B) Áreas a serem soldadas após preenchimento com solda em pasta.

Os olhos do operador precisam ser protegidos por óculos escuros para a execução desses procedimentos.

- Caso se utilize solda em bastão, entulha-se o fundente na área de união e inicia-se o aquecimento da mesma forma. Ao atingir o ponto de avermelhamento, o bastão de solda (mantido com uma pinça) é posicionado na área a ser soldada, que então se funde e escoa para a união, sob o efeito do calor e do fluxo.
- Após o resfriamento completo do bloco de revestimento com a IE soldada, procede-se à desinclusão e à limpeza com instrumentos e jatos de óxido de alumínio (Fig. 10.25).

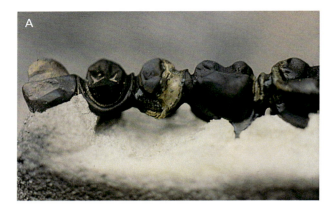 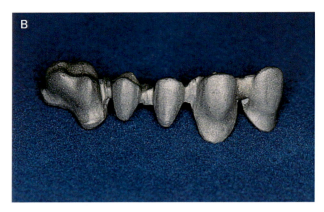

FIGURA 10.25 (A) IE em bloco de revestimento após soldagem, aguardando resfriamento para desinclusão e limpeza. (B) IE soldada após acabamento e limpeza com jatos de óxido de alumínio.

PROVA DA IE SOLDADA

Após remoção das próteses provisórias, faz-se uma limpeza completa dos dentes pilares, eliminando os resíduos do cimento temporário, para então realizar a prova da IE soldada. Quando as etapas precedentes são executadas com cuidado, esse procedimento é realizado sem dificuldades.

A IE deve ser assentada com pressão digital firme, e faz-se uma nova avaliação da adaptação com a sonda exploradora. Caso a IE tenha que ser unida a outro segmento por conta de sua grande extensão, faz-se o preparo das áreas a serem soldadas e a remoção em posição para um novo ponto de solda, até que todo o conjunto esteja soldado. Após a soldagem, a IE normalmente não se encaixa mais nos troquéis do modelo de trabalho.

Uma dificuldade adicional que pode ser encontrada nessa etapa é o assentamento incompleto da PPF soldada por ausência de paralelismo entre os dentes pilares, que foram ajustados individualmente. Quanto maior o número de pilares, mais difícil se torna a adaptação pós-soldagem. Ao ser indagado, o paciente frequentemente relata sentir pressão nos dentes quando se força a entrada da IE. Como na etapa inicial de prova dos retentores, utilizam-se soluções evidenciadoras de contato e siliconas fluidas para visualizar e eliminar as áreas internas da IE que estão dificultando ou impedindo o assentamento.

A seguir, serão descritos alguns aspectos que devem ser observados durante a prova da IE soldada.

Adaptação cervical

Deslocamentos da IE no bloco de revestimento durante a soldagem são relativamente comuns e, às vezes, imperceptíveis para o técnico de laboratório, que mesmo assim executa o procedimento. Isso resultará em um desajuste durante o assentamento ou báscula, perceptível na etapa de prova em boca. Outro fator de desajuste consiste na presença de espaço excessivo para a solda, que pode aumentar a contração desta durante a solidificação e pode ser suficiente para criar um assentamento incompleto da IE. Qualquer um desses inconvenientes pode ser corrigido com secção da IE, idealmente no próprio local soldado, e nova remoção em posição. Tal secção deve ser realizada com discos de carburundum ou pedras de óxido de alumínio finos, para evitar uma espessura excessiva da área de solda. Esses discos também podem ser afinados se forem girados contra uma ponta diamantada de ambos os lados, o que permite uma redução acentuada da sua espessura. Se, mesmo assim, o espaço ainda for excessivo, procede-se à remoção em posição da maneira convencional e realiza-se a soldagem com interposição de cunhas metálicas, feitas com condutos de alimentação da liga utilizada na fundição. A avaliação da adaptação deve ser feita com sondas exploradoras, de maneira similar à realizada na prova dos retentores (Fig. 10.26).

Reparo por fundição

Durante a prova das IEs soldadas, algumas vezes observam-se desajustes cervicais que passaram despercebidos durante a prova dos retentores, ou, o que é mais comum, falhas no processo de soldagem que resultam em perda da adaptação cervical. As principais causas dessas falhas são:

- Fratura marginal do metal por queda acidental da IE.
- Espessura exageradamente fina da cinta metálica vestibular por usinagem excessiva, resultando em fratura.
- Fratura durante a desinclusão da IE soldada do bloco de revestimento.
- Derretimento da margem por falha na inclusão e na soldagem.
- Manobra brusca ou intempestiva com instrumentos rotatórios.

Nessas situações, tem-se uma IE soldada com adaptação cervical satisfatória na maioria dos elementos e um degrau negativo em um dos retentores.

Na presença de degrau negativo acentuado durante a prova dos retentores em PPF com vários pônticos, a repetição do elemento com desajuste marginal pode resultar em significativa perda de tempo (Fig. 10.27A). Se esse degrau negativo for acentuado e a tentativa de desgastar externamente o término do preparo comprometer a estética por reduzir a espessura do material estético no local, está indicado um procedimento de reparo na IE, por meio da técnica de fundição secundária.

Essa técnica secundária consiste na preparação do metal da IE no local da falha, afinando suas bordas, criando retenções mecânicas com discos de carborundum e completando o término cervical com cera para fundição ou resina Duralay. Esse passo pode ser executado diretamente na boca ou em um novo troquel obtido por meio de nova moldagem (Figs. 10.27B a D).

A IE é então novamente incluída, colocando-se conduto de alimentação diretamente na margem cervical a ser reparada e fundida com a mesma liga metálica para se obter uma união mecânica e química à liga da IE, refazendo a adaptação desejada (Fig. 10.27E).

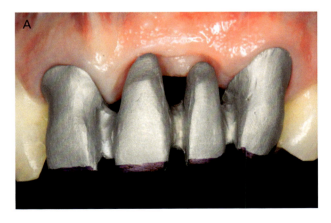 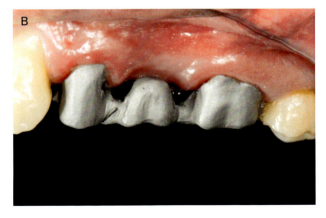

FIGURA 10.26 (A) (B) Prova das IEs que devem apresentar o mesmo grau de adaptação ou ajuste que tinham antes da sondagem, sem isquemia ou pressões indevidas no tecido gengival. Observe as marcações feitas nas incisais da IE anterior para orientar o técnico nos desgastes da IE antes da aplicação da cerâmica.

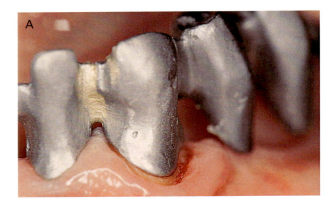
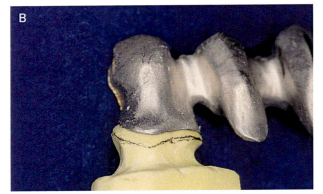
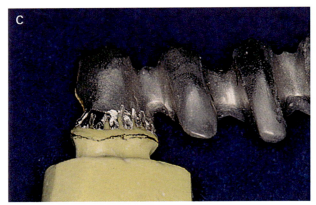
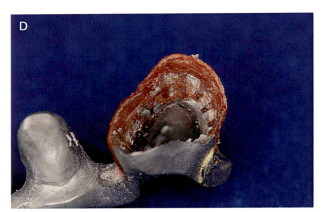
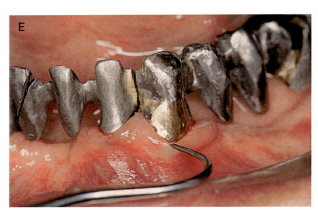

FIGURA 10.27 (A) Visualização de degrau positivo vestibular durante prova da IE soldada. Essa falha ocorreu por fratura da cinta metálica vestibular. (B) Visualização do degrau negativo no troquel após repetição da moldagem, que será utilizado para refundição das margens deficientes. (C) Preparo das margens com disco de caborundum para refundição. (D) Reconstituição das margens com resina Duralay; esse procedimento pode ser executado diretamente na boca do paciente. (E) Verificação da adaptação da margem refundida por meio de sonda exploradora.

Pressão no ligamento periodontal

Nas situações críticas de paralelismo entre os dentes pilares, o paciente pode sentir uma pressão indevida no ligamento periodontal desses dentes, como se estivessem sendo tracionados. Se essa pressão for excessiva, pode até gerar dor e desconforto e impedir o assentamento correto das margens cervicais. O ajuste é realizado com substâncias evidenciadoras aplicadas às superfícies internas dos retentores identificados como causadores da pressão ou nos quais não se obteve o ajuste desejado. Pequenos alívios com pontas diamantadas nos locais de atrição que impedem o assentamento geralmente são suficientes para possibilitar a adaptação da IE. Esses desgastes devem ser realizados preferencialmente nas superfícies metálicas internas, mas, se houver risco de perfuração, podem ser feitos cuidadosamente na própria superfície dentária.

Ajuste oclusal

Quando a IE soldada apresenta coroas com superfícies oclusais metálicas, o ajuste oclusal deverá ser realizado nesta etapa. Se a IE for ampla e depender exclusivamente das coroas provisórias para a manutenção da dimensão vertical de oclusão (DVO), torna-se necessária a manutenção da prótese provisória em um dos hemiarcos, enquanto se executa a prova da IE soldada do lado oposto e o ajuste das superfícies oclusais metálicas. Quando tanto as coroas provisórias ocluídas de um lado quanto as superfícies oclusais metálicas da IE soldada do lado oposto conseguem prender uma fita de papel articular, o objetivo de manter a DVO previamente estabelecida com as próteses provisórias foi alcançado (Fig. 10.28).

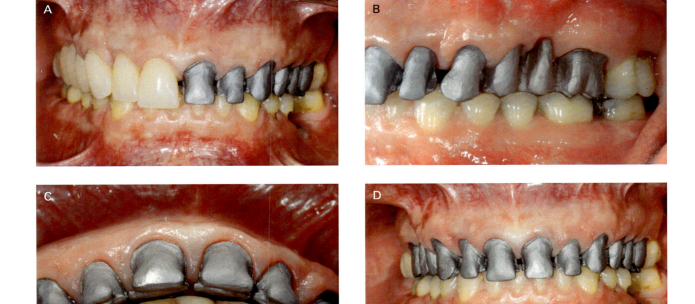

FIGURA 10.28 (A) Vista mostrando coroas provisórias em posição em um hemiarco que vão servir como referência durante o ajuste oclusal da IE, da DVO e da ORC. (B) (C) Ajustes realizados nas IEs posteriores e anteriores. (D) Ajuste oclusal concluído.

Espaço para a cerâmica

Além da avaliação da adaptação cervical e do ajuste oclusal, é indispensável a verificação do espaço existente para a aplicação da cerâmica. Por mais cuidadoso que tenha sido o registro oclusal para a montagem dos modelos de trabalho, nem sempre o espaço disponível nos modelos corresponde exatamente ao existente entre os dentes preparados e antagonistas. Embora o espaço ideal possa ser obtido pelo técnico de laboratório mediante desgaste da IE e controle da espessura da IE com espessímetro, é recomendável que não haja interferências que impeçam o fechamento mandibular na DVO do paciente. Para esse desgaste, utilizam-se pontas diamantadas de alta rotação, discos de carborundum e pontas de óxido de alumínio.

O espaço para a cerâmica também deve ser avaliado nas bordas incisais, pois a translucidez dessa área, se desejada, só ocorrerá se houver um espaço suficiente de ± 1,5 a 2 mm (Fig. 10.29). Deve haver, ainda, um espaço para a abertura das ameias incisais compatível com a idade do paciente e um espaço interproximal suficiente para possibilitar a individualização dos dentes após aplicação da cerâmica, com discos diamantados finos de 0,25 mm.

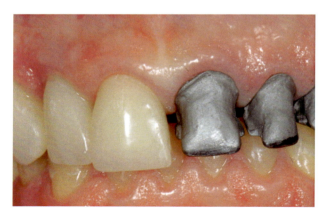

FIGURA 10.29 Comparação entre o comprimento das IEs e o das coroas provisórias. As faces incisais das IEs devem ser desgastadas para criar um espaço adequado para a cerâmica de revestimento. Deve haver 2 mm de espessura de cerâmica na face incisal para não comprometer a estética.

REGISTRO E REMONTAGEM

Muito raramente uma IE soldada e considerada satisfatória na prova em boca poderá retornar ao modelo de trabalho e se encaixar nele perfeitamente. Essa é, na realidade, a razão principal pela qual a soldagem deve ser realizada. Se o encaixe for forçado, a IE pode inclusive causar a fratura dos troquéis. Além disso, o modelo de trabalho não dispõe da papila interproximal e do contorno gengival para auxiliar o técnico de laboratório durante a aplicação da cerâmica e a realização do ajuste estético. A etapa laboratorial de recorte dos troquéis também pode ter sido realizada à custa dos contatos proximais, em decorrência da proximidade das raízes. Por todos esses motivos, indica-se a remontagem da IE soldada.

A remontagem da IE permite que o modelo suporte as inúmeras remoções e reposições necessárias para as diferentes etapas da aplicação da cerâmica. Permite também que o ajuste oclusal realizado no articulador, com ajuste adequado do guia anterior, desoclusão lateral pelos caninos e contatos entre os incisivos durante o movimento protrusivo, alguns dos princípios da oclusão mutuamente protegida, seja preservado.

Os passos necessários à remontagem são descritos a seguir.

Registro intermaxilar

PPFs pequenas

PPFs pequenas, anteriores ou posteriores, uni ou bilaterais, em uma ou ambas as arcadas, com DVO mantida pelos dentes naturais ou por próteses, recebem o registro intermaxilar na própria IE. Isso é feito com o uso de resina Duralay ou similar, que é aplicada com pincel nas superfícies oclusal, palatina e vestibular que possibilitem relacionamento com os dentes antagonistas. Deve-se evitar o uso de uma quantidade excessiva de resina, pois isso apenas dificultaria a adaptação do modelo antagonista, além de possibilitar o escoamento para áreas retentivas.

Solicita-se ao paciente que feche a boca, o que ocorre na posição de MIH ou ORC. Assim, os dentes antagonistas previamente isolados ocluem contra a resina acrílica, não interferindo nesse fechamento e possibilitando a transferência exata da posição anteroposterior e da DVO. Mantém-se esse posicionamento de oclusão até que ocorra a polimerização da resina, quando se solicita abertura da boca e se verifica a precisão do registro. A quantidade de pontos de contato com os antagonistas deve ser suficiente para promover estabilidade (Fig. 10.30).

PPFs extensas

No caso de próteses bilaterais, cuja DVO é mantida à custa das próteses provisórias, estas são utilizadas para a obtenção do registro intermaxilar da posição de MIH ou ORC, assim como da DVO. As próteses provisórias são confiáveis para esse objetivo porque, embora tenham sido utilizadas durante meses e possam ter sofrido algum desgaste, são funcionais e possibilitam a mastigação, a deglutição, a fonação e a estética sem qualquer sinal ou sintoma de trauma oclusal ou disfunção temporomandibular.

Para serem utilizadas como referência, as próteses provisórias podem exigir secção em duas partes, direita e esquerda. Mantém-se a prótese provisória do lado direito, adapta-se a estrutura soldada do lado esquerdo e procede-se ao registro com resina Duralay. Dessa forma, as posições intermaxilares mantidas pela prótese provisória são reproduzidas no registro de resina acrílica. Devem ser obtidos pelo menos dois pontos de contato em resina com as superfícies oclusais dos dentes antagonistas, um posterior e outro anterior, para que o registro possa conferir estabilidade aos modelos (Figs. 10.31 a 10.37).

Ocorrida a polimerização da resina, verifica-se a precisão do registro intermaxilar. Se for satisfatória, remove-se a prótese provisória, coloca-se a IE em posição do lado direito e repetem-se os passos de registro. A referência agora passou a ser a estrutura soldada com o registro em resina do lado esquerdo. Não é aconselhável utilizar as próteses provisórias do lado esquerdo para o segundo registro porque elas nem sempre sofrem desgaste homogêneo da mastigação ou de hábitos parafuncionais, e isso pode gerar imprecisões de posicionamento.

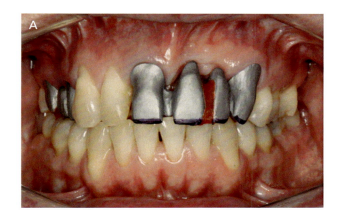 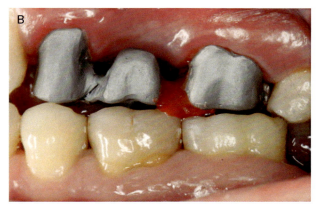

FIGURA 10.30 Vistas dos registros realizados nas PPFs anterior e posterior, antes da remontagem.

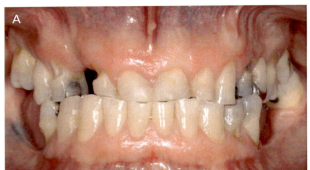
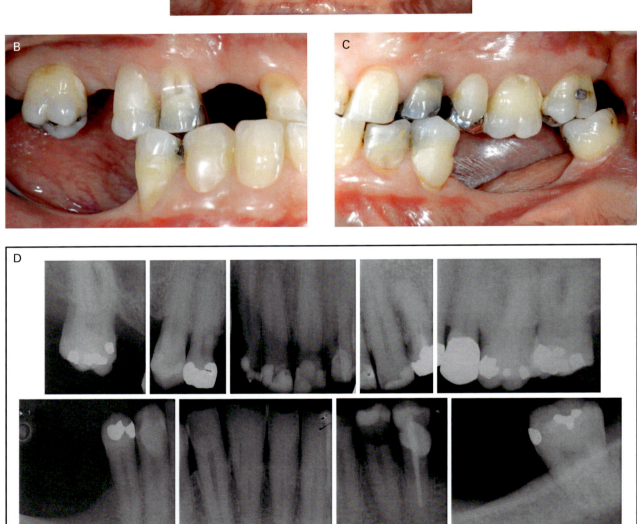

FIGURA 10.31 (A) (B) (C) Vistas de caso clínico com necessidade de tratamento com reabilitação oral. (D) Radiografias.

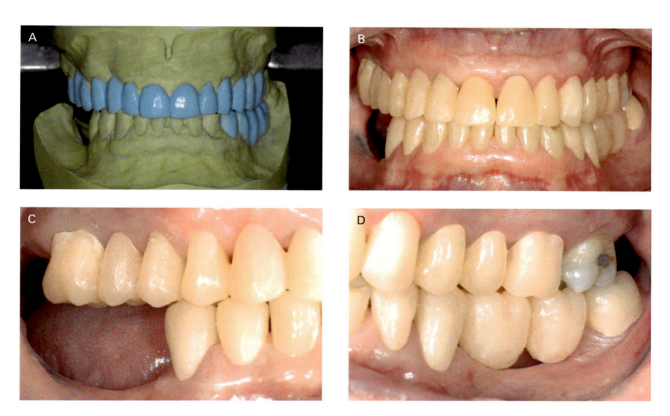

FIGURA 10.32   (A) Montagem no articulador e enceramento diagnóstico. (B) (C) (D) Coroas provisórias.

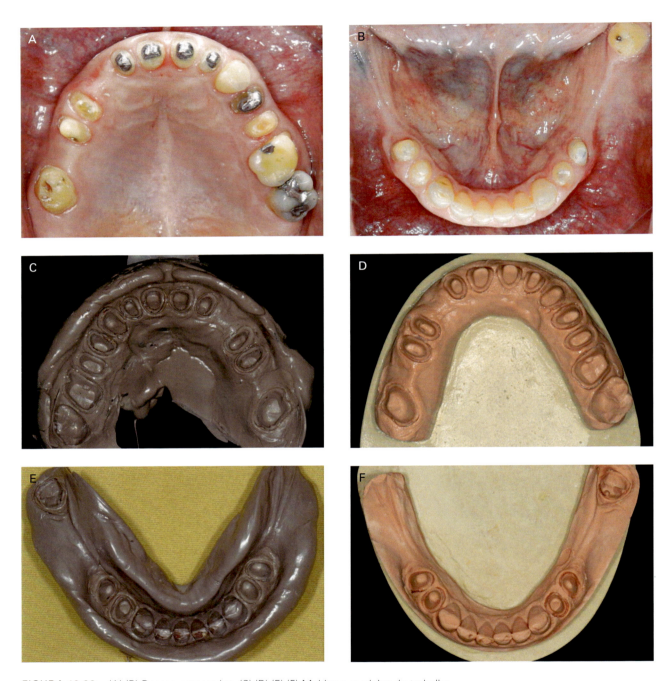

FIGURA 10.33 (A) (B) Dentes preparados. (C) (D) (E) (F) Moldes e modelos de trabalho.

PRÓTESE FIXA 385

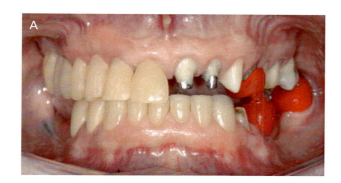

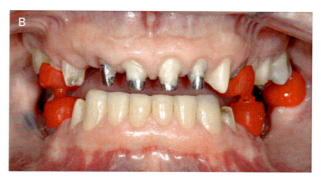

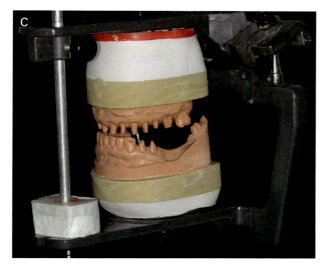

FIGURA 10.34 Registros para a montagem dos modelos de trabalho no articulador.

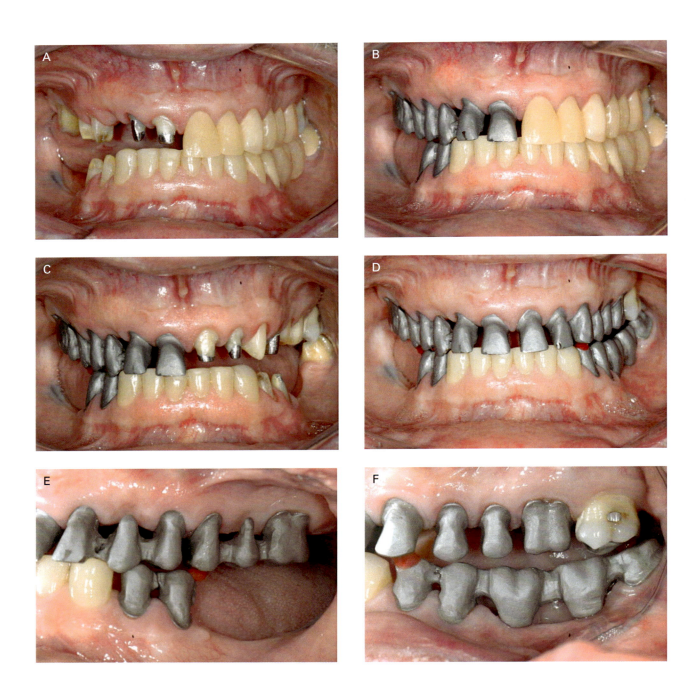

FIGURA 10.35 Após a soldagem, as IEs devem ser remontadas em ASA para a aplicação da cerâmica. Para isso, é necessário fazer os registros das posições da ORC e da DVO antes da remontagem, e as coroas provisórias devem ser empregadas como referência para a obtenção dessas posições durante o registro. As coroas provisórias são mantidas em posição em um dos lados e faz-se o registro com resina Duralay ou similar nas IEs colocadas no outro hemiarco. Em seguida, repete-se o procedimento com as IEs do outro hemiarco, mantendo as IEs registradas anteriormente em posição. A opção de deixar a oclusão em segundo pré-molar na prótese do lado direito deve-se ao fato de o paciente não querer fazer implante, mantendo-se um arco dentário curto (ADC) ou reduzido (ADR).

PRÓTESE FIXA 387

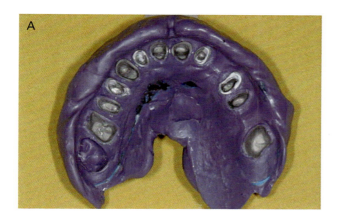 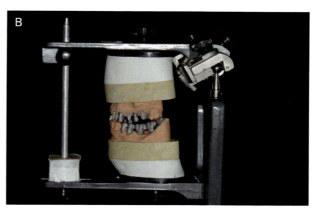

FIGURA 10.36 (A) Remontagem: faz-se o molde das IEs, que será vazado em gesso para a montagem dos modelos no articulador e a aplicação da cerâmica. (B) Modelos montados no articulador.

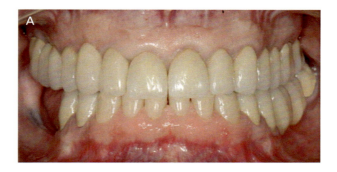

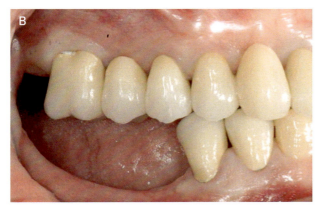 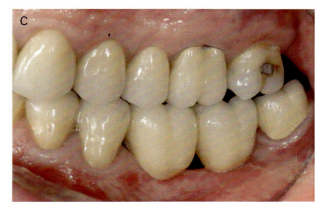

FIGURA 10.37
(continua na próxima página)

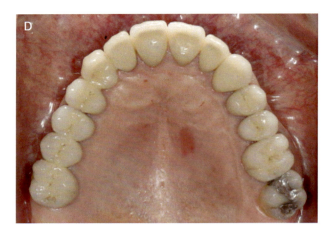
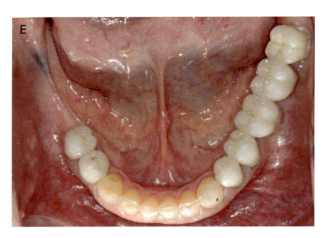
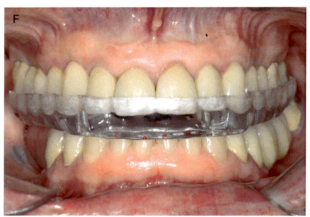
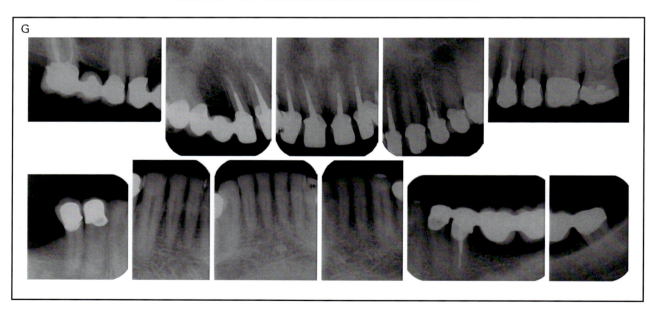

FIGURA 10.37 (A) (B) (C) (D) (E) Próteses cimentadas. (F) O paciente deve dormir com a placa para proteger as próteses contra a ação de forças excessivas causadas pelo hábito parafuncional. (G) As radiografias finais são tão importantes quanto as iniciais. Além de constituírem um excelente instrumento jurídico, com a ficha clínica devidamente preenchida, são também um instrumento de comparação para todas as etapas de controle posterior e de preservação do tratamento realizado.

Remontagem

O modelo remontado após a montagem em ASA deve apresentar as seguintes características:

- Manter as mesmas relações oclusais com os dentes antagonistas e proximais com os dentes vizinhos.
- Possibilitar a remoção e a reposição da IE de maneira confiável e reproduzível, para permitir correções originárias da aplicação da cerâmica.
- Apresentar tecido gengival artificial ao redor das coroas para permitir um relacionamento correto com a papila interproximal, o perfil de emergência, a espessura da cinta metálica subgengival, etc.
- Reproduzir corretamente o rebordo gengival para possibilitar o relacionamento com os pônticos da PPF.

Para a obtenção do modelo remontado, podem ser utilizados diferentes materiais de moldagem, moldeiras e técnicas. No caso de remontagem de PPFs pequenas e/ou de elementos isolados, podem-se utilizar moldeiras de estoque e alginato; já para PPFs extensas, envolvendo a maior parte dos dentes, são indicadas moldeiras de estoque e silicona ou moldeiras individuais e mercaptana ou poliéter.

Com moldeira de estoque

Após a obtenção do registro intermaxilar com resina Duralay ou similar, realiza-se a moldagem com silicona ou alginato, que pode ser de condensação ou adição. A moldagem é feita do seguinte modo:

Com alginato: por ter baixo custo, é considerado um excelente material para essa finalidade, apesar da sua pequena resistência, principalmente para PPFs pequenas. Após carregar a moldeira, o alginato deve ser introduzido com os dedos em todo o contorno gengival, nos espaços e nas áreas sob pônticos, para a reprodução precisa desses detalhes. Além disso, esses locais constituem áreas retentivas que garantem o posicionamento e a remoção correta da IE no interior do molde. É importante manter firmemente a IE em posição enquanto se aplica o alginato, para evitar seu deslocamento. Caso o alginato não consiga remover a IE, por se rasgar durante a remoção, pode haver excesso de retenção friccional da IE ou discrepâncias de paralelismo entre os pilares. Esse problema pode ser solucionado a partir de uma ou mais das seguintes possibilidades: alívio interno dos pontos de contato detectados por solução evidenciadora; aplicação de vaselina às superfícies internas dos retentores e/ou do dente preparado; criação de retenções adicionais com resina acrílica na estrutura metálica; remoção com silicona. Após a obtenção do molde, isola-se a superfície interna dos retentores e aplica-se resina Duralay ou similar com pincel em toda ela. A seguir, coloca-se um meio de retenção (parafuso, alfinete ou grampo para papel dobrado) na resina, para manter a união com o gesso. Esse procedimento deve ser realizado em todos os retentores (Fig. 10.38).

Com silicona: a moldagem é feita com a técnica da dupla mistura, em que os dois materiais são manipulados simultaneamente, colocando-se na moldeira o pesado e, sobre ele, o fluido. Parte desse material deve ser levado aos espaços proximais, ao contorno gengival e sob os pônticos com o auxílio de uma seringa, mantendo-se firmemente a IE em posição. Após essa aplicação, assenta-se a moldeira e aguarda-se a polimerização. Após a remoção da moldeira, realizam-se os mesmos procedimentos feitos com o molde de alginato (Fig. 10.39).

FIGURA 10.38 Moldagem em alginato: (A) IE com registros em resina. (B Molde de alginato. (C) Vista após a colocação de resina no interior das coroas e de meios de retenção adicional.

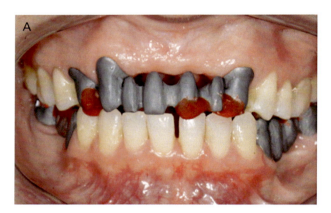
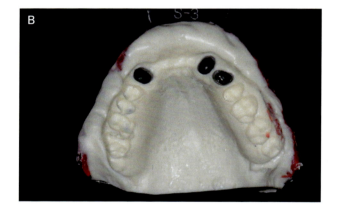
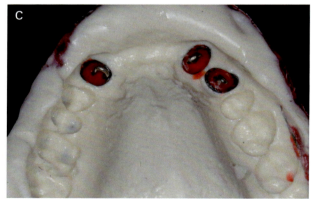

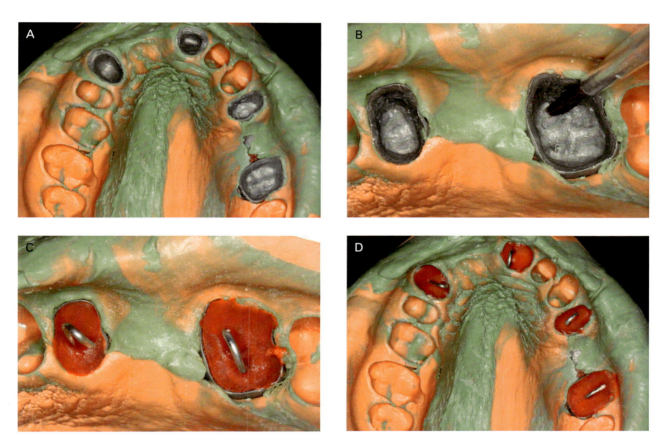

FIGURA 10.39 Moldagem em silicona com moldeira de estoque. (A) Molde. (B) Aplicação de vaselina no interior das coroas. (C) (D) Resina colocada no interior da IE com retenção adicional em posição para fixação do gesso.

Com moldeira individual

Essa técnica é indicada para próteses extensas, com envolvimento ou não de encaixes de precisão e semiprecisão. Para a obtenção do modelo remontado, é necessário confeccionar moldeiras individuais em resina acrílica com alívio interno para o material de moldagem, que pode ser mercaptana ou poliéter. Após ser ajustada em boca, aplica-se adesivo do próprio material em toda a superfície interna da moldeira e nos 4 a 5 mm da superfície externa. Após a secagem do adesivo, procede-se à manipulação do material, à colocação na moldeira e na seringa e à injeção nas áreas retentivas mencionadas. Ocorrida a polimerização, procede-se à remoção da moldeira para a colocação de resina Duralay no interior dos retentores e o vazamento do molde com gesso (Fig. 10.40).

Obtenção da gengiva artificial

Diferentes materiais são indicados para a criação de uma gengiva artificial, com a finalidade de oferecer relações adequadas para o contato gengival dos pônticos, criar espaços para as papilas interproximais e reduzir a cinta vestibular, para evitar a visualização do metal nas coroas metalocerâmicas. Resinas resilientes ou elastômeros fluidos podem ser utilizados para a confeção de gengivas artificiais fixas no modelo de gesso. Idealmente devem-se utilizar siliconas específicas para essa finalidade, que possibilitam a criação de modelos remontados com gengiva artificial.

Gengiva artificial fixa

Os materiais utilizados para essa finalidade podem ser aplicados com pincel ou seringa na superfície interna do molde e nos 5 a 6 mm próximos da

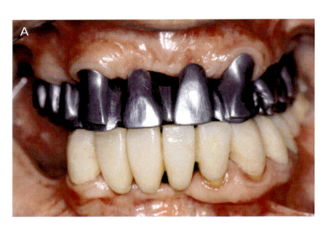
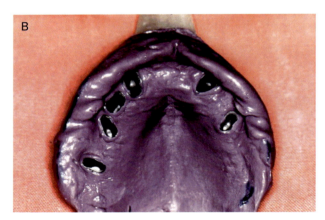
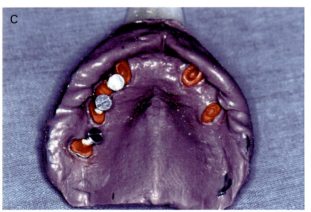

FIGURA 10.40 Moldagem com moldeira individual. (A) IE em posição para ser remontada. (B) Molde com elastômero obtido com moldeira individual. (C) Resina colocada nos retentores com retenções adicionais para a fixação no gesso.

margem cervical dos retentores. É necessário estar atento à seleção desses materiais, para evitar que haja adesão do material utilizado para a remontagem naquele utilizado para a confecção da gengiva artificial.

Independentemente do material utilizado, pode ser necessário criar meios de retenção para que a gengiva artificial se mantenha unida ao gesso dos modelos. Cerca de uma hora após o vazamento do molde, remove-se o modelo e, por meio dos registros anteriormente realizados, relaciona-se o modelo remontado com o modelo antagonista no articulador semiajustável e faz-se sua fixação com gesso (Figs. 10.41 e 10.42).

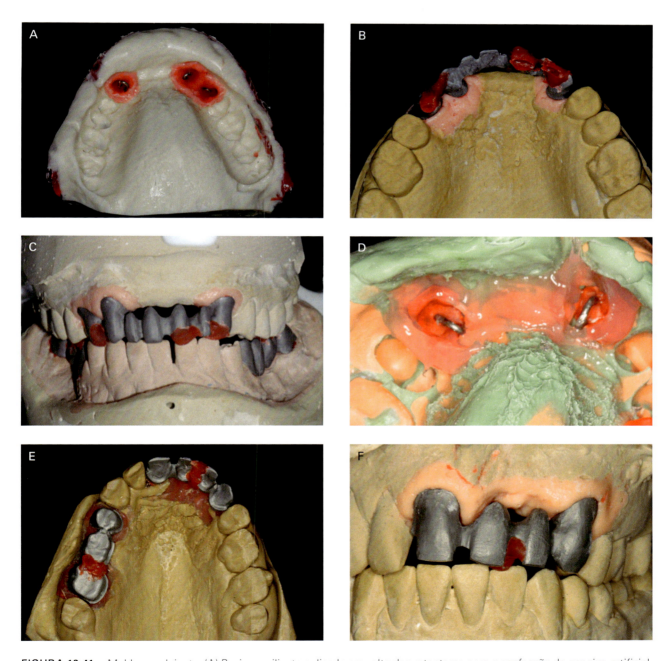

FIGURA 10.41 Molde em alginato. (A) Resina resiliente aplicada em volta dos retentores para a confecção da gengiva artificial. (B) Vista da gengiva artificial e dos registros. (C) Modelos fixados no articulador. (D) Resina resiliente aplicada em volta dos retentores e do espaço edêntulo para simular a gengiva artificial. (E) Vista do modelo com os registros em resina e a gengiva artificial. (F) Modelos fixados no articulador. Observe que a IF foi desgastada para criar espaço para a cerâmica de revestimento.

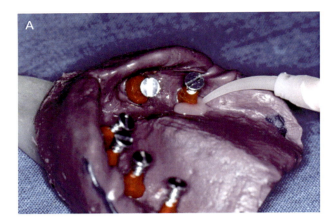 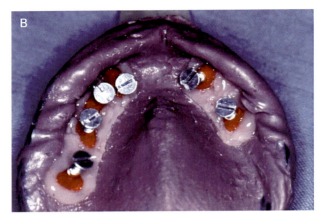
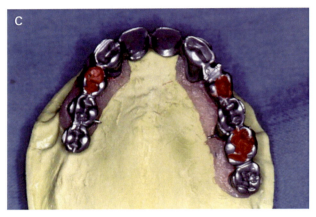 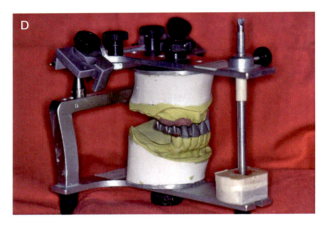

FIGURA 10.42 (A) (B) Aplicação da resina resiliente com seringa. (C) Vista do modelo com os registros de resina em posição na IE. (D) Modelos fixados no articulador.

Gengiva artificial removível

A técnica para a obtenção da gengiva artificial removível difere em alguns detalhes da técnica anterior.

Após polimerização da resina Duralay no interior dos retentores, com os meios adicionais de retenção, procede-se ao vazamento com gesso para a obtenção do modelo. Em seguida, remove-se a IE e confecciona-se a matriz de silicona pesada envolvendo os dentes vizinhos (Fig. 10.43).

Com uma ponta esférica, cria-se um alívio de aproximadamente 1 mm em toda a área correspondente ao tecido gengival, mantendo 2 mm sem desgaste, em direção apical, para a contenção do material utilizado na confecção da gengiva artificial (Fig. 10.44).

Após o alívio, perfura-se com broca a matriz de silicona em dois locais: um dos quais será utilizado para a injeção do material da gengiva artificial, e o outro, para o escape do excesso. Ocorrida a polimerização, remove-se a matriz e, no local aliviado, tem-se a gengiva artificial removível, que pode ser deslocada para as etapas de aplicação de cerâmica e retornar para a realização do ajuste estético em laboratório (Fig. 10.45). Removem-se eventuais excessos, até que a gengiva artificial se adapte precisamente na sua posição, possibilitando a adaptação da IE e a aplicação da porcelana (Fig. 10.46).

Se for corretamente montado no articulador, esse modelo mantém as mesmas relações oclusais, incisais e proximais da IE com seus vizinhos e antagonistas. Ele também reproduz a forma anatômica dos tecidos gengivais, da papila interproximal, da margem gengival e é ideal para a realização da etapa seguinte no processo de obtenção da PPF metalocerâmica, que é a aplicação da cerâmica.

PRÓTESE FIXA 395

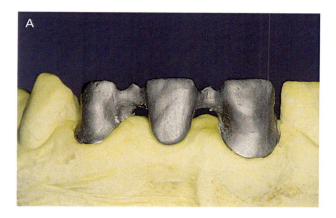
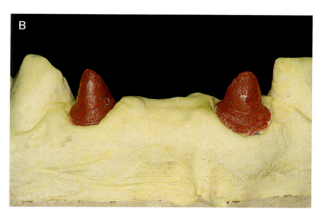
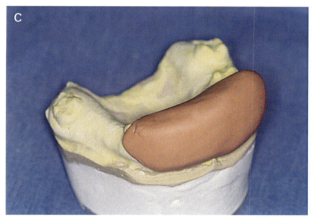

FIGURA 10.43 (A) IE em modelo remontado, para a confecção de gengiva artificial removível. (B) Remoção das IEs do modelo. (C) Confecção de matriz de silicona pesada envolvendo dentes vizinhos.

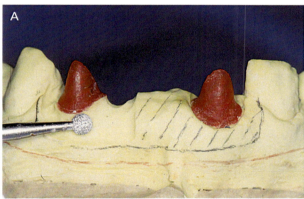
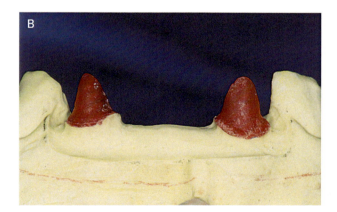
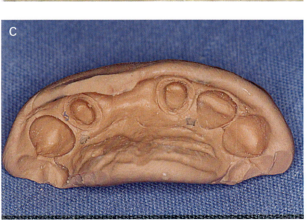

FIGURA 10.44 (A) Alívio de ± 1 mm do modelo, na área correspondente ao tecido gengival, feito com ponta diamantada esférica. (B) Modelo aliviado, observando-se o limite apical da matriz de silicona pesada. (C) Vista interna da matriz de silicona pesada.

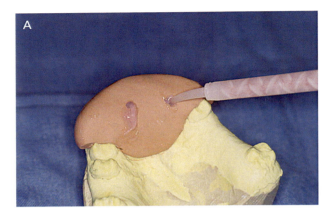
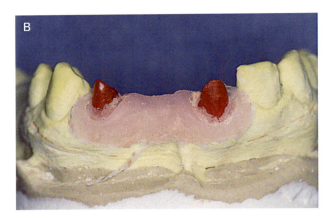
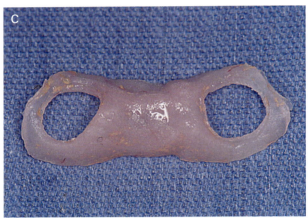

FIGURA 10.45 (A) Matriz de silicona pesada posicionada no modelo remontado e injeção da silicona para a constituição da gengiva artificial removível. (B) Gengiva artificial no modelo remontado. (C) Gengiva artificial removida do modelo.

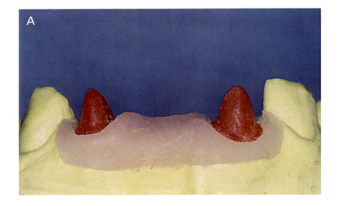
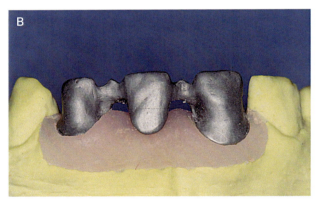

FIGURA 10.46 (A) Gengiva artificial removível em posição, após a eliminação dos excessos. (B) IE adaptada no modelo remontado, com gengiva artificial em posição, preparada para a aplicação da cerâmica.

Para fazer o envio ao laboratório, deve-se obter o modelo em gesso das coroas provisórias por meio de moldagem com alginato. Esse passo é imprescindível quando se trata da confecção de próteses anteriores, pois é a base por meio da qual o técnico de laboratório vai estabelecer a forma das coroas definitivas. O técnico não tem informações sobre sexo, idade ou personalidade dos pacientes, tipo de sorriso e amplitude, embora seja amplamente descrita na literatura a influência desses aspectos na conformação geral dos dentes naturais. É por meio do modelo das coroas provisórias, com as quais o paciente já está habituado, que o técnico desenvolverá seu trabalho de aplicação da cerâmica, reproduzindo o máximo possível essas características, com a finalidade principal de obter um resultado objetivo e agradável, no menor espaço de tempo possível.

A próxima etapa desse trabalho consiste na definição da cor para aplicação da cerâmica e das caracterizações intrínsecas que se deseja realizar, assunto que será abordado no próximo capítulo.

LEITURAS SUGERIDAS

Antonelli J, Hottel TL, Siegel SC, Romer MA. A resin acrylic and plaster solder index technique for realigning an ill-fitting fixed partial denture framework. Gen Dent. 2009;57(6):637-43.

Berger RP. A study of solder investment setting and thermal contraction: Part 1. J Dent Technol. 1996;13(2):29-34. Erratum in: J Dent Technol. 1996;13(3):41.

Berger RP. A study of solder investment setting expansion and thermal contraction: Part 2. J Dent Technol. 1996;13(3):38-41.

Cattaneo G, Wagnild G, Marshall G, Watanabe L. Comparison of tensile strength of solder joints by infrared and conventional torch technique. J Prosthet Dent. 1992;68(1):33-7

Fusayama T, Wakumoto S, Hosoda H. Accuracy of fixed partial dentures made by various soldering techniques and one-piece casting. J Prosthet Dent. 1964;42:434-42.

Gegauff AG, Rosenstiel SF. The seating of one-piece and soldered fixed partial dentures. J Prosthet Dent. 1989;62(3):292-7.

Holmes JR, Bayne SC, Holland GA, Sulik WD. Considerations in measurement of marginal fit. J Prosthet Dent. 1989;62(4):405-8.

Holmes JR, Sulik WD, Holland GA, Bayne SC. Marginal fit of castable ceramic crowns. J Prosthet Dent. 1992;67(5):594-9.

Korkut L, Cotert HS, Kurtulmus H. Marginal, internal fit and microleakage of zirconia infrastructures: an in-vitro study. Oper Dent. 2011;36(1):72-9.

Kuwata M. Atlas colorido da tecnologia de metalocerâmica. São Paulo: Santos; 1988.

McLean JW, von Fraunhofer JA. The estimation of cement film thickness by an in vivo technique. Br Dent J. 1971;131(3):107-11.

Miller LL. Framework design in ceramo-metal restorations. Dent Clin North Am. 1977;21(4):699-716.

Moulding MB, Holland GA, Sulik WD. An alternantive orientation of nonrigid connectors in fixed partial dentures. J Prosthet Dent. 1992;68(2):236-8.

Ravasini G. Clinical procedures for partial crowns, inlays, onlays and pontics: an atlas. Chicago: Quintessence; 1985.

Reich S, Kappe K, Teschner H, Schmitt J. Clinical fit of four-unit zirconia posterior fixed dental prostheses. Eur J Oral Sci. 2008; 116(6):579-84.

Reich S, Uhlen S, Gozdowski S, Lohbauer U. Measurement of cement thickness under lithium disilicate crowns using an impression material technique. Clin Oral Investig. 2011;15(4):521-6.

Rosen H. Ceramic/metal solder connectors. J Prosthet Dent. 1986;56(6):671-7.

Sarfati E, Harter JC. Comparative accuracy of fixed partial dentures made as one-piece casting or joined by solder. Int J Prosthodont. 1992;5(4):377-83.

Shehab AH, Pappas M, Burns DR, Douglas H, Moon PC. Comparative tensile strengths of preceramic and postceramic solder connectors using high-palladium alloy. J Prosthet Dent. 2005;93(2):148-52.

Suthers MD, Wise MD. Influence of cementing medium on the accuracy of the remount procedure. J Prosthet Dent. 1982;47(4):377-83.

Tiossi R, Rodrigues RC, de Mattos M da G, Ribeiro RF. Comparative analysis of the fit of 3-unit implant-supported frameworks cast in nickel-chromium and cobalt-chromium alloys and commercially pure titanium after casting, laser welding, and simulated porcelain firings. Int J Prosthodont. 2008;21(2):121-3.

Walton TR. An up to 15-year longitudinal study of 515 metal-ceramic FDPs: part 2. Modes of failure and influence of various clinical characteristics. Int J Prosthodont. 2003;16(2):177-82.

Watanabe I, Watanabe E, Atsuta M, Okabe T. Tensile strength of soldered gold alloy joints. J Prosthet Dent. 1997;78(3):260-6.

Weiss PA. New design parameters: utilizing the properties of nickel-chromium superalloys. Dent Clin North Am. 1977;21(4):769-85.

Wiskott HW, Macheret F, Bussy F, Belse UC. Mechanical and elemental characterization of solder joints and welds using a gold-palladium alloy. J Prosthet Dent. 1997;77(6):607-16.

Zervas PJ, Papazoglou E, Beck FM, Carr AB. Distortion of three-unit implant frameworks during casting, soldering, and simulated porcelain firings. J Prosthodont. 1999;8(3):171-9.

AGRADECIMENTO

Ao Prof. José Gilmar Batista, pela contribuição na ilustração deste capítulo.

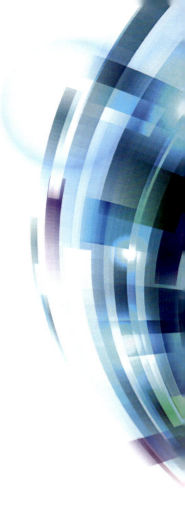

11

SELEÇÃO DE COR E AJUSTE FUNCIONAL E ESTÉTICO

GERSON BONFANTE

SELEÇÃO DE COR

A seleção de cor dos dentes artificiais para uma prótese total ou removível, da cerâmica para coroas metalocerâmicas ou totalmente cerâmicas e até mesmo de uma resina composta é um dos procedimentos mais difíceis com o qual o cirurgião-dentista (CD) se defronta.

A falta de formação básica sobre esse tema durante o curso de graduação torna a seleção de cor um processo altamente empírico e absolutamente pessoal, sem a consideração de princípios científicos. As escolas de odontologia não oferecem, nas suas diferentes disciplinas, a possibilidade de aprendizado sobre cor e estética; esse conteúdo fica disperso nas disciplinas de Dentística e de Prótese. Dessa forma, salvo se houver um aprendizado específico em cursos de especialização ou mestrado, o CD vai passar toda a sua vida profissional sem conseguir entender corretamente o que é matiz, croma e valor e como essas diferentes dimensões da cor podem ser usadas para a obtenção de um resultado estético agradável, objetivo principal da maior parte dos tratamentos odontológicos.

Conceitua-se **matiz**, de uma maneira simples, como o nome da cor (amarelo, azul, vermelho); **croma** ou **saturação** é a quantidade de pigmentos que determinado matiz apresenta (amarelo-claro, amarelo-escuro); e **valor** é a quantidade de cinza de um matiz, também chamado de brilho, uma propriedade acromática e uma das mais difíceis de serem determinadas. O brilho independe do matiz e está diretamente relacionado com a quantidade de luz refletida. Uma cerâmica com muito brilho reflete muita luz, passando a sensação de que está mais clara do que sua cor original. Por exemplo, se a cor da cerâmica é A2, o excesso de brilho vai fazer com que pareça A1. Se o CD desconhecer esses princípios, vai continuar a executar seus trabalhos de dentística e prótese sem oferecer a seus pacientes uma boa qualidade estética.

Felizmente, a cor é apenas o terceiro componente da tríade da estética em ordem de importância. Antes dela estão a conformação ou forma dos dentes e a textura, muito mais visíveis e perceptíveis pelo paciente do que a própria cor. É extremamente comum um paciente aceitar como satisfatória uma cor incorreta aos olhos do profissional, caso a textura e, principalmente, a forma da coroa estejam adequadas. Vale a pena salientar ainda que os dentes naturais, mesmo hígidos, podem apresentar cores diferentes.

A seleção da cor pode ser influenciada por diferentes fatores, entre os quais se destacam ambiente, observador, objeto, fonte de luz, escalas de cores e comunicação entre o CD e o técnico de laboratório.

Ambiente

O ambiente para a seleção da cor geralmente é o próprio consultório odontológico ou, eventualmente, o laboratório de prótese. Sempre que possível, deve-se preencher os seguintes requisitos:

- O ambiente de trabalho deve ser constituído de cores neutras e sem brilho (gelo, bege, cinza, azul e verde-claro), para reduzir o cansaço visual, o estresse e a interferência desses fatores na seleção das cores.
- De forma semelhante, para evitar a interferência das cores das roupas do paciente, este deve ser recoberto com um pano de campo também de cor neutra.
- Deve-se, ainda, solicitar ao paciente que remova qualquer maquiagem facial em excesso, principalmente batom, mesmo que tenha to-

nalidade clara. Isso possibilita a determinação das cores dos dentes com a coloração natural dos lábios, simulando um sorriso, e da cor do tecido gengival.

Observador

O olho humano enxerga as cores por meio de células denominadas cones, presentes na retina. O cérebro humano é capaz de diferenciar milhões de diferentes nuanças da cor, mas não somos capazes de transmitir com palavras essa percepção. Por ser uma determinação subjetiva, que inclusive pode ser afetada pela discromatopsia, presente em quase 8% da população masculina, a seleção de cor costuma ter uma reprodutibilidade baixa e uma grande dose de empirismo. Não é à toa que os indivíduos que convivem mais frequentemente com as cores são mais capazes de determiná-las com precisão, como acontece com os técnicos de laboratório. Trabalhos de pesquisa mostram grande inconsistência na seleção das cores quando essa tarefa é realizada por alunos de graduação de qualquer ano. Desse modo, os seguintes fatores contribuiriam muito para um melhor desenvolvimento da seleção de cores:

- O CD e o técnico de laboratório devem aperfeiçoar-se em cursos, palestras, conferências, livros, artigos, etc., buscando a compreensão e o domínio das diferentes dimensões da cor. Somente assim o CD poderá passar o que vê ao técnico, e este poderá compreender o que lhe é passado para, posteriormente, aplicar nas facetas estéticas das coroas em que está trabalhando. O domínio das cores é um aprendizado constante.
- O paciente deve ser posicionado no mesmo nível dos olhos do observador, de tal forma que a luz incida de maneira similar no dente da escala e no objeto. É interessante manter uma distância similar à de conversação, correspondente a cerca de 60 cm (Fig. 11.1).
- É importante fazer uma determinação rápida da cor por aproximadamente 5 segundos, para evitar o cansaço da retina e visualizar as cores secundárias decorrentes desse cansaço. Caso esse tempo seja insuficiente, deve-se descansar os olhos em um fundo azul-claro (campo ou parede) por alguns segundos, antes de reiniciar o processo.

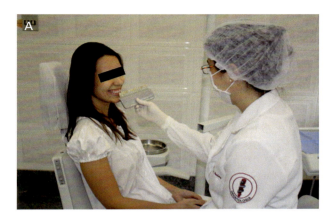 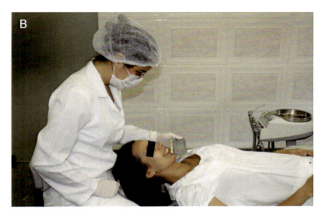

FIGURA 11.1 (A) A distância média entre o CD e o paciente para a seleção da cor deve ser de 60 cm. Os dentes, a escala e os olhos do observador devem estar aproximadamente no mesmo plano, para diminuir os efeitos da reflexão. (B) Posição incorreta do CD para a seleção da cor, prejudicada pelo ângulo de incidência da luz.

Objeto

O objeto a ser reproduzido por um material artificial estético como a cerâmica é o próprio dente. Diferentes características de superfície, reflexão da luz, transparência e opacidade, entre outros fatores, tornam essa tentativa muitas vezes frustrante e malsucedida. Geralmente o aspecto estético final de uma coroa é apenas suficiente para satisfazer os principais envolvidos, CD e paciente. Por melhor que seja, continua parecendo uma coroa, e não um dente. Os dentes naturais apresentam um amplo espectro de variações de tonalidades, mas se situam predominantemente dentro da faixa amarelo-laranja do espectro.

Alguns detalhes com relação ao objeto são extremamente importantes quando se realiza um trabalho de prótese, tais como:

- A seleção da cor deve preceder o próprio preparo dentário e fazer parte do planejamento, que é um dos primeiros procedimentos odontológicos realizados. É importante que o dente utilizado como referência tenha estrutura dentária suficiente, mantenha sua cor original e não tenha sido submetido a restaurações extensas, tratamento endodôntico, etc. Dessa forma, evita-se a seleção da cor após uma sessão clínica, comumente exaustiva e associada ao cansaço visual e físico, o que facilita a indução a erros.

- Deve ser feita uma profilaxia prévia à determinação da cor, mediante jatos de bicarbonato ou taças de borracha e pasta profilática, a fim de eliminar manchas ou placa bacteriana eventualmente existentes.

- Tanto a superfície do dente a ser comparado quanto a do dente da escala devem ser umedecidas. A superposição de uma película de saliva impede a desidratação natural do dente e sua decorrente opacidade, que prejudica a própria tomada da cor. Além disso, é com a superfície umedecida pela saliva que os dentes são naturalmente visualizados (Fig. 11.2A).

- Devem-se utilizar preferencialmente dentes vizinhos como primeira referência. Caso sejam portadores de coroas insatisfatórias ou de restaurações extensas, pode-se utilizar o dente homônimo do lado oposto como segunda referência. Como terceira referência, utilizam-se dentes antagonistas. Vale a pena relembrar que uma mesma boca pode apresentar variações acentuadas de matiz e croma (Fig. 11.2B).

- Os caninos constituem uma excelente referência para a seleção da cor, pois são os dentes que apresentam a maior quantidade de saturação ou croma (Fig. 11.2C). De maneira geral, porém, a maioria dos dentes apresenta uma saturação mais acentuada no terço cervical do que no corpo. A quantidade de incisal

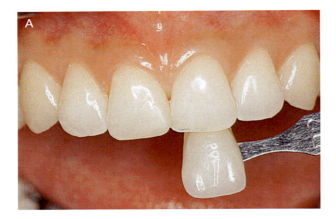
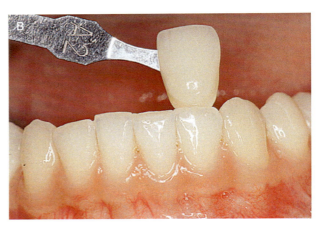
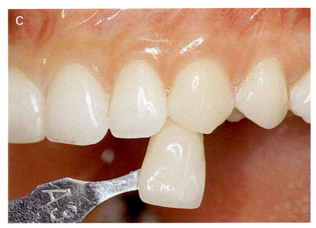

FIGURA 11.2 (A) Mantenha úmidos os dentes da escala e do paciente e utilize dentes vizinhos como referência para seleção da cor. (B) Se os dentes vizinhos não forem adequados como referência para seleção da cor, utilizam-se dentes homônimos antagonistas. (C) A maior quantidade de croma ou saturação dos caninos os torna uma referência importante para a seleção da cor.

ou translucidez é maior nos dentes jovens e diminui com a idade, em virtude do desgaste incisal. Para evitar erros durante a tomada da cor, o CD deve determinar inicialmente a cor da parte central (corpo) do dente. Em seguida, ele deve observar as nuanças de cor das regiões cervical (mais escura, mais saturada ou com mais croma) e incisal (mais clara, mais translúcida ou com menos croma).

Fonte de luz

Inúmeros artigos sobre seleção de cores em odontologia enfatizam a importância da luz solar para a realização de um procedimento bem-sucedido. Segundo esses estudos, ela deveria ser utilizada em horários não antes das 10h, para evitar excesso de azul, nem após as 15h, para reduzir a influência dos tons avermelhados. Deveria, ainda, ser originária do lado sul dos pontos cardeais. É óbvio que tais princípios tornam sua aplicação extremamente restrita. Além disso, levando-se em consideração fatores ambientais e temporais de impossível controle, como tempo nublado, névoa, fumaça, poeira, poluição ambiental, indisponibilidade do paciente no horário ideal, ambiente de trabalho sem luz natural ou com luz deficiente, etc., torna-se praticamente impossível aplicar esses parâmetros, tidos como ideais. Pode-se afirmar, aliás, que apenas uma quantidade ínfima de determinação de cores é tomada seguindo esses princípios.

Apesar disso, alguns princípios podem ser adotados com o objetivo básico de minimizar erros na determinação das cores, os quais são descritos a seguir.

- A seleção de cor deve ser feita durante o dia, aproveitando o máximo possível de luz natural, simultaneamente com lâmpadas corrigidas do tipo "luz do dia". Nesses casos, deve-se desligar o refletor odontológico minutos antes da seleção de cor, evitando o efeito da luz halógena e também da incandescente, de acentuar o amarelo-laranja dos dentes.

- O mesmo tipo de luz artificial "do dia" presente no consultório odontológico deve predominar no ambiente de trabalho do técnico de laboratório. Do contrário, corre-se o risco de se ver cores diferentes em cada ambiente.

- Se o horário possível para a consulta for noturno ou se o ambiente de trabalho não apresentar luz natural adequada, deve-se melhorar a iluminação com "luz do dia" e utilizar a luz do refletor colocada à maior distância possível dos dentes naturais utilizados como referência para a seleção da cor.

- Várias tomadas de cor devem ser feitas durante o tratamento, em diferentes horas do dia e sob diferentes condições de luminosidade e de ângulos de incidência da luz.

Escalas de cores

As escalas de cores podem ser representadas como o calcanhar de Aquiles do processo de seleção de cores. Entre suas limitações, estão o número reduzido de matizes em relação às variações dentárias; as diferenças entre as temperaturas de fusão das cerâmicas empregadas na confecção dos dentes da escala e das próteses metalocerâmicas ou totalmente cerâmicas; as variações de uma escala para outra em um mesmo matiz e croma; a diferença acentuada da espessura de cerâmica do dente da escala e da faceta da coroa (± 1 mm); e a ausência de metal subjacente tanto nas coroas da escala quanto nas próteses metalocerâmicas ou na infraestrutura de próteses cerâmicas confeccionadas em zircônia.

Uma prática comum nos consultórios odontológicos, justificada pelo custo, mas na verdade relacionada com a ignorância e a negligência do profissional, consiste em utilizar escalas de dentes de resina para fazer a seleção de cores para a cerâmica. Nessa prática, fadada ao insucesso, delega-se ao técnico de laboratório, que nem sequer viu o paciente, a função de fazer a versão da cor 66 para o A3, da cor 69 para o C3, e assim por diante. As características físicas dos materiais, a reflexão da luz e o metamerismo, entre outros fatores, tornam impossível a utilização das escalas de resina para seleção de cores em cerâmica. Contudo, é prática aconselhável utilizar escalas compatíveis, ou seja, correspondentes à cerâmica que o técnico aplica rotineiramente nos seus trabalhos.

Uma das escalas que apresenta a maioria das limitações acima e que, mesmo assim, é universalmente aceita para seleção de cor é a escala Vitapan Classical Shade Guide (Fig. 11.3A).

Essa escala é ordenada em matizes (cor básica) por meio das letras A, B, C e D e saturação ou croma, determinados pelos números. Desse modo, ela desconsidera a terceira dimensão da cor, que é o valor (quantidade de cinza presente). Nessa escala, o matiz A corresponde ao marrom; o B, ao amarelo; o C, ao cinza; e o D, ao vermelho. A todos eles se pode acrescentar o laranja, predominante na dentição natural. Os números, de 1 a 4, correspondem à quantidade crescente de saturação ou croma. Uma reordenação dessa escala de cor é sugerida pelo próprio fabricante, com a qual seria possível a consideração do valor, passando a ter a seguinte sequência: B1; A1; B2; D2; A2; C1; C2; D3; A3; B3; A3,5; B4; C3; A4; C4. Para uma aplicação bem-sucedida dessa escala, é importante seguir, sempre que possível, as seguintes sugestões:

- Evite usar todos os dentes da escala para comparação na frente da boca do paciente, pois esse procedimento tornará impossível a definição dos matizes (Figs. 11.3B e C). Destaque sempre o dente da escala de acordo com o matiz encontrado no corpo do dente e faça a comparação entre a cervical do dente da escala e a do dente natural e entre as incisais.

- Inicie a determinação da cor pelos dentes da escala que apresentam saturação (croma) intermediária, marcados com o número 3. Compare inicialmente o matiz C (laranja-cinza), pois ele apresenta baixo valor quando comparado com os demais, o que praticamente elimina qualquer dúvida na sua determinação. Se o matiz estiver correto, passe para a seleção do croma mais (4) ou menos (1 ou 2) saturado.

- Caso fique em dúvida com o matiz e croma C3, destaque da escala o B3. Essas duas cores constituem uma subfamília, e é muito provável que se resolva com o matiz B a dúvida deixada pelo C. Se confirmar o B, selecione o croma em seguida.

- Evite, se possível, próteses extensas com o matiz C, pois, por causa do baixo valor, ele deixa os dentes artificiais, "sem vida".

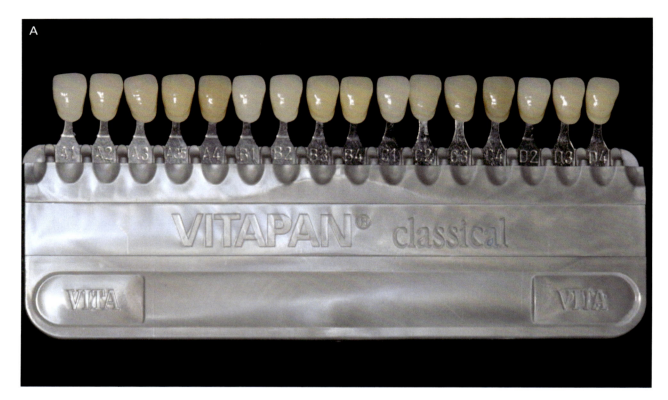
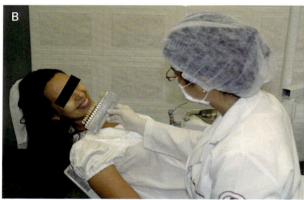
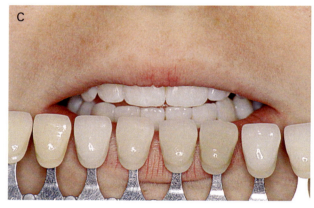

FIGURA 11.3 (A) Escala de cor Vitapan Classical. (B) Uso incorreto da escala para a seleção de cor. (C) Dificuldade de definição do matiz decorrente do posicionamento incorreto da escala. A proximidade entre os dentes da escala e os dentes naturais atrapalha a seleção correta da cor.

- Em caso de descarte imediato do matiz C, procure fazer a comparação com o A3. Caso confirme o matiz A, selecione o croma em seguida. Por constituir outra subfamília, caso fique em dúvida com o matiz A, compare-o com o D (Fig. 11.4).

- Embora seja comum na prática clínica, o conhecimento das cores torna quase impossível a confusão entre os matizes A e B. Caso isso ocorra e as sugestões anteriores não auxiliem na definição, opte pelo matiz A. Afinal, a grande maioria das cores dos dentes naturais

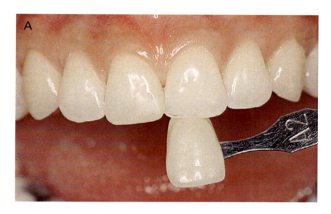 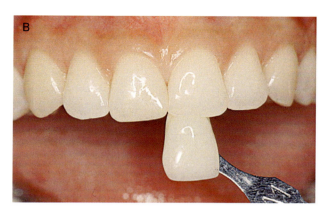

FIGURA 11.4 (A) Confirmado o matiz A3 dos caninos, selecione o croma 2 para avaliação. (B) Se o matiz A2 apresenta croma mais acentuado que o dente natural, opte pelo A1, pois é possível aumentar o croma com pigmentos extrínsecos, mas o contrário não é verdadeiro.

está localizada no espectro amarelo-marrom (Fig. 11.5).

- Nunca selecione um croma acima do necessário, pois será impossível abaixá-lo. Na dúvida entre A3 e A3,5 ou B2 e B3, fique com croma menor, pois ele poderá ser modificado por caracterização extrínseca e se aproximar do ideal. Nos casos de dúvidas entre cromas, é procedimento comum o técnico fazer a mistura da cerâmica meio a meio, na tentativa de atingir o croma intermediário.
- Entre uma determinação e outra, descanse os olhos em um fundo azul-claro. Embora seja um exercício interessante, não confie exclusivamente na memória para a determinação da cor, a fim de evitar equívocos.
- Se persistirem dúvidas quanto à seleção de cor, ouça a opinião do paciente, do auxiliar odontológiclo e, principalmente, do técnico de laboratório, se ele estiver disponível. A convivência diária com cores e suas combinações permite discernir com maior facilidade os diferentes matizes. O aprendizado e o treinamento podem tornar o CD apto a desenvolver esse tipo de discernimento (Fig. 11.6).

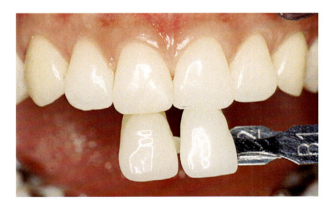 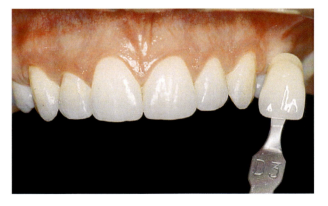

FIGURA 11.5 Na dúvida entre A e B, opte pelo A, em virtude de sua maior incidência na dentição natural

FIGURA 11.6 Seleção de matiz mais próximo, de difícil determinação por não existir na escala, usando o canino como referência. A opinião do paciente, do auxiliar e do técnico de laboratório, associada a combinações da cerâmica e caracterização extrínseca, podem proporcionar um bom resultado estético final.

Se ainda assim persistirem dúvidas, pois a cor não corresponde exatamente a nenhum dos matizes, selecione o mais próximo e menos saturado. É possível aperfeiçoar a cor com detalhes de caracterização intrínseca e extrínseca, aumentando a saturação e reduzindo o valor. Caso ocorra erro de matiz, este não pode ser modificado com corantes, e geralmente a correção só poderá ser feita com nova determinação de cor e repetição da cerâmica. Se as coroas provisórias estiverem adequadas, leve em consideração a cor utilizada para sua confecção, utilizando seu matiz como referência.

- A determinação do valor é o mais difícil de todos os componentes da cor. Diferentemente do matiz e do croma, a determinação do valor exige um ambiente com baixa luminosidade, que possibilite a ativação dos bastonetes, células responsáveis pela visão do preto (baixo valor) e do branco (alto valor) e, consequentemente, da quantidade de cinza presente no dente do paciente, quando comparado com o dente da escala. Para controlar a entrada de luz, recomenda-se semicerrar os olhos durante a determinação do valor.

Como a própria escala não apresenta variação de valor, sendo constituída por amostras com alto valor, próximo a 10, é comum o profissional abaixá-lo e nunca aumentá-lo. Na dentição natural, o valor se situa entre 6 e 8 em uma escala de 0 (negro) a 10 (branco), estando o cinza médio no valor 5. Para o controle do valor, o meio mais prático é a aplicação de corantes ou pigmentação extrínseca.

- Após seleção do matiz, do croma, do valor e suas variações, identifique as características individuais que podem ser aplicadas internamente na cerâmica por meio de modificadores, como manchas brancas, marrons, cinza, sulcos oclusais, trincas, áreas transparentes, etc. Se forem corretamente incorporadas, essas características contribuem muito para um bom resultado estético.

A escala VITA System 3D-Master (Fig. 11.7A) foi elaborada com o objetivo de eliminar a limitação da escala Vitapan Classical com relação ao valor. Nessa escala, a cor é determinada tridimensionalmente e abrange quase todas as cores dos dentes naturais. Enquanto na escala Vitapan Classical a disposição dos dentes é feita de acordo com o matiz (A, marrom; B, amarelo; C, cinza; e D, vermelho) e com seu grau de saturação (A1; A2; A3; A3,5; A4; B1; B2; B3; B4; C1; C2; C3; C4; D2; D3; D4), sem que seja possível determinar o valor (grau de luminosidade ou quantidade de cinza), na escala Vita 3D-Master é possível determinar o valor independentemente do croma e do matiz.

Nessa escala, os dentes estão ordenados em cinco blocos (1 M, 2 LMR, 3 LMR, 4 LMR, 5 M) que possibilitam a determinação das três dimensões da cor: o valor (dentes com menor ou maior quantidade de cinza ou mais claros ou mais escuros) é definido analisando-se os dentes no sentido horizontal, da esquerda para a direita, com a numeração de 1 a 5, sendo o 1 o mais claro e o 5 o mais escuro. Em seguida, faz-se a determinação do croma ou saturação (de 1 a 3), selecionando os dentes no sentido vertical e observando inicialmente os dentes do grupo M. O matiz é determinado por meio dos dentes dispostos no sentido horizontal que apresentam tonalidades mais amareladas ou mais avermelhadas e estão localizados à esquerda (L), à direita (R) ou no centro (M). Os dentes do grupo M apresentam o mesmo valor e matiz, diferenciando-se apenas pelo croma.

A seguir, são descritos os passos para a realização da seleção da cor.

- Colocar a escala próximo à boca do paciente e posicionar-se a uma distância aproximada de 60 cm.
- Determinar o valor (grau de claridade). Como comentado anteriormente, o valor é definido como o brilho da cor e está relacionado com a quantidade de cinza: dentes claros têm menor quantidade de cinza e refletem mais a luz, enquanto dentes escuros têm mais cinza e, por isso, refletem menos luz. A determinação do valor é feito observando-se os cinco blocos da escala no sentido horizontal (numeração de 1 a 5). Para facilitar a determinação da tonalidade, inicie o processo avaliando o grupo de dentes M. Nessa fase, não é necessário determinar o matiz do dente.
- Determinar o croma: observar o nível de saturação ou intensidade da cor (quantidade de pigmentos) dentre os dentes disponíveis em cada bloco da escala no sentido vertical

(de 1 a 3). Também é interessante iniciar pelos dentes do bloco M.
- Determinar o matiz (cor básica do dente). Nessa escala, as cores variam do tom mais amarelado (L) para o mais avermelhado (R). Se o valor e o croma do dente inicialmente selecionados forem do grupo M, mas não corresponderem à cor do dente natural, deve-se procurar na escala um dente do grupo L ou R. Finalmente, decide-se pelo dente da escala que mais se aproxima da cor do dente do paciente (Figs. 11.7B e C).

Outra escala também disponível no mercado (VITA Linearguide 3D-Master) (Figs. 11.8A e B) apresenta as mesmas 29 cores da escala anterior, mas dispostas de uma maneira mais simples e prática. Ela é composta por seis conjuntos assim distribuídos: um para determinar o valor da cor com seis variações de luminosidade ou claridade

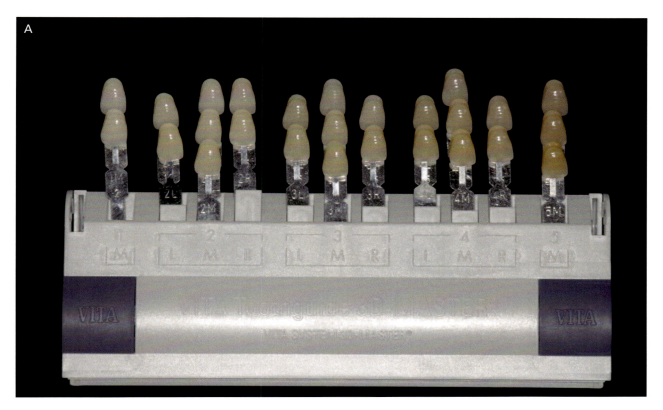

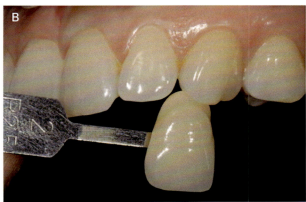
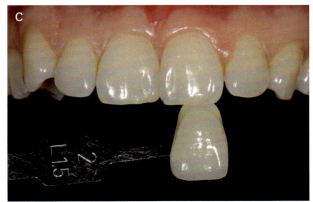

FIGURA 11.7 (A) Escala VITA Linearguide 3D-Master. (B) (C) A comparação dos dentes da escala com os dentes naturais mostrou que a cor selecionada estava nos dentes do grupo 2. Para os incisivos, a cor foi 2 L1,5; para os caninos, 2 R1,5.

(0M2 a 5M2) e cinco para determinar diferentes saturações e matizes, numerados de 0 a 5.

A seleção da cor com essa escala deve seguir a seguinte sequência:

- Selecionar o conjunto M2 (de 0 a 5) para determinar o valor (Valueguide) (Fig. 11.8C).

- Determinar o croma e o matiz (Chroma/Hueguide) de acordo com o valor determinado. Como na Figura 11.8C foi selecionada a escala 1M2, o croma e o matiz são selecionados nos dentes dispostos no conjunto 2. A cor determinada foi 2M2 (Figs. 11.8D e E).

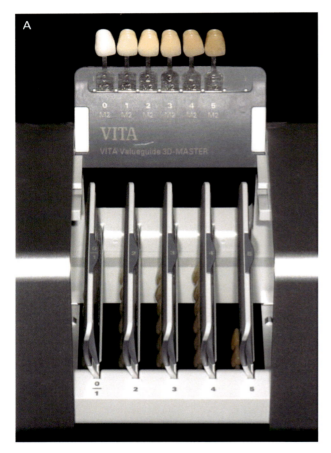
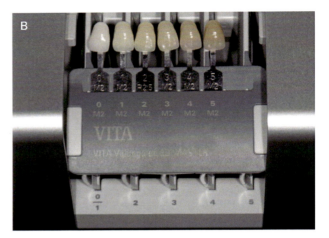
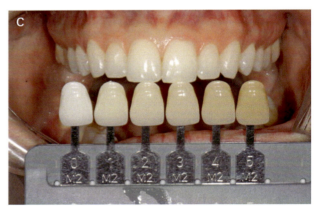
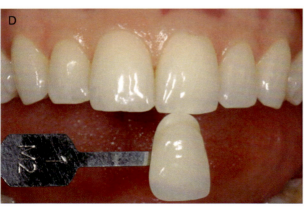
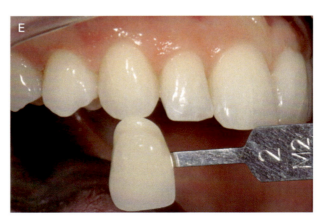

FIGURA 11.8 (A) Escala VITA Linearguide 3D-Master. (B) Vista aproximada da escala para selecionar o valor. (C) Comparação entre os dentes do grupo M com os dentes naturais para determinar o valor. O dente da escala que mais se aproximou dos dentes naturais foi o 1M2. (D) (E) Seleção do croma e do matiz: 1M2 para os incisivos e 2M2 e para os caninos.

A Figura 11.9 mostra a seleção de cor de dentes com valor, croma e matiz mais elevados. Para o incisivo central, foi escolhida a cor 4L1,5; para o canino, a cor 5M2

Embora todas as cerâmicas apresentem suas próprias escalas de seleção de cor, as citadas neste capítulo são as mais conhecidas e empregadas pelos CDs e técnicos de laboratórios de prótese. É essencial que a escala escolhida para a determinação da cor seja correspondente à da cerâmica empregada na confecção da prótese.

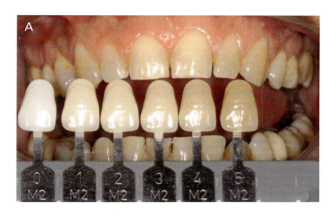

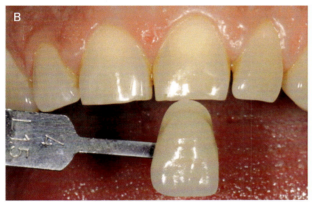

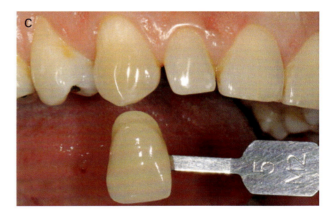

FIGURA 11.9 (A) Determinação do valor. Determinação do croma: (B) Croma 4L1,5 para os incisivos. (C) Croma 5M2 para os caninos.

Comunicação entre o CD o técnico de laboratório

Diferentes recursos têm sido preconizados para facilitar a correspondência de cores entre aquilo que o CD foi capaz de enxergar e o resultado estético esperado do técnico de laboratório. Contudo, essa comunicação muitas vezes é realizada por meio de telefonemas, ficando a cargo da imaginação do técnico a definição do que é "um pouco de marrom" ou "aumentar o cinza" da incisal.

O uso de fotografias dos dentes do paciente e dos dentes da própria escala caracterizados com pigmentos próprios e o uso de modelos com delimitação das variações desejadas são exemplos das tentativas de suprir essa dificuldade de comunicação (Fig. 11.10). As fotografias digitais representam um arsenal valioso para a comunicação entre CD e técnico, principalmente se forem realizadas com uma câmara de qualidade. É importante, no entanto, ter cuidado com o uso do *flash*, pois esse recurso pode alterar a visualização da cor.

Outro aspecto a salientar é que um excelente resultado estético só será obtido se ambos os profissionais envolvidos forem satisfatoriamente competentes: o CD, para ver e transmitir as variações e combinações da cor e executar corretamente a forma e a textura; o técnico de laboratório, para passar à cerâmica essas características. Como o técnico geralmente desconhece aspectos importantes e características do paciente, como sexo, idade e tipo físico, um modelo das coroas provisórias é indispensável para o restabelecimento mais preciso da forma. Informações detalhadas do matiz, do croma e do valor, assim como da presença de manchas brancas, trincas de esmalte e simulação de restaurações de resina composta, entre outras, são também indispensáveis para a obtenção da cor e da individualização dos dentes. Um CD competente nesses aspectos não é capaz de suprir as deficiências do técnico de laboratório, e vice-versa.

Uma forma também aceitável para essa comunicação é o uso de diagramas, nos quais são delimitadas as porções cervicais, geralmente mais saturadas, as porções de corpo, as porções da incisal e as características desejadas. Diagramas excessivamente elaborados, com minúcias de detalhes e altamente precisos, geralmente são considerados irreprodutíveis na cerâmica e, portanto, costumam ser ignorados pelo técnico de laboratório. Infelizmente, muitas vezes o CD não consegue perceber, com sua análise visual, que recebeu uma coroa que não representa as informações do diagrama, mas que apresenta características aceitáveis para ele e para o paciente.

O uso de aparelhos auxiliares, como os espectrofotômetros, tem sido sugerido como um importante complemento na seleção da cor. Há diferentes tipos e marcas comerciais disponíveis no mercado, todas com um alto custo. Contudo, como sua função é apenas complementar, não substituindo o olho e a experiência do CD, tais aparelhos têm uma aplicação limitada na seleção da cor.

A Figura 11.11 ilustra aspectos relacionados à comunicação entre o CD e o técnico de laboratório.

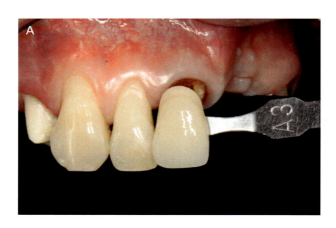 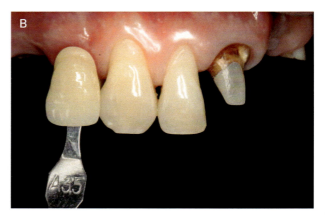

FIGURA 11.10 (A) (B) Fotografias de dentes naturais e de dentes da escala tiradas com câmera digital e enviadas via internet ao laboratório auxiliam o técnico na escolha correta da cor da cerâmica: cor A3 para os incisivos e cor A3,5 para os caninos.

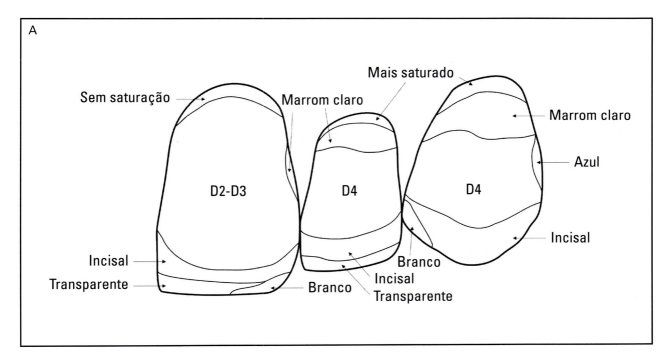
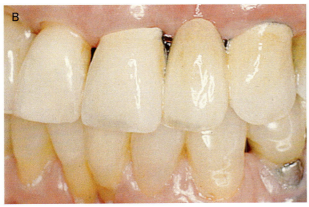
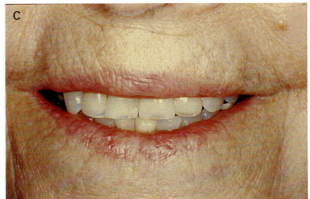

FIGURA 11.11   Esquema ilustrativo de comunicação entre o CD e o técnico e resultado final da PPF entre os dentes 21 a 23.

APLICAÇÃO DE CERÂMICA

A aplicação de cerâmica de revestimento, assim como o tratamento da IE metálica ou cerâmica, depende sobremaneira do sistema cerâmico utilizado, do tipo de liga empregado, das variações técnicas, dos equipamentos e das características individuais do técnico de laboratório. A aplicação da cerâmica deverá seguir as orientações recebidas do CD quanto ao matiz, ao croma, ao valor e às caracterizações intrínsecas desejadas. As seções seguintes apresentam os passos para a aplicação da cerâmica.

Tratamento da infraestrutura

O objetivo desse procedimento é a obtenção de uma superfície limpa, uniforme e sem contaminações, com espaço ideal para a espessura do opaco, necessário quando se utiliza metal, e a espessura da cerâmica de revestimento. Isso contribui para reduzir as tensões residuais, fonte comum de fracassos por deslocamento ou fratura da faceta estética. Nessa etapa, reduz-se a espessura da cinta metálica vestibular a fim de mascará-la dentro do sulco gengival, sendo usadas dimensões de até 0,1 mm para ligas de Ni-Cr e de 0,3 a 0,5 mm para as de ouro.

Conforme o local a ser usinado, utilizam-se discos ou pedras de óxido de alumínio para produzir uma regularização superficial em toda a área na qual será aplicada a cerâmica. Ligas nobres ou seminobres exigem usinagem apenas em um sentido (mesiodistal), enquanto as ligas à base de Ni-Cr possibilitam uma usinagem multidirecional (Figs. 11.12A e B).

Procede-se então à limpeza da IE em aparelho de ultrassom, com jatos de vapor d'água ou mesmo escovação vigorosa em água corrente. Após essa etapa, a IE não pode mais ser tocada na área que receberá a cerâmica, para não prejudicar a união metal/cerâmica. Deverá ser manuseada por meio de pinças convencionais ou porta-agulhas.

Ligas de Ni-Cr podem exigir um processo prévio de desgaseificação, realizado 20 a 30 °C acima da temperatura de queima do opaco, mantendo-se a IE por 5 a 10 minutos sob vácuo para a volatilização de quaisquer impurezas. Enquanto para as ligas não nobres a oxidação prévia é contraindicada, em razão da presença de prata em sua constituição, as ligas nobres exigem esse procedimento para garantir a formação de óxidos indispensáveis à efetividade da união entre metal e cerâmica.

Em seguida, aplicam-se jatos de óxido de alumínio (50 µm) à superfície da IE, em um processo denominado texturização, que tem as funções de aumentar o umedecimento da liga com a cerâmica, criar microrretenções que favoreçam a união mecânica pela ação das forças compressivas e aumentar a área de superfície coberta pela cerâmica, aumentando a união química (Fig. 11.12C).

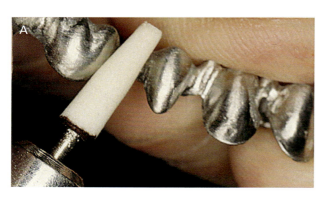

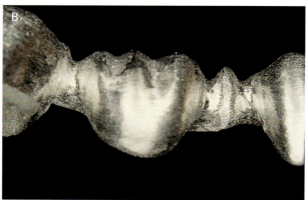

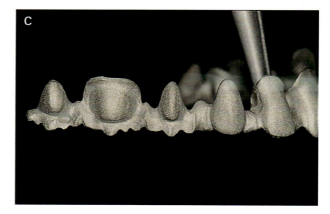

FIGURA 11.12 (A) Usinagem da IE com discos e pedras de óxido de alumínio. (B) Regularização da superfície da IE que receberá cerâmica, após usinagem. (C) Superfície texturizada com jatos de óxido de alumínio.

Aplicação do opaco

A camada de cerâmica opaca é normalmente aplicada sobre o metal em duas etapas e tem a função principal de simular o efeito da dentina subjacente, mascarando a tonalidade acinzentada dos metais da IE. É por meio dessa camada que se garante a efetividade da união metal/cerâmica. O opaco pode ser aplicado na forma de pó (convencional) ou em pasta.

Aplica-se inicialmente uma fina camada de opaco na cor desejada sobre a superfície metálica. Essa aplicação é feita com pincel e vibração, para que a camada se deposite nas microrretenções anteriormente criadas pela texturização e reduza a possibilidade de permanência de bolhas de ar entre o metal e a camada de cerâmica opaca. Nessa etapa pode-se iniciar o processo de caracterização intrínseca, por meio de modificadores de opaco colocados nas regiões cervical, oclusal e proximais, capazes de proporcionar efeitos naturais na cerâmica.

A queima do opaco deve ser precedida por um preaquecimento do forno por 5 minutos a 650 °C. A seguir, eleva-se a temperatura em 55 °C por minuto, até alcançar 960 °C. Essas temperaturas podem variar dependendo da cerâmica empregada, e o técnico de laboratório deve ter conhecimento desses detalhes. A segunda camada do opaco cobre as imperfeições eventualmente deixadas pela primeira, e sua queima segue o mesmo procedimento (Fig. 11.13).

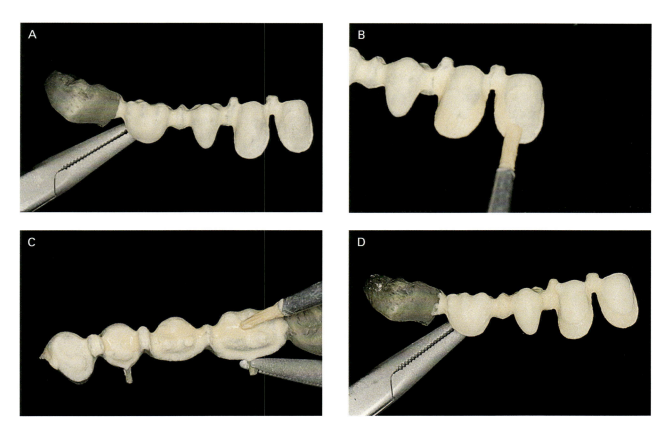

FIGURA 11.13 (A) Aplicação da primeira camada de opaco. (B) Caracterização intrínseca sobre o opaco na região cervical. (C) Caracterização intrínseca sobre o opaco na superfície oclusal. (D) Aplicação da segunda camada de opaco.

Aplicação de cerâmica de revestimento

Mistura-se o pó da cerâmica com o líquido de modelar até a obtenção de uma consistência cremosa. Com o instrumento de preferência (pincel ou espátula), aplica-se a cerâmica em pequenos incrementos, restabelecendo-se gradativamente a anatomia dentária. A condensação da cerâmica, fator diretamente relacionado com sua contração, é realizada por meio de vibração com instrumentos manuais (espátulas) ou eletrônicos (ultrassom), removendo-se o excesso de água com papel absorvente para possibilitar uma maior compactação das partículas do pó.

Restabelecida a forma anatômica do dente, remove-se da região incisal ou oclusal, por meio de um corte em bisel, a quantidade de cerâmica representativa do esmalte e da sua translucidez, caso o dente a ser reconstruído exija essas características (Fig. 11.14A e B).

Em virtude da contração por cocção da cerâmica, esculpe-se o dente com um volume aproximadamente 15 a 20% maior do que o tamanho pretendido. Avalia-se e ajusta-se a oclusão durante todo o desenvolvimento dessa etapa, observando o relacionamento dentário no articulador. A escultura anatômica e funcional é restabelecida acrescentando-se ou removendo-se cerâmica onde for necessário.

A cocção é realizada sob vácuo, precedida por um preaquecimento do forno de 3 a 5 minutos. A seguir, introduz-se a PPF no forno a 600 °C e eleva-se a temperatura até 920 a 930 °C, mantendo-a por 30 a 60 segundos. As temperaturas inicial e final de queima podem variar entre as cerâmicas. Por isso, o técnico deve seguir as orientações do fabricante da cerâmica empregada.

Após a primeira queima, a superfície cerâmica apresenta um brilho suave, e é possível verificar a contração inicial da massa cerâmica (Fig. 11.14C). Depois do resfriamento, faz-se o primeiro ajuste no articulador, corrigindo as relações dos pônticos com o rebordo, os contatos proximais e a oclusão. Realiza-se então a segunda aplicação de cerâmica, etapa na qual podem ser feitas as caracterizações desejadas, caso não tenham sido realizadas durante a aplicação do opaco (Fig. 11.14D).

A segunda queima é realizada da mesma forma que a primeira. A seguir, procede-se aos ajustes funcionais e estéticos nos modelos montados em articulador, antes de se realizar a prova na boca do paciente (Fig. 11.15).

PRÓTESE FIXA 415

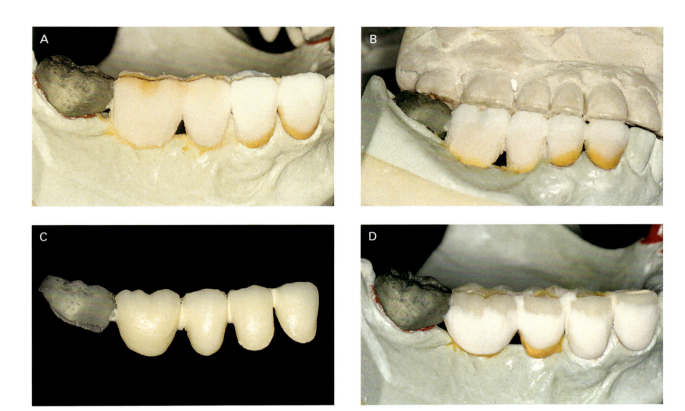

FIGURA 11.14 (A) Aplicação da primeira camada de cerâmica. (B) Verificação das relações oclusais da primeira camada de cerâmica no articulador. (C) Cerâmica após a primeira queima, com brilho suave e contração de cocção. (D) Aplicação da segunda camada de cerâmica.

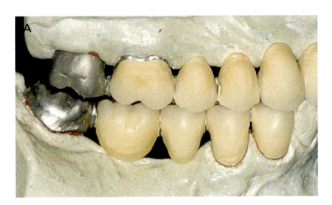

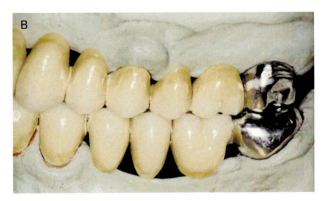

FIGURA 11.15 (A) Ajuste funcional e estético das coroas metalocerâmicas em laboratório. (B) (C) PPFs glaseadas e cimentadas.

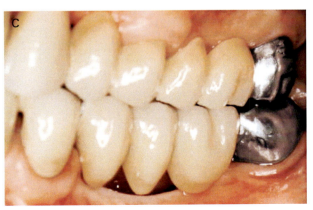

AJUSTE FUNCIONAL E ESTÉTICO

A principal finalidade dessa etapa é adequar as características das coroas vindas do laboratório às necessidades funcionais e estéticas do paciente. Conforme dito anteriormente, o técnico de laboratório, via de regra, não conhece o aspecto facial do paciente e características como sexo, tipo físico, idade e amplitude do sorriso. Além disso, ele trabalha com modelos de gesso que apresentam estruturas gengivais e dentárias na mesma cor e tonalidade. Como consequência, seus trabalhos geralmente têm um padrão funcional e estético semelhante para todos os casos.

Cabe ao CD dar ao técnico de prótese a maior quantidade possível de informações, por meio de gráficos, esquemas, fotografias, enceramento diagnóstico, modelos de coroas provisórias e outros recursos, para que as dificuldades de transformar um objeto impessoal em objeto funcional e estético sejam as menores possíveis. Quanto mais recursos forem passados ao técnico, quanto mais capaz ele for de observar as informações recebidas, e quanto mais competente for o CD na realização dos ajustes funcionais e estéticos, melhor será o resultado final da prótese a ser entregue ao paciente. Compete ao CD, finalmente, adequar o trabalho recebido às exigências estéticas do paciente, atendendo a suas necessidades o mais integralmente possível. As necessidades funcionais são de inteira responsabilidade do CD; já a responsabilidade pelas necessidades estéticas deve ser dividida entre o CD e o técnico, embora o resultado estético da prótese deva satisfazer o CD e seu paciente.

Ajustes prévios

Antes da realização da prova na boca do paciente, alguns detalhes devem ser observados e, se necessário, ajustados.

Avaliação das superfícies internas das coroas

Porções da cerâmica de revestimento podem inadvertidamente se deslocar para as superfícies internas das coroas e, durante a cocção, se unir ao metal ou à IE de cerâmica. Quando a cerâmica é opaca, ela é facilmente visualizada com lupa e eliminada com pontas diamantadas de alta rotação (Fig. 11.16). Se isso ocorreu com cerâmica de corpo, sua visualização pode ser mais difícil, e sua detecção pode ser feita analisando a superfície do troquel após o assentamento da IE. A área interna da IE correspondente da área desgastada no gesso deverá ser eliminada da mesma forma mencionada anteriormente.

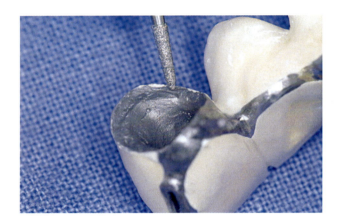

FIGURA 11.16 Eliminação de cerâmica opaca na margem interna de coroa metalocerâmica com ponta diamantada.

Eliminação dos excessos marginais de cerâmica

Além de cerâmica nas bordas internas, a análise do aspecto interno das coroas pode identificar excessos marginais que, se não forem adequadamente removidos, resultam em sobrecontorno, pressão sobre o epitélio sulcular e inflamação gengival.

É considerada extremamente antiestética a visualização da cinta metálica das coroas metalocerâmicas, inclusive nos dentes que não apresentam importância estética durante o sorriso, como é o caso dos incisivos inferiores, notadamente na sua margem cervical. Por esse motivo, os técnicos frequentemente aplicam opaco e cerâmica na cinta metálica, o que resulta em excesso marginal. Esse excesso deve ser cuidadosamente eliminado, de preferência com as coroas assentadas nos seus respectivos troquéis, utilizando-se pontas diamantadas para peça de mão, em baixa rotação, de forma cilíndrica ou tronco-cônica. O uso de baixa rotação tem a finalidade de evitar deslocamentos da cerâmica nesse local (Fig. 11.17).

Como esse desgaste deve ser realizado sem exposição do metal na região cervical, também é aconselhável a utilização de lupas para essa finalidade. Na reconstrução de elementos isolados devem-se utilizar, sempre que possível, coroas desprovidas de cinta metálica, como as totalmente cerâmicas ou metalocerâmicas do tipo *colarless*.

A persistência do excesso marginal pode causar uma reação inflamatória localizada no tecido gengival. A cianose desse tecido ao redor da coroa constitui uma falha estética relativamente comum que denuncia a presença do excesso marginal, por melhores que sejam as características estéticas da prótese.

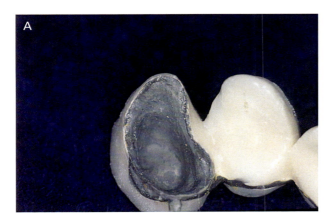 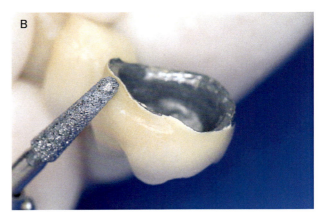

FIGURA 11.17 (A) Excesso marginal de cerâmica cobrindo a cinta metálica vestibular. (B) Remoção do excesso marginal de cerâmica com ponta diamantada.

Eliminação dos excessos de cerâmica da cinta metálico-lingual

As regiões da IE correspondentes à cinta lingual e à barra corrugada, que são consideradas estruturas de reforço e rigidez e têm a finalidade de proporcionar resfriamento simultâneo da liga metálica e da cerâmica, não devem estar cobertas com cerâmica quando forem removidas do forno. Caso isso tenha ocorrido, a remoção deve ser realizada com discos de carborundum (Fig. 11.18).

Para facilitar os procedimentos de prova das coroas metalocerâmicas na boca do paciente, é indispensável que suas superfícies internas tenham sido adequadamente limpas com jatos de óxido de alumínio ou microesferas de vidro.

Ajustes clínicos
Ajuste do contato proximal

Após a remoção das coroas provisórias, é importante certificar-se de que não restaram resíduos do agente cimentante nas margens ou paredes axiais dos dentes preparados. Tais excessos de cimento provisório podem dificultar a etapa de prova da cerâmica e dos ajustes necessários, por impedirem o assentamento completo da coroa. Qualquer paciente que tenha um ponto de contato proximal deficiente ou ausente sente, na verdadeira acepção da palavra, a importância desse passo. Por isso, este é sempre o primeiro ajuste funcional a ser realizado.

Recomenda-se que, previamente à fase de aplicação da cerâmica, seja realizado um pequeno

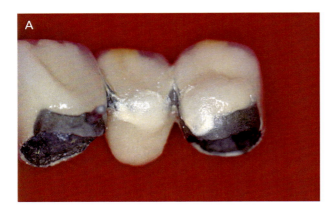

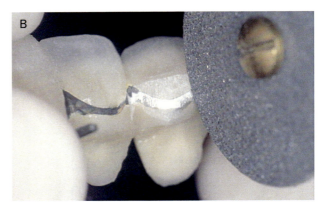

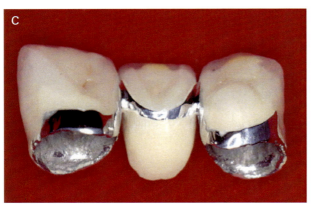

FIGURA 11.18 (A) Excesso de cerâmica sobre cinta metálica lingual ou barra corrugada. (B) Remoção do excesso com disco de carborundum. (C) Definição da cinta metálica após a eliminação do excesso.

desgaste na face proximal dos dentes vizinhos no modelo de gesso, no local correspondente ao ponto de contato proximal, com a finalidade de propiciar um contato proximal mais efetivo no momento do ajuste na boca. Ao ser levada à boca para prova, a coroa unitária ou PPF não atinge as bordas cervicais do preparo devido a esse fator. Seu ajuste é realizado identificando-se o local do contato proximal com uma fita de papel articular, com aproximadamente 25 μm de espessura, interposta entre as faces proximais das coroas com os dentes vizinhos. O desgaste deve posicionar o contato no local mais recomendado para o dente que está sendo ajustado (Figs. 11.19A a D).

Quando os dentes vizinhos apresentam restaurações metálicas totais ou parciais, como amálgama, ligas de prata ou ouro, a pressão realizada na coroa para sua introdução no dente preparado geralmente é suficiente para provocar pequenas marcas na superfície da cerâmica, o que torna mais simples o processo de visualização da área de contato a ser ajustada.

É sempre importante que o desgaste seja realizado com pontas diamantadas da região cervical para a oclusal ou incisal. Isso permite um melhor controle da sua localização e evita desgastes excessivos, que podem exigir novos acréscimos de cerâmica para correção. O contato proximal deve apresentar uma área de superfície adequada tanto no sentido oclusocervical quanto vestibulolingual. A extensão excessiva do contato proximal, em qualquer direção, assim como sua extensão insuficiente, poderia levar a sérios comprometimentos periodontais.

Um erro comum consiste em manter o contato proximal muito extenso no sentido oclusocervical e/ou vestibulolingual, o que causa alterações morfológicas e patológicas na papila interdentária, que tem seu espaço invadido. Como consequência da inflamação e da hipertrofia da papila interdentária e da redução do acesso aos meios convencionais de higienização, forma-se uma área conhecida como *col*, que é a depressão entre as porções vestibular e lingual da papila, constituída de epitélio sem ceratina.

Um contato posterior adequado é aquele que consegue desviar os alimentos para as áreas vestibular e lingual durante a fase de trituração, mesmo que sejam consistentes ou fibrosos. Além disso, a área de contato proximal deve proporcionar um espaço adequado para alojar e proteger a papila interproximal e possibilitar acesso aos meios de higienização convencionais.

Se o contato proximal não for suficiente, abre-se a possibilidade de uma terceira via para o deslocamento do bolo alimentar, que é a direção gengival, gerando áreas de impacção e seus consequentes efeitos periodontais. Isso é menos perceptível nos dentes anteriores, pois a fase de incisão frequentemente é pouco utilizada durante a mastigação.

A observação da efetividade do contato proximal é subjetiva e comumente realizada com o auxílio do fio dental. Quando o contato proximal rompe ou desfia o fio, é sinal de que ele é muito intenso; quando o fio passa pelo contato proximal sem nenhuma resistência, é sinal de contato deficiente. O fio dental deve passar pelo contato proximal com resistência, sem desfiar.

Os pacientes geralmente são capazes de informar se sentem pressão nos dentes vizinhos durante o ajuste do contato proximal, em virtude do deslocamento lateral dos dentes propiciado pelo ligamento periodontal. Quando o paciente não se queixa dessa pressão, é sinal de que o contato é ineficiente ou não existe. A mobilidade do dente decorrente do ligamento periodontal (média de 0,12 a 0,25 mm) torna praticamente impossível ao técnico de prótese deixar o contato proximal corretamente estabelecido no laboratório. Os dentes no modelo são fixos e imóveis e não dispõem do ligamento periodontal para acomodar o contato proximal. Um contato adequado no modelo pode apresentar resistência insuficiente na boca para desviar o alimento para as porções vestibular e lingual (Fig. 11.19E).

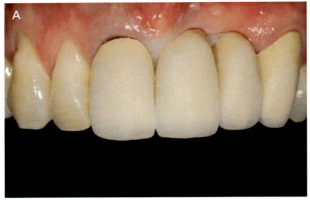
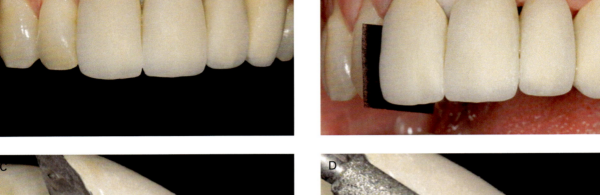
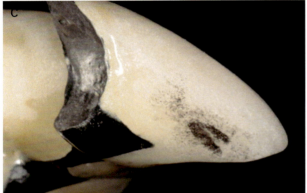
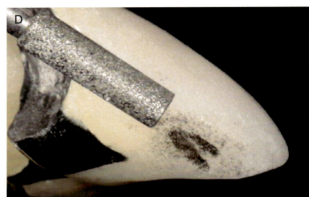
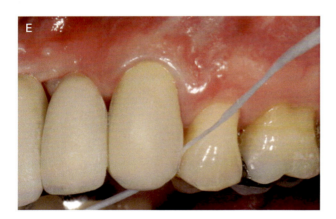

FIGURA 11.19 (A) Contato proximal em excesso impedindo a adaptação da prótese. (A cerâmica foi aplicada em excesso por razões didáticas.) (B) Identificação do contato proximal com fita de papel articular. (C) Identificação do contato proximal. (D) Desgaste do contato proximal com ponta diamantada. (E) Avaliação da efetividade do contato proximal pela resistência à passagem do fio dental.

Ajuste do contato gengival dos pônticos

Desde o início até o final da fase de ajuste das áreas de contato proximal, deve-se sempre prestar atenção ao ponto de contato gengival dos pônticos. Como norma, para compensar a contração de cocção da cerâmica, os técnicos promovem pequenos desgastes no gesso nos locais em que os pônticos deverão tocar levemente os tecidos gengivais. Muitas vezes isso causa interferência, e a prótese não pode atingir seu correto assentamento (Fig. 11.20A).

A pressão excessiva contra o rebordo gengival provoca inicialmente isquemia e, se mantida, leva à perda da camada de ceratina do epitélio e ao aparecimento de uma área ulcerada crônica, permanentemente inflamada. O desgaste no local adequado permite um melhor assentamento da prótese e, portanto, uma avaliação correta da efetividade do contato proximal.

Esse desgaste é realizado buscando-se visualizar as áreas de pressão, e essa percepção pode ser facilitada pela interponsição de papel articular entre o pôntico e o rebordo, pressionando a prótese em direção cervical (Figs. 11.20B e C). Desgasta-se a cerâmica com pontas diamantadas montadas em peça de mão em baixa rotação. É comum o deslocamento de cerâmica nesse local quando se utilizam pontas diamantadas em alta rotação.

Outra maneira prática e simples para identificar áreas de pressão excessiva de pônticos na fibromucosa do rebordo é pincelar uma fina camada de vaselina sólida colorida no pôntico e pressioná-lo contra o rebordo. Ao entrar em contato com a superfície gengival do pôntico, a vaselina se torna perfeitamente visível no ponto em que está ocorrendo a pressão excessiva. O desgaste é realizado até que a obtenção de um contato gengival adequado do pôntico com o rebordo, de acordo com a importância estética do caso. É indispensável

manter o campo seco e isolado com rolos de algodão para alcançar esse objetivo (Figs. 11.20D e E).

A verificação da efetividade do contato gengival do pôntico é feita com o fio dental, que deve deslizar sobre a superfície gengival e estabelecer contato com a porção correspondente do pôntico em todo o sentido mesiodistal (Fig. 11.20F). A dificuldade de passagem do fio dental indica a presença de pressão excessiva. A fase de cimentação provisória das PPFs definitivas tem, entre outras, a finalidade de avaliar a efetividade do contato gengival dos pônticos, pois as áreas de pressão ficam facilmente visíveis na superfície gengival após alguns dias. Diferentemente do que ocorre com as coroas provisórias, não será possível qualquer correção se for mantida pressão excessiva após a cimentação definitiva.

Pônticos em locais de menor importância estética (inferiores/posteriores, por exemplo) não precisam apresentar contato gengival, e, em alguns casos, essa ocorrência chega a ser desaconselhada. Espaços de 1 mm entre o pôntico de um primeiro molar inferior e o rebordo gengival facilitam a utilização dos meios auxiliares de higienização (Fig. 11.21).

Pônticos que não permitem contato do fio dental em toda a superfície gengival não podem ser corretamente higienizados. Idealmente, sua forma deve ser convexa em todos os sentidos. As formas côncavas, por não possibilitarem limpeza, precisam ser modificadas por procedimentos cirúrgicos nos rebordos residuais ou por condicionamento do tecido gengival por meio dos pônticos provisórios, a fim de obter formas anatômicas mais favoráveis à higiene e à fisioterapia oral.

Nessa etapa de ajuste do contato gengival dos pônticos, realiza-se também a abertura das ameias cervicais, utilizando-se para isso discos diamantados finos ou de carborundum.

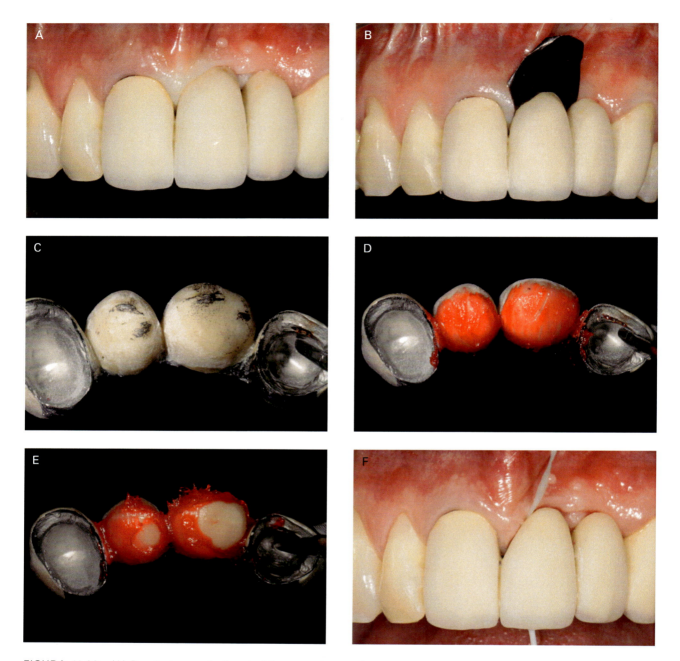

FIGURA 11.20 (A) Desajuste marginal no incisivo central causado por pressão excessiva sob os pônticos, como pode ser observado pela isquemia do tecido gengival (a cerâmica foi aplicada em excesso por razões didáticas.) (B) Interposição de fita evidenciadora de contato entre o pôntico e o rebordo. (C) Identificação da área de pressão excessiva na superfície gengival do pôntico. (D) Aplicação de vaselina no pôntico. (E) Visualização das áreas de pressão. (F) A efetividade do ajuste do contato gengival dos pônticos é avaliada pela passagem do fio dental sob leve pressão.

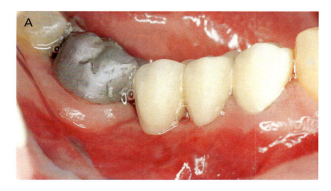 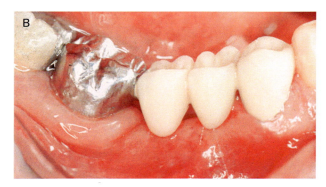

FIGURA 11.21 (A) Pônticos inferiores, sem importância estética, com contato gengival excessivo. (B) Ajuste do contato gengival dos pônticos no rebordo e abertura das ameias gengivais.

Verificação das margens cervicais

Vários fatores podem alterar a qualidade da adaptação cervical das próteses após a aplicação de cerâmica. Alguns deles estão relacionados com falhas dos materiais empregados, que podem levar a desajustes da prótese; outros se relacionam com falhas humanas do CD e do técnico de laboratório. A mais comum talvez seja a redução excessiva da IE, ou mesmo a eliminação da cinta metálica por vestibular, como resultado da tentativa geralmente malsucedida de contornar a extensão insuficiente do término cervical dentro do sulco.

A redução da cinta metálica com pedras ou discos de óxido de alumínio ou carborundum pode provocar deslocamento ou fratura do metal. Por essa razão, é indispensável reavaliar o assentamento das margens cervicais com sondas exploradoras finas ou quaisquer meios complementares de avaliação. Esse assentamento é uma comprovação inequívoca de que nem os contatos proximais dos dentes vizinhos à prótese nem os contatos gengivais dos pônticos estão impedindo ou dificultando esse procedimento.

Essa fase tem apenas a finalidade de confirmar novamente o assentamento das PPFs fundidas, fato já verificado durante a prova da IE e da PPF após a soldagem. Deve-se levar em consideração que as pontas de sondas exploradoras são incapazes de detectar falhas menores que os diâmetros de suas extremidades. Meios complementares, como radiografias interproximais e uso de elastômeros, entre outros, podem contribuir para uma avaliação criteriosa durante a fase de prova da IE, como comentado anteriormente.

Nessa etapa, deve-se também avaliar a presença de áreas de isquemia e determinar o perfil de emergência.

Áreas de isquemia

A observação de áreas isquêmicas ao redor das margens cervicais dos dentes pilares, que não existiam durante a fase de prova da IE, indica excesso de cerâmica a ser removido (Fig. 11.22). Durante a remoção, é importante evitar a exposição de opaco nessa região cervical. Como o opaco não sofre glaseamento ou vitrificação, permanece rugoso e propicia retenção de placa bacteriana no local mais crítico de todo trabalho, o término cervical.

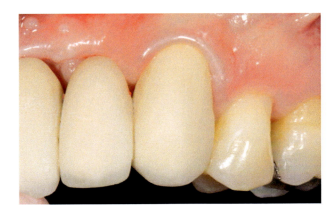

FIGURA 11.22 Visualização de área isquêmica na região cervical que pode ocorrer por excesso de cerâmica ou deficiência de adaptação da coroa provisória.

Um cuidado adicional na observação de áreas isquêmicas, tanto na prova da IE quanto na da cerâmica, é que elas podem ocorrer devido às falhas marginais das coroas provisórias. A precisão da adaptação marginal obtida durante as etapas de confecção e reembasamento pode ter sido alterada pelas remoções, limpezas de agente cimentante e recolocações sucessivas. Um bom meio para fazer essa avaliação é adaptar a coroa provisória no respectivo troquel, verificando se os locais isquêmicos coincidem com as áreas das coroas provisórias que apresentam alguma deficiência de adaptação. Coroas provisórias que não se adaptam corretamente às margens cervicais, principalmente quando ocorre falta de resina, promovem o aparecimento de áreas de isquemia durante a prova de IE e da cerâmica devido às deficiências das coroas provisórias.

Perfil de emergência

A eliminação de áreas de isquemia simultaneamente ajusta o próprio perfil de emergência das coroas, de modo que a superfície da cerâmica esteja plana dentro do sulco sem exercer pressões laterais, intoleráveis ao epitélio sulcular.

Um meio prático de determinar precisamente a área relacionada com o perfil de emergência consiste em assentar a prótese e, com lapiseira e grafite fino, delimitar a margem gengival da coroa. O desgaste será realizado da linha de grafite em direção cervical, pois é exatamente esta a região que se localiza dentro do sulco (Fig. 11.23).

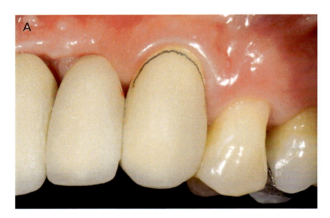
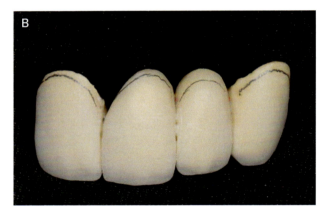
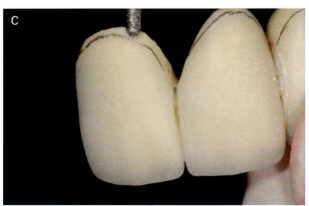

FIGURA 11.23 (A) Delimitação com grafite da área da cerâmica colocada dentro do sulco gengival para correção do perfil de emergência. (B) Visualização das áreas delimitadas correspondentes ao perfil de emergência. (C) Desgaste com ponta diamantada da cerâmica relacionada com o perfil de emergência.

Ajustes oclusais

Após a conclusão das etapas anteriores, passa-se à fase dos ajustes oclusais propriamente dita. Para esse ajuste, é preciso escolher qual será a posição da escultura da prótese: MHI ou ORC, sendo que esta última corresponde à coincidência entre a RC e a MIH.

Prótese em máxima intercuspidação habitual (MIH)

A área deve ser isolada com rolos de algodão, e solicita-se ao paciente que feche levemente a mandíbula. Observa-se a relação de contato dentário e, principalmente, o grau de separação dos dentes naturais, pois isso permitirá determinar a quantidade de ajuste oclusal necessário para a harmonia entre a oclusão da prótese e a dos dentes naturais. Se as etapas anteriores de registro dos modelos de trabalho e de remontagem da IE para aplicação de cerâmica foram corretamente realizadas, os ajustes oclusais não serão acentuados nem causarão grande perda de tempo.

O ajuste oclusal deve ser realizado dente a dente, interpondo-se uma fita articular ou evidenciadora de contato oclusal com largura aproximada de 1 cm entre os arcos, para detectar o dente que estabelece o primeiro contato. Embora o papel-celofane possa ser usado, existem fitas mais finas e próprias para essa finalidade disponíveis no mercado. O ideal é que a fita empregada seja suficientemente fina para também detectar contatos de pequena intensidade e não demarcar contatos inexistentes em razão de sua espessura. Desaconselha-se o uso de fita articular que cubra unilateralmente um hemiarco, pois o paciente pode "ajudar" mordendo o papel fora da posição desejada, e isso passar despercebido ao CD.

É interessante que o CD tome um ou mais dentes em contato como referência e observe se a fita interposta entre eles se rasga quando tracionada. A seguir, com os dentes mantidos secos com jatos de ar, interpõe-se a fita com a mesma largura da coroa, presa em pinça hemostática ou de Miller, para determinar o local a ser desgastado com pontas diamantadas de alta rotação e tamanho pequeno. Os contatos mais intensos se tornam perfeitamente nítidos na superfície oclusal da cerâmica, pois geralmente se apresentam com áreas maiores e mais fortes, sendo os primeiros a sofrerem desgaste. À medida que se continua o ajuste, mais contatos surgirão (Figs. 11.24A e B).

É importante que esses contatos apresentem uma distribuição na superfície oclusal da cerâmica que possa conferir estabilidade oclusal à prótese; idealmente, eles devem ser puntiformes. Ao final dessa fase, devem existir contatos estáveis, uniformes e simultâneos, tanto entre os dentes da prótese quanto entre os dentes naturais, distribuídos de uma forma que permitam a transmissão axial dos esforços durante a fase de mastigação e deglutição. O papel articular usado para a verificação da efetividade do contato oclusal deve manter-se preso durante o fechamento, tanto entre os dentes naturais que normalmente ocluem quanto entre os artificiais que estão sendo ajustados (Fig. 11.24C).

A falta de cuidado nessa etapa de ajuste oclusal é considerada a principal razão para a ocorrência de um evento extremamente desagradável para o paciente e o profissional, que é a fratura da cerâmica algum tempo após a instalação, sem que tenha havido mastigação de alimentos excessivamente duros. Contatos mais fortes ou mal distribuídos causam a concentração de esforços em um determinado ponto da cerâmica, o que resulta em fratura e deslocamento, formação de facetas na cerâmica e principalmente no esmalte do dente antagonista, migração e trauma oclusal.

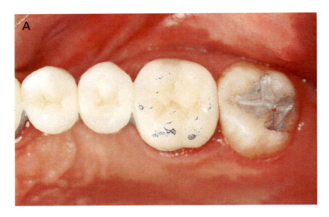
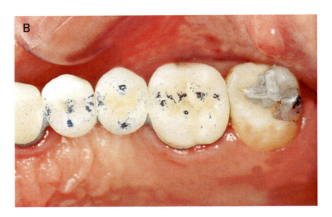
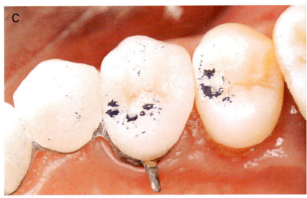

FIGURA 11.24 (A) Início do ajuste oclusal de prótese em MIH, evidenciando contatos prematuros com fita de papel articular. (B) No final do ajuste, os contatos oclusais devem ser suficientes para promover estabilidade à prótese e à oclusão do paciente. (C) Contatos de mesma intensidade nos dentes natural e artificial indicam um ajuste oclusal adequado.

O paciente não é a pessoa mais apropriada para julgar se o ajuste está correto ou insuficiente. Em virtude dos diferentes limiares de tolerância, alguns pacientes podem aceitar como adequados contatos prematuros intoleráveis para outros e que podem resultar em danos à própria cerâmica, ao ligamento periodontal, aos músculos mastigatórios e às articulações temporomandibulares (ATMs). Sensações como cansaço, premência de tempo e impaciência, entre outros motivos, podem contribuir para se considerar satisfatório um ajuste oclusal aquém do ideal.

Quando a posição de MIH é a escolhida para a confecção da prótese, é indispensável que se verifique a posição de relação cêntrica (RC) nas fases finais do ajuste oclusal, por meio da manipulação bilateral. Qualquer contato prematuro existente na prótese que está sendo ajustada deve ser eliminado. Sabe-se que os contatos prematuros que o paciente apresenta e que levam a mandíbula de RC para MIH não provocaram maiores distúrbios oclusais ou disfuncionais até o momento. Não se pode dizer, porém, o que ocorrerá caso a nova prótese venha a acrescentar novos contatos prematuros à oclusão do paciente, aos quais ele não está adaptado.

Mais raramente, um ajuste de coroas unitárias ou PPF bem realizado pode resultar na queixa posterior do paciente de contato prematuro durante a mastigação. Isso acontece porque a mastigação é predominantemente unilateral e ocorre em posição lateroprotrusiva, que é diferente da utilizada para o ajuste. Nesses casos, marcam-se os contatos em MIH na coroa em preto e busca-se identificar o contato interferente em vermelho. O ponto a ser desgastado é aquele que apresenta apenas a marca vermelha.

Finalizado o ajuste, pode ser necessário esculpir novamente a anatomia da face oclusal, em decorrência das alterações promovidas. Para isso, podem-se utilizar pontas diamantadas finas.

Prótese em oclusão em relação cêntrica (ORC)

O ajuste funcional em ORC é realizado de maneira similar ao em MIH, com o uso de fitas evidenciadoras de contato e, quando possível, das referências proporcionadas pelos contatos oclusais de dentes naturais. No caso de próteses extensas ou reabilitação oral, o ajuste oclusal deve ser realizado mantendo-se a dimensão vertical de oclusão com as coroas provisórias instaladas em um hemiarco, para servir de parâmetro. Isso possibilita ajustar a prótese na mesma posição de ORC e DVO em que se encontram as coroas provisórias, com as quais o paciente convive há alguns meses e consegue desenvolver as funções básicas do sistema estomatognático de maneira satisfatória (Fig. 11.25).

Ajustes em lateralidade

A desoclusão pelos caninos, um dos pilares da filosofia ou escola de reabilitação oral conhecida como gnatologia, pode ser aplicada nos diferentes tipos de reconstrução protética, como prótese total, removível, fixa, prótese sobre implantes e, inclusive, na confecção de placas miorrelaxantes. Além de ser o tipo de desoclusão mais encontrado na dentição natural, sua execução é muito simples, motivo pelo qual deve ser preferido sempre que possível.

Os caninos são os dentes responsáveis pela desoclusão dos dentes posteriores, quando se executa um movimento lateral, na oclusão mutuamente protegida. Nesse tipo de oclusão, enquanto é possível prender uma fita de papel articular entre

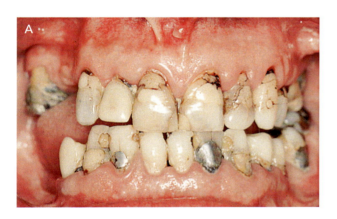
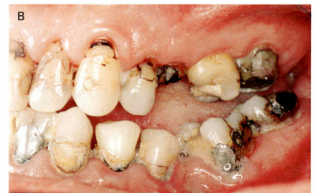
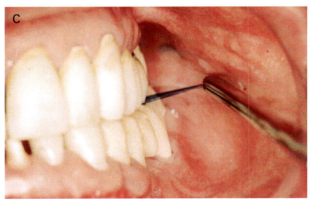
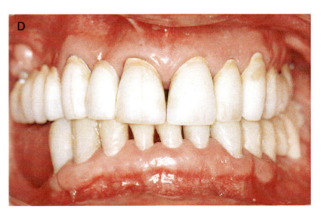

FIGURA 11.25 (A) Vista vestibular de paciente com necessidade de reabilitação oral. (B) Vista lateral do mesmo paciente. (C) Ajuste da prótese em ORC do lado esquerdo, avaliado com fita de papel articular, mantendo as coroas provisórias do lado direito. (D) Ajuste de prótese na DVO mantida pelas coroas provisórias.

os dentes posteriores, os caninos e os demais dentes anteriores devem permitir a passagem da fita. Parte-se do princípio de que a inclinação dos dentes anteriores nos seus alvéolos e sua concavidade palatina sem cúspides não foram feitas para receber contatos efetivos. Tais contatos resultariam, inevitavelmente, na transmissão oblíqua dos esforços fora do longo eixo dos dentes e poderiam se tornar forças traumáticas, possibilitando migrações dentárias e perdas ósseas.

Quando se inicia o movimento lateral, apenas os caninos devem se tocar. É até aceitável que outros dentes anteriores mantenham contato durante os movimentos laterais, mas é desaconselhável que um dente posterior o faça. Isso sugere que qualquer contato do lado de trabalho deve ser eliminado para permitir a desoclusão apenas pelos caninos. O mesmo deve ocorrer com qualquer contato do lado de balanceio ou não trabalho, pelo seu potencial danoso ao dente e ao periodonto (Fig. 11.26).

No segundo tipo de desoclusão encontrado na natureza, denominado função em grupo, ocorrem contatos entre as cúspides vestibulares de pré-molares e molares do mesmo lado, durante o movimento lateral, com ou sem contato dos caninos. Também nesse caso não se deve permitir a manutenção de contatos do lado de balanceio. Esse tipo de desoclusão, embora mais difícil de ser restabelecido e ajustado, pode ser utilizado quando houver má posição dos caninos ou envolvimento periodontal que desaconselhe ou impeça a desoclusão exclusivamente por tais dentes.

A visualização dos contatos do lado de trabalho é feita interpondo-se a fita evidenciadora entre os dentes no lado a ser ajustado e realizando o movimento de desoclusão. O desgaste é feito preferencialmente nas vertentes trituradoras das cúspides não funcionais (vestibulares dos superiores e linguais dos inferiores), para que não se eliminem os contatos oclusais anteriormente estabelecidos, até que se obtenha uma desoclusão mínima (entre 1 e 2 mm de separação) durante os movimentos laterais.

O canino é o dente mais indicado para a desoclusão, em virtude de seu posicionamento anterior,

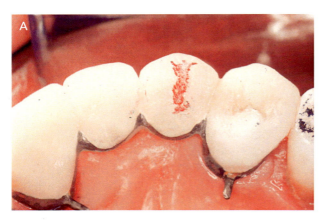

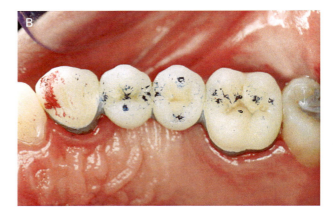

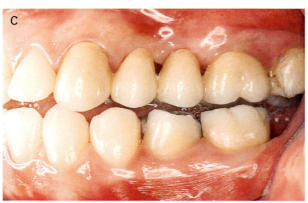

FIGURA 11.26 (A) Ajuste da desoclusão durante o movimento lateral por um pôntico que substitui o canino. (B) Ajuste da desoclusão durante o movimento lateral por meio de um canino, pilar de PPF. (C) Vista lateral de desoclusão pelo canino. A separação dos dentes posteriores deve ocorrer desde o início do movimento.

distante das áreas de maior sobrecarga funcional (segundo pré-molar e primeiro molar), e de sua raiz volumosa e com grande área de ligamento periodontal. Outro fator a ser considerado é que é muito mais fácil fazer uma desoclusão pelos caninos do que realizar adequadamente uma função em grupo. Por mais sofisticado que seja o articulador (totalmente ajustável, por exemplo), aspectos como a ausência de ligamento nos modelos de gesso, a incapacidade de o articulador simular a mastigação e a rigidez dos guias condilares podem, por si só, prejudicar o resultado obtido no laboratório.

A desoclusão dos dentes posteriores pelos caninos ocorre quando apenas estes se tocam durante o movimento lateral no lado de trabalho, enquanto os posteriores passam muito próximos uns dos outros. Quando essa separação é muito acentuada, abrindo grande espaço entre os dentes posteriores, como ocorre em alguns movimentos ortodônticos ou em pacientes portadores de Classe II, Divisão II, denomina-se levantamento pelos caninos. Os potenciais danos às estruturas articulares, particularmente ao disco interarticular, são discutíveis neste caso, mas possíveis.

A percepção do contato do lado de balanceio deve ser feita por meio de uma tira de papel articular, e sua visualização, por meio de fitas evidenciadoras de contato. O contato em balanceio sempre ocorre em cúspides de contenção cêntrica, e aquela que estiver mal posicionada deve ser a escolhida para o desgaste. Se ambas estiverem corretamente posicionadas, desgasta-se a cúspide palatina, pois a vestibular, por ser a que se movimenta, é mais importante no ciclo mastigatório.

Novamente, para evitar o risco de permanecerem contatos de balanceio indesejáveis, deve-se confiar na ação da fita evidenciadora de contato oclusal, e não no paciente. Ainda em relação ao ajuste oclusal, parte dos profissionais que trabalham com próteses (CDs e técnicos de laboratório) prefere deixar a prótese em infraoclusão, pois essa posição não exige ajuste, a prótese já vem glaseada, o paciente não sente incômodo e a natureza corrige a oclusão com a extrusão do antagonista ao longo do tempo. Se o antagonista não extruir ou se a prótese for sobre implantes, a mastigação deixa de ser efetiva, a carga oclusal ocorre em outros dentes e eventualmente causa sobrecarga, gerando um prejuízo funcional para o paciente.

Ajustes em protrusiva

Ainda que o ajuste da coroa seja de um único dente anterior, é extremamente importante a desoclusão dos dentes posteriores pelos anteriores durante o movimento protrusivo. Mesmo que esteja adequadamente ajustado em MIH ou ORC, permitindo a passagem livre da fita evidenciadora de contato quando os dentes posteriores estão ocluídos, um incisivo central com coroa em cerâmica, metalocerâmica, metaloplástica ou mesmo de resina, como as coroas provisórias, pode vir a sofrer pericementite, espessamento do ligamento periodontal, perda óssea, necrose pulpar, migração para vestibular, abertura de diastemas, etc., se o movimento protrusivo ocorrer à custa de sua concavidade palatina, sem distribuir esforços aos demais dentes. Caso a coroa em questão esteja colocada sobre um dente tratado endodonticamente, com núcleo curto ou não, as chances de fratura horizontal e/ou longitudinal se acentuam, podendo acarretar perda do elemento dentário e necessidade de reposição por PPFs convencionais, adesivas ou implantes unitários, ou mesmo utilização de meios ortodônticos, para tração coronal, e cirúrgicos, para o restabelecimento das distâncias biológicas alteradas pelo nível da fratura.

Um dente superior sofre com maior frequência os efeitos de um movimento protrusivo mal distribuído, principalmente por causa da inclinação extremamente acentuada (20 a 30°) no seu alvéolo, quando comparada com a de seu antagonista inferior (5 a 10°), que recebe os esforços mais axialmente dirigidos.

Quando todo o segmento anterior precisa ser reconstruído, idealmente deve haver uma correlação íntima entre a angulação da concavidade palatina dos dentes superiores e a angulação da vertente posterior da eminência articular, de tal forma que a primeira seja igual ou até 10° maior que a segunda. Isso propicia uma desoclusão firme entre superfícies duras, evitando compressões acentuadas dos discos articulares da ATM. A melhor forma de obter esse resultado é o ajuste da concavidade palatina na etapa de coroas provisórias e a transferência desse ajuste para a mesa incisal de um articulador, o que se denomina guia incisal personalizado, utilizado para a escultura ou o ajuste da concavidade palatina das coroas definitivas, como comentado no Capítulo 6. Essa é uma das mais importantes formas de compensação das limitações dos articuladores semiajustáveis.

Os esforços durante o movimento protrusivo devem ser distribuídos pelo maior número possível de dentes anteriores. A existência de sobrepasse vertical, horizontal e de dentes apinhados é um fator que pode dificultar esse objetivo. Deve-se buscar, no mínimo, uma distribuição adequada dos esforços para os dois incisivos centrais superiores, que, por se apresentarem mais longos que os laterais, são mais propícios para essa função. Os incisivos laterais, por terem menor quantidade de ligamento periodontal que seus vizinhos caninos e centrais, devem ser poupados de cargas acentuadas durante os movimentos laterais ou protrusivos (Fig. 11.27).

Ao término do movimento protrusivo, os dentes anteriores devem apresentar contatos uniformes e simultâneos nas bordas incisais do maior número possível de dentes.

Ajuste fonético

A utilização pelo técnico dos modelos de gesso das coroas provisórias como orientação para a realização de ceroplastia, a obtenção de IE e a aplicação da cerâmica costuma ser suficiente para se fazer corretamente o sobrepasse vertical e horizontal, a forma e a inclinação dos dentes, as desoclusões, etc. Como consequência, os testes fonéticos realizados nessa etapa raramente exigem grandes modificações que não tenham sido previstas nas próprias coroas provisórias. Contudo, é conveniente observar:

- Se as bordas incisais dos centrais superiores repousam na linha seco-molhada do vermelhão do lábio na pronúncia de palavras contendo os sons "f" e "v".
- Se os incisivos centrais apresentam comprimento suficiente para tornar visíveis pelo menos 1 a 2 mm das bordas incisais em pessoas jovens com os lábios em repouso. Nesse grupo etário é que se visualiza grande parte

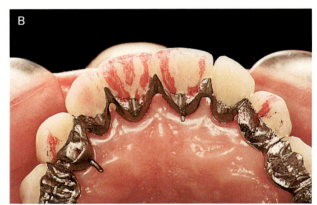

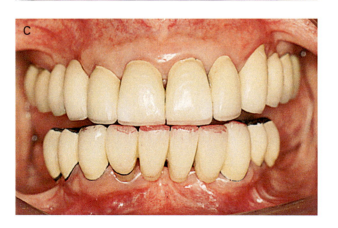

FIGURA 11.27 (A) Vista mostrando a distribuição dos contatos durante os movimentos protrusivo e de lateralidade. (B) Distribuição uniforme dos contatos durante o movimento protrusivo em reabilitação oral metalocerâmica. (C) Vista frontal da desoclusão durante o movimento protrusivo.

das estruturas dentárias, inclusive tecido gengival, com sorriso alto.

- Se a quantidade de borda incisal visível dos incisivos centrais, com os lábios em repouso, é compatível com a idade do paciente. Quanto mais idoso, menor a quantidade visível de borda incisal, em decorrência do desgaste funcional que ocorre ao longo do tempo e pela redução da tonicidade do músculo orbicular dos lábios. Entre a quarta e a quinta década de vida, a borda incisal dos dentes superiores se encontra praticamente no nível do lábio em repouso. Os dentes inferiores passam a ser mais visíveis no sorriso dos idosos.

- Se a pronúncia de palavras não é prejudicada pelo escape de ar, principalmente entre os pônticos, gerando sons sibilantes. Caso isso ocorra, pode estar indicado o vedamento desses orifícios ou espaços por meio de cerâmica rosa, simulando papila artificial. É possível que isso já tenha sido notado nas coroas provisórias e os espaços negros entre os pônticos e o tecido gengival tenham sido vedados com resina rosa, possibilitando a adaptação fonética do paciente já nessa etapa do trabalho protético. Como comentado anteriormente, o condicionamento do tecido gengival também pode ser usado para essa finalidade.

- Se o plano incisal se apresenta em harmonia com o plano oclusal, com o intuito de evitar o "sorriso invertido", em que o primeiro plano se encontra mais "alto" que o segundo, tornando os dentes posteriores mais visíveis que os anteriores durante o sorriso. Essa ocorrência é relativamente comum nos vários tipos de próteses, constituindo uma das falhas ou insucessos estéticos mais frequentes. Além disso, pode prejudicar sensivelmente a fonética, uma vez que a altura correta dos incisivos centrais é indispensável para a obtenção do espaço mínimo de pronúncia, como ocorre na pronúncia de palavras com o som de "s". As bordas incisais se aproximam a uma distância não maior do que 0,5 mm na maioria dos casos, e, por sua reprodutibilidade, esse princípio é aplicado nos testes fonéticos para a determinação da dimensão vertical de oclusão, nos casos de reabilitação oral em que essa distância precisa ser restabelecida.

Ajuste estético

O ajuste estético é a personalização do trabalho protético. É a criação de um trabalho que deve se encaixar perfeitamente às características de sexo, idade e personalidade do paciente que o está recebendo. Consiste, portanto, na transformação de um trabalho eminentemente técnico, fornecido pelo técnico de laboratório, em um trabalho individual e único. É justamente nessa etapa que o CD pode demonstrar suas habilidades e seus conhecimentos de uma forma quase artística.

De uma maneira geral, porém, os CDs evitam promover desgastes na cerâmica, temendo que ela se solte, frature ou fique muito desgastada. Por essa razão, solicitam ao técnico que realize os desgastes que julga convenientes, a partir de demarcações com lápis na cerâmica, informações escritas e mesmo passadas por telefone. Muitas vezes a coroa já retorna devidamente glaseada e polida sem a realização de uma nova sessão de prova, pela dificuldade que o CD tem de personalizar esteticamente seu trabalho (Fig. 11.28).

A parte mais difícil de toda essa etapa é dar formas mais definitivas às coroas.

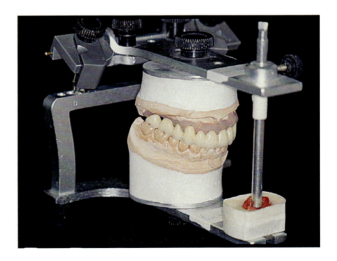

FIGURA 11.28 Reabilitação oral metalocerâmica remontada em modelo de gesso com gengiva artificial na etapa de prova da cerâmica. A forma dos dentes foi reproduzida das coroas provisórias por modelos de gesso, e o guia anterior foi obtido a partir da mesa incisal personalizada. A presença de gengiva artificial facilita a realização dos ajustes da cerâmica nas regiões cervicais das coroas e dos pônticos.

Os três fatores fundamentais do ajuste estético, também chamados de "tríade da estética", são os seguintes:

- Posição dentária – forma e contorno
- Textura de superfície
- Cor

A maioria dos profissionais, técnicos ou CDs, está mais preocupada com a cor dos seus trabalhos, embora ela ocupe o terceiro lugar na "tríade da estética". Em outras palavras, os profissionais que trabalham com prótese frequentemente estão mais preocupados com o fator menos importante, relegando a um plano secundário a forma, o contorno e a textura dos dentes. Contudo, se a cor estiver absolutamente correta, mas a forma e o contorno não forem compatíveis com os demais dentes do paciente, o trabalho não será aceitável ou satisfatório. Por sua vez, dentes com forma e contorno adequados, harmônicos em relação aos outros dentes, tornam o trabalho aceitável mesmo que a cor esteja diferente.

Com o intuito de destacar a importância dos aspectos relacionados à forma, ao contorno e à textura das coroas durante o ajuste estético, é apresentada a seguir uma sequência que resume os principais passos a serem seguidos.

Vértice dos incisivos para distal

Essa etapa deve se seguir à criação do perfil de emergência, considerada como ajuste funcional por sua relação com o tecido periodontal. Consiste no princípio de que os incisivos superiores têm forma básica triangular, com convergência cervical. O vértice desse triângulo deve sempre ser posicionado no sentido distal em relação ao longo eixo do dente (Fig. 11.29).

A colocação do vértice desses dentes paralelos na linha média da face é um erro estético frequente, que gera a imagem de "dente artificial". Já o posicionamento para mesial desse vértice, combinado com a inversão do longo eixo dentário, também anormalmente dirigido para distal, gera a sensação de que os dentes estão no hemiarco

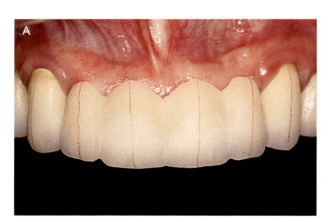

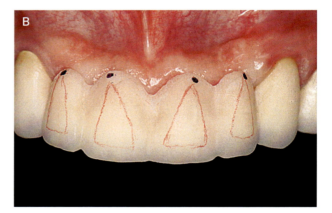

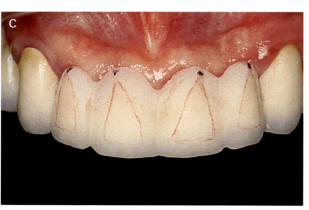

FIGURA 11.29 (A) Traçado no centro da face vestibular dos dentes para facilitar a visualização do longo eixo dentário e de suas inclinações. (A aplicação de cerâmica em excesso nesta figura foi proposital, para facilitar a visualização dos procedimentos do ajuste estético.) (B) Forma triangular básica dos incisivos, com o posicionamento do vértice do triângulo para distal em relação ao longo eixo. As áreas triangulares correspondem às áreas planas que serão ajustadas posteriormente. (C) Correção do contorno cervical com pontas diamantadas, mantendo o vértice do triângulo para distal.

"errado". A colocação do vértice para distal é realizada acentuando-se o desgaste na porção do terço cervical principalmente por mesial, com o uso de fresas diamantadas e discos.

Nos dentes longos, deve-se realizar o procedimento conhecido como contorno de deflexão dupla, utilizando pontas diamantadas com a finalidade de "reduzir" o comprimento do dente por meio de uma ilusão ótica, pela criação da linha cervical da coroa ou pôntico na mesma altura da linha cervical dos outros dentes. Essa linha deve ser definida na cerâmica, prevista na IE e caracterizada durante a aplicação da cerâmica ou mesmo durante a pigmentação extrínseca. Essa região, correspondente à raiz, é colocada em um plano posterior à face vestibular do dente, menos visível, e deve receber uma coloração mais acentuada para destacar o efeito da deflexão.

Ameias cervicais

A sequência do ajuste do vértice do dente em direção proximal possibilita a delimitação das ameias cervicais e a criação dos espaços para as papilas interproximais (Fig. 11.30). Nos dentes posteriores, essa abertura pode ser mais ampla, com o objetivo de facilitar a higienização sem comprometer a estética. Nos anteriores, a abertura das ameias cervicais deve ser cuidadosa e suficiente para acomodar a papila, permitir a higienização e manter a estética aceitável, sem a criação dos chamados "buracos negros", que inclusive podem criar dificuldades fonéticas devido ao escape de ar.

Uma área crítica se encontra nas ameias cervicais dos incisivos inferiores, quando exigem coroas esplintadas por razões periodontais ou protéticas. A criação de um espaço mínimo de 1 a 1,5 mm entre as raízes, geralmente por procedimentos cirúrgicos, é um dos meios de possibilitar espaço entre as porções proximais das coroas para a papila interproximal e os meios convencionais de higienização. De qualquer forma, esse espaço já deveria ter sido previsto na IE; se isso não ocorrer, não será à custa do ajuste da cerâmica que ele será obtido, exceto se esta foi descuidadamente

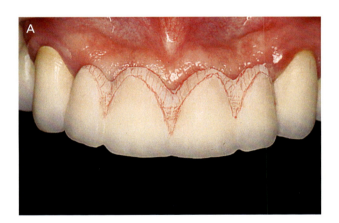
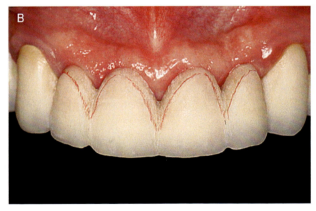

FIGURA 11.30 (A) Área delimitada para a abertura das ameias com discos diamantados. (B) Após a abertura das ameias cervicais, observa-se o espaço preenchido pela papila obtido às custas de remodelação do tecido gengival do rebordo.

colocada, fechando os espaços proximais, e não removida nas etapas de laboratório. O uso de discos de carborundum para o ajuste das ameias cervicais deve ser cuidadoso, devido ao risco de lesão nas margens ou adaptação cervical. Os discos diamantados ou convencionais de carborundum finos reduzem os riscos de danos ao metal das margens cervicais da coroa. Pontas diamantadas finas complementam esse ajuste.

Áreas planas

A área plana do dente, que se torna visível pela reflexão da luz, é responsável pela sensação de tamanho, constituindo um artifício de ilusão ótica extremamente útil quando há dimensões diferentes de dentes homólogos. Os dentes serão similares se tiverem áreas planas iguais.

No caso do ajuste de uma coroa isolada metalocerâmica ou de cerâmica no dente 11, por exemplo, demarca-se com grafite a área plana do dente natural, que geralmente corresponde ao terço médio. Busca-se então criar na coroa uma área plana correspondente à do dente natural, tornando-as bastante semelhantes.

No ajuste de PPFs anteriores, demarca-se a área central plana dos dentes com superfícies iguais para dentes homólogos. O desgaste é feito externamente a essas áreas, criando inclinações convexas na face distal e mais suaves e discretas na face mesial. Nessa fase, se necessário, corrige-se a anatomia em três planos da face vestibular e das faces proximais (Fig. 11.31).

Por princípio, devem-se obedecer as seguintes regras:

- Dentes homólogos → áreas planas iguais.
- Dentes pequenos → áreas planas iguais entre dentes homólogos e maiores do que o normal (avançam em direção cervical, incisal e proximal). Assim os dentes parecem maiores, por ilusão ótica.
- Dentes longos → áreas planas iguais entre dentes homólogos e menores do que o normal (restritas ao terço médio ou menos do que isso). Assim os dentes parecem menores, por ilusão ótica.

Abertura interproximal

A abertura interproximal ou individualização dos dentes só pode ser adequadamente realizada nessa etapa se tiver sido previamente prevista na confecção da IE. Nesses casos, os pontos de solda ou as conexões devem ser deslocados para lingual tanto quanto possível.

Esta individualização pode ser iniciada com discos de carborundum finos ou, preferencialmente, com discos diamantados de dupla face (de 0,25 mm). Evitam-se cortes retos, que tornam o dente retangular e uniforme (Fig. 11.32).

Quanto maior a separação ou a individualização dos dentes, mais longe se estará da imagem de "teclado de piano" que acompanha as próteses confeccionadas sem qualquer rigor estético. Contudo, se não houve previsão de espaço para individualização na IE, é comum o "acidente estético"

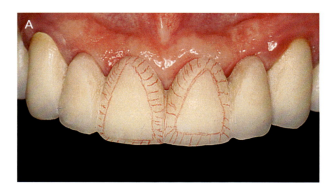 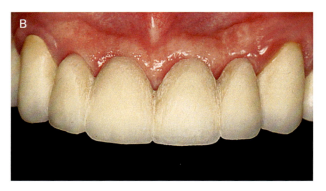

FIGURA 11.31 (A) A superfície da área plana é responsável pela sensação de tamanho do dente. O 11 parece maior que o 21 porque tem área plana maior, embora tenham tamanhos semelhantes. (B) O desgaste das porções externas à área plana, mantendo superfícies iguais para dentes homólogos, transmite a sensação visual de dentes semelhantes.

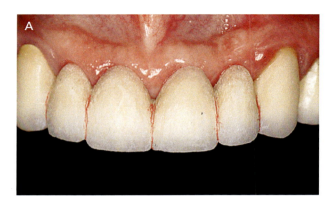 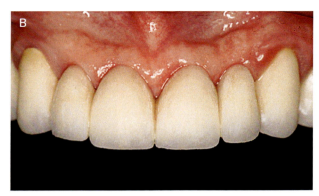

FIGURA 11.32 (A) Delimitação para abertura interproximal entre pônticos com o objetivo de obter a individualização dos dentes artificiais. (B) Abertura dos espaços interproximais realizada com discos diamantados finos.

de se provocar exposição indevida do metal, que se mantém oxidado e escuro, ou da cerâmica empregada na confecção da IE, que apresenta cor mais opaca que a da cerâmica de revestimento. Pode ainda haver exposição de opaco e imagem parecida com a de um dente que tem resíduos alimentares no espaço proximal. Ambas as situações exigem correção, pois são extremamente antiestéticas.

Abertura ou ameia incisal

Consiste no arredondamento dos ângulos incisais, adaptando-os às características relacionadas ao sexo, à idade e à personalidade do paciente.

Por meio do arredondamento dos ângulos incisais com discos e pontas diamantadas, são determinadas diferentes alturas dos contatos proximais, aspecto característico da dentição natural. Ângulos distais dos incisivos mais arredondados que os mesiais e um arredondamento maior desses ângulos em pacientes do sexo feminino são fatores determinantes para a suavidade do resultado final (Fig. 11.33A).

Se o técnico tiver em mãos modelos em gesso das coroas provisórias adequadamente confeccionadas e informações sobre o sexo e a idade do paciente que receberá o trabalho protético, esses passos serão executados de maneira relativamente simples. É interessante que o próprio técnico avalie as ameias incisais de maneira similar ao procedimento clínico, no caso, contra um fundo de papel preto. Isso simula o fundo escuro da boca e permite uma análise mais criteriosa. De qualquer forma, os espaços para as ameias incisais devem estar previstos na IE desde a fase de ceroplastia, prova e soldagem até o ajuste da cerâmica.

Como as bordas incisais refletem a idade, podem-se criar depressões, sulcos e concavidades e usar pigmentos ou corantes para simular a presença de dentina reparativa e ilusão ótica.

Corredor bucal

A análise do corredor bucal, válida para dentes posteriores e caninos, consiste na observação da persistência de um espaço, durante o sorriso, entre a face vestibular desses dentes e a mucosa da superfície interna das bochechas. Um primeiro molar projetado em direção vestibular quebra a gradação visual desse corredor bucal, destacando esses dentes dos demais.

O posicionamento do canino é de importância fundamental, pois é o dente que fica exatamente na zona de transição do quadrante anterior para o posterior, sendo um dos principais responsáveis pela delicadeza ou robustez do trabalho. Em uma vista frontal, é importante que as áreas visíveis desses dentes sejam iguais de ambos os lados, e o mesmo vale para os demais dentes posteriores. Essas áreas visíveis são normalmente restritas às porções mesiais da face vestibular. A visualização de porções distais dessa face é sinal evidente de invasão do corredor bucal (Fig. 11.33B).

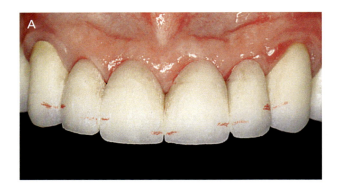 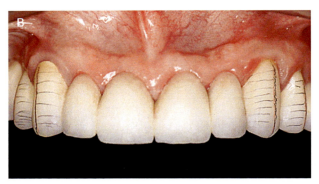

FIGURA 11.33 (A) Delimitação para abertura das ameias incisais e definição dos ângulos mesiais e distais, tornando-os compatíveis com a idade e o sexo do paciente. (B) A delimitação do centro das faces vestibulares dos caninos e dos pré-molares deve mostrar, em uma vista frontal, apenas a metade mesial. A visão da face distal indica invasão do corredor bucal e deve ser desgastada.

Curva do lábio inferior

A curva do lábio inferior deve estar alinhada e ser harmônica em relação à curvatura das bordas incisais dos dentes superiores durante o sorriso. Os incisivos superiores devem repousar na linha seco/molhada do lábio inferior sem pressão. Esse posicionamento é importante do ponto de vista estético e fonético (Fig. 11.34).

A partir desse posicionamento é que se determina a disposição de todos os demais dentes. Novamente, a prótese entregue pelo técnico pode exigir poucos ajustes se tiver sido reproduzida a partir de requisitos funcionais e estéticos.

Após a realização desses ajustes e a ausência de locais de correção, faz-se uma avaliação à distância de um metro, observando o conjunto e a harmonia do trabalho. A visão próxima não permite a noção de conjunto, pois os dentes são visualizados apenas individualmente.

Textura superficial

O segundo fator da "tríade de estética" é um dos mais difíceis de ser corretamente aplicado: a texturização da superfície da cerâmica.

Devem ser criados sulcos, depressões, concavidades e irregularidades superficiais para determinar

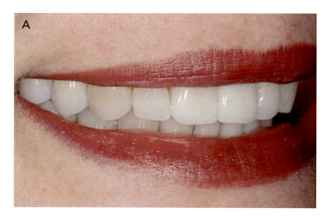 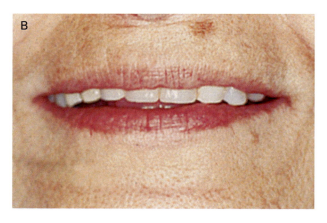

FIGURA 11.34 (A) A harmonia entre a borda incisal e a curva do lábio inferior é extremamente importante do ponto de vista estético, para se evitar o sorriso invertido. (B) Sorriso invertido com prótese metalocerâmica nos dentes anteriores.

a textura. Como o gesso não pode reproduzir a textura da superfície dentária, o técnico não é capaz de visualizá-la em dentes naturais e reproduzi-las a partir daí. Por esse motivo, a texturização da superfície é função única e exclusiva do CD, principalmente quando no caso de elementos isolados ou próteses anteriores.

Os dentes vizinhos naturais devem servir de orientação, e para isso devem ser analisados com o auxílio de lupa de aumento. A idade reduz a textura superficial em decorrência da abrasão da escova e da pasta dental, da ação dos ácidos e dos hábitos alimentares. Texturização excessiva resulta em artificialidade. Tal como a tomada de cor, a percepção da textura superficial deve ser realizada nas etapas iniciais do tratamento. Quando existente e adequada, deve ser anotada e transferida à prótese no momento oportuno.

Para a texturização da superfície da cerâmica, podem-se utilizar pontas diamantadas, lixa de papel colocada em mandril e mesmo pontas diamantadas pequenas, como a esférica nº 2, em baixa rotação, com o objetivo de se criar concavidades e convexidades (Fig. 11.35).

Quanto mais próximo o brilho de uma cerâmica for do brilho dos dentes naturais, menores serão os problemas percebidos por meio da cor, pois o brilho controla a reflexão da luz. É importante que o técnico seja orientado pelo CD com relação ao brilho, com ou sem pigmentação extrínseca, não deixando para este tal responsabilidade. O resultado disso pode ser uma coroa brilhante, que reflete mais luz e se torna notável (mais metamérica). O brilho final, como ocorre na dentição natural, deve ser dado pela saliva (Figs. 11.36A e B).

Na prática diária, raramente o técnico de laboratório recebe informações sobre a quantidade de brilho. Ao glasear a prótese na temperatura do forno que utiliza para glasear todos os casos, a estética será prejudicada em razão de alterações da cor e da textura. Um brilho acentuado elimina o efeito da textura superficial pelo excesso de reflexão da luz (Figs. 11.36C e D).

Na fase final do ajuste estético, é importante submeter os resultados à apreciação do paciente. Isso pode ser feito com o uso de um espelho, em um ambiente no qual o CD não esteja presente. Aceitar a opinião crítica do paciente e incorporá-la ao trabalho, quando possível; lembrar o paciente de que as pessoas com as quais ele rotineiramente conversa estão a certa distância e que olham para seus olhos, e não para seus dentes; e alertar que esta é a última oportunidade de modificação da forma, antes da coloração e vitrificação da cerâmica, são também aspectos importantes a serem considerados nessa fase.

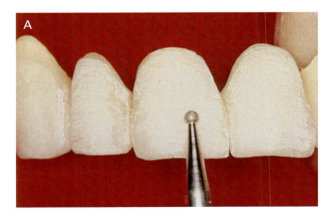 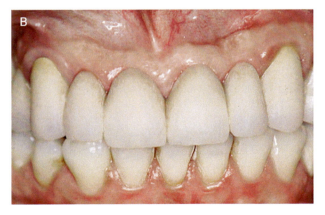

FIGURA 11.35 (A) Criação da textura superficial com ponta. (B) Reprodução da textura superficial pelo CD, por meio da textura dos dentes antagonistas, compatível com a idade do paciente.

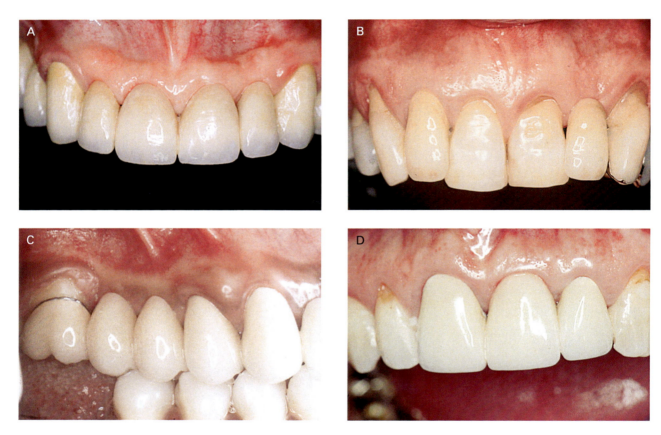

FIGURA 11.36 (A) Textura e brilho após glaseamento compatíveis com a idade do paciente, complementados por discreta caracterização extrínseca. (B) Coroas metalocerâmicas nos dentes 12 e 22 com textura acentuada presente nos dentes naturais, modificada por pigmentos intrínsecos e extrínsecos. (C) O brilho excessivo decorrente do uso de alta temperatura durante o glaseamento torna extremamente artificial a reflexão da luz e, consequentemente, o próprio trabalho protético. (D) PPFs metalocerâmicas em dentes anteriores com brilho excessivo são imediatamente notadas pela reflexão da luz.

CARACTERIZAÇÃO EXTRÍNSECA

Os corantes são óxidos metálicos aplicados à superfície da cerâmica, previamente ao glaseamento ou à vitrificação, responsáveis pela personalização do trabalho. Muito do esforço investido na procura da forma, da textura e da cor e na própria individualização de um trabalho estético pode ser perdido se, nesta etapa final, o CD não tiver conhecimento suficiente para utilizar adequadamente o corante.

Os corantes devem ser aplicados com parcimônia; a caracterização extrínseca tem a finalidade de complementar a intrínseca, mas não de substituí-la. Os corantes podem consistir em um auxílio inestimável para um bom trabalho estético, desde que sejam utilizados com precisão. Eles permitem a complementação de todas as informações trocadas entre o CD e o técnico, desde o início até o final do trabalho.

O sucesso da caracterização intrínseca depende de vários fatores, entre os quais a forma como o CD vê a cor, como o seu ambiente interfere na cor, como o CD comunica a cor e os detalhes da superfície dentária, como o técnico interpreta essas informações e qual a capacidade de execução do técnico. A cor não pode ser utilizada para compensar deficiências do CD ou do técnico, pois nenhum pigmento é capaz de reduzir o croma, por exemplo.

A caracterização extrínseca é indicada nos casos em que é necessário complementar a caracterização intrínseca; acentuar o croma ou a saturação, quando houve dúvidas na seleção da cor entre as cores A2 e A3 e fez-se opção pelo A2, por exemplo; reduzir o valor e aprimorar a estética, reproduzindo nos dentes artificiais características dos próprios dentes naturais.

Evidentemente, para se atingir tal quantidade de detalhes, essa função não pode ser delegada ao técnico de laboratório. Contudo, é exatamente isso que ocorre na maioria dos trabalhos, quando o técnico é solicitado a "pintar" a cerâmica e proceder ao glaseamento. Justo ele que continua a ignorar o sexo, a idade e o tipo físico do pacientes, que nem o conhece, que nunca o viu antes e nem verá depois. Agindo assim, o CD perde a chance de aprimorar o resultado estético, geralmente por desconhecer as combinações de corantes que deveria utilizar para reproduzir detalhes dos dentes naturais nas coroas de cerâmica, com o objetivo principal de fazê-las parecerem dentes naturais.

A falta de popularidade da caracterização extrínseca como recurso estético adicional e complemento ao trabalho de prótese se deve a dois fatores. O primeiro deles diz respeito ao desconhecimento dos pigmentos, das suas cores e dos locais em que podem ser aplicados. O segundo está relacionado à crença de que os pigmentos são solúveis e desaparecem das coroas, com o passar dos anos.

O primeiro dos fatores pode ser solucionado por meio de bons cursos de atualização, aperfeiçoamento ou especialização, nos quais os princípios estéticos da cor e suas combinações sejam tratados com destaque. O segundo fator pode ser resolvido com consultas à literatura. Enquanto a durabilidade média das próteses fixas está na faixa de 8,5 a 10,5 anos, a durabilidade dos corantes submetidos a técnicas de escovação com pastas fluoretadas corresponde a 14 anos, sem perdas superficiais. Soluções fluoretadas para bochechos diários também não foram capazes de eliminar o corante, tampouco de tornar rugosa a superfície da cerâmica. Nem a prótese, nem a cimentação podem ser consideradas definitivas, embora assim sejam chamadas. Já os corantes são duráveis o suficiente para serem considerados definitivos, uma vez que é muito provável que durem mais do que as próprias próteses.

Seleção dos pigmentos

Como cada sistema cerâmico tem seus próprios pigmentos, com variações no grau de saturação (p. ex., marrom-claro e marrom-escuro) ou associação de cores (p. ex., marrom- avermelhado), a seguir serão apresentadas algumas sugestões práticas para a aplicação dos pigmentos mais empregados (**branco, alaranjado, azul, cinza, ocre, marrom, marrom-avermelhado-escuro e marrom--escuro**) para destacar as seguintes características (Fig. 11.37):

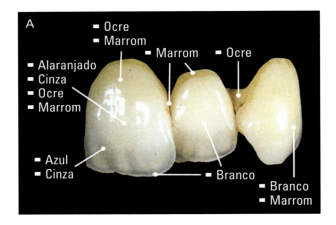 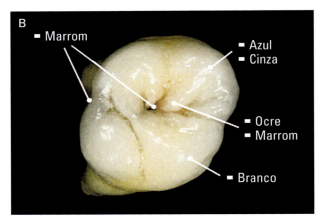

FIGURA 11.37 (A) Sugestões dos principais pigmentos e locais de aplicação em PPF anterossuperior e (B) na superfície oclusal de uma prótese superior.

- **Terço cevical:** para aumentar o croma, usar os pigmentos nas cores ocre e marrom.
- **Terço médio:** essa região dentária normalmente é usada como referência para a seleção da cor e pode ter o seu croma modificado pela adição dos pigmentos. Assim, se o objetivo for:

  a) Manter o croma nas cores A, B, C e D, usar pigmento alaranjado.

  b) Aumentar o croma nas cores A e D, usar pigmento marrom.

  c) Aumentar o croma na cor B, usar pigmento ocre.

  d) Aumentar o croma na cor C, usar pigmento cinza.

- **Terço incisal e pontas de cúspides:** são locais onde se encontra a translucidez do esmalte e, como tal, são totalmente dependentes da idade. Para as cores A e D, usar pigmento azul; para as cores B e C, usar pigmento cinza.
- **Deflexão dupla:** a pigmentação dessa área tem por objetivo torná-la menos visível (reduzir o valor) e reduzir a sensação de dente longo. Para isso, usar pigmento marrom.
- **Áreas proximocervicais, sulcos oclusais, concavidade palatina/lingual:** usar pigmentos ocre ou marrom.
- **Cáries e sulcos oclusais:** usar pigmento marrom.

- **Individualização dos dentes pela aplicação de pigmentos nos sulcos interproximais e nas cristas marginais:** usar pigmento marrom.
- **Criação de manchas brancas, hipocalcificação, trincas de esmalte sem suporte, ponta de cúspide:** usar pigmento branco.
- **Trincas manchadas por nicotina, café, chá ou vinho:** usar pigmento marrom.
- **Dentina pigmentada e desgastada por atrição, na borda incisal, principalmente de dentes idosos:** usar pigmento marrom.

As Figuras 11.38 a 11.40 exemplificam a pigmentação de uma PPF em vários dos locais citados.

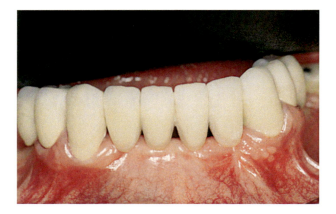

FIGURA 11.38 PPF metalocerâmica após ajuste funcional e estético, preparada para pintura com pigmentos extrínsecos. Observe a uniformidade da cerâmica.

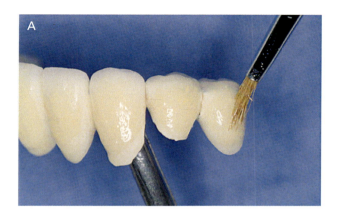
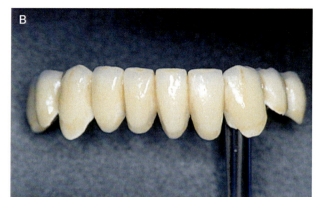
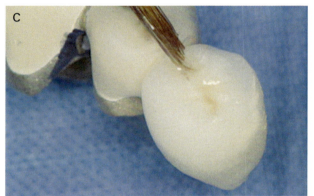
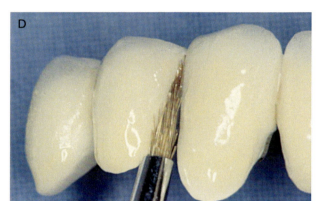
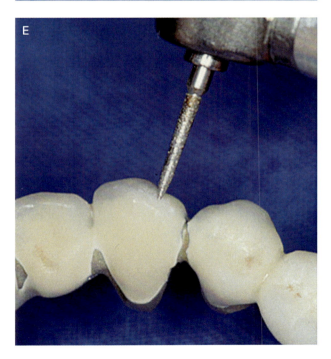
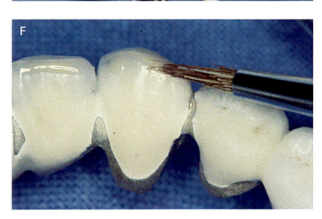

FIGURA 11.39 A a F (A) Aplicação dos corantes no terço médio e cervical. (B) Aplicação dos corantes na área de deflexão dupla e incisal, complementando a pintura da face vestibular. (C) Sulcos oclusais pigmentados com corantes. (D) Aplicação de corantes no sulco interproximal para a individualização da ameia. (E) Criação de pequena depressão na incisal para alojar pigmento simulando dentina pigmentada e com atrição ou esclerosada. (F) Aplicação do pigmento na depressão incisal.

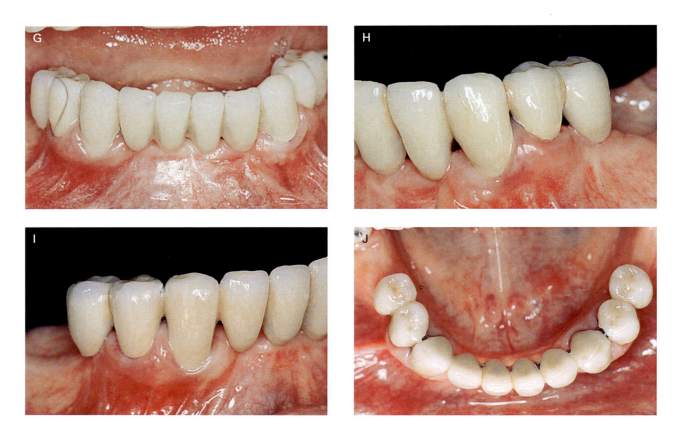

FIGURA 11.39 G a J   (G) Prótese metalocerâmica após pintura realizada. (H) Vista lateral esquerda após caracterização da mesma prótese. (I) Vista lateral direita. (J) Vista oclusal.

Procedimentos clínicos

A PPF deve ser escovada, lavada e seca, eliminando-se da cerâmica quaisquer resíduos de saliva, cera, grafite, solução evidenciadora, vaselina e papel-carbono, entre outros materiais rotineiramente usados durante o ajuste funcional e estético.

A seguir, procede-se ao isolamento do campo operatório com rolos de algodão, secagem dos dentes e posicionamento da prótese, realizando a pintura ou a aplicação dos corantes. Tomam-se como referência os dentes vizinhos e os antagonistas. Se houver dificuldade na manutenção do campo seco, pode-se optar pela manutenção da prótese fixada em porta-agulha e aplicar os corantes por comparação com os dentes naturais. Independentemente do método escolhido, caso o resultado não seja o esperado, pode-se proceder à lavagem com água, à secagem e ao reinício de todo o processo (Figs. 11.40 e 11.41).

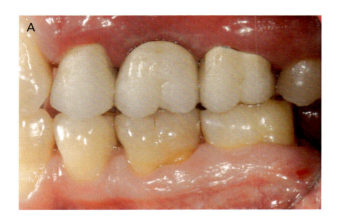
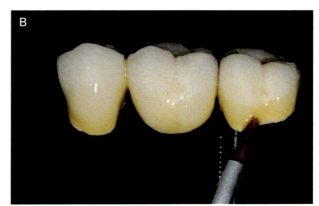
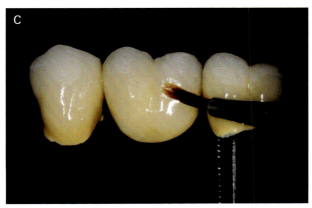
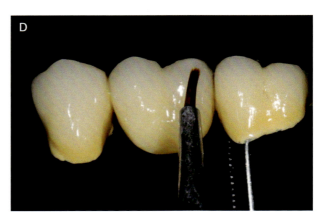
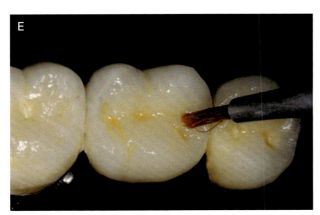

FIGURAS 11.40 A aplicação de corantes no terço cervical, no corpo do dente e no terço oclusal/incisal, em áreas de deflexão dupla e em sulcos interproximais, bem como a criação de manchas brancas e trincas, são recursos capazes de personalizar um trabalho de prótese. (A) Vista da PPF superior pós-ajuste da cerâmica. (B) (C) (D) (E) Aplicação de corante nas regiões cervical, no corpo, no terço oclusal e nos sulcos oclusais, respectivamente.

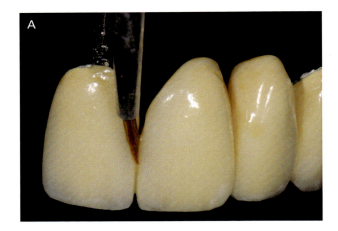
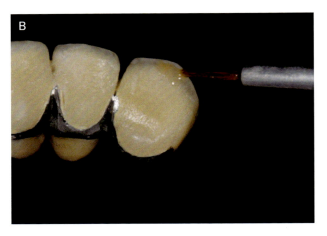
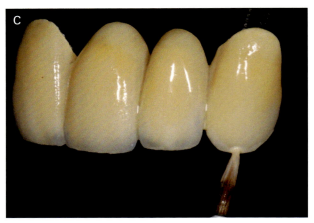

FIGURA 11.41 Individualização das ameias interproximais, áreas de dentina desmineralizadas e manchas brancas podem ser destacadas ou criadas nos dentes posteriores e anteriores com corantes apropriados.

A colocação dos pigmentos deve ser realizada com pincéis finos, e a quantidade ou saturação depende da modificação que se pretende realizar. No próprio estojo ou em lojas especializadas de cerâmica artesanal, encontram-se recipientes próprios para manter os corantes e a glicerina.

A aplicação dos pigmentos deve sempre ser feita sem excesso de glicerina, para evitar escorrimento e condensação dos óxidos caso haja um intervalo de tempo significativo entre a pintura e a secagem para glaseamento. Quando a disponibilidade do técnico para o glaseamento não é imediata, pode-se proceder à secagem da PPF no próprio consultório dentário, para evitar o escorrimento e o prejuízo estético decorrente deste. Para a secagem, que ocorre em consequência da volatilização da glicerina, pode-se utilizar uma estufa convencional, na qual se mantém a PPF por alguns minutos em uma temperatura entre 100 e 120 °C. A evaporação da glicerina resulta na imagem de uma superfície esbranquiçada, representada apenas pelos óxidos. Nessas condições, não ocorre mais escorrimento, e, embora a PPF não possa ser manipulada, não existe mais urgência para o glaseamento.

Outra alternativa para a secagem, que também pode reduzir os riscos de transporte até o laboratório, consiste em colocar a PPF pintada sobre a chama de uma lamparina a álcool e manter o aquecimento até que ocorra evaporação completa da glicerina e o aparecimento da superfície esbranquiçada (Fig. 11.42).

PRÓTESE FIXA 445

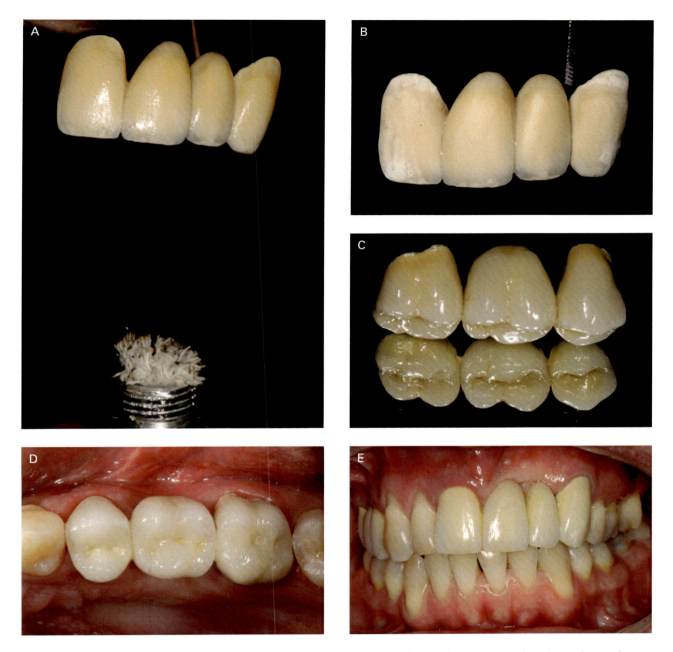

FIGURA 11.42 (A) Evaporação da glicerina utilizada como veículo para a aplicação dos corantes sob a chama de uma lamparina a álcool. (B) Corantes na superfície da cerâmica após a evaporação da glicerina. (C) (D) (E) Vistas das PPFs posterior e anterior concluídas, mostrando que a individualização das ameias interproximais, dos sulcos oclusais, das áreas de dentina desmineralizadas e das manchas brancas podem ser criadas ou destacadas.

Essas alternativas têm apenas a finalidade de evitar danos à superfície pintada, pois, quando o transporte da prótese até o laboratório é rápido, essa secagem será realizada na boca do forno, antes do glaseamento.

Uma análise comparativa entre as possibilidades de caracterização extrínseca, realizadas pelo técnico de laboratório e pelo CD sem qualquer dúvida mostra resultados estéticos mais satisfatórios e mais próximos do ideal quando características dos dentes naturais próximos à prótese foram reproduzidos nela, e isso só é possível se o CD executar esse passo. Muitas vezes, a pintura pode melhorar a tal ponto a qualidade estética de uma prótese que se poderia dizer, sem grandes exageros, que sem ela não seria possível sua instalação (Figs. 11.43 e 11.44).

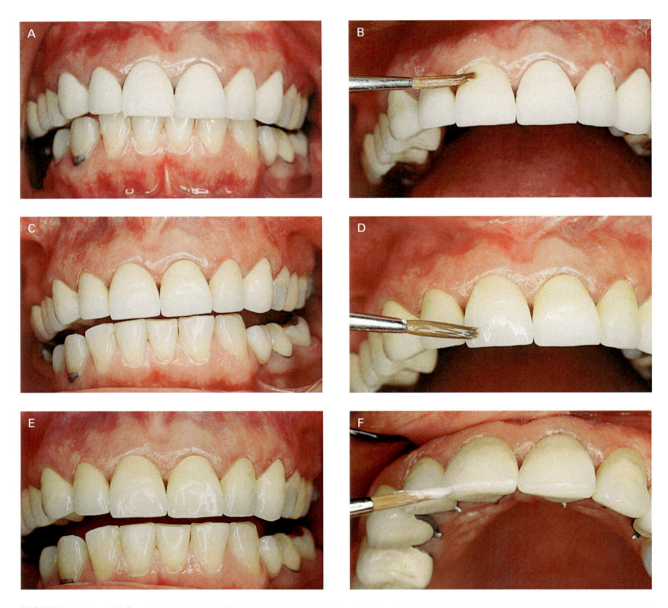

FIGURA 11.43 (A) Coroas metalocêramicas de canino a canino, após ajuste funcional e estético: matiz correto e croma menos saturado do que o dos dentes antagonistas, usados como referência para a caracterização extrínseca. (B) Aplicação dos corantes nos terços cervical e médio com as coroas em posição para facilitar a comparação com os dentes naturais. (C) A aproximação das coroas com os dentes naturais, por meio de um pequeno fechamento da boca, permite a comparação do croma aplicado na região do corpo e cervical. (D) Aplicação dos corantes na região incisal. (E) Nova comparação com os dentes antagonistas. (F) Características individuais obtidas pela aplicação dos corantes à superfície da cerâmica e reproduzidas dos dentes naturais.

PRÓTESE FIXA 447

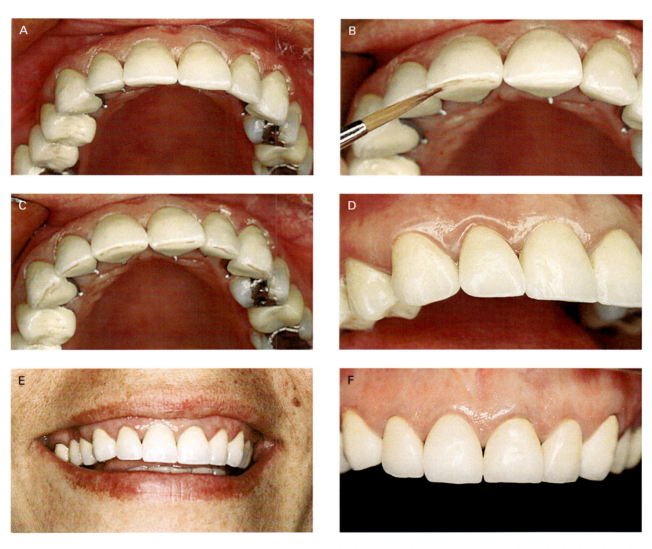

FIGURA 11.44 (A) Análise conjunta dos pigmentos aplicados, simulando esmalte sem suporte em decorrência da atrição incisal. (B) Aplicação de corante na borda incisal correspondente à dentina pigmentada em razão de desgaste acentuado ou de atrição. (C) Análise conjunta da pintura das coroas metalocerâmicas. (D) Após glaseamento e fixação dos corantes, com textura e brilho adequados. (E) Sorriso alto mostrando harmonia e naturalidade dos pigmentos aplicados às coroas metalocerâmicas. (F) Vista vestibular das mesmas coroas, 18 anos após a cimentação.

Casos de reabilitação oral extensos, envolvendo os dois arcos, podem receber caracterização extrínseca independentemente da presença do paciente, partindo-se do princípio de que já não há características dos dentes naturais a serem copiadas, pois todos ou a maioria deles foram preparados para receber coroas. Nesses casos, é aconselhável anotar as características dos dentes naturais no início do tratamento, previamente ao preparo dentário, para então reproduzir parte delas nas próteses e assim eliminar a artificialidade causada por dentes claros, com ameias amplas, grande quantidade de incisal, textura inadequada, esmalte transparente, principalmente em pacientes com idade avançada (Fig. 11.45).

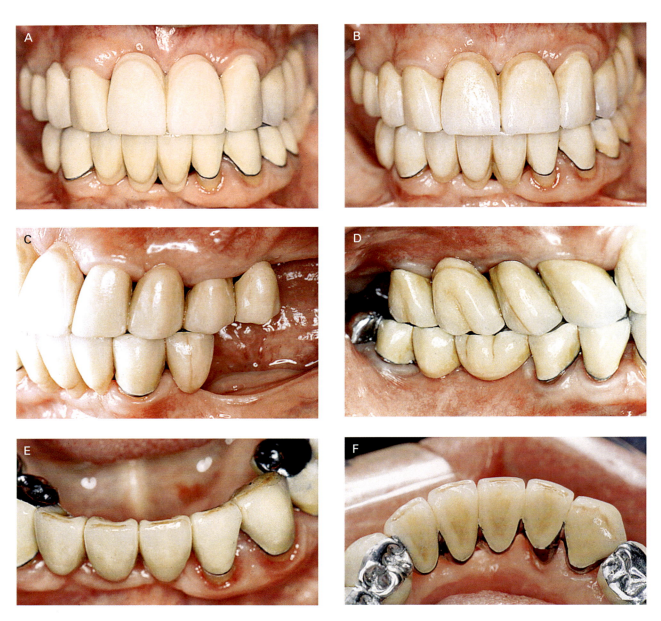

FIGURA 11.45 (A) Vista frontal de reabilitação oral com PPF metalocerâmica. (B) Vista frontal após caracterização extrínseca e glaseamento, com textura e brilho compatíveis com a idade do paciente (72 anos). (C) (D) Vistas laterais. (E) Vista vestibular dos dentes anteroinferiores. (F) Vista lingual dos incisivos inferiores e do desgaste incisal.

LEITURAS SUGERIDAS

Ahn JS, Lee YK. Color distribution of a shade guide in the value, chroma, and hue scale. J Prosthet Dent. 2008;100(1):18-28.

Alcaine AG. La percepción del color. Rev Tecnol Dent. 1983;2(6):27-31.

Allcock BH. Relationship of tooth form to aesthetics. Dent J. 1955;7:246-30.

Barghi N, King CJ, Draughn RA. A study of porcelain surfaces as utilized in fixed prosthodontics. J Prosthet Dent. 1975;34(3):314-9.

Berger R. Esthetic and physiologic considerations in metallic framework design. Dent Clin North Am. 1989;33(2):293-9.

Berger RP. The art of dental ceramic sculpturing. Dent Clin North Am. 1977;21(4):751-68.

Bell AM, Kurzeja R, Gamberg MG. Ceramometal crowns and bridges. Focus on failures. Dent Clin North Am. 1985;29(4):763-78.

Beuer F, Schweiger J, Edelhoff D, Sorensen JA. Reconstruction of esthetics with a digital approach. Int J Periodontics Restorative Dent. 2011;31(2):185-93.

Bottino MA, Faria R, Valandro LF. Percepção: estética em próteses livres de metal em dentes naturais e implantes. São Paulo: Artes Médicas; 2009.

Brisman AS, Hirsch SM. A concept of esthetics. N Y State Dent J. 1985;51(8):462-5.

Calamia JR, Levine JB, Lipp M, Cisneros G, Wolff MS. Smile design and treatment planning with the help of a comprehensive esthetic evaluation form. Dent Clin North Am. 2011;55(2):187-209, vii.

Capa N, Malkondu O, Kazazoglu E, Calikkocaoglu S. Evaluating factors that affect the shade-matching ability of dentists, dental staff members and laypeople. J Am Dent Assoc. 2010;141(1):71-6.

Chiche G, Pinault A. Estética em próteses fixas anteriores. São Paulo: Quintessence; 1996.

Chu SJ. Clinical steps to predictable color management in aesthetic restorative dentistry. Dent Clin North Am. 2007;51(2):473-85, x.

Clark EB. An analysis of tooth color. J Amer Dent Assoc. 1931;18:2093-103.

Culpepper WD. A comparative study of shade-matching procedures. J Prosthet Dent. 1970;24(2):166-73.

Culpepper WD, Mitchell PS, Blass MS. Esthetic factors in anterior tooth restoration. J Prosthet Dent. 1973;30(4):576-82.

Davis NC. Smile design. Dent Clin North Am. 2007;51(2):299-318, vii.

Della Bona A, Barrett AA, Rosa V, Pinzetta C. Visual and instrumental agreement in dental shade selection: three distinct observer populations and shade matching protocols. Dent Mater. 2009;25(2):276-81.

Dzierzak J. Restoring the aging dentition. Curr Opin Cosmet Dent. 1995:41-4.

Edelhoff D, Spiekermann H, Yildirim M. A review of esthetic pontic design options. Quintessence Int. 2002;33(10):736-46.

Engelberg B, Jones B. Achieving aesthetic and functional success. Dent Today. 2011;30(11):144, 146, 148 passim.

Fabbri G, Mancini R, Marinelli V, Ban G. Anterior discolored teeth restored with procera all-ceramic restorations: a clinical evaluation of the esthetic outcome based on the thickness of the core selected. Eur J Esthet Dent. 2011;6(1):76-86.

Fradeani M. Esthetic analysis: a systematic approach to prosthetic treatment. Chicago: Quintessence; 2004.

Frush JP, Fisher RD. How dentogenic restorations interpret the sex factor. J Prosthet Dent. 1956;6(2):160-72.

Frush JP, Fisher RD. How dentogenics interpret the personality factor. J Prosthet Dent. 1956;6(4):441-9.

Frush JP, Fisher RD. Introduction to dentogenic restorations. J Prosthet Dent. 1955;5(5):586-95.

Frush JP, Fisher RD. The age factors in dentogenics. J Prosthet Dent. 1957;7(1):5-13.

Frush JP, Fisher RD. The dynesthetic interpretation of the dentogenics concept. J Prosthet Dent. 1958;8(4):558-81.

Gokce HS, Piskin B, Ceyhan D, Gokce SM, Arisan V. Shade matching performance of normal and color vision-deficient dental professionals with standard daylight and tungsten illuminants. J Prosthet Dent. 2010;103(3):139-47.

Goldstein RE. Estética em odontologia. 2. ed. São Paulo: Santos; 2000.

Goldstein RE. Esthetic principles for ceramo-metal restorations. Dent Clin North Am. 1977;21(4):803-22.

Goldstein RE, Garber DA, Schwartz CG, Goldstein CE. Patient maintenance of esthetic restorations. J Am Dent Assoc. 1992; 123(1):61-7.

Goldstein RE, Lancaster JS. Survey of patient attitudes toward current esthetic procedures. J Prosthet Dent. 1984;52(6):775-80.

Greenberg JR, Bogert MC. A dental esthetic checklist for treatment planning in esthetic dentistry. Compend Contin Educ Dent. 2010;31(8):630-4, 636, 638.

Guess PC, Schultheis S, Bonfante EA, Coelho PG, Ferencz JL, Silva NR. All-ceramic systems: laboratory and clinical performance. Dent Clin North Am. 2011;55(2):333-52, ix.

Kina S, Bruguera A. Invisível: restaurações cerâmicas. Maringá: Dental Press; 2008.

Lemire PA, Burk BB. Color in dentistry. Bloomfield: Ney; 1975.

Levin EI. Dental esthetics and the golden proportion. J Prosthet Dent. 1978;40(3):244-52.

LuBovich R Sr. Smile designing for the malcontent patient. Compend Contin Educ Dent. 2010;31(6):412-6.

Matthews TG. Method for shade selection (I). Quintessence Int Dent Dig. 1980;11(2):101-5.

Matthews TG. Method for shade selection (II). Quintessence Int Dent Dig. 1980;11(3):67-70.

McPhee ER. Extrinsic coloration of ceramometal restorations. Dent Clin North Am. 1985;29(4):645-66.

Mendes WB, Bonfante G. Fundamentos de estética em odontologia. São Paulo: Santos; 1994. p. 73-4.

Mezzomo E, Suzuki RM. Reabilitação oral contemporânea. São Paulo: Santos; 2009.

Miller LL. Framework design in ceramo-mental restorations. Dent Clin North Am. 1977;21(4):699-716.

Morley J. The role of cosmetic dentistry in restoring a youthful appearance. J Am Dent Assoc. 1999;130(8):1166-72.

Morley J, Eubank J. Macroesthetic element of smile design. J Am Dent Assoc. 2001;132(1):39-45.

Muia P. The four dimension tooth color system. Chicago: Quintessence; 1985.

Nocchi CE. Restaurações estéticas: compósitos, cerâmicas e implantes. Porto Alegre: Artmed; 2005.

Oh WS, Koh IW, O'Brien WJ. Estimation of visual shade matching errors with 2 shade guides. Quintessence Int. 2009;40(10):833-6.

Pound E. Esthetic dentures and their phonetic values. J Prosthet Dent. 1951;1(1-2):98-111.

Preston JD. The golden proportion revisited. J Esthet Dent. 1993;5(6):247-51.

Preston JD, Bergen SF. Color science and dental art. St. Louis: Mosby; 1980.

Rimmer SE, Mellor AC. Patients' perceptions of esthetics and technical quality in crowns and fixed partial dentures. Quintessence Int. 1996;27(3):155-62.

Ringgenberg RA. Aesthetics and biocompatibility: strong, electroformed, pure gold for PFM crowns and bridges. Dent Today. 2000;19(8):80-3.

Rinn LA. The polychromatic layering technique: a practical manual for ceramics and acrylic resins. Chicago: Quintessence; 1990.

Robbins JW. Color caracterization of porcelain veneers. Quintessence Int. 1991;22(11):853-6.

Roge M, Preston J. Cor, luz e percepção da forma. Quintessence Int. 1988;16:427-39.

Rufenacht CR. Principles of esthetic integration. London: Quintessence; 2000.

Sadowsky SJ. An overview of treatment considerations for esthetic restorations: a review of the literature. J Prosthet Dent. 2006;96(6):433-42.

Saleski CG. Color, light, and shade matching. J Prosthet Dent. 1972;27(3):263-8.

Shillingburg HT, Hobo S, Whitsett LD, Jacobi, R. Fundamentos de prótese fixa. 3. ed. São Paulo: Quintessence; 1983.

Sousa Dias N, Tsingene F. SAEF – Smile's Aesthetic Evaluation form: a useful tool to improve communications between clinicians and patients during multidisciplinary treatment. Eur J Esthet Dent. 2011;6(2):160-76.

Spear FM, Kokich VG. A multidisciplinary approach to esthetic dentistry. Dent Clin North Am. 2007;51(2):487-505, x-xi.

Sproull RC. Color matching in dentistry. Part I. The three-dimensional nature of color. J Prosthet Dent. 1973;29(4):416-24.

Stein RS. Pontic-residual ridge relationship: a research report. J Prosthet Dent. 1966;16(2):251-85.

Stein RS, Kuwata M. A dentist and a dental technologist analyze current ceramo-metal procedures. Dent Clin North Am. 1977;21(4):729-49.

Weston JF, Haupt E. Creating aesthetic success through proper clinician and laboratory technical communication. Dent Clin North Am. 2011;55(2):371-82, x.

Wise MD. Failure in the restored dentition management and treatment. London: Quintessence; 1996.

Yamamoto M. Metal-ceramics: principles and methods of Makoto Yamamoto. Chicago: Quintessence; 1985.

Yilmaz B, Karaagaclioglu L. In vitro evaluation of color replication of metal ceramic specimens using visual and instrumental color determinations. J Prosthet Dent. 2011;105(1):21-7.

AGRADECIMENTO

Ao Prof. José Gilmar Batista, pela contribuição na ilustração deste capítulo.

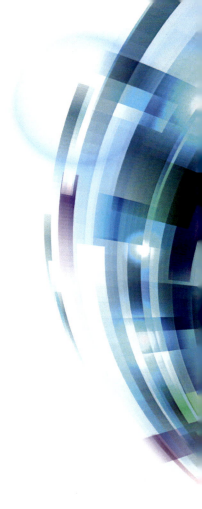

12

CIMENTAÇÃO PROVISÓRIA E DEFINITIVA

GERSON BONFANTE

INTRODUÇÃO

Muitas vezes negligenciada pelos cirurgiões-dentistas (CDs), particularmente pelos protesistas, a cimentação tem sido considerada o verdadeiro calcanhar de Aquiles da prótese parcial fixa (PPF). De nada adianta uma PPF ter sido adequadamente planejada com relação ao tipo e ao número de retentores, ter recebido coroas provisórias corretamente adaptadas, ter sido submetida a moldagens com materiais altamente precisos e reproduzida com gesso da melhor qualidade, ter sido fundida com metal precioso ou liga não nobre de excelente reprodução marginal e submetida à aplicação da cerâmica de revestimento ou ter sido confeccionada totalmente em cerâmica se, ao final do ato de cimentação, o paciente relatar que a prótese, anteriormente ajustada, está "alta", impedindo a oclusão correta dos dentes.

Talvez esta seja uma das constatações mais desconcertantes para o CD na rotina da clínica odontológica. Não é difícil para o paciente aceitar o ajuste oclusal como forma de remediar o problema. Contudo, é difícil para o profissional propor a repetição da prótese sem ônus para o paciente, já que muitas vezes é impossível removê-la com qualquer saca-ponte, com ou sem o emprego de ultrassom. Além disso, é preciso levar em consideração o custo para a repetição do trabalho, o tempo despendido para isso e o incômodo gerado para o paciente.

Por esse motivo, muitos profissionais contentam-se em ajustar a oclusão, esquecendo, porém, que as PPFs devem apresentar outras características muito importantes para alcançar o objetivo principal de qualquer prótese, que é o de ser capaz de manter saudáveis os dentes remanescentes e a saúde do tecido periodontal. A primeira delas, a oclusão, às vezes criteriosamente planejada e executada, é prejudicada pelo ajuste pós-cimentação, que pode comprometer os próprios dentes pilares e seus antagonistas. A segunda, o término cervical ou junção dente/cimento/material restaurador, tem seu desajuste aumentado pela espessura da película de cimento, propiciando a degradação marginal e a solubilização desse material, a inflamação gengival, a retenção de placa bacteriana e a recidiva de cárie, razão principal dos fracassos em PPF (Fig. 12.1).

PROBLEMAS/TÉCNICAS DE CIMENTAÇÃO/SOLUÇÕES PROPOSTAS

A preocupação com o ato da cimentação e com os agentes cimentantes tem sido uma constante entre pesquisadores e clínicos ao longo dos anos, principalmente depois do aperfeiçoamento das técnicas de fundição por cera perdida no início do século XX e utilizada até nossos dias e, mais recentemente, com as próteses confeccionadas somente em cerâmica. Pertence a essa época a afirmação de que, se uma incrustação fosse adaptada precisamente à cavidade, não haveria espaço para o cimento.

A observação clínica de que coroas totais precisamente ajustadas ficavam "altas" chamou a atenção para o procedimento de cimentação. O fato de não se conseguir eliminar totalmente o excesso de cimento, que fica em parte retido entre as paredes do preparo e a superfície interna da

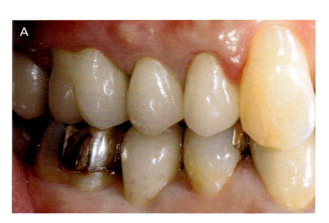

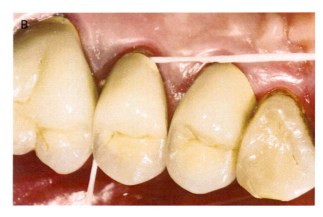

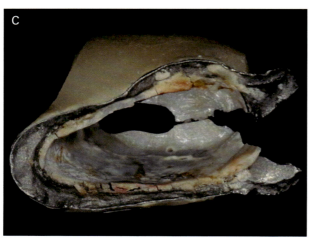

FIGURA 12.1 (A) Vista de coroas nos dentes 24, 25 e 26 três meses após a cimentação. Segundo o paciente, o CD ajustou a oclusão após a cimentação da PPF por ter ficado "alta". (B) O paciente reclamava que algumas semanas após a cimentação o fio dental "enroscava" na parte gengival da coroa do dente 24. (C) Vista da parte interna da coroa após ter sido removida. Observe a degradação do cimento resinoso, provavelmente causada pelo assentamento oblíquo durante a cimentação, tornando as margens totalmente desajustadas.

restauração, foi apontado como o causador desse problema. Para contornar isso, vários procedimentos foram propostos, alguns baseados na experimentação empírica, outros na científica, entre os quais se destacam:

- Técnica especial na manipulação dos cimentos para obter maior tempo de trabalho.
- Alívio interno das coroas totais.
- Perfuração oclusal.
- Colocação do agente cimentante tanto na coroa quanto no dente preparado.
- Preenchimento parcial das coroas por meio de pincéis ou de espátulas.
- Preenchimento completo das coroas com agente cimentante, para evitar inclusão de bolhas de ar.

Com relação aos instrumentos, métodos ou dispositivos preconizados para a cimentação, destacam-se:

- Pressão firme e movimento rotatório.
- Uso de martelo para assegurar o assentamento correto.
- Uso de espátula pequena e martelo automático.
- Uso de condensador de extremidade arredondada e martelo manual.
- Uso de pedaço de madeira interposto entre coroa e dente antagonista.
- Alívio interno das coroas com água-régia, brocas, espaçadores de troquéis, etc.
- Assentamento com instrumento pontiagudo, pressão com pedaço de madeira de laranjeira e leves pancadas com martelo.
- Evitar escoamento do cimento na superfície oclusal interna da coroa, devido ao desenvolvimento da pressão hidráulica.
- Criação de sulcos internos de escape do cimento.
- Uso de borracha para dique entre os dentes e pressão de mordida.
- Uso de rolo de algodão.
- Aplicação de pressão ou percussão.
- Assentamento com martelo elétrico de ponta metálica em alta frequência e aplicador Medart.

- Utilização de pincel de pelo de camelo para aplicação do cimento na superfície interna das coroas.
- Aplicação de vibração durante a cimentação.

A literatura também apresenta diversos estudos relativos ao tempo necessário para a manutenção da pressão de cimentação até que ocorra a presa inicial do cimento, que pode variar de 30 segundos a 3 minutos. Sabe-se que a grande maioria desses trabalhos foi realizada com o cimento fosfato de zinco, que era basicamente o único usado na cimentação definitiva. Atualmente existem outros cimentos que podem substituí-lo de maneira eficiente, como será comentado posteriormente.

Toda essa variedade de opiniões, técnicas e dispositivos evidencia que não há um consenso. Partindo-se do princípio de que os autores que publicaram seus métodos obtiveram resultados satisfatórios, pode-se depreender que a cimentação, do ponto de vista clínico, pode ser realizada por meio de diferentes métodos e cuidados rotineiros. Em outras palavras, a grande variabilidade não vai afetar o resultado final, exceto se for acompanhada de erros grosseiros. É importante que o CD tenha em mente que o processo de cimentação é mais um procedimento dentre todos os realizados até a finalização da prótese e tão importante quanto os demais. Uma prótese bem adaptada que não tenha sido bem cimentada em razão de indicação, proporção e espatulação incorretas do cimento, tratamento inadequado das superfícies do dente preparado e da parte interna da coroa e técnica de cimentação deficiente, entre outros fatores, terá um risco muito grande de insucesso a curto prazo.

Durante muito tempo se acreditou que a recidiva de cárie em uma coroa ou PPF era fruto da solubilização do cimento com o passar dos anos. Entretanto, a coroa também pode descimentar-se e passar despercebida pelo paciente em virtude da ausência ou da discreta presença de sinais e sintomas de vitalidade pulpar. Isso dependerá da condição de vitalidade do dente, da capacidade de percepção do paciente, de controles posteriores e do número de dentes esplintados, entre outros fatores, para então ocorrer a recidiva de cárie pela impossibilidade de higienização adequada no local.

A cimentação pode ser dividida em duas categorias, de acordo com o tipo de agente cimentante: cimentação provisória e cimentação definitiva.

CIMENTAÇÃO PROVISÓRIA

É a fixação da PPF finalizada com agentes cimentantes classificados como provisórios, como a pasta de óxido de zinco e eugenol, cimentos de óxido de zinco com ou sem eugenol e cimentos de hidróxido de cálcio.

Indicações

A cimentação provisória é indicada preferencialmente para PPFs metalocerâmicas, pois seu uso permite:

- A avaliação dos tecidos periodontais, principalmente no que se refere à pressão no epitélio sulcular decorrente de sobrecontorno ou desrespeito ao perfil de emergência das coroas.
- A análise do grau de higienização da prótese em relação à abertura das ameias e à forma dos pônticos.
- A avaliação das áreas de contato ou pressão dos pônticos contra os rebordos quando a estética é primordial, possibilitando desgastes e/ou correções, se necessário.
- A avaliação efetiva da função mastigatória, da oclusão e da desoclusão, já que grande parte dos ajustes são realizados em ASA e não reproduzem os movimentos do ciclo mastigatório do paciente, o que nem o ajuste na boca é capaz de prover.
- Correções de croma e valor, caso o paciente fique insatisfeito com o resultado estético final.
- Uma recuperação mais efetiva das agressões sofridas pelo complexo dentina-polpa durante todo o processo de obtenção da PPF.
- O assentamento definitivo da prótese, graças à resiliência do ligamento periodontal e da fibromucosa de revestimento do rebordo residual, quando contatados por pônticos. Essa adaptação elimina pressões incômodas das quais o

paciente frequentemente se queixa durante a instalação, assim como elimina dúvidas relacionadas à qualidade do ajuste oclusal.

- Uma avaliação efetiva da qualidade do contato proximal, que deve desviar alimentos fibrosos para as porções vestibular e lingual durante a mastigação. Isso evita a direção do alimento para uma terceira via, que é a gengival, com seu potencial incômodo, danoso e destrutivo para o tecido periodontal.
- A visualização de áreas de contato com a superfície dentária preparada, em que não há espaço suficiente para a película do agente cimentante. Um pequeno desgaste com ponta diamantada nesse local cria um alívio suficiente para melhorar a adaptação da prótese ou reduzir pressões laterais indevidas nos dentes pilares, principalmente nos casos de dentes longos com necessidade de esplintagem e de falta de paralelismo.
- A realização de qualquer tipo de correção relacionado com o desgaste de pônticos por pressão excessiva, o acréscimo de cerâmica no contato proximal ou oclusal, a correção da desoclusão ou de contatos prematuros em relação cêntrica, máxima intercuspidação habitual, lados de trabalho ou balanceio, etc. Nesses casos, deve-se repetir essa etapa de cimentação provisória antes de proceder-se à cimentação definitiva.

Qualquer CD que tenha o cuidado de verificar a adaptação das coroas provisórias nos troquéis utilizados para obtenção da infraestrutura (IE) observará uma grande quantidade de desajustes grosseiros, como excessos, faltas, bordas desajustadas, etc. As remoções e as reposições sucessivas, intercaladas por reembasamentos e limpezas internas para a remoção do cimento provisório, assim como as fraturas, tornam as coroas provisórias, não raramente, incompatíveis com a saúde do tecido gengival. Assim, a cimentação provisória da PPF permitirá a recuperação dos tecidos periodontais e dentários antes da cimentação definitiva.

A cimentação provisória da prótese definitiva geralmente é uma etapa desprezada na confecção de uma PPF. Embora se reconheça sua importância, aspectos circunstanciais como premência de tempo, receio que de que o paciente não volte para a cimentação definitiva, medo de instalação de cárie, etc., fazem com que esse procedimento não seja muito utilizado. Contudo, essa etapa é desaconselhada em casos de elementos isolados, pois pode dificultar muito o deslocamento da coroa para a cimentação definitiva, por não existirem bordas ou locais para a preensão de instrumento que permita sua remoção. Ela também não é indicada em casos de PPF confeccionada em cerâmica, pelo risco de fratura durante sua remoção.

Procedimentos clínicos

A cimentação provisória da prótese definitiva deve seguir a seguinte sequência:

- Analisar a PPF com relação à qualidade do acabamento e do polimento e, se possível, conferir novamente as adaptações marginais nos respectivos troquéis e na boca. Fraturas marginais, trincas e porosidades ou bolhas de ar na superfície da cerâmica são comuns nessa etapa e podem comprometer sua integridade em função. As superfícies metálicas internas devem estar livres de óxidos de cromo e corretamente jateadas com óxido de alumínio, que lhes confere um aspecto fosco.

- Remover a PPF provisória e limpar os dentes pilares de resíduos do agente cimentante utilizado para sua fixação, utilizando produtos específicos para dentes polpados e despolpados.

- Controlar a presença de transudato no sulco gengival decorrente de processo inflamatório por meio da colocação de fio de algodão enrolado e embebido com agente hemostático. Essa é uma ocorrência relativamente comum nessa fase do tratamento, em razão da presença de defeitos na região cervical das coroas provisórias e do tempo de uso, como comentado anteriormente.

- Secar os dentes com leves jatos de ar ou com algodão, dependendo do grau de sensibilidade dentinária. Se essa sensibilidade for acentuada, fazer aplicação prévia de solução de água de cal.

- Aplicar uma fina camada de vaselina sólida nas margens externas das coroas da PPF, para facilitar a eliminação do cimento que escoa para dentro do sulco gengival.

- Selecionar e manipular o cimento provisório de acordo com as seguintes características:

  a) Se a PPF apresentar retenção excessiva, pequenas discrepâncias de paralelismo, dentes excessivamente longos (como após tratamento cirúrgico periodontal) ou grande número de retentores (como os seis anteriores), utilizar pastas zincoenólicas.

  b) Se a PPF apresentar duas ou três coroas, utilizar cimento de óxido de zinco, com ou sem eugenol. Pode ser interessante incorporar à mistura uma pequena porção de vaselina ou aplicá-la na superfície do dente pilar ou na parte interna da coroa previamente à aplicação do cimento. A aplicação da vaselina não permite um controle efetivo da qualidade retentiva da prótese, embora facilite sua remoção.

  c) Se os dentes pilares apresentarem sensibilidade dentinária excessiva, pode ser interessante prolongar a etapa de cimentação provisória e utilizar cimentos à base de hidróxido de cálcio, que têm ação terapêutica. Ainda assim, é aconselhável o uso da vaselina, por causa da maior capacidade retentiva desses cimentos. Por ser altamente retentivo quando comparado a outros agentes cimentantes temporários, o uso do hidróxido de cálcio deve ser precedido da aplicação de vaselina na porção interna das coroas, e não na mistura, até que os dentes pilares possam receber a cimentação definitiva. Se necessário, as coroas provisórias também podem ser mantidas cimentadas por um tempo maior com esse agente cimentante provisório.

  d) Acrescentar uma pequena porção de vaselina ao cimento no caso de cimentação de PPFs amplas que atingem os dois lados

do arco (como nos casos de reabilitação oral) ou mesmo com grande número de dentes pilares (como nos casos de esplintagem de dentes periodontalmente abalados).
- Aplicar o cimento corretamente manipulado às superfícies axiais internas das coroas com espátula de inserção (não é necessário colocar cimento na porção oclusal interna) e assentar a PPF com pressão firme, verificando se ocorreu o escoamento do cimento por todas as margens (Figs. 12.2A e B).
- Solicitar ao paciente que oclua os dentes, para observar a exatidão do assentamento de prótese. Embora a avaliação desse aspecto dependa extremamente do limiar de tolerância do paciente, é importante que o profissional verifique os contatos oclusais dos dentes vizinhos à prótese, utilizados como referência e garantia de seu assentamento completo.
- Após a presa do cimento (que leva 3 a 4 minutos em média), eliminar os excessos com a sonda clínica nº 5 e complementar com fio dental (Fig. 12.2C).
- Certificar-se de que o paciente compreendeu as orientações de higiene e fisioterapia oral (que já executava com as coroas provisórias). Relembrá-lo de que não é conveniente que a PPF permaneça parcialmente deslocada dos dentes pilares.
- Manter a cimentação provisória até que todos os aspectos comentados anteriormente tenham sido analisados, aprovados ou corrigidos. Esse tempo deve ser de no mínimo 7 dias (10 a 15 dias em média), não existindo um prazo máximo se o paciente mantiver a prótese sob controle clínico adequado. Se isso não ocorrer, o cimento provisório pode sofrer degradação marginal e solubilização, levando à perda precoce da prótese por recidiva de cárie.

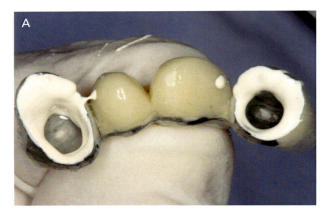

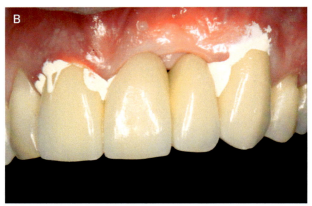

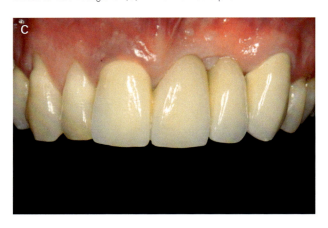

FIGURA 12.2 (A) Colocação do cimento provisório nas superfícies axiais internas. (B) PPF assentada com excesso de cimento nas margens. (C) PPF cimentada provisoriamente.

CIMENTAÇÃO DEFINITIVA

A cimentação definitiva ou final recebe essa denominação devido às características do agente cimentante utilizado. Frequentemente, o paciente guarda consigo a falsa ideia de que a prótese também é definitiva, até porque ele já usou uma prótese provisória antes. É comum os pacientes pensarem que, se os dentes estão totalmente cobertos por coroas, como podem ocorrer novas cáries? Na maioria das vezes isso ocorre porque o CD não informou ao paciente a importância da higienização e de um protocolo de manutenção no sucesso do tratamento a longo prazo.

Para ser clinicamente aceitável, o cimento deve apresentar adequada resistência à dissolução no meio oral, forte união com a dentina e a estrutura metálica ou cerâmica (retenção mecânica, micromecânica e adesiva), alta resistência a forças de tensão, boas propriedades de manipulação (tempo de trabalho e tempo de presa), mínima espessura de película, propriedades antibacterianas, propriedades estéticas compatíveis com os materiais empregados na confecção da prótese, aceitação biológica pelo substrato e radiopacidade. Nenhum agente cimentante definitivo apresenta todas essas propriedades.

Os **cimentos de fosfato de zinco** foram o único agente cimentante definitivo durante décadas, tendo sido considerados como o material de cimentação mais popular em virtude de seu longo tempo de uso e dos excelentes resultados clínicos alcançados. Contudo, eles apresentam várias desvantagens, como efeito negativo à polpa (irritação pulpar), ausência de ação antibacteriana, falta de adesão e elevada solubilidade ao meio oral. Ainda assim, em razão de seus bons resultados, o cimento de fosfato de zinco pode ser indicado para cimentar coroas totais metálicas, coroas totais metalocerâmicas, núcleos metálicos fundidos e PPFs confeccionadas em cerâmicas reforçadas com zircônia. Como sua união com a dentina e as superfícies metálicas ou cerâmicas é puramente micromecânica, as características de preparo como altura, forma e área do dente preparado são extremamente importantes para a retenção da coroa.

Os **cimentos de ionômero de vidro** também têm sido muito utilizados por sua capacidade de liberar flúor (que pode prevenir cáries recorrentes), seu baixo coeficiente de expansão térmica e sua capacidade de união físico-química com a estrutura dental. Porém, os baixos valores de resistência podem comprometer seu uso em áreas de grande estresse, e a capacidade de absorver água pode comprometer suas propriedades mecânicas nas etapas iniciais pós-cimentação. A união com a dentina é adesiva e mecânica com o substrato metálico ou cerâmico. Esse tipo de cimento é indicado para coroas totais metálicas, coroas totais metalocerâmicas, núcleos metálicos fundidos e PPFs confeccionadas totalmente com cerâmica reforçada e com zircônia. Por seu potencial anticariogênico, é o cimento de eleição quando a troca da prótese ocorre por recidiva de cárie ou quando o paciente apresenta atividade cariogênica de difícil controle.

Melhorias introduzidas na formulação desse cimento resultaram no desenvolvimento de um cimento híbrido que contém quantidades variadas de monômeros resinosos. No sistema de polimerização desse material ocorre uma reação ácido-base sem a necessidade da utilização da fotoativação, motivo pelo qual esse cimento pode ser designado como um **cimento de ionômero de vidro modificado por resina**. As principais vantagens desse tipo de cimento são o modo de polimerização (que pode ser foto ou quimicamente ativado), a liberação de flúor, sua facilidade de manipulação e seus valores de resistência flexural, que são maiores quando comparados aos do cimento de ionômero de vidro convencional. Além disso, é praticamente insolúvel no meio oral.

Os **cimentos resinosos** têm sido largamente empregados por sua capacidade de aderir quimicamente ao esmalte e à dentina e mecanicamente à cerâmica silanizada, bem como por apresentarem baixa solubilidade e alta resistência. Sua desvantagem principal é a técnica de aplicação, que é complexa e requer que o CD esteja muito bem treinado com o manuseio desses materiais. Tais cimentos estão indicados para cimentação de PPF com e sem metal, *inlays*, *onlays*, facetas e pinos intrarradiculares. São cimentos praticamente insolúveis e apresentam grande resistência quando a prótese recebe forças de tensão. O sucesso do uso de cimentos resinosos depende de vários aspectos relacionados aos mecanismos de união com as superfícies dentária preparada e interna da restauração, que serão comentados posteriormente.

Os últimos cimentos introduzidos no mercado, denominados **cimentos autoadesivos,** dispensam o emprego de adesivos na sua interface com a dentina ou o material restaurador. Isso torna seu uso mais simples e previsível do que o dos cimentos resinosos, sem os riscos apresentados pelos adesivos quando aplicados na dentina. Apresentam boas propriedades físicas mesmo em ambientes úmidos, liberam flúor, e sua união com o tecido dental é estável. Ainda não há resultados de avaliação clínica de longo prazo em relação a seu uso, mas pesquisas de laboratório e de avaliações clínicas de curto/médio prazo têm mostrado resultados promissores. São indicados para a cimentação de próteses metalocerâmicas e cerâmicas e de pinos intrarradiculares.

Com cimentos de fosfato de zinco e ionômero de vidro

A sequência técnica descrita a seguir é válida para os dois cimentos.

Tratamento da superfície interna metálica

- Se a PPF foi cimentada provisoriamente, deve-se removê-la com saca-pontes, procu-

rando não traumatizar os tecidos gengivais ao inserir a extremidade do instrumento nas regiões interproximais. Se houver muita dificuldade para remover a prótese mesmo após várias tentativas, é melhor postergar a cimentação definitiva. Dentes excessivamente paralelos e longos em decorrência de perda óssea por doença periodontal podem sofrer algum grau de luxação durante essa tentativa de remoção.

- Lavar e escovar a prótese em água corrente e proceder à remoção do cimento provisório contido no interior das coroas, geralmente com instrumento pontiagudo. Complementar a limpeza com substâncias solventes. Um excelente auxiliar para complementar a limpeza das superfícies internas das coroas é o uso de aparelhos de ultrassom com substâncias apropriadas disponíveis no mercado que contribuem para a dissolução da camada de cimento provisório; seu maior inconveniente é o tempo necessário para isso. Como opção preferencial, sugere-se o uso das pontas de ultrassom utilizadas nos procedimentos de profilaxia, complementando-se a limpeza interna com jatos de bicarbonato ou de óxido de alumínio por meio de aplicadores portáteis. Esse dispositivo tem a vantagem adicional de criar microrretenções que podem contribuir para o aumento da qualidade retentiva da coroa (Fig. 12.3).

PRÓTESE FIXA 459

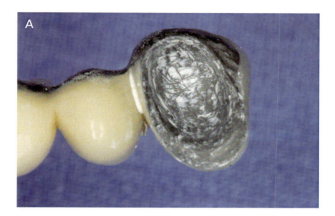
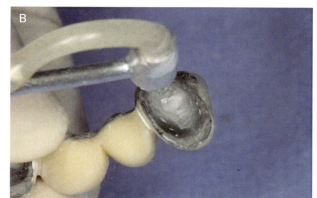
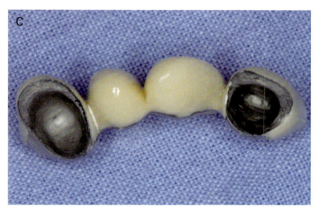
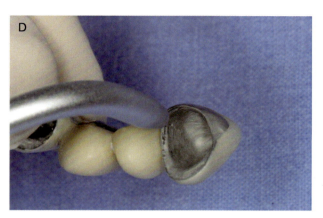
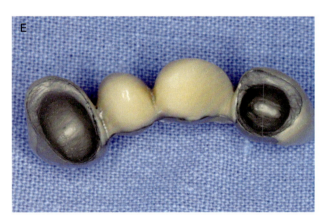

FIGURA 12.3 (A) Vista após a eliminação de resíduos de cimento provisório com instrumento pontiagudo. (B) Vista mostrando a remoção de restos do cimento com jatos de bicarbonato. (C) PPF com as superfícies internas limpas de restos do cimento provisório. (D) Jateamento da superfície interna com jatos de óxido de alumínio. (E) PPF com as superfícies internas preparadas para a cimentação.

- Em casos de dentes curtos ou qualidade retentiva deficiente, pode ser interessante aumentar o grau de rugosidade das superfícies internas das coroas com a criação de irregularidades perpendiculares ao longo do eixo, que aumentam o embricamento mecânico, a área de superfície e, como consequência, a retenção. A criação dessas macrorretenções tem sido um recurso adicional bastante útil na melhora das qualidades retentivas de uma coroa com preparo inadequado do ponto de vista biomecânico. Elas podem ser criadas com a ponta ativa de brocas apropriadas do tipo cone invertido, preferentemente do tipo Carbide.
- Aplicar vaselina nas porções externas das coroas para facilitar a remoção dos excessos de cimento, notadamente os intrassulculares. Não é raro encontrar resíduos de agente cimentante nas margens subgengivais de coroas ou mesmo nos espaços proximais; esses resíduos, às vezes, permanecem anos nesses locais e não são removidos pelos meios convencionais de higienização (escova e fio dental), atuando como cálculos subgengivais.
- Posicionar pedaços de fio dental com aproximadamente 15 cm de comprimento nas áreas interproximais (Fig. 12.4), a fim de complementar a remoção de resíduos do agente cimentante após sua cristalização. Como função secundária ou de emergência, os fios dentais assim posicionados podem auxiliar na remoção rápida da prótese, caso se observe um ou mais dos seguintes problemas:
  a) Percepção de que a prótese não chegou exatamente ao seu lugar (ficou "alta").
  b) Inundação repentina do campo operatório por excesso de salivação e dificuldade de controle do fluxo salivar. Nesses casos, pode ser interessante ministrar medicação à base de atropina uma hora antes do início dos procedimentos.
  c) Deslocamento parcial ou completo da cerâmica por fratura decorrente de trincas anteriormente existentes e não identificadas até a ocasião.
  d) Sangramento incontrolável relacionado com a margem gengival dos dentes pilares.

Tratamento da superfície dentária

- Remover os excessos do cimento provisório que permanecem nos dentes, especialmente dentro do sulco gengival, e que podem provocar pequenos sangramentos durante sua remoção. Para a limpeza dos dentes, devem-se utilizar substâncias apropriadas. É importante lembrar que a efetividade da cimentação depende do preenchimento das irregularidades ou rugosidades presentes na superfície dentária e interna das coroas. Em virtude dessa embricação mecânica, não se aconselha o polimento das porções coronais dos núcleos intrarradiculares ou dentes preparados, que devem ser mantidas com as ranhuras originárias das pontas diamantadas utilizadas para o preparo dentário.

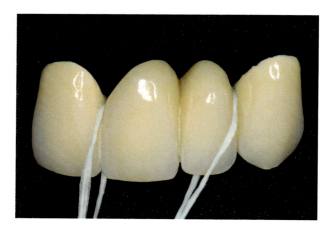

FIGURA 12.4 Colocação do fio dental previamente à cimentação.

- Isolar o campo operatório e proceder à sequência de proteção do complexo dentina-polpa.

    a) Aplicar solução de hidróxido de cálcio PA (água de cal) por 2 a 3 minutos. Sua ação anti-inflamatória e antibacteriana contribui para o processo de reparo tecidual e a eliminação de microrganismos presentes na superfície dentinária.

    b) Aplicar duas camadas de verniz com pincel, com aproximadamente 5 µm de espessura cada uma, com o objetivo de impedir fisicamente a penetração de agentes irritantes dos cimentos (como o ácido fosfórico) nos túbulos dentinários eventualmente não selados. Essas duas camadas são suficientes e não interferem nas qualidades retentivas da prótese a ser cimentada, mas deve-se evitar sua aplicação no término cervical. **Esse procedimento é indicado somente quando se utiliza o cimento de fosfato de zinco.**

    c) Para o **cimento de ionômero de vidro**, a limpeza do dente deve ser realizada com pedra-pomes e taça de borracha previamente à cimentação, sem provocar o ressecamento da dentina (Fig. 12.5).

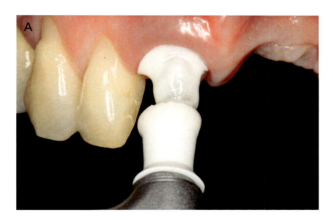

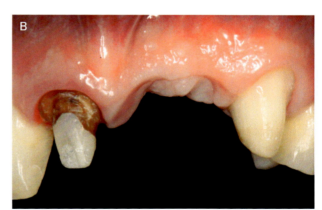

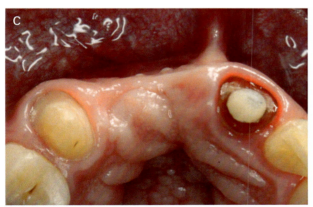

FIGURA 12.5 (A) Limpeza com pedra-pomes. (B) (C) Dentes prontos para a cimentação definitiva.

- Se necessário, colocar um fio de algodão e embebido em solução hemostática no término cervical, para controle da umidade originária do sulco gengival. No momento da cimentação, remove-se o fio e seca-se o contorno do término cervical com algodão ou leves jatos de ar, dependendo do grau de sensibilidade dentinária remanescente até essa etapa.

Se todos os cuidados pertinentes à proteção do complexo dentina-polpa forem tomados, desde a fase de preparo dentário, confecção das coroas provisórias, moldagem, etc., muito provavelmente não haverá hiperestesia dentinária nem necessidade de aplicação de anestésico para proceder-se à cimentação definitiva. O máximo que o paciente relatará será um discreto desconforto ou, muito raramente, dor leve e plenamente suportável nos primeiros momentos após a inserção da prótese com o agente cimentante.

Seleção do cimento

Tanto os cimentos de fosfato de zinco quanto os ionoméricos apresentam características semelhantes, tais como espessura da película, capacidade retentiva, infiltração marginal e escoamento. Contudo, a solubilidade do cimento de fosfato de zinco parece ser maior do que a do cimento ionomérico, principalmente em meio ácido, e o grau de irritação pulpar causado pelo ácido fosfórico do cimento de fosfato de zinco é muito mais acentuado do que o que ocorre com os ionoméricos. Por esse motivo, quando se usa o cimento de fosfato de zinco, há uma preocupação maior em relação ao vedamento e à proteção dos túbulos dentinários com vernizes cavitários.

Embora os cuidados quanto ao controle da umidade sejam extremamente importantes e indispensáveis para ambos os tipos de cimento, eles parecem ser mais críticos para o cimento ionomérico, tanto no ato da cimentação quanto na pós-cimentação. Isso exige um maior controle do transudato sulcular e um maior tempo de isolamento da área para evitar contato com a saliva.

A seleção do cimento pode ser realizada de acordo com as seguintes sugestões:

- Os cimentos ionoméricos desenvolvem atividade cariostática pela troca de flúor com o meio oral, aspecto importante no caso de pacientes com alto risco à cárie ou cujas próteses foram substituídas exatamente por esse motivo.
- Os cimentos ionoméricos apresentam coeficiente de expansão e contração térmicos próximos aos da estrutura dental, o que tende a reduzir a percolação marginal no término cervical quando ocorrem alterações térmicas bucais, geralmente variáveis entre 4 °C (sorvete), 60 a 65 °C (café, chá) e 80 a 90 °C (chimarrão).
- As qualidades de resistência à compressão e à tração dos cimentos ionoméricos são melhores do que as do fosfato de zinco.
- Os cimentos ionoméricos apresentam algum grau de adesão química ao esmalte e à dentina, enquanto o fosfato de zinco depende primordialmente da retenção mecânica e do embricamento resultante das rugosidades superficiais do dente preparado e da superfície interna da coroa.
- A fluidez dos cimentos ionoméricos é similar à dos fosfatos de zinco, o que torna a espessura de película dos dois cimentos semelhante.
- Os cimentos ionoméricos atuais são os que apresentam a menor solubilidade, com exceção dos resinosos, que são considerados praticamente insolúveis no meio bucal. Entretanto, são altamente solúveis nos estágios iniciais da presa, e todos os esforços devem ser despendidos para manter o campo seco.
- Tanto os cimentos ionoméricos quanto os de fosfato de zinco podem apresentar um resultado desagradável após sua aplicação, que é a sensibilidade pós-cimentação. Isso ocorre muito provavelmente por causa da ação irritante do ácido fosfórico presente em ambos, que pode ser agravada pela desidratação da

dentina ou pela proteção inadequada com verniz, no caso do fosfato de zinco.

- Em dentes pilares de PPFs nas quais as margens do preparo estejam colocadas em cemento, como nos casos de recessão gengival, a aplicação de cimentos ionoméricos é mais indicada.

- Em pacientes com problemas digestivos (como azia, regurgitamento, refluxo gastresofágico ou gastrite), sinais clínicos de erosão dental ou de biocorrosão ou mesmo hábitos de ingestão de bebidas ácidas (sucos de frutas cítricas, vinho, etc.), indica-se o uso de cimentos ionoméricos ou resinosos, por causa da alta solubilidade dos cimentos de fosfato de zinco em meio ácido.

- Em virtude da importância do flúor no controle da cárie, pacientes que não têm acesso à água fluoretada devem ter suas próteses cimentadas com cimentos ionoméricos, que suprem a ausência de flúor da água.

- A translucidez dos cimentos ionoméricos pode ser um fator de importância estética suficiente para indicá-los na cimentação das restaurações que permitem a passagem de luz, como as coroas em cerâmica confeccionadas com cerâmicas de alta fusão, em detrimento do fosfato de zinco.

Procedimentos para a cimentação

Após a preparação dos dentes e da PPF e a seleção do agente cimentante, a cimentação definitiva pode ser iniciada.

As recomendações do fabricante com relação à dosagem e aos tempos de manipulação, de trabalho e de presa devem ser criteriosamente seguidas, pois muitas falhas em PPF ocorrem por negligências nessa fase. Os procedimentos que resultam em aumento do tempo de trabalho, como resfriamento de placa de vidro grossa, com o cuidado de mantê-la aquém do ponto de orvalho ou condensação, resfriamento do pó e do líquido do cimento e trabalho em ambiente com ar condicionado, devem ser realizados sempre que a PPF a ser cimentada apresentar vários retentores.

De maneira geral, procede-se da seguinte forma:

- **Com cimento de fosfato de zinco**: após o tempo de manipulação (1 a 1,5 minuto), em que o pó deve ser incorporado ao líquido em pequenas porções, a mistura de cimento é erguida da placa de vidro com uma espátula nº 24 em uma distância de aproximadamente 1 cm. Ela deverá cair na placa como uma gota; se isso não ocorrer, a consistência pode estar muito espessa para a cimentação.

- **Com cimento de ionômero de vidro**: como esse cimento exige incorporação rápida do pó ao líquido, o tempo máximo de espatulação é de 30 segundos. O pó pode ser incorporado de uma única vez ou em duas partes. Espalha-se o cimento durante a manipulação pela maior área possível da placa, para aproveitar ao máximo seu resfriamento.

- A aplicação do cimento no interior da coroa pode ser feita com diferentes instrumentos, mas talvez o mais apropriado seja um pincel pequeno. Não é preciso se preocupar em preencher toda a superfície oclusal da coroa, pois isso ocorrerá no escoamento durante a cimentação, mesmo que o cimento seja aplicado apenas nas superfícies axiais internas. Sabe-se que a face oclusal representa a maior dificuldade para o escoamento, pois é o ponto de maior resistência e no qual invariavelmente se encontra a maior espessura de película de cimento. As faces importantes para a retenção das coroas são as axiais. A colocação de uma pequena quantidade de cimento nas superfícies axiais internas minimiza o efeito da pressão hidrostática que impede o assentamento total da prótese e pode provocar seu assentamento oblíquo (Fig. 12.6A). Pode ser interessante aplicar uma pequena quantidade de cimento nos términos cervicais dos dentes pilares, visto que a quantidade de cimento no interior das coroas, nessas áreas, pode ser insuficiente.

- A prótese é assentada com pressão digital firme e uniforme (cerca de 4 kg) durante 1 minuto, e deve-se verificar se há cimento em excesso em todo o contorno cervical.

- Deve-se solicitar ao paciente que oclua os dentes para avaliar a exatidão do posicionamento. Esse passo deve ser realizado cuidadosamente, para evitar o umedecimento do campo com saliva. Caso se detecte qualquer desajuste ou assentamento incompleto, de difícil ou impossível correção no ato, procede-se à remoção da prótese pelos fios dentais colocados previamente nos espaços proximais ou usa-se o saca-pontes.

- Não é necessário manter a pressão de cimentação por tempo maior que um minuto, desde que tenha havido o escoamento do cimento e o assentamento da prótese. Deve-se ter cuidado ao utilizar meios complementares de pressão, como ocluir os dentes em rolo de algodão, bastão de madeira ou qualquer outro material. Além da possibilidade de comprometer o isolamento do campo, facilitando o umedecimento, a carga descontínua da oclusão ou de outros dispositivos pode contribuir para a adaptação da prótese fora da posição desejada.

- Deve-se aguardar o tempo indicado pelo fabricante para a presa do cimento, mantendo o campo isolado. Decorrido esse tempo, os excessos são removidos com sonda clínica nº 5, com especial atenção à possibilidade de manutenção de resíduos de cimento dentro do sulco e de eventual sangramento gengival. A aplicação de vaselina nas superfícies externas das coroas e o uso de fio dental nas áreas proximais têm a finalidade de facilitar a remoção desse cimento (Figs. 12.6B a F).

- Aplicam-se duas camadas de verniz de copal na região cervical dos retentores recém-cimentados, que devem ser secas para minimizar o contato precoce com a umidade do meio bucal.

- O paciente deve ser orientado a evitar a mastigação durante 1 hora após a cimentação, tempo suficiente para que o cimento adquira até 90% da sua presa e, portanto, das suas propriedades físicas. Combinar retornos periódicos para avaliação, de acordo com as necessidades de cada caso.

- Um grande número de retentores pode tornar mais difícil o assentamento completo da prótese. O escoamento do cimento pode ser facilitado pela introdução da prótese com pequenos movimentos vibratórios, principalmente se ocorrer o desenvolvimento exagerado da pressão hidrostática, o que pode causar seu assentamento incorreto.

- Outro recurso adicional e quase sempre disponível nos consultórios odontológicos é a aplicação de vibração na prótese por meio do aparelho convencional de ultrassom. Ele é utilizado sem água, por 3 a 5 segundos em cada retentor, enquanto se mantém a prótese assentada. É comum que uma grande quantidade de cimento escoe mesmo após se pensar que a prótese estava devidamente assentada.

PRÓTESE FIXA 465

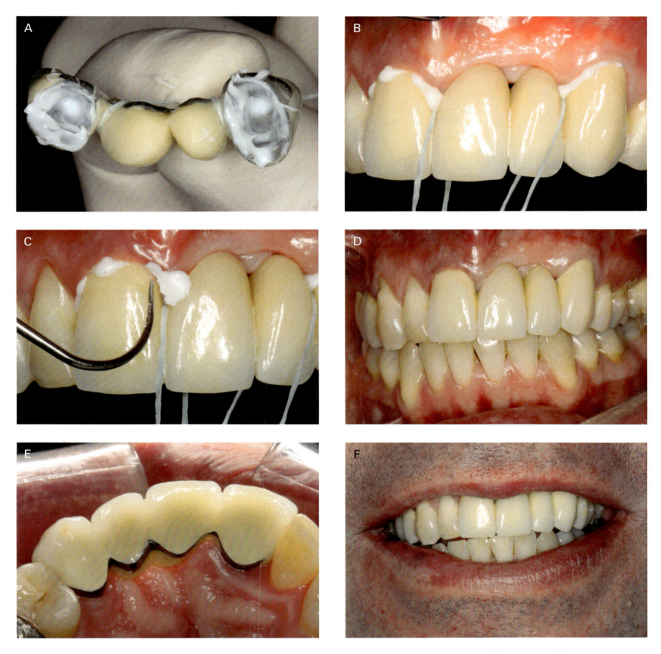

FIGURA 12.6 (A) Colocação de pequena quantidade de cimento nas superfícies axiais das coroas. (B) Vista da PPF em posição após a cimentação. (C) A remoção dos excessos de cimento deve ser feita com sonda exploradora, com o cuidado de eliminar totalmente os restos de cimento localizados no interior do sulco gengival. (D) (E) (F) Vistas da PPF após a cimentação.

Com cimentos resinosos

Embora os cimentos resinosos sejam muito empregados atualmente na cimentação de PPFs metalocerâmicas e totalmente cerâmicas, seu sucesso depende do mecanismo de união com a dentina e com as ligas metálicas ou cerâmicas. A literatura recente tem mostrado vários aspectos importantes relacionados com a confiabilidade dos cimentos resinosos adesivos, como problemas na interface cimento/adesivo decorrentes de incompatibilidade entre sistemas adesivos simplificados e cimentos resinosos de polimerização química e/ou dual. Tais problemas, que trazem profundas implicações à pratica clínica, podem ocorrer por duas razões principais: pela acidez presente na camada superficial dos adesivos e pela permeabilidade à água, oriunda da dentina subjacente.

Por causa da tendência clínica de redução de passos durante os procedimentos adesivos, a maioria dos sistemas adesivos utilizados em conjunto com seus respectivos cimentos resinosos são simplificados, o que os torna mais ácidos e hidrofílicos. Durante a cimentação, os grupos ácidos presentes na camada mais superficial não polimerizada do agente adesivo simplificado (devido à presença e ao contato com o oxigênio) competem com o peróxido de benzoíla (presente na pasta-base) pelas aminas aromáticas terciárias (presentes na pasta catalisadora) do agente cimentante, resultando em uma reação ácido-base entre o sistema adesivo e o cimento. Essa reação minimiza uma copolimerização apropriada entre ambos os materiais. Adicionalmente, as características hidrofílicas de tais sistemas adesivos funcionam como membranas permeáveis, permitindo o fluxo de água proveniente da dentina hidratada pela camada adesiva, mesmo após a polimerização do cimento. Gotas de água podem se acumular na interface e funcionar como pontos de estresse, aumentando a probabilidade de degradação da interface adesivo-cimento e o fracasso da prótese a longo prazo (Fig. 12.7).

Como a cimentação de PPFs com cimentos resinosos de polimerização química ou dual, combinados com sistemas adesivos simplificados, tem se tornado uma rotina, é conveniente conhecer quais são os mecanismos envolvidos na união

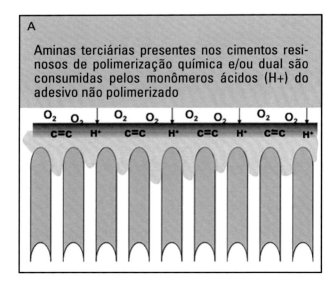
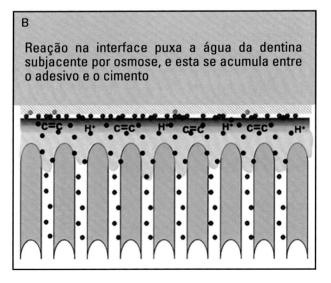

FIGURA 12.7 (A) Esquema mostrando o fenômeno de incompatibilidade entre as aminas terciárias básicas (C=C) presente no cimento resinoso de polimerização química e/ou dual, que são consumidas pelos monômeros ácidos (H+) não polimerizados do sistema adesivo simplificado. A presença do oxigênio (O_2) do meio ambiente forma uma camada inibitória de oxigênio que não permite a polimeração dos monômeros ácidos mais superficiais. (B) Isso também inicia uma reação na interface, puxando água da dentina por osmose que se acumula entre a camada de adesivo e o cimento. Fonte: Adaptada de Pegoraro e colaboradores.[1]

desses materiais para estabelecer procedimentos técnicos que minimizem os problemas de incompatibilidade e, consequentemente, da permeabilidade, e de certa forma melhorem o prognóstico do tratamento restaurador. A aplicação de uma fina camada de adesivo, a adequada evaporação do solvente, a exposição à luz por tempo adequado e, mais efetivamente, o uso de adesivos convencionais de três passos ou autocondicionantes de dois passos são procedimentos que eliminam a permeabilidade da camada do adesivo. Pode também ser aplicada uma camada intermediária de resina mais hidrofóbica, não ácida e de baixa viscosidade, para separar a camada ácida do adesivo simplificado do cimento resinoso químico ou dual. Entretanto, isso pode criar uma camada espessa do adesivo, o que seria uma preocupação durante os procedimentos de cimentação.

Os cimentos resinosos estão disponíveis em diferentes formulações, de acordo com seu mecanismo de polimerização (fotoativação, ativação química e ativação dual), e sua seleção deve ser feita com base na finalidade do uso. Os cimentos ativados exclusivamente pela luz oferecem vantagens clínicas em relação aos outros cimentos por apresentarem maior tempo de trabalho, polimerização controlada pelo operador e estabilidade de cor do material. Entretanto, seu uso é limitado às situações em que a espessura e a cor da restauração não afetam a capacidade de polimeração da luz ativadora, como nos casos de cimentação de facetas estéticas e *inlays* com caixas rasas.

Os cimentos ativados quimicamente apresentam maior grau de conversão do que os demais, mas são inferiores em relação à estética e apresentam menor tempo de trabalho. Estão indicados para a cimentação de próteses com estruturas espessas e de pinos intrarradiculares, por dificultarem o contato da luz com toda a interface dentina/cimento/coroa. Já os cimentos de polimerização dual são indicados quando a opacidade do material e a espessura da restauração podem de alguma forma inibir a energia de luz de ser transmitida para o cimento. Nessas situações, a intensidade de luz que atinge o cimen-

to pode ser suficiente para iniciar o processo de polimerização, porém uma porção química de ativação se torna necessária para assegurar um grau de conversão adequado.

O mecanismo de presa de cimentos resinosos de polimerização dual geralmente se baseia em uma reação de oxidorredução (REDOX) do peróxido de benzoíla com aminas terciárias aromáticas, representados pela pasta catalisadora e pela pasta-base, respectivamente. Uma ou ambas as pastas contêm um componente fotossensível (canforoquinona) que é responsável pelo mecanismo de fotoativação de presa. Após a mistura das pastas e até que a mistura seja fotoativada, o tempo de trabalho adequado é controlado por inibidores presentes na reação de polimerização exclusivamente química ou pela quantidade de peróxido ou aminas terciárias aromáticas presentes. Tanto os inibidores quanto os peróxidos são componentes químicos orgânicos e, portanto, estão suscetíveis à degradação durante o armazenamento. Desse modo, cimentos resinosos de polimerização química e dual têm prazo de validade de armazenamento limitado, e seu mecanismo de presa pode variar durante esse período.

Os tempos de trabalho e presa podem ser significativamente alterados durante o armazenamento, particularmente se a temperatura recomendada pelo fabricante não for respeitada (18 a 22 °C). Tais alterações resultam em um cimento resinoso instável e em uma consequente variação no tempo de trabalho e de endurecimento do material. Portanto, esse tipo de cimento deve ser armazenado em ambientes livres de calor e luz ambiente, e seu prazo de validade deve ser respeitado.

Cimentos resinosos com tempo de trabalho e de presa aumentados podem comprometer os mecanismos de união com sistemas adesivos simplificados. Como os efeitos das reações químicas adversas (incompatibilidade) e da permeabilidade dos sistemas adesivos simplificados com os cimentos resinosos são tempo-dependentes, os cimentos que apresentam o tempo de polimerização aumentado tornam-se mais propensos a sofrer as reações adversas com o sistema adesivo.

Sabe-se que a polimerização inadequada de um agente de união com base resinosa é associada a problemas como sensibilidade pós-operatória, microinfiltrações e cárie recorrente, suscetibilidade à degradação, descoloração e diminuição das propriedades mecânicas. Desse modo, um adequado grau de conversão do agente de união é importante para garantir o sucesso clínico e a longevidade e a biocompatibilidade da restauração. O potencial dos componentes de polimerização química e fotopolimerização presentes nos cimentos de polimerização dual varia grandemente de acordo com diferentes marcas comerciais. Inibidores presentes nas pastas-base e catalisadora dos cimentos resinosos de polimerização dual podem interferir com o início da reação de polimerização induzida pela luz, especialmente nos cimentos com prazos de validade vencidos. Se a polimerização química fosse o único mecanismo de polimerização, os materiais com mecanismo de autopolimerização comprometidos poderiam gerar problemas clínicos potenciais, como deslocamento da restauração e vulnerabilidade às cargas oclusais aplicadas sobre a prótese imediatamente após a cimentação.

Como comentado anteriormente, os últimos cimentos introduzidos no mercado foram os cimentos autoadesivos, assim chamados por não precisarem do emprego de adesivos na interface com a dentina ou com o material restaurador. São indicados para a cimentação de pinos intrarradiculares e de próteses metalocerâmicas e totalmente cerâmicas confeccionadas com cerâmicas acidorresistentes (Figs. 12.8 a 12.10).

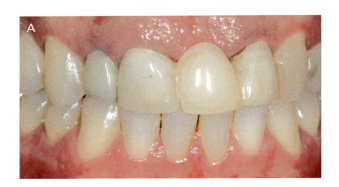
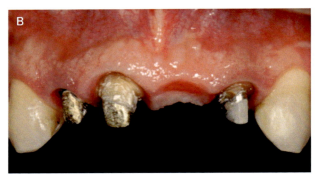

FIGURA 12.8 (A) Vista de próteses (elemento isolado no dente 12 e PPF entre os dentes 11 a 22) que precisam ser trocadas. (B) Dentes repreparados.

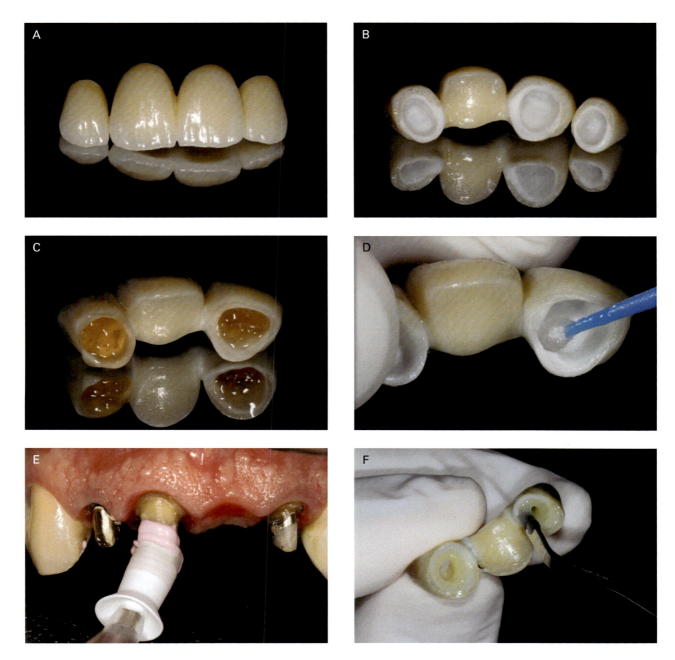

FIGURA 12.9 (A) Próteses glaseadas. (B) Vista das superfícies internas das coroas. (C) Após o condicionamento da cerâmica com ácido fluorídrico, de acordo com as instruções do fabricante, as superfícies são lavadas com água. (D) Aplicação do agente silano, que deve ser ligeiramente seco com jatos de ar antes da aplicação do adesivo. (E) Como o cimento empregado é autoadesivo, não é necessário fazer tratamento superficial na dentina (condicionamento ácido e emprego de adesivo). Os dentes foram limpos com taça de borracha e pedra-pomes, mantendo a dentina ligeiramente úmida. (F) Colocação de fina camada de cimento nas superfícies internas das coroas.

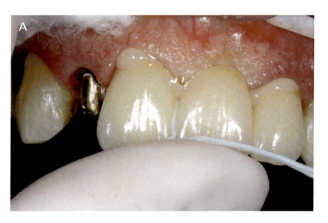
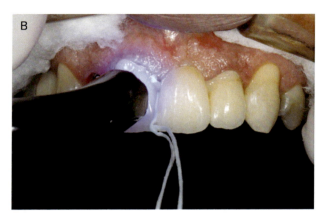
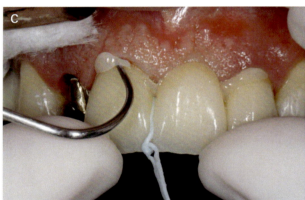
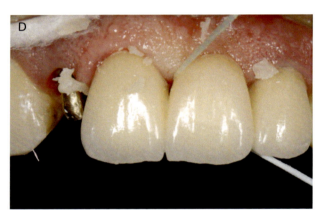
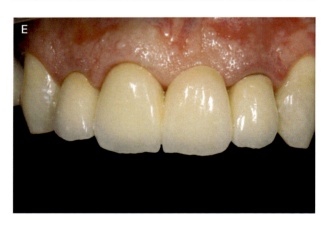

FIGURA 12.10 (A) Vista da PPF cimentada. Observe a presença do fio dental em posição, com o objetivo de facilitar a remoção da prótese após a cimentação, caso haja algum tipo de problema, e eliminar os excessos de cimento nas faces proximais. (B) Fotoativação. O tempo de fotoativação deve seguir as orientações do fabricante do cimento empregado. (C) Remoção dos excessos de cimento com sonda exploradora. Em razão da dificuldade de remover o cimento totalmente polimerizado, é interessante fazer uma pré-fotoativação de 10 segundos para facilitar sua remoção, especialmente nas faces proximais. Em seguida, faz-se a fotoativação final. (D) Eliminação de restos de cimento com auxílio do fio dental. (E) Vista após a cimentação.

Tratamento da superfície dentária

Dentre os cimentos disponíveis no mercado para cimentação de PPFs e restaurações unitárias com estrutura metálica ou em cerâmica, os únicos que exigem tratamento da dentina com adesivos são os cimentos resinosos.

Os procedimentos de condicionamento da superfície dental devem seguir rigorosamente as recomendações do fabricante dos cimentos e adesivos selecionados, que costumam consistir na seguinte sequência básica:

- Remover os excessos de cimento provisório que permanecem nos dentes. Nos casos de PPF em cerâmica, deve-ser usar cimento livre de eugenol, para que não haja interferência com a polimerização do cimento resinoso.
- Fazer isolamento do campo operatório e limpar as superfícies preparadas com taça de borracha, pasta de pedra-pomes e água.
- Fazer o condicionamento ácido de toda a superfície preparada com gel de ácido fosfórico a 37%, por 30 segundos em esmalte e 15 segundos em dentina. Lavar com água por 30 segundos e secar o excesso com papel absorvente, para evitar o ressecamento da superfície dentinária e, consequentemente, das fibras colágenas.
- Aplicar o adesivo de acordo com as recomendações fornecidas pelo fabricante.

Os adesivos são classificados como convencionais e autocondicionantes. No caso dos **convencionais**, o processo se inicia pela aplicação do ácido fosfórico, seguida da aplicação do *primer* e do adesivo separadamente (adesivos de três passos) ou pela aplicação de uma única solução que contém o *primer*/adesivo (adesivo de dois passos). Já no caso dos **adesivos autocondicionantes**, não se faz a aplicação do ácido fosfórico previamente ao adesivo, pois uma única solução contém monômeros ácidos, solventes, diluentes e água.

Não é objetivo deste capítulo apresentar e discutir toda a parte conceitual que envolve os procedimentos de tratamento superficial de dentina e esmalte e a aplicação de adesivo. Esse tópico, tão importante nos procedimentos de cimentação, é amplamente discutido nos cursos de graduação, especialização e pós-graduação e pode ser encontrado em inúmeros livros-texto e artigos científicos. O CD deve estar atento aos problemas relacionados com a seleção e a aplicação de adesivos que podem comprometer a interface dentina/adesivo/cimento, como comentado anteriormente, mas sem esquecer que os princípios mecânicos dos preparos dentais que proporcionam estabilidade e retenção às coroas são tão importantes ao sucesso da prótese quanto o ato da cimentação. O emprego de cimentos adesivos não é garantia de sucesso de próteses cimentadas em preparos com deficiências mecânicas, ou seja, sem características de retenção e estabilidade.

Tratamento da superfície cerâmica

A possibilidade de adesão do sistema cimento/adesivo ao metal ou à cerâmica depende da microestrutura e do tratamento realizado na superfície interna. Em superfícies metálicas, podem-se empregar *primer* específico para metal ou utilizar somente as microrretenções criadas por jatos de óxido de alumínio. Para as cerâmicas, o processo de silanização parece ser o método mais efetivo, desde que apresentem sílica em sua composição. Assim, o tipo de tratamento na superfície interna da cerâmica depende da sua composição.

As cerâmicas feldspáticas, também chamadas de convencionais, reforçadas com leucita ou dissilicato de lítio, apresentam uma fase vítrea, que confere translucidez à cerâmica, e uma fase cristalina, que é responsável por sua resistência. Essas cerâmicas são sensíveis ao ácido fluorídrico que reage com a sílica presente na fase vítrea da cerâmica e formam hexafluorsilicato, responsável pela formação de microrretenções na superfície da cerâmica.

O processo de silanização deve seguir a seguinte sequência básica:

- Jateamento da superfície interna da cerâmica com partículas de óxido de alumínio com 50 μm e condicionamento da cerâmica com ácido fluorídrico. A concentração do ácido e seu tempo de aplicação variam de cerâmica para cerâmica, e por isso devem ser seguidas as orientações dos fabricantes. A aplicação do ácido deve ser feita com muito cuidado para evitar que entre em contato com as superfícies externas da cerâmica.
- Aplicação do silano na superfície interna da cerâmica, seguindo as orientações do fabricante.
- Aplicação do adesivo, eliminação dos excessos e polimerização.

O silano tem em sua composição moléculas bifuncionais que são capazes de se unir com os radicais OH presentes na superfície da cerâmica e com a porção orgânica do adesivo ou cimento. Essas propriedades, aliadas à presença de microrretenções, que também aumentam a área superficial de contato com o cimento e melhoram a capacidade de molhamento da superfície da cerâmica (facilitando seu contato com o adesivo), são responsáveis pelo aumento da retenção da restauração e da resistência à fratura da cerâmica. Entretanto, alguns cuidados devem ser tomados na aplicação do silano:

- Observar a validade do produto, pois sua efetividade diminui no decorrer do tempo.

- Observar se o produto está adequado para o uso. A maneira mais simples para essa averiguação é observar se a solução está clara. Caso esteja turva, não deve ser empregada. É preferível usar um produto com dois frascos, visto que o silano em frasco único é uma solução com álcool que permanece transparente, dificultando a observação de possíveis alterações em sua composição.

- Após a aplicação e a secagem do silano, ocorre a formação de três camadas: uma externa, com pequenas moléculas de oligômeros que são eliminadas por água ou solventes orgânicos; outra camada de oligômero, que é hidrolisável após a cimentação e pode comprometer a efetividade de união da interface cimento/cerâmica; e uma terceira camada covalente hidrolisável de sílica, que fica em contato direto com a cerâmica e é a responsável pela união. Para evitar a hidrólise da segunda camada após a cimentação, alguns autores recomendam sua remoção com água quente antes da superfície ser silanizada, ou o aquecimento da superfície com ar quente (a aproximadamente 50 °C), por 15 segundos, para a remoção do excesso de água, do solvente e do silano não reativo. O excesso de silano também pode ser removido durante a fase de prova final da prótese, antes de sua cimentação. Normalmente o técnico realiza somente o condicionamento da superfície da cerâmica com ácido fluorídrico antes de enviar a prótese para o CD. Este, após a prova final da prótese, realiza os procedimentos de silanização. Se o CD pretende determinar a cor do cimento com pastas próprias (*try-in*), esse procedimento deve ser feito antes da aplicação do ácido fluorídrico, para evitar que a superfície condicionada com esse ácido torne-se hidrofílica. Se a cerâmica é silanizada, sua superfície torna-se hidrofóbica, e a pasta é facilmente eliminada com ultrassom. Em seguida são realizados os procedimentos de cimentação.

As cerâmicas reforçadas com grande quantidade de alumina e/ou zircônia apresentam pequena ou nenhuma quantidade de sílica e, por isso, não são suscetíveis ao condicionamento ácido com ácido fluorídrico; são cerâmicas ácido-resistentes. Assim, para melhorar sua adesão ao cimento, diferentes tratamentos da superfície podem ser realizados, como o jateamento de óxidos de sílica na superfície interna da cerâmica (silicatização). Outro meio para melhorar a adesão a essas cerâmicas é o emprego de cimentos resinosos compostos por monômeros fosfatados, que se unem quimicamente a óxidos metálicos presentes na composição dessas cerâmicas.

Como os meios para melhorar a capacidade de união das cerâmicas reforçadas com cimentos resinosos não são acessíveis à grande maioria dos técnicos de laboratório e dos profissionais, cimentos não adesivos também podem ser indicados para a cimentação de PPFs confeccionadas com essas cerâmicas. Entretanto, o CD deve lembrar que as características do preparo relacionadas com sua forma de resistência e estabilidade podem compensar uma possível falha de união na interface dentina/cimento/cerâmica e diminuir a capacidade de reter a prótese em posição por um longo prazo, como comentado anteriormente.

A cimentação em prótese passa por mudanças constantes, levadas em parte por novas aplicações clínicas de materiais já existentes e também pela introdução de novos materiais restauradores. Atualmente, não existe um tipo de cimento disponível comercialmente que seja ideal para todas as situações clínicas. A quantidade de cimentos resinosos disponíveis no mercado é muito grande, com diferentes meios de polimerização, diferentes sistemas adesivos e diferenças acentuadas de preço. Devem-se empregar cimentos com indicação precisa para cada tipo de prótese e para cada sistema cerâmico, e, o mais importante, respeitando as orientações de uso dos fabricantes (Figs. 12.11 a 12.17).

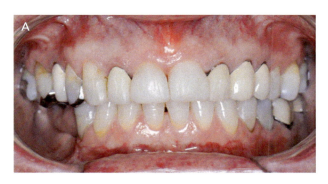

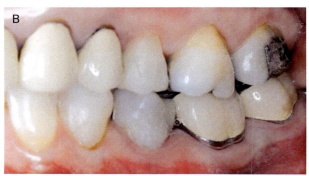
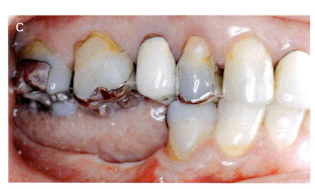
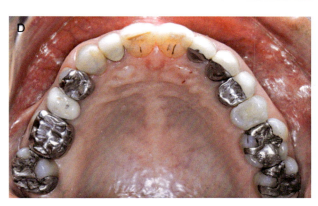
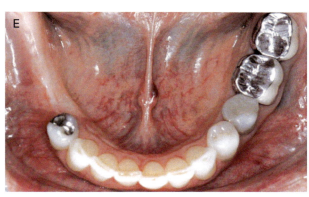

FIGURA 12.11 (A) (B) (C) (D) (E) Vistas de caso clínico com necessidade de tratamento com reabilitação oral em decorrência de deficiências estéticas. O tratamento planejado para a maxila consistiu na confecção de *on-lays* cerâmicas nos dentes 17, 26 e 27 e coroas unitárias nos demais dentes. Na mandíbula, o tratamento planejado foi de coroas cerâmicas nos dentes 35, 36 e 37 e PPF sobre implantes na região dos dentes 44 a 47. (F) Radiografias iniciais.

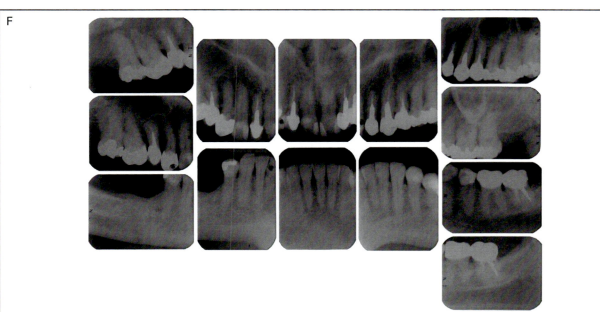

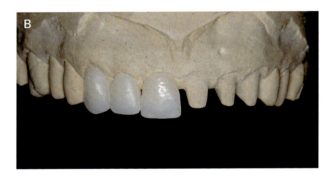

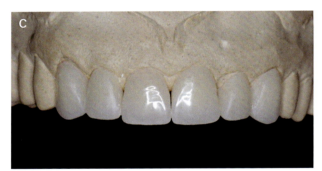

FIGURA 12.12 (A) Modelos de estudo montados em articulador. (B) (C) Confecção de coroas provisórias com facetas de dentes de estoque sobre dentes preparados no modelo de estudo. (D) Coroas provisórias cimentadas.

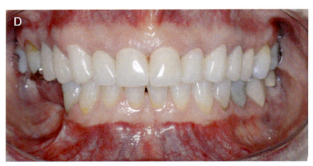

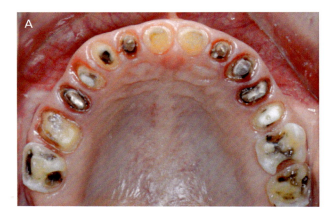
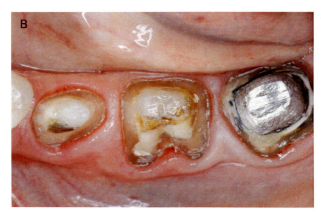

FIGURA 12.13 Vista dos dentes preparados.

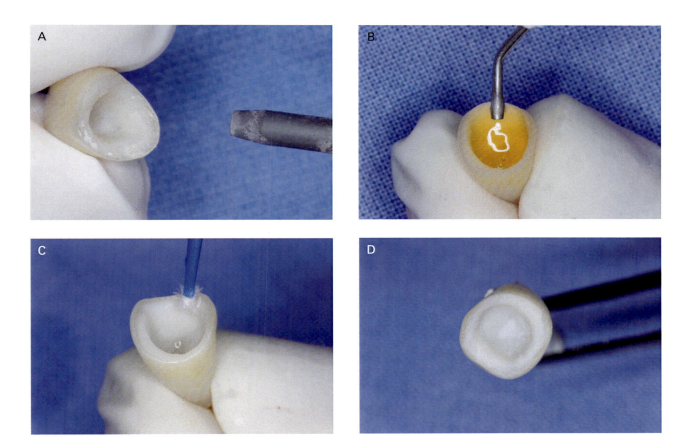

FIGURA 12.14 Tratamento da superfície interna da cerâmica previamente à cimentação. (A) Jateamento com jatos de óxido de alumínio. (B) Ataque ácido com ácido fluorídrico. (C) Aplicação de silano e adesivo. (D) Vista após a conclusão do tratamento superficial. É importante seguir as instruções dos fabricantes dos materiais empregados.

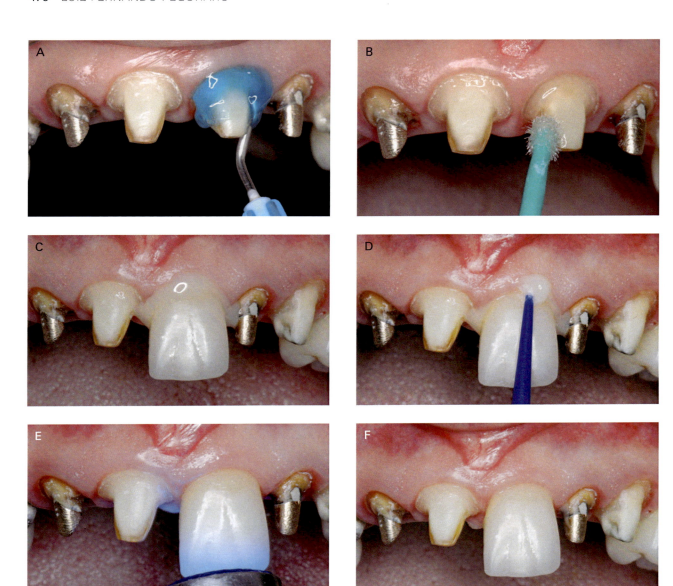

FIGURA 12.15 Tratamento da dentina. (A) Após limpeza com escova, pasta de pedra-pomes e água, faz-se o condicionamento com ácido fosfórico. (B) Aplicação de adesivo. É importante seguir as instruções do fabricante dos materiais empregados. (C) Cimentação. (D) Remoção dos excessos do cimento. (E) Fotoativação. (F) Sempre que possível, deve-se cimentar individualmente cada coroa, mantendo todas as outras em seus respectivos dentes preparados. Assim, a remoção de excessos é facilitada, e consegue-se uma melhor polimerização de toda a camada do cimento pela possibilidade de aproximar a lâmpada de todas as margens. Os materiais empregados no tratamento da dentina, a dosagem, a espatulação e o tempo de fotoativação do cimento devem seguir as recomendações do fabricante.

PRÓTESE FIXA 477

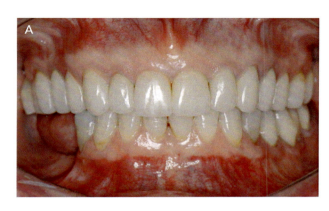

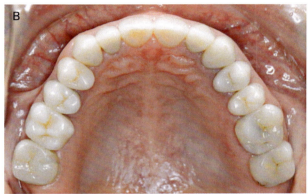

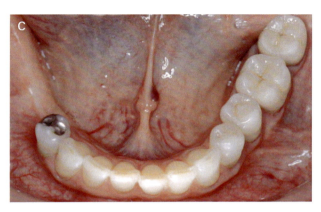

FIGURA 12.16 (A) (B) (C) (D) (E) Vistas após a cimentação. (F) Radiografias.

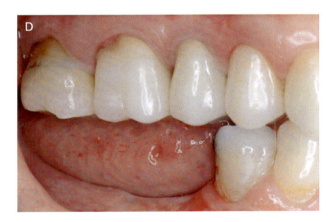

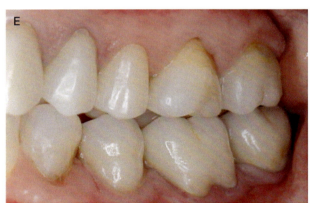

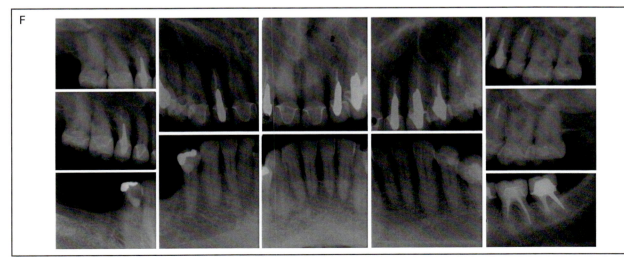

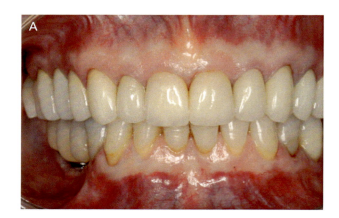
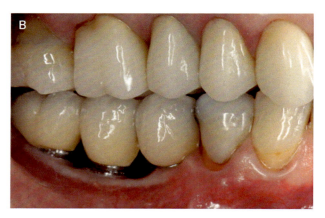
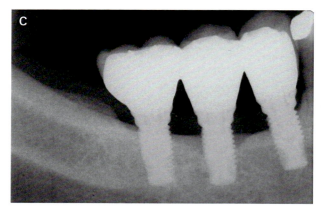

FIGURA 12.17 Após 7 anos, o paciente decidiu colocar implantes na área edêntula. (A) (B) (C) Vistas após a instalação da PPF sobre implantes e da radiografia.

A Tabela 12.1 resume a variedade de cimentos dentais disponíveis e suas indicações, vantagens e desvantagens.

TABELA 12.1 Indicações, vantagens e desvantagens dos cimentos dentais

CIMENTOS	INDICAÇÕES	VANTAGENS	DESVANTAGENS
Fosfato de zinco	Coroas, PPFs e pinos intrarradiculares metálicos; coroas e PPFs cerâmicas.	Mais de 100 anos de experiência clínica; bom cimento de rotina; simplicidade de uso; baixo custo.	Sensibilidade pós-operatória ocasional; baixa dureza; alta solubilidade; não indicado para a maioria das cerâmicas.
Ionômero de vidro convencional	Coroas, PPFs e pinos intrarradiculares metálicos; coroas e PPFs cerâmicas.	Mais de 20 anos de experiência clínica; liberação de flúor; adesão molecular ao substrato dentário; bom cimento de rotina; simplicidade de uso; baixo custo; baixa alteração dimensional.	Sensibilidade pós-operatória ocasional; sensibilidade a água e a cargas mecânicas; não é indicado para a maioria das cerâmicas.
Cimento de ionômero de vidro modificado por resina	Coroas, PPFs e pinos intrarradiculares metálicos; coroas e PPFs cerâmicas.	Liberação de flúor; resistência de união média/alta; adesão molecular ao substrato dentário; baixa solubilidade; baixa sensibilidade pós--operatória; bom cimento de rotina; simplicidade de uso; baixo custo.	Absorção de água e expansão; degradação ao longo do tempo e em altas temperaturas; não indicado para a maioria das cerâmicas.
Cimento resinoso adesivo	Coroas, PPFs e pinos intrarradiculares metálicos, pinos intrarradiculares estéticos; coroas cerâmicas.	Mais de 10 anos de experiência clínica; baixa solubilidade; boa adesão; alta dureza; boas propriedades mecânicas; boa estética.	Dificuldade de manuseio e sensibilidade técnica; requer o uso de *primers* e sistemas adesivos; alto custo; sensibilidade pós-operatória ocasional; degradação ao longo do tempo e em altas temperaturas; não indicado para algumas cerâmicas.
Cimento resinoso autoadesivo	Coroas, PPFs e pinos intrarradiculares metálicos, pinos intrarradiculares estéticos; coroas cerâmicas com alguns tipos de cerâmica.	Facilidade de utilização; tempo clínico; sem necessidade de pré-tratamento dentinário; baixa solubilidade; boas propriedades mecânicas; boa estética.	Poucos estudos longitudinais de avaliação clínica.

Fonte: Adaptada de Pegoraro, da Silva e Carvalho.[1]

FALHAS E RECIMENTAÇÃO

Extremamente desconcertante para qualquer CD é a observação, às vezes precoce, de que uma coroa fixada sobre um dente pilar de PPF sofreu deslocamento. As preocupações são ainda maiores se o dente pilar é polpado, pois, além do inconveniente do seu deslocamento, haverá também sensibilidade durante a mastigação e as trocas térmicas, halitose e até recidiva de cárie. O conhecimento dos diferentes tipos de cimentos, sua indicação correta para o metal ou a cerâmica e a aplicação da técnica recomendada pelo fabricante não são garantias de uma cimentação duradoura. Fatores como hábitos parafuncionais, alimentares, sobrecargas oclusais, preparos intrassulculares com término em dentina e dificuldade de controle da umidade dentro do sulco, entre outros, podem provocar uma descimentação precoce.

Se há diferentes técnicas para a confecção de PPFs e mesmo para a cimentação, ainda não existem meios absolutamente confiáveis para a remoção das próteses sem danos maiores a elas ou aos dentes pilares ou sem infligir desconforto acentuado aos pacientes. Por esse motivo, grande parte das próteses que se soltam são simplesmente cortadas e refeitas, quando às vezes poderiam ter uma vida útil muito maior, caso não ocorresse esse inconveniente.

Dispositivos mecânicos como os saca-pontes manuais ou pneumáticos são utilizados para essa finalidade (Fig. 12.18). Com frequência, dentes pilares fraturam-se sob esses esforços, em razão da impossibilidade de avaliação, em qualquer caso, do paralelismo dos pilares ou de raízes com núcleos divergentes, além de as pancadas causadas pelo aparelho trazerem desconforto ao paciente. O paciente pode também sentir-se frustrado caso a remoção tenha sido feita antes do esperado ou prometido. Repetições significam custo adicional com laboratório, tempo clínico suplementar, material e, não raramente, discordância suficiente para justificar ações judiciais.

Embora seja comprovadamente eficiente para a remoção de núcleos metálicos intrarradiculares, a aplicação de ultrassom para a remoção de retentores de PPF exige muito tempo (aproximadamente 18 minutos) para mostrar alguma efetividade. Como sua aplicação é desconfortável, gerando vibração e calor, muitas vezes esse tempo precisa ser dividido em diferentes sessões clínicas. Ainda assim, pode complementar ou auxiliar o efeito dos dispositivos mecânicos ou pneumáticos.

Na tentativa de suprir as deficiências desses dispositivos mecânicos, surgiram no mercado aparelhos saca-pontes pneumáticos. Tais dispositivos simulam a ação do aparelho mecânico, mas possibilitam o controle da carga exercida para deslocar a prótese. No seu nível máximo, porém, tornam-se desconfortáveis para o paciente, tanto quanto a aplicação de pancadas com força máxima nos saca-pontes convencionais. Combinados com ultrassom, podem garantir a remoção na maioria dos

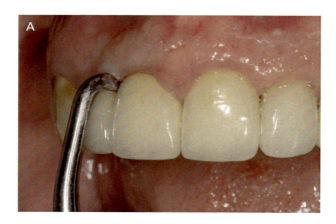 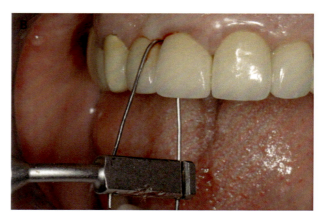

FIGURA 12.18 (A) A remoção das próteses cimentadas provisoriamente ou definitivamente pode ser feita por meio mecânico, como uso de saca-ponte ou (B) por meio de uma prótese cimentada definitivamente com falha de cimentação pode ser removida por meio pneumático, combinado ou não com ultrassom.

casos de próteses que tiveram um dos retentores deslocados, sem maiores danos aos dentes pilares.

Sua aplicação deve ser realizada de maneira gradual, com impactos leves (um terço da pressão), seguidos de impactos médios (dois terços da pressão). Devido ao desconforto e ao risco de fratura e luxação, evitam-se impactos pesados. É possível que grande parte das coroas desloque-se com até 10 impactos médios. Caso isso não ocorra, a ação do dispositivo pneumático é complementada com ultrassom, mesmo que sejam necessárias sessões adicionais.

Embora exista uma observação clínica, consistente e de ampla aceitação de que uma prótese nunca mais volta a adquirir sua capacidade retentiva inicial depois de deslocada, não existem razões científicas que comprovem isso se forem seguidos todos os princípios que regem a cimentação definitiva. Tais princípios incluem a eliminação completa de todos os resíduos de cimento da superfície interna das coroas, sem provocar desgastes adicionais com brocas ou instrumentos rotatórios; a complementação da limpeza com jatos de óxido de alumínio e a eliminação total e completa dos resíduos de cimento fixados à estrutura dentária. A repetição de todos os passos, com os cuidados rotineiros, deve ser capaz de manter a prótese no seu local pelo mesmo tempo da cimentação inicial. Evidentemente deve ser feita uma análise criteriosa da falha, com o intuito de evitar novo deslocamento. Se ela não ocorreu por deficiência técnica da cimentação, manipulação incorreta, excesso de cimento, película espessa, etc., é provável que a causa tenha sido o fator oclusal. Uma verificação precisa e minuciosa da qualidade do ajuste oclusal e das desoclusões pode mostrar a razão principal do deslocamento precoce.

A cimentação adequadamente realizada é apenas o complemento de um trabalho cuidadoso, executado com o objetivo básico de suprir as necessidades funcionais e estéticas do paciente que, por diferentes motivos, não foi capaz de manter a integridade dos componentes do seu sistema estomatognático. Embora, sem dúvida alguma, a melhor prótese seja a que não precisa ser feita, a prótese odontológica é a única capaz de executar perfeitamente suas funções, chegando ao ponto de poder ser confundida com os dentes naturais,

tal o seu grau de aperfeiçoamento, adaptação e acomodação aos tecidos orais. Atingir esse objetivo deve ser a meta de todo CD que se proponha a preencher, restabelecer, restituir e reconstruir as funções perdidas com a extração de um ou mais dentes. Em, em suma, essa é a função básica e primordial da prótese.

MANUTENÇÃO

Quando se discutem aspectos relacionados com a longevidade de um trabalho de PPF, muitas vezes o ponto principal não é abordado adequadamente: o papel do CD ao determinar um protocolo de manutenção para o paciente após a cimentação da prótese.

Atualmente, as pesquisas de avaliações clínicas de longo prazo em trabalhos de PPF empregam a palavra "sobrevivência" em vez de "sucesso", pois seria esperar muito que uma prótese permanecesse com as mesmas características de quando foi cimentada após 15 anos em função. Os materiais empregados podem se desgastar ao longo do tempo e, por ação da fadiga ou da sobrecarga oclusal, apresentar pequenas fraturas de cerâmica ou mesmo fraturas catastróficas que incluem a IE cerâmica. Pode ainda ocorrer recessão gengival com exposição da cinta metálica em coroas metalocerâmicas ou de dentina escurecida em uma coroa totalmente cerâmica, entre outros problemas. Contudo, uma atuação correta do CD por meio de controles posteriores pode prolongar o tempo de permanência da prótese em função. Próteses que apresentam pequenas falhas, mas que continuam exercendo suas funções mastigatória, fonética e estética, são consideradas como sobreviventes e não necessitam de substituição. Nesses casos, a substituição de PPF depende mais da decisão do paciente em razão de deficiências estéticas.

As falhas de origem mecânica (descimentação da coroa ou do pino intrarradicular decorrente de preparo com retenção friccional deficiente, fraturas de áreas de solda e de pônticos, fraturas/deslocamento da cerâmica de revestimento) tendem a ocorrer antes das de origem biológica (cárie e doença periodontal) e estão diretamente relacionadas com a atuação dos profissionais envolvidos. Elas podem decorrer de falhas do CD ao realizar corretamente os procedimentos clínicos de preparo e ajuste da oclusão, diagnosticar a presença de parafunção ou observar as deficiências técnicas da PPF entregue pelo técnico de laboratório. Portanto, é importante que o CD tenha conhecimentos básicos dos procedimentos laboratoriais para poder rejeitar um trabalho inadequado feito pelo técnico de laboratório, assim como este deve saber rejeitar um molde ou modelo inadequado. Pequenas falhas de origem mecânica, como lascamentos da cerâmica, normalmente não exigem a substituição da prótese, pois podem ser polidos ou refeitos com resina composta.

As falhas de origem biológica (cárie, doença periodontal e lesão endodôntica) costumam apresentar progressão silenciosa. Por isso, quando o paciente percebe algum sinal clínico, como dor, inchaço, mau cheiro, etc., talvez já seja necessário trocar a prótese. Desses três tipos de lesões, a cárie e a doença periodontal podem perfeitamente ser evitadas se o paciente apresentar boa higiene oral e fizer manutenção preventiva periódica com seu CD. No entanto, se este não consegue manter um grau de higiene satisfatório, tal função deverá ser assumida pelo profissional, por meio de controles periódicos que poderão ser mais ou menos espaçados, de acordo com a resposta dada pelo paciente.

O controle rigoroso da placa dentobacteriana é pré-requisito para a manutenção da saúde periodontal e dos tecidos dentários dos pacientes que recebem tratamento com PPF. Desse modo, deve ser inserido em um programa de manutenção com profilaxia profissional e raspagem supra e subgengival, com visitas regulares ao CD. O protocolo de manutenção da saúde dos tecidos dentários e periodontais será determinado pelo CD de acordo com o grupo de risco do paciente e sua suscetibilidade.

Com relação à suscetibilidade a doenças que podem provocar perda dentária e o insucesso das PPFs instaladas, os pacientes podem ser divididos em dois grupos: de risco à cárie e de risco à doença periodontal. Tanto a cárie dentária quanto a doença periodontal têm etiologia multifatorial, sendo a placa dentobacteriana um dos fatores principais de desencadeamento. O controle da placa deve ser realizado pelo paciente diariamente e pelo CD durante as consultas de manutenção do tratamento.

A doença periodontal pode ser dividida de maneira simplificada em periodontite e gengivite. A gengivite fica limitada ao periodonto de proteção e é universal, pois todos os indivíduos apresentam inflamação gengival em alguma área em alguma época da sua vida. Sua prevenção e tratamento baseiam-se única e exclusivamente na remoção e no controle da placa. Já a periodontite acomete os tecidos de sustentação dos dentes. Nesses casos, deve-se fazer um controle rigoroso de placa e raspagens coronorradiculares regulares no consultório do CD durante as visitas de manutenção.

As causas da perda dentária que originaram a reabilitação com PPF podem ser determinantes para o estabelecimento do programa de manutenção. Os pacientes de risco ou suscetíveis à periodontite que recebem tratamentos com PPF devem ser mantidos em programas de manutenção regulares, com intervalos de visitas determinados pelo CD de acordo com a gravidade do quadro da doença, a fim de conservar por maior tempo os dentes na boca, sejam eles pilares ou não pilares de PPF. Pacientes com gengivite que mantêm visitas regulares de manutenção a cada três meses conseguem manter níveis de inserção estáveis, independentemente do grau da gengivite recorrente. Os intervalos de visitas devem ser individualizados de acordo com as necessidades de cada paciente, considerando seus parâmetros clínicos e de higiene oral.

Quando indivíduos reabilitados com prótese são suscetíveis à periodontite e não são submetidos a um programa de manutenção regular, a recorrência e a progressão da doença periodontal ocorrem com maior frequência. Para alcançar o sucesso da PPF, o paciente deve ser colaborador quanto às medidas de higiene oral, e em cada visita devem ser reforçadas as instruções de higiene e fisioterapia oral.

A cárie se instala quando há um ambiente propício para a proliferação de bactérias que dependem da presença da placa dentobacteriana. Esta, por sua vez, se forma quando a higienização básica com fio e escova dental não é adequada. A doença periodontal também ocorre dessa forma, mas a cárie é a principal causa de fracassos em PPF.

Muitas vezes, a ocorrência de cárie e de doença periodontal se deve ao fato de o paciente não ter sido adequadamente alertado durante o tratamento sobre a importância da higiene oral na prevenção dessas doenças, bem como não ter recebido informações suficientes sobre sua origem e suas consequências. É importante que o paciente saiba que é incapaz de limpar corretamente todas as áreas da prótese, especialmente as proximais, que são as grandes responsáveis pela instalação da cárie e da doença periodontal, tarefa que deve ser delegada ao CD.

A maneira mais simples e eficaz para o paciente desenvolver satisfatoriamente a limpeza de seus dentes e próteses é saber quais instrumentos usar e qual é a periodicidade necessária (Figs. 12.19 e 12.20).

A frequência da higiene oral está relacionada com as principais refeições, ou seja, o café da manhã, o almoço e o jantar. Após a última escovação, não se deve ingerir qualquer tipo de alimento ou líquidos adocicados, pois durante o sono há uma diminuição do fluxo salivar e da ação da língua e da bochecha, que promovem uma autolimpeza das faces internas e externas dos dentes e das coroas.

Os colutórios podem ser indicados para pacientes com PPF, porém com cautela, uma vez que não substituem os métodos mecânicos de higienização. Esses produtos são usados em bochechos, após o uso do fio e da escova dental, três vezes ao dia. Para uso diário, os mais recomendados são os que têm triclosan com copolímero, óleos essenciais e compostos fenólicos. Os colutórios apresentam ação anti-inflamatória e antimicrobiana e ainda podem prevenir a cárie dentária, caso tenham flúor em sua composição.

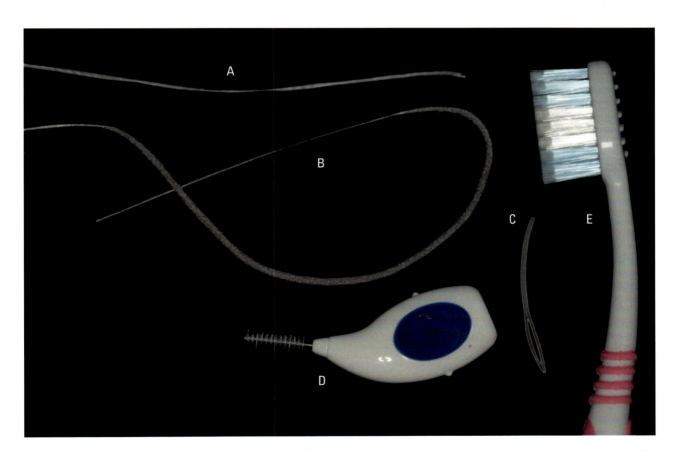

FIGURA 12.19 *Kit* básico para higienização de PPF: (A) fio dental convencional; (B) fio dental modificado (*superfloss*, Oral B®), que apresenta uma extremidade firme para facilitar a passagem do fio sob os pontos de contato entre a coroa e pôntico, uma porção intermediária com forma de esponja para limpeza das ameias gengivais e embaixo dos pônticos e uma parte que corresponde ao fio dental propriamente dito; (C) passa-fio, que é utilizado para levar o fio dental convencional sob os pontos de contato para a limpeza dos pônticos; (D) escova interdental para limpeza da prótese nos espaços das ameias gengivais; (E) escova dental com cerdas retas e macias.

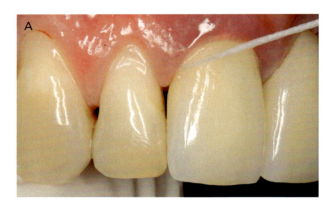
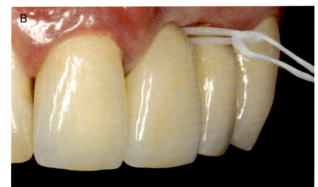
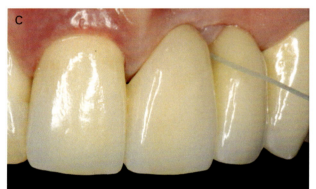
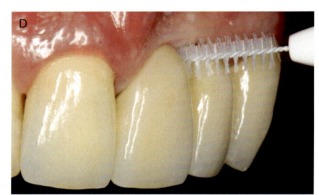
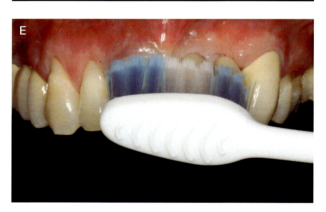

FIGURA 12.20 (A) Uso correto do fio dental, que não tem a função apenas de limpar as faces proximais dos dentes e da PPF. É primordial que o fio penetre no sulco gengival para remover resíduos alimentares e impedir a formação da placa bacteriana e a instalação da cárie e da doença periodontal. É importante lembrar que nessa área há uma linha de cimento que facilita a adesão da placa bacteriana, que não pode ser eliminada apenas pelas cerdas da escova. (B) Introdução do fio dental nas áreas proximais por meio de passa-fio. (C) Uso do fio para limpeza embaixo dos pônticos e das ameias gengivais. (D) Uso da escova interproximal para limpeza da ameia gengival. O emprego desse instrumento somente é possível se houver espaço suficiente para sua introdução sem machucar o tecido gengival. (E) A escovação dos dentes naturais, das coroas e dos pônticos deve ser feita com uma escova de cerdas macias, com movimentos circulares no sentido da gengiva para a coroa e sem exercer pressão, evitando traumatizar o tecido e causar recessão gengival.

REFERÊNCIA

1. Pegoraro TA, da Silva NR, Carvalho RM. Cements for use in esthetic dentistry. Dent Clin North Am. 2007;51(2):453-71, x.

LEITURAS SUGERIDAS

Aboushelib MN, Feilzer AJ, Kleverlaan CJ. Bonding to zirconia using a new surface treatment. J Prosthodont. 2010;19(5):340-6.

Amaral R, Ozcan M, Valandro LF, Balducci I, Bottino MA. Effect of conditioning methods on the microtensile bond strength of phosphate monomer-based cement on zirconia ceramic in dry and aged conditions. J Biomed Mater Res B Appl Biomater. 2008;85(1):1-9.

Anusavice KJ. Phillip's science of dental materials. 11th ed. Philadelphia: Saunders; 2003.

Arakelian A Jr. Technique for seating castings. J Prosthet Dent. 1982;48(3):357.

Attia A, Kern M. Long-term resin bonding to zirconia ceramic with a new universal primer. J Prosthet Dent. 2011;106(5):319-27.

Bassett RW. Solving the problems of cementing the full veneer cast gold crown. J Prosthet Dent. 1966;16(4):740-7.

Berman MH. Preservation of pulp health during complete coverage procedures. J Am Dent Assoc. 1965;70:83-9.

Blatz MB, Sadan A, Kern M. Resin-ceramic bonding: a review of the literature. J Prosthet Dent. 2003;89(3):268-74.

Bolouri A, Marker VA, Sarampote RV. Tecnhique-related variation of cement-film thickness under full crowns. Gen Dent. 1987;35(1):26-8.

Bonfante G. Efeito de alguns fatores no ajuste e na espessura da película de cimento na cimentação de coroas totais de dentes anteriores, estudados "in vivo" e "in vitro" [tese]. Bauru: FOB; 1978.

Bruggers KJ, Bruggers H. Internal venting of castigs to improve marginal seal and retention fo castings. J Prosthet Dent. 1987;58(3):270-3.

Carter SM, Wilson PR. The effect of die-spacing on crown retention. Int J Prosthodont. 1996;9(1):21-9.

Carvalho RM, Garcia FC, Silva SM, Castro SM. Adhesive–composite incompatibility, part II. J Esthet Restor Dent. 2005;17(3):191-5.

Carvalho RM, Pegoraro TA, Tay FR, Pegoraro LF, Silva NR, Pashley DH. Adhesive permeability affects coupling of resin cements that utilise self-etching primers to dentine. J Dent. 2004;32(1):55-65.

Caughman WF, Chan DC, Rueggeberg FA. Curing potential of dual-polymerizable resin cements in simulated clinical situations. J Prosthet Dent. 2001;86(1):101-6.

Cekic-Nagas I, Canay S, Sahin E. Bonding of resin core materials to lithium disilicate ceramics: the effect of resin cement film thickness. Int J Prosthodont. 2010;23(5):469-71.

Chan KC, Svare CW, Horton DJ. The effect of varnish on dentinal bonding strength of five dental cements. J Prosthet Dent. 1976;35(4):403-6.

Charbeneau GT. Some effects of cavity roughness on adaptation of gold castings. J Dent Res. 1958;37:95.

Christensen GJ. Glass ionomer as a luting material. J Am Dent Assoc. 1990;120(1):59-62.

Cury AH, Goracci C, de Lima Navarro MF, Carvalho RM, Sadek FT, Tay FR, et al. Effect of hygroscopic expansion on the push-out resistance of glass ionomer-based cements used for the luting of glass fiber posts. J Endod. 2006;32(6):537-40.

de Souza GM, Silva NR, Paulillo LA, De Goes MF, Rekow ED, Thompson VP. Bond strength to high-crystalline content zirconia after different surface treatments. J Biomed Mater Res B Appl Biomater. 2010;93(2):318-23.

Della Bona A, Kelly JR. The clinical success of all-ceramic restorations. J Am Dent Assoc. 2008;139 Suppl:8S-13S.

Derand T, Molin M, Kvam K. Bond strength of composite luting cement to zirconia ceramic surfaces. Dent Mater. 2005;21(12):1158-62.

Dias de Souza GM, Thompson VP, Braga RR. Effect of metal primers on microtensile bond strength between zirconia and resin cements. J Prosthet Dent. 2011;105(5):296-303.

Donovan TE, Anderson M, Becker W, Cagna DR, Hilton TJ, Rouse J. Annual review of selected scientific literature: Report of the committee on scientific investigation of the American Academy of Restorative Dentistry. J Prosthet Dent. 2011;106(4):224-65.

Eames WB, O'Neal SJ, Monteiro J, Miller C, Roan JD Jr, Cohen KS. Techniques to improve the seating of castings. J Am Dent Assoc. 1978;96(3):432-7.

Felton DA, Kanoy BE, White JT. The effect of surface roughness of crown preparations on retention of cemented castings. J Prosthet Dent. 1987;58(3):292-6.

Felton DA, Kanoy BE, White JT. Effect of cavity varnish on retention of cemented cast crowns. J Prosthet Dent. 1987;57(4):411-6.

Fitzgerald M, Heys RJ, Heys DR, Charbeneau GT. An evaluation of a glass ionomer luting agent: bacterial leakage. J Am Dent Assoc. 1987;114(6):783-6.

Flury S, Lussi A, Peutzfeldt A, Zimmerli B. Push-out bond strength of CAD/CAM-ceramic luted to dentin with self-adhesive resin cements. Dent Mater. 2010;26(9):855-63.

Fusayama T, Ide K, Kurosu A, Hosoda H. Cement thickness between cast restorations and preparation walls. J Prosthet Dent. 1963;13(2):354-64.

Gates MA. Cementing inlays. J Amer Dent Assoc. 1928;15(1):435-40.

Gerson I. Cementation of fixed restorations. J Prosthet Dent. 1957;7(1):123-5.

Goracci C, Fabianelli A, Sadek FT, Papacchini F, Tay FR, Ferrari M. The contribution of friction to the dislocation resistance of bonded fiber posts. J Endod. 2005;31(8):608-12.

Grajower R, Zuberi Y, Lewinstein I. Improving the fit of crowns with die spacers. J Prosthet Dent. 1989;61(5):555-63.

Grieve AR. A study of dental cements. Brit Dent J. 1969;127(4):405-10.

Guess PC, Zhang Y, Kim JW, Rekow ED, Thompson VP. Damage and reliability of Y-TZP after cementation surface treatment. J Dent Res. 2010;89(6):592-6.

Hembree JH Jr, Cooper EW Jr. Effect of die relief on retention of cast crowns and inlays. Oper Dent. 1979;4(3):104-7.

Hooshmand T, van Noort R, Keshvad A. Bond durability of the resin-bonded and silane treated ceramic surface. Dent Mater. 2002;18(2):179-88.

Johnson GH, Powell LV, DeRouen TA. Evaluation and control of post-cementation pulpal sensitivity: zinc phosphate and glass ionomer luting cements. J Am Dent Assoc. 1993;124(11):38-46.

Jorgensen KD. Factors affecting the film thickness of zinc phosphate cements. Acta Odont Scand. 1960;18:479-90.

Jorgensen KD, Esbensen AL. The relationship between the film thickness of zinc phosphate cement and the retention of veneer crowns. Acta Odontol Scand. 1968;26(3):169-75.

Juntavee N, Millstein PL. Effect of surface roughness and cement space on crown retention. J Prosthet Dent. 1992;68(3):482-6.

Kaufman EG. The retention of crowns before and after cementation. N Y Univ J Dent. 1967;25(2):6-7.

Magne P, Paranhos MP, Burnett LH Jr. New zirconia primer improves bond strength of resin-based cements. Dent Mater. 2010;26(4):345-52.

Manso AP, Silva NR, Bonfante EA, Pegoraro TA, Dias RA, Carvalho RM. Cements and adhesives for all-ceramic restorations. Dent Clin North Am. 2011;55(2):311-32, ix.

Marker VA, Miller AW, Miller BH, Swepston JH. Factors affecting the retention and fit of gold castings. J Prosthet Dent. 1987;57(4):425-30.

McLean JW, von Fraunhofer JA. The estimation of cement film thickness by an in vivo technique. Br Dent J. 1971;131(3):107-11.

Meng XF, Yoshida K, Gu N. Chemical adhesion rather than mechanical retention enhances resin bond durability of a dental glass–ceramic with leucite crystallites. Biomed Mater. 2010;5(4):044101.

Minami H, Murahara S, Suzuki S, Tanaka T. Effects of metal primers on the bonding of an adhesive resin cement to noble metal ceramic alloys after thermal cycling. J Prosthet Dent. 2011;106(6):378-85.

Oyague RC, Monticelli F, Toledano M, Osorio E, Ferrari M, Osorio R. Effect of water age on microtensile bond strength of dualcured resin cements to pre-treated sintered zirconium-oxide ceramics. Dent Mater. 2009;25:392-9.

Ozcan M, Vallittu PK. Effect of surface conditioning methods on the bond strength of luting cement to ceramics. Dent Mater. 2003;19(8):725-31.

Padilla MT, Bailey JH. Margin configuration, die spacers, fitting of retainers/crowns, and soldering. Dent Clin North Am. 1992;36(3):743-64.

Paul SJ, Schärer P. The dual bonding technique: a modified method to improve adhesive luting procedures. Int J Periodontics Restorative Dent. 1997;17(6):536-45.

Pilo R, Cardash HS, Baharav H, Helft M. Incomplete seating of cemented crowns: a literature review. J Prosthet Dent. 1988;59(4):429-33.

Qeblawi DM, Muñoz CA, Brewer JD, Monaco EA Jr. The effect of zirconia surface treatment on flexural strength and shear bond strength to a resin cement. J Prosthet Dent. 2010;103(4):210-20.

Radovic I, Monticelli F, Goracci C, Vulicevic ZR, Ferrari M. Self-adhesive resin cements: a literature. J Adhes Dent. 2008;10(4):251-8.

Raigrodski AJ, Chiche GJ, Potiket N, Hochstedler JL, Mohamed SE, Billiot S, et al. The efficacy of posterior three-unit zirconium-oxide-based ceramic fixed partial dental prostheses: a prospective clinical pilot study. J Prosthet Dent. 2006;96(4):237-44.

Rosenstiel SF, Gegauff AG. Improving the cementation of complete cast crowns: a comparison of static and dynamic seating methods. J Am Dent Assoc. 1988;117(7):845-8.

Rosenstiel SF, Land MF, Crispin BJ. Dental luting agents: a review of the current literature. J Prosthet Dent. 1998;80(3):280-301.

Sailer I, Fehér A, Filser F, Gauckler LJ, Lüthy H, Hämmerle CH. Five-year clinical results of zirconia frameworks for posterior fixed partial dentures. Int J Prosthodont. 2007;20(4):383-8.

Sailer I, Pjetursson BE, Zwahlen M, Hämmerle CH. A systematic review of the survival and complication rates of all-ceramic and metal–ceramic reconstructions after an observation period of at least 3 years. Part II: fixed dental prostheses. Clin Oral Implants Res. 2007;18 Suppl 3:86-96.

Sailer I, Philipp A, Zembic A, Pjetursson BE, Hämmerle CHF, Zwahlen M. A systematic review of the performance of ceramic and metal implant abutments supporting fixed implant reconstructions. Clin Oral Implants Res. 2009;20 Suppl 4:4-31.

Schwartz IS. A review of methods and techniques to improve the fit of casting restorations. J Prosthet Dent. 1986;56(3):279-83.

Scherrer SS, de Rijk WG, Belser UC, Meyer JM. Effect of cement film thickness on the fracture resistance of a machinable glass-ceramic. Dent Mater. 1994;10(3):172-7.

Silva NR, de Souza GM, Coelho PG, Stappert CF, Clark EA, Rekow ED, et al. Effect of water storage time and composite cement thickness on fatigue of a glass-ceramic trilayer system. J Biomed Mater Res B Appl Biomater. 2008;84(1):117-23.

Smith DC. Dental cements. Current status and future prospects. Dent Clin North Am. 1983;27(4):763-92.

Tan K, Ibbetson R. The effect of cement volume on crown seating. Int J Prosthodont. 1996;9(5):445-51.

Tay FR, Pashley DH, Suh BI, Carvalho RM, Itthagarun A. Single-step adhesives are permeable membranes. J Dent. 2002;30(7-8):371-82.

Tay FR, Pashley DH, Yiu CK, Sanares AM, Wei SH. Factors contributing to the incompatibility between simplified-step adhesives and chemically cured or dual-cured composites. Part I. Single-step self-etching adhesive. J Adhes Dent. 2003;5(1):27-40.

Tay FR, Suh BI, Pashley DH, Prati C, Chuang SF, Li F. Factors contributing to the incompatibility between simplified-step adhesives and self-cured or dual-cured composites. Part II. Single-bottle, total-etch adhesive. J Adhes Dent. 2003;5(2):91-105.

Tinschert J, Schulze KA, Natt G, Latzke P, Heussen N, Spiekermann H. Clinical behavior of zirconia-based fixed partial dentures made of DC-Zirkon: 3-year results. Int J Prosthodont. 2008;21(3):217-22.

Tjan AH, Sarkissian R. Effect of preparation finish on retention and fit of complete crowns. J Prosthet Dent. 1986;56(3):283-8.

Van Nortwick WT, Gettleman L. Effect of internal relief, vibration, and venting on the vertical seating of cemented crowns. J Prosthet Dent. 1981;45(4):395-9.

Van Noort R. Introduction to dental materials. 3. ed. São Paulo: Mosby; 2007.

Vermilyea SG, Kuffler MJ, Huget EF. The effects of die relief agent on the retention to full coverage castings. J Prosthet Dent. 1983;50(2):207-10.

Wang CJ, Millstein PL, Nathanson D. Effects of cement, cement space, marginal design, seating aid materials, and seating force on crown cementation. J Prosthet Dent. 1992;67(6):786-90.

Wettstein F, Sailer I, Roos M, Hämmerle CH. Clinical study of the internal gaps of zirconia and metal frameworks for fixed partial dentures. Eur J Oral Sci. 2008;116(3):272-9.

White SN. Adhesive cements and cementation. J Calif Dent Assoc. 1993;21(6):30-7.

White SN, Kipnis V. The three-dimensional effects of adjustment and cementation on crown seating. Int J Prosthodont. 1993;6(3):248-54.

Wilson PR. Crowns behavior during cementation. J Dent. 1992;20(3):156-62.

Wilson PR. The effect of die spacing on crown deformation and seating time. Int J Prosthodont. 1993;6(4):397-401.

Worley JL, Hamm RC, von Fraunhofer JA. Effects of cement on crown retention. J Prosthet Dent. 1982;48(3):289-91.

Yang B, Barloi A, Kern M. Influence of air-abrasion on zirconia ceramic bonding using an adhesive composite resin. Dent Mater. 2010;26(1):44-50.